ALIMENTS D'ÉPARGNE

TRAVAUX DU MÊME AUTEUR

Étude sur le frisson et les sensations de froid perçues dans les maladies. Thèse de doctorat. Strasbourg, 1866.

Action physiologique et thérapeutique de l'alcool. Ouvrage couronné par la Société de médecine de Bordeaux (médaille d'or, concours de 1869-1870). (Bulletin et Mémoires de la Société de médecine de Bordeaux.)

Étude sur les hôpitaux-baraques (en collaboration avec M. Jæger, architecte, chargé de la construction des baraquements du Luxembourg et du jardin des Plantes, pendant le siége de Paris 1870-71). Paris, 1872.

Étude de physiologie thérapeutique : L'alcool, son action physiologique, son utilité et ses applications en hygiène et en thérapeutique. (Recueil de mémoires de médecine militaire, 1872, et tirage à part, grand in-8°, 160 pages avec 25 planches lithographiées.)

Étude sur les casernes et les camps permanents. (Annales d'hygiène publique et de médecine légale. Paris, 1873, t. XXXIX, et tirage à part. in-8°, 198 pages avec 22 figures intercalées dans le texte.)

PARIS. — IMPRIMERIE DE E. MARTINET, RUE MIGNON, 2

LES
ALIMENTS
D'ÉPARGNE

ALCOOL ET BOISSONS AROMATIQUES (CAFÉ, THÉ, MATÉ, CACAO, COCA)

EFFETS PHYSIOLOGIQUES

APPLICATIONS A L'HYGIÈNE ET A LA THÉRAPEUTIQUE

ÉTUDE PRÉCÉDÉE DE

CONSIDÉRATIONS SUR L'ALIMENTATION ET LE RÉGIME

PAR

LE DR ANGEL MARVAUD

Médecin-major, Professeur agrégé
à l'École d'application de médecine et de pharmacie militaires (Val-de-Grâce)
Chevalier de la Légion d'honneur

Deuxième édition, considérablement augmentée

AVEC PLANCHES INTERCALÉES DANS LE TEXTE.

PARIS

LIBRAIRIE J. B. BAILLIÈRE ET FILS

19, rue Hautefeuille, près du boulevard Saint-Germain

Londres	**Madrid**
BAILLIÈRE, TINDALL AND COX	CARLOS BAILLY-BAILLIÈRE

1874

PRÉFACE

L'Académie des sciences, belles-lettres et arts de Bordeaux proposa, il y a quelques années, pour sujet du concours de physiologie institué par elle, « l'étude des ingesta qui ex» citent au travail et à la veille, qui suppléent en partie aux » aliments et dont quelques-uns sont reconnus comme mo» dérateurs de la combustion vitale : alcool, café, thé, coca, » cacao, maté, etc. » Le mémoire que nous avons eu l'honneur de soumettre à la savante compagnie et qu'elle avait bien voulu juger digne du prix, fut publié par elle dans le Recueil de ses travaux et parut en 1871, sous le titre : *les Aliments d'épargne ou antidéperditeurs.*

Nous avons profité des trois années qui se sont à peine écoulées depuis cette époque, pour revoir, corriger et refondre notre œuvre, pour multiplier nos recherches, renouveler nos expériences ou en instituer de nouvelles, pour déterminer sur l'homme malade comme sur l'homme sain l'action des principaux aliments d'épargne (alcool et boissons aromatiques).

Grâce à ces nombreuses modifications et à ces additions importantes, ce livre constitue donc moins une édition nouvelle qu'un ouvrage pour ainsi dire complétement inédit.

C'est à l'importance et à l'intérêt que présentaient la plupart des questions qui ont fait l'objet de nos recherches, plutôt qu'à la manière dont elles ont été traitées et résolues, que l'on doit attribuer sans aucun doute le succès de la première édition de cet ouvrage, dont nous ne nous étions point dissimulé les imperfections.

Rien, en effet, de plus obscur que le rôle dans l'organisme des agents (alcool et boissons aromatiques) dont nous avions à faire l'étude et à déterminer l'importance dans le régime alimentaire; rien de plus inexpliqué que ce penchant irrésistible qui s'observe chez tous les hommes pour cette multitude de boissons artificielles si variables par leur nature, leur composition et leur origine, consommées par les différents peuples; aussi, peut-on se demander encore aujourd'hui si ce penchant universel répond à un simple désir de satisfaction et de jouissance, ou bien constitue pour l'humanité un véritable besoin.

C'est en vain que les philosophes se sont plu à répéter que l'eau pure était la seule boisson naturelle et utile à l'homme, et l'on connaît l'opinion de J.-J. Rousseau : « Comme la nature ne fournit rien de fermenté, dit-il, il n'est pas à croire que l'usage des boissons artificielles importe à la vie de ses créatures. » C'est en vain que les hygiénistes se sont efforcés de démontrer les nombreux inconvénients que possèdent ces ingesta, et de signaler les dangers et les infirmités effrayantes qu'entraîne presque fatalement leur abus dans les différentes classes de la société. Il faut avouer que bien que l'eau pure ait, d'après un proverbe espagnol, le double mérite « de valoir beaucoup et de coûter peu », son usage tend de plus en plus à se restreindre, tandis que la consommation des boissons distillées et fermentées augmente chaque jour et se répand aussi bien chez les peuples sauvages que chez les nations civilisées.

« Que voyons-nous, en effet? dit Motard (1). C'est l'habitant de la zone torride qui mêle dans ses boissons non-seulement les sucs acides et sucrés, mais encore les aromates, la cannelle, le poivre et le piment; c'est l'insulaire de l'Australie qui prépare son vin de coco avec le suc de ce fruit; c'est le nègre qui, de même que le Brésilien et le Mexicain, convertit la farine de maïs en boisson fermentée; c'est l'habitant des zones tempérées qui use avec passion du vin de raisin que son climat lui prodigue; c'est le Chinois qui se gorge de thé, s'enivre d'opium et du saki alcoolique qu'il prépare; c'est le musulman qui n'endure la privation du vin que pour faire abus de tabac, de café et d'opium; c'est l'Américain sauvage qui remplace le thé de Chine par celui du Paraguay, et qui a fait connaître le tabac à l'Europe; ce sont les habitants de cette Europe civilisée qui, non contents de consommer presque à eux seuls les épices de l'Inde, le thé de la Chine, le café de l'Arabie et des Antilles, le tabac de l'Amérique, font encore un usage déplorable, il faut bien l'avouer, des boissons fermentées et des esprits les plus ardents; ce sont les soldats ou matelots de tous les pays qui éprouvent le besoin de ces divers stimulants; c'est l'immense famille des hordes tartares qui, faute de mieux, font fermenter le lait de leurs juments et s'enivrent de leur khoumiss; ce sont enfin les habitants glacés du pôle, enfants délaissés par une nature marâtre, qui cherchent parmi les champignons de leurs déserts ceux qui peuvent leur servir de boissons stimulantes ou narcotiques. »

D'où vient donc cet instinct général et universel qui pousse l'homme vers ces divers breuvages? Est-ce l'effet d'un pen-

____

(1) Motard, *Traité d'hygiène générale*. Paris, 1868, t. I, p. 847

chant vicieux, d'une civilisation corrompue? Faut-il, au contraire, en chercher la cause dans un besoin réel qu'éprouve l'organisme pour augmenter ses forces, restreindre ses pertes, et subvenir à son entretien ou à son fonctionnement?

Devons-nous voir dans ces boissons uniquement un moyen de satisfaire nos goûts de sensualité par l'excitation qu'elles déterminent sur nos diverses fonctions, un stimulant par lequel nous entretenons cette activité, ce besoin d'occupation et de mouvement, cette énergie continuelle que nécessite notre époque de concurrence vitale effrénée? Faut-il les considérer encore comme une ressource offerte à l'homme en butte à la misère, astreint au travail, et qui supplée à l'insuffisance de son alimentation habituelle, en n'agissant sur lui qu'*à la manière de l'éperon sur le cheval* (Carpenter), en déterminant une augmentation soudaine, mais temporaire, des forces nerveuses, une sorte d'effort artificiel et passager par lequel l'activité intellectuelle et musculaire se manifeste à son plus haut degré, dans tout organisme débilité et appauvri?

Par les principes nutritifs qu'elles renferment et que l'analyse chimique y découvre, peuvent-elles servir à l'entretien, au développement et à la réparation de nos tissus et de nos organes?

Peuvent-elles suppléer à nos aliments habituels, en rendant, comme on l'a répété dans ces derniers temps, les éléments organiques plus stables, en diminuant leurs déperditions, en empêchant l'organisme de se *dénourrir?* A ce point de vue, doit-on les envisager comme une sorte de frein appliqué au mouvement de destruction moléculaire qui se passe au sein de la cellule vivante? Abaissent-elles la chaleur vitale? En un mot, peut-on les considérer comme des agents d'économie ou d'épargne?

Sont-elles responsables de certains maux et de certaines infirmités qui, compromettant la santé de l'individu, menaçant la permanence de la race, paraissent trop souvent la conséquence de leur usage immodéré?

Enfin, peuvent-elles être appliquées utilement, comme médicaments, au traitement de certaines maladies, et dans ce cas, à quel titre méritent-elles de figurer dans le cadre de la matière médicale?

Telles sont les principales questions que doit comprendre naturellement l'étude de ces boissons privilégiées, recherchées avec ardeur par l'universalité des hommes, et dont l'extension et la consommation augmentent de jour en jour, malgré les désordres et les infirmités que semble déterminer leur abus, malgré les enseignements de l'hygiène sur leurs inconvénients et sur leurs dangers, malgré les peines portées contre l'ivresse et contre ses fatales conséquences par les gouvernements et les législateurs, malgré enfin les essais des sociétés de tempérance tentés, dans un but philanthropique et préservateur, chez les nations les plus éprouvées par l'alcoolisme.

Il est vrai qu'il n'est plus possible de nier maintenant le rôle alimentaire que remplissent la plupart de ces boissons; d'une part, l'analyse chimique a signalé la présence de principes nutritifs et substantiels dans celles qui sont les plus répandues et les plus usuelles (vins, bières, café, thé, etc.); d'une autre part, l'expérimentation physiologique a démontré suffisamment les précieux résultats qu'amène chez l'homme leur consommation modérée, tant au point de vue de l'entretien des organes que de la réparation des forces.

Il est donc naturel que les physiologistes et les hygiénistes s'accordent pour considérer tous ces breuvages comme de véritables *aliments liquides*; mais, quand il s'agit de déterminer à quoi il faut attribuer la valeur nutritive de ces ingesta spéciaux, ils ne s'entendent plus, et leur incertitude apparaît surtout quand il faut leur assigner une place parmi les nombreuses substances alimentaires qui figurent dans le régime de l'homme. *Aliments de luxe, aliments d'agrément, aliments discutés, aliments d'épargne*, telles sont, en effet, les diverses qualifications qui leur sont maintenant le plus ordinairement accordées, et qui indiquent suffisamment combien la science est encore indécise sur leur double rôle physiologique et hygiénique.

Notons encore que cette diversité et que cette divergence d'opinions relativement à ce rôle sont d'autant plus marquées que la science n'est point encore fixée sur les effets que détermine dans l'organisme sain le principal élément qui entre dans la composition de la plupart de ces boissons artificielles : nous voulons parler de l'*alcool*. On sait, en effet, que ce liquide, considéré pendant longtemps comme susceptible de subir dans l'organisme une oxydation ou une destruction plus ou moins complète, s'est vu, dans ces dernières années, contester jusqu'à son titre d'*aliment respiratoire*, qui lui avait été si libéralement accordé par Liebig; on a cru reconnaître que cet agent ne subissait aucune altération dans l'économie, et on lui a contesté jusqu'à son rôle alimentaire, pour ne plus le considérer que comme un simple excitant du système cérébro-spinal, comme un dispensateur de la force nerveuse (Maurice Perrin), comme un agent dynamophore (Gubler), comme un modérateur de la dénutrition, comme un agent d'épargne ou antidéperditeur.

Quant à l'influence pathologique de ces boissons artificielles et aux désordres que leur abus peut causer dans l'organisme, ils sont encore également l'objet de discussions non moins vives et non moins variées. Comme on le verra dans le courant de ce travail, elle n'est pas éloignée l'époque où l'on considérait certaines boissons aromatiques nouvellement importées en Europe, le café et le thé par exemple, comme de véritables poisons dont l'ingestion pouvait déterminer une intoxication lente et progressive, caractérisée par de l'amaigrissement, par du marasme, par une débilité sénile prématurée, etc. Il est vrai qu'aujourd'hui l'on s'accorde pour reconnaître que ces accusations reposaient sur des craintes chimériques et imaginaires, et il n'y a plus, Dieu merci, personne qui, en absorbant maintenant une tasse de café ou de thé, se préoccupe des effets morbides ou toxiques qui peuvent résulter de l'ingestion de ces innocents breuvages.

Beaucoup mieux démontrés semblent les effets nuisibles et malfaisants des boissons spiritueuses; on les considère invariablement comme attribuables à l'alcool, qui en constitue, dit-on, l'élément véritablement actif, si bien que l'on a rangé sous le titre d'*alcoolisme aigu* et *chronique* les troubles variés et les nombreuses altérations organiques qui semblaient être la conséquence immédiate ou éloignée de l'abus de ces diverses boissons.

Il y a quelque temps, nous avons protesté contre cette accusation exclusive lancée contre l'alcool par les médecins et les hygiénistes, qui ont le tort, selon nous, de considérer ce liquide comme l'agent véritablement nuisible, comme l'unique et principal coupable des maux engendrés par l'usage immodéré des boissons spiritueuses, tout en ne se préoccupant pas suffisamment des principes malfaisants et toxiques associés avec lui dans les breuvages si nombreux et si variés qui entrent dans la consommation publique.

Nous aurons soin d'insister, dans le courant de ce travail, sur la part importante qui, au point de vue de l'extension parmi les populations des troubles fonctionnels et des lésions organiques auxquels on réserve à tort la qualification d'alcooliques, doit être attribuée : 1° aux principes étrangers (aldéhyde, hydrocarbures, huiles essentielles, alcool amylique, etc.) mélangés avec l'alcool dans la plupart des boissons spiritueuses consommées par l'homme, et principalement dans les esprits de mauvaise qualité (esprits de grains, de betterave, de genièvre, etc.) qui aujourd'hui plus qu'à toute autre époque sont l'objet d'une consommation considérable ; 2° aux substances aromatiques associées avec l'alcool dans cette multitude de liqueurs dont le nombre augmente de jour en jour et qui apparaissent sur la table des consommateurs avec l'attrait des saveurs les plus agréables et des couleurs les plus séduisantes, et sous le patronage de certaines autorités plus ou moins compétentes (absinthe, vermout, bitter, curaçao, raspail, chartreuse, etc.).

Tels sont les principaux éléments du problème que nous avions cherché à résoudre dans la première édition de cet ouvrage publiée en 1871. A cette époque, nous ne nous étions point fait illusion sur les difficultés que présentait, envisagée à ce nouveau point de vue, l'étude des boissons spiritueuses et aromatiques, dont l'importance au point de vue de l'hygiène, de la pathologie et de la thérapeutique, avait depuis longtemps frappé notre attention. Aussi nous étions-nous borné à aplanir quelques-unes de ces difficultés, en cherchant à démontrer, entre les divers agents dont nous avions à déterminer l'action physiologique et thérapeutique, des rapports nombreux, quelques-uns entrevus mais non suffisamment démontrés, d'autres à peu près ignorés ou méconnus avant la publication de notre travail, de façon à constituer avec ces agents une classe spéciale d'ingesta ou d'aliments caractérisés, tant par leur action corroborante ou *dynamique* que par leur pouvoir modérateur de la nutrition ou *antidéperditeur*.

Cette nouvelle étude des *aliments d'épargne* est précédée d'une *introduction* consacrée à des considérations préliminaires sur les aliments en général, dans leurs rapports avec les deux actes de la nutrition (*assimilation* et *désassimilation*), avec la calorification animale, avec le travail musculaire et intellectuel, avec l'état de veille ou de sommeil, etc.; et sur le régime alimentaire nécessaire à l'homme suivant les diverses conditions de son existence.

Nous avons cru devoir proposer une nouvelle division des aliments, fondée sur la destination spéciale des principes constitutifs que l'analyse chimique a découverts au sein des substances alimentaires, suivant que ces principes s'appliquent soit à la *réparation de la matière*, soit à la *production de la force* dans l'économie.

Nous avons insisté, en même temps, sur le double rôle, beaucoup trop négligé, selon nous, que présentent les divers ingesta, soit comme accélérateurs, soit comme modérateurs de la dénutrition ou de la désassimilation. C'est ce qui explique la distinction que nous avons cru devoir faire entre les aliments *désassimilateurs* et les aliments *antidésassimilateurs* ou *aliments d'épargne;* distinction qui, du reste, nous a permis d'accorder à ces derniers la place importante qui leur revient dans toute classification des substances alimentaires, tant par les caractères communs qu'ils présentent au point de vue de leur composition chimique, que par la spé cialité d'action qui leur est propre au point de vue de leur influence sur le développement de la force dans l'économie, et sur le ralentissement de l'usure des éléments organiques.

Notre travail comprend quatre parties. — La PREMIÈRE PARTIE est presque exclusivement consacrée à l'étude des *effets physiologiques et thérapeutiques de l'alcool.* C'est à peu près la reproduction du travail que nous avons publié en 1872 sur le même sujet (1) ; nous y avons ajouté une étude assez détaillée de l'alcoolisme chronique, où nous cherchons à démontrer la part, assez restreinte suivant nous, qu'il faut attribuer à l'alcool comme cause de ce fléau qui excite à si juste titre, aujourd'hui plus qu'à toute autre époque, l'intérêt des hygiénistes et des législateurs.

Nous avons donc insisté sur les différences considérables que présentent au point de vue de l'apparition des troubles et des désordres alcooliques, et suivant leur provenance, leur nature et leur origine, les différents alcools employés dans la consommation publique. A ce sujet nous avons cru devoir protester contre toutes les exagérations dans lesquelles le monde scientifique est tombé quant à ce qui concerne l'étiologie de ces troubles et de ces désordres que l'on rapporte aujourd'hui si facilement à l'alcool, sans faire attention aux substances dangereuses ou toxiques si ordinairement associées à cet agent dans les nombreux breuvages absorbés par les consommateurs.

La DEUXIÈME PARTIE comprend l'étude des *effets physiologiques et thérapeutiques des boissons aromatiques:* café, thé, maté, cacao, coca. Outre l'histoire assez complète

(1) A. Marvaud, *l'Alcool, son action physiologique, son utilité et ses applications en hygiène et en thérapeutique. (Recueil de mémoires de médecine militaire.)* Paris, 1872.

de la caféine et de la cocaïne, alcaloïdes très-actifs dont l'expérimentation chez l'homme et chez les animaux nous permet d'entrevoir suffisamment la valeur et l'utilité comme agents thérapeutiques, on y trouvera l'exposé des expériences par lesquelles nous avons cherché à déterminer l'action physiologique des principales substances actives contenues dans les boissons aromatiques et isolées des autres éléments avec lesquels elles sont associées dans chacune de ces boissons.

Grâce à ces expériences, il nous a été possible de mettre en opposition les effets de la caféone et ceux de la caféine, les effets de l'essence de thé et ceux de la théine, etc., et d'établir ainsi qu'il existe dans chacune des boissons aromatiques employées par l'homme (café, thé, coca, cacao) divers principes qui ont chacun leur spécialité d'action dans l'organisme, et qui impressionnent différemment le système nerveux. De la prédominance de l'un ou de l'autre de ces principes dans la liqueur absorbée (prédominance qui, comme nous le démontrerons, est subordonnée au mode de préparation employé), dépendent en grande partie les phénomènes variables qui se manifestent dans l'économie, et principalement dans le fonctionnement du système nerveux, à la suite de l'ingestion de chacune de ces boissons.

La TROISIÈME PARTIE (*applications à la physiologie et à l'hygiène*) présente l'étude comparée des effets physiologiques des boissons aromatiques, et spécialement de leur principe actif (caféine ou cocaïne), avec les effets physiologiques de l'alcool; ce qui nous a permis d'établir un parallèle assez intéressant entre les boissons spiritueuses et les boissons aromatiques, tant au point de vue de leur composition chimique que de leur action physiologique et de leur rôle alimentaire. Nous expliquons la dénomination d'*aliments d'épargne* que nous avons cru devoir appliquer à ces boissons artificielles, dont l'utilité dans le régime alimentaire nous est démontrée, comme excitants à la veille et au travail corporel et intellectuel, comme modérateurs des déperditions organiques, et comme moyens de suppléer à l'insuffisance de l'alimentation. Puis, nous indiquons les principaux moyens qui nous paraissent efficaces pour obtenir la destruction du fléau appelé si improprement, suivant nous, *le fléau de l'alcoolisme*.

Enfin, la QUATRIÈME PARTIE (*applications à la thérapeutique*) est consacrée exclusivement aux applications thérapeutiques des divers ingesta dont nous nous sommes occupé dans le courant de ce travail, et comprend l'étude des principales indications qui légitiment leur prescription dans un certain nombre d'états morbides.

Tel est, en résumé, le plan de l'ouvrage que nous soumettons aujourd'hui à l'indulgence de nos lecteurs et que nous recommandons spécialement à l'appréciation des hygiénistes, des économistes et des législateurs, de tous ceux enfin qui croient avec nous que l'amélioration du régime alimentaire des classes pauvres et laborieuses, en favorisant l'activité intellectuelle et la force matérielle des populations, intervient nécessairement dans une large part comme garantie de prospérité, de grandeur et de puissance pour l'avenir des nations.

A. MARVAUD.

Paris (Val-de-Grâce), le 15 avril 1874.

LES
ALIMENTS D'ÉPARGNE

INTRODUCTION

Considérations préliminaires sur les aliments en général : leur influence sur les
deux actes de la nutrition (assimilation et désassimilation) sur la calorification
animale, sur le travail musculaire et intellectuel, sur l'état de veille ; détermination et variations du régime alimentaire suivant les diverses conditions
propres à l'individu ; insuffisance de l'alimentation dans les classes pauvres
et laborieuses.

CHAPITRE PREMIER

INGESTA ET ALIMENTS ; LEUR RÔLE DANS LA NUTRITION ET DANS LA CALORIFICATION.

I. — La nutrition.

§ 1. — La *nutrition* est une fonction propre aux êtres organisés ; elle caractérise la vie. Elle préside en même temps
à l'*entretien* et au *fonctionnement* des éléments vivants au
moyen d'un double courant, l'un *centripète*, qui apporte de
l'extérieur les matériaux nécessaires à la réparation des
parties usées de la *matière* organisée et au développement
de la *force* vitale, l'autre *centrifuge*, qui entraîne les résidus
qui proviennent de l'usure des humeurs et des tissus.

Au premier correspondent les *ingesta*, au second les
excreta.

Mais ce double courant, qui s'observe chez les êtres organisés, ne suffit pas pour caractériser la nutrition.

Les anciens pouvaient le croire, alors que les lois d'entretion, de développement et de fonctionnement des éléments vivants étaient imparfaitement connues. C'est ainsi qu'à plusieurs siècles d'intervalle, nous voyons Démocrite expliquer les phénomènes vitaux par l'existence d'atomes doués de la faculté de s'attirer ou de se repousser, et Cuvier, frappé de ce double échange qui se produit incessamment entre les corps vivants et les corps bruts, définir la vie *un tourbillon*.

Vivante ou morte, la matière est toujours dans un état d'activité moléculaire, soit qu'elle s'incorpore aux organes des êtres les plus élevés dans l'échelle animale, soit qu'elle se combine avec les éléments les plus simples du règne minéral. Ce mouvement de va-et-vient, qui s'opère dans chaque particule inorganique comme dans chaque élément organisé, qui se produit réciproquement entre le monde vivant et le monde extérieur, ne peut pas caractériser la nutrition, pas plus qu'il ne caractérise la vie, car il faudrait admettre alors que toute la nature fût vivante, que l'atmosphère fût animée, et il n'y aurait plus dans l'univers ni phénomènes physiques ni phénomènes chimiques, mais partout des phénomènes vitaux.

Telles ont été, comme on sait, les croyances et les erreurs de l'antiquité, depuis Pythagore, qui ne voyait dans l'homme qu'un abrégé de l'univers, jusqu'à Épicure, qui identifiait tous les êtres, en les considérant uniquement comme des assemblages d'atomes diversement associés.

Il y a un certain nombre de distinctions à faire entre le monde inorganique et le monde organisé, au point de vue des conditions différentes dans lesquelles se produisent les échanges et les transformations de la matière dans les corps bruts et chez les êtres vivants. D'abord, chez ces derniers, la matière présente une composition spéciale (combinaison de *principes immédiats*) et une structure particulière (association d'*éléments cellulaires*), si bien que le tourbillon se manifeste au sein de formes nettement caractérisées (*globules*), dont les transformations sont continuelles et dont la durée est nécessairement limitée.

Ensuite, le double courant qui caractérise la nutrition des éléments vivants ne s'exerce pas directement entre l'élément organisé et le *milieu extérieur*, mais indirectement et par l'intermédiaire d'un véritable *milieu intérieur* (Cl. Bernard), le sang ou la séve, exclusivement propre à l'être organisé (animal ou végétal), et dans lequel sont confondus les *ingesta* et les *excreta*. C'est dans ce milieu intérieur, qui forme pour ainsi dire une atmosphère intermédiaire, une sorte de trait d'union entre le monde inorganique et le monde organisé, que les éléments vivants, d'une part puisent les principes nécessaires à leur entretien et à leur fonctionnement, d'une autre part rejettent les résidus de leur propre substance et les déchets qui résultent de leur consommation.

§ 2. — C'est donc par les *ingesta* que s'opère l'*entretien* de la matière organisée. Ce sont eux qui, pénétrant dans l'économie par n'importe quelle voie, s'incorporent et s'assimilent à la substance vivante, c'est-à-dire deviennent semblables à elle (de *assimilare*, rendre semblable), pendant le premier acte de la nutrition, l'*assimilation;* ils remplacent ainsi les éléments qui disparaissent continuellement sous forme de composés plus ou moins étrangers à l'organisme, pendant le deuxième acte de la nutrition, représenté par la *désassimilation*.

De la simultanéité et de l'équilibre de ces deux phénomènes, dont l'un représente les *recettes* et l'autre les *dépenses* de l'économie, résultent l'entretien et la permanence des formes organisées.

A ce sujet, il est une différence importante à signaler entre le végétal et l'animal : tandis que le premier emprunte au monde inorganique des matériaux de nature minérale, qu'il modifie, qu'il décompose et dont il engage les éléments dans

des combinaisons plus ou moins complexes (principes albuminoïdes, amyloïdes, sucrés, pectiques, gras, etc.), le second
utilise les composés organiques ainsi formés par le végétal,
soit pour la constitution de ses tissus et de ses humeurs, soit
pour le fonctionnement de ses organes; il leur fait ainsi
parcourir, mais en sens inverse, la série des modifications
préalablement accomplies dans la plante pour ramener ces
composés à leur état primitif. Ainsi s'opère entre le monde
inorganique et l'être vivant une véritable circulation de la
matière, dont les transformations et les pérégrinations incessantes constituent entre l'un et l'autre des relations d'autant
plus étroites que les éléments organisés n'apparaissent plus
désormais que comme des modifications plus ou moins complexes des corps bruts (1).

§ 3. — C'est encore par les *ingesta* que se fait principalement le *fonctionnement* des éléments vivants.

On sait combien ce fonctionnement est variable dans l'être
organisé, puisqu'il dépend de la structure, de la conformation
et de la destination des divers éléments que l'on considère;
très-apparent dans quelques-uns, où il se manifeste par des
phénomènes essentiellement propres à l'organisme animal
(*actes nerveux* et *musculaires*), il n'est pas moins important,
quoique plus obscur, dans d'autres où l'activité vitale semble moins développée et se révèle simplement par des phénomènes d'assimilation et de désassimilation (*actes végétatifs
ou nutritifs*). Quoi qu'il en soit, il se traduit dans tous les
éléments organisés sous deux formes principales, que nous
allons considérer séparément : 1° sous forme de *force* ou de
travail; 2° sous forme de *chaleur*.

1° On a l'habitude de désigner en physiologie, par les mots
de *force* et de *travail,* le fonctionnement si variable de l'élément organisé, le premier s'appliquant plus spécialement à

____

(1) Voy. Gavarret, *Les phénomènes physiques de la vie.* Paris, 1869.

la cause qui détermine ce fonctionnement, le second à l'effet produit.

Travailler c'est fonctionner, c'est vivre. Chez l'animal, un muscle travaille quand il se contracte, quand il fait un effort; le cerveau travaille, soit qu'il éprouve une sensation, soit qu'il commande un mouvement; le cœur travaille quand il bat, une glande travaille quand elle sécrète, un nerf travaille quand il transmet une impression sensitive ou motrice.

De même, dans le végétal, la feuille travaille quand elle décompose l'acide carbonique répandu dans l'air qui l'entoure, le bourgeon travaille quand il se développe, la graine travaille quand elle éprouve les phénomènes de la germination, la sève travaille quand elle porte aux extrémités des rameaux les sucs chargés des principes nutritifs que ses racines ont absorbés dans le sol, etc.

Dans la plupart des éléments organiques, le travail se manifeste sous forme de *mouvement;* voilà sans doute pourquoi, en physiologie comme en hygiène, on considère habituellement les deux termes, *travail* et *mouvement*, comme synonymes, bien qu'on ne puisse pas toujours constater de mouvement ou de déplacement des particules organiques dans tous les éléments cellulaires qui fonctionnent au sein de l'organisme animal ou végétal.

Très-apparent dans certains éléments (fibres musculaires, cils vibratiles, globules sanguins), ce mouvement se dérobe à nos investigations dans d'autres (cellules nerveuses), où, malgré les moyens que nous possédons maintenant pour grossir considérablement les formes organiques, nous ne pouvons distinguer la moindre oscillation des éléments mis en jeu, bien que ceux-ci, d'où émanent les phénomènes qui sont la manifestation la plus éclatante de la vie, les *impressions* et les *pensées*, fonctionnent activement.

2° Il est une seconde forme, avons-nous dit, sous laquelle

se manifeste le fonctionnement des éléments vivants, c'est par la *production d'une certaine quantité de chaleur.*

C'est un fait bien démontré aujourd'hui, que depuis l'animal le plus haut placé dans l'échelle zoologique jusqu'au dernier zoophyte, depuis la plante la plus parfaite jusqu'au végétal le plus simple, l'être vivant, pris dans les conditions physiologiques normales de son existence et de son développement, et protégé contre l'action réfrigérante de l'évaporation, se montre partout et toujours doué d'une température supérieure à celle du milieu (air ou eau) qui l'environne (1).

Il est impossible de localiser la production de la chaleur dans tel ou tel élément organique, puisque cette chaleur apparaît non-seulement partout où il y a conflit de l'oxygène avec ces éléments, mais encore partout où il y a vie. Aucune particule de l'organisme n'en est exempte.

C'est le propre de la cellule vivante, quelle qu'elle soit, de développer du calorique; la quantité de chaleur émise diffère, il est vrai, suivant la nature et le rôle physiologique de chaque élément; elle est appréciable dans tel élément plus que dans tel autre, mais elle n'en existe pas moins dans tous. La cellule épithéliale qui prolifère, la cellule glandulaire qui sécrète, la cellule nerveuse qui reçoit une impression ou commande un mouvement, la fibre centripète qui porte une sensation au cerveau, la fibre centrifuge qui transmet les ordres de cet organe, développent de la chaleur, comme la cellule graisseuse qui disparaît au sein des tissus, comme la fibre musculaire qui se contracte. Si ces derniers éléments produisent plus de chaleur que les premiers, cela dépend de leur composition chimique et s'explique par ce fait qu'ils renferment des corps doués d'un pouvoir calorifique considérable. Ainsi, la cellule graisseuse doit à

(1) Voy. Gavarret, *De la chaleur produite chez les êtres vivants.* Paris, 1855, p. 544.

la forte proportion d'hydrogène et de carbone qu'elle contient, la chaleur qu'elle développe en se détruisant.

Or, puisqu'on peut admettre aujourd'hui ce fait important (sur lequel nous aurons du reste plus d'une fois à nous appuyer dans le cours de cette étude), savoir que le travail ou le mouvement doit être regardé comme une transforma tion du calorique, aussi bien dans les corps vivants que dans les corps bruts, il n'est pas téméraire d'envisager les trois termes *chaleur*, *travail* et *vie* comme la manifestation d'une même force variant dans ses caractères et dans ses effets.

Il résulte de ce fait que le fonctionnement des éléments organisés est subordonné à la consommation de la chaleur que ces éléments ont à leur disposition. A ce point de vue, il faut tenir compte du rôle spécial que possèdent certains d'entre eux comme *calorificateurs*.

Cependant on aurait tort de croire qu'un élément étant donné il est doué d'un pouvoir calorifique d'autant plus grand qu'il a lui-même besoin, pour son fonctionnement, d'une plus grande proportion de chaleur. Ce n'est pas ce procédé qu'emploie la nature; à côté de l'élément réellement actif nous trouvons l'élément calorificacur, qui fournit au premier la force indispensable à son fonctionnement; c'est ce qui explique la présence, dans le muscles et surtout dans les centres nerveux, de cette grande quantité de corps gras qui sont comme des foyers innombrables où se développe la chaleur vitale.

Aussi peut-on considérer avec raison certains éléments organiques (*graisses*, *substances hydrocarbonées*) comme des matériaux de calorification déposés spécialement au sein des tissus pour y brûler et répandre la chaleur nécessaire au fonctionnement des organes, et certains autres (*fibres musculaires*, *fibres élastiques*, *cellules nerveuses*, etc.) comme constituant des mécanismes plus ou moins ingénieux qui s'alimentent aux dépens des premiers et qui bénéficient de leur oxydation pour exécuter le travail spécial auquel ils sont destinés (mouvements, actions nerveuses).

Mais comme la plupart des éléments organiques, quel que soit le pouvoir calorifique de quelques-uns d'entre eux, constituent par eux-mêmes une source insuffisante de chaleur et ne peuvent produire seuls la force nécessaire à leur fonctionnement, ils ont besoin du secours des *ingesta*, dont un grand nombre, à peine introduits dans le sang, agissent comme de véritables combustibles destinés à fournir aux organes et aux appareils la chaleur dont ils ont besoin pour leur activité et leur fonctionnement.

§ 4. — Ainsi, dans son acception la plus générale et la plus naturelle, le mot *ingesta* désigne tous les matériaux étrangers qui pénètrent dans l'organisme et qui sont destinés soit à son entretien (à l'*assimilation*), soit à son fonctionnement (à la *calorification*), aussi bien l'oxygène que l'animal respire et l'eau qui constitue les 0,75 de ses tissus, que les substances solides contenues dans ses humeurs et incorporées à ses tissus. C'est donc un tort, croyons-nous, de restreindre, comme on le fait habituellement, l'application de ce terme aux matériaux introduits dans l'organisme par l'unique voie de l'appareil digestif. De même, le mot *excreta* doit désigner tous les résidus qui disparaissent de l'économie sous l'influence de la désassimilation, par les différents appareils sécrétoires (reins, peau, intestins, poumons, etc.), aussi bien les gaz qui s'éliminent par l'appareil respiratoire que les matériaux solides et liquides qui constituent les matières fécales, les sueurs et les urines (1).

(1) En général, les physiologistes et les hygiénistes ont beaucoup trop restreint le rôle de la nutrition; ainsi, d'après Michel Lévy (*Traité d'hygiène publique et privée*, t. Ier, p. 708), cette fonction comprendrait seulement la préparation et l'emploi du liquide nourricier, depuis les opérations préliminaires qui servent à l'élaboration des matériaux destinés aux organes vivants jusqu'à l'acte profond qui fixe la molécule nouvelle dans la trame des tissus; elle cor-

II. — La calorification.

§ 1.— Ce serait sortir des limites de notre travail que d'é-numérer les différentes opinions qui ont été émises avant Lavoisier pour expliquer la chaleur animale. Ce grand chimiste, en découvrant, en 1777, que « *l'air pur, en passant à travers les poumons, éprouve une décomposition analogue à celle qui a lieu dans la combustion du charbon* (1) », et quelques années plus tard, que « *la respiration n'est qu'une combustion lente de carbone et d'hydrogène, qui est semblable en tout à celle qui s'opère dans une lampe ou dans une bougie allumées, et qu'à ce point de vue les animaux qui respirent sont de véritables combustibles qui brûlent et se consument* (2) », fut le fondateur d'une théorie qui, malgré les légères modifications qu'elle a dû nécessairement subir en face de nouvelles découvertes, est encore la plus satisfaisante et la plus rationnelle pour expliquer la température propre aux êtres vivants.

On attribue à tort à Lavoisier l'erreur d'avoir pensé que la chaleur organique se produisait exclusivement dans les poumons; car ce savant avait également tenu compte des oxydations qui s'opèrent dans toute l'économie, et avait nettement indiqué le rôle de l'hydrogène, aussi bien que du carbone, dans la combustion des divers éléments organiques.

respondrait donc à un seul ordre des mouvements par lesquels s'opère la rotation perpétuelle de la matière, et ne comprendrait qu'un seul terme, l'*assimilation*.

Il nous a semblé plus conforme aux lois physiologiques et naturelles d'envisager, à l'exemple de Littré et Robin, deux actes dans la nutrition, l'assimilation et la désassimilation. « La nutrition, disent en effet ces savants auteurs (voy. *Dictionnaire de médecine*, 13ᵉ édition, art. NUTRITION, p. 1015), est la propriété vitale naturellement la plus simple, puisqu'elle consiste uniquement dans le fait continu de combinaison (*assimilation*) et de décomposition (*désassimilation*) simultanées des principes immédiats constituant la substance organisée. »

(1) Voy. *Mémoires de l'Académie royale des sciences de Paris*, 1777, p. 183.
(2) *Id.*, 1789, p. 566.

On peut dire que depuis son apparition la théorie de Lavoisier a acquis chaque jour une nouvelle consécration à
mesure que ces deux sciences, qui devraient toujours marcher à côté l'une de l'autre, la physiologie et la chimie, ont
porté la lumière sur l'étude si difficile et si obscure des phénomènes intimes de la nutrition.

C'est surtout aux savants français, c'est à Dulong et Despretz, à Boussingault, à Gavarret, à Regnault, à Béclard, à
Berthelot, à Cl. Bernard, que revient l'honneur d'avoir continué l'œuvre de leur grand compatriote, dans cet important
problème de chimie physiologique.

Leurs travaux sont dignes de la découverte qui les a diri-
gés ; contentons-nous d'en énumérer les précieux résultats :
le double rôle de l'oxygène au point de vue de la combustion
du carbone et de l'hydrogène contenus dans l'économie a
été démontré scientifiquement, et la chaleur de la combustion
développée par ces deux corps a été rigoureusement déterminée (Dulong et Despretz) ; les règles qui doivent présider
à l'alimentation ont été nettement établies, et, grâce à une
nouvelle méthode, on a pu calculer le bilan de l'organisme,
ses recettes et ses dépenses (Boussingault) ; les modifications
que subissent les aliments respiratoires sous l'influence de
l'oxygène ont été rigoureusement précisées, et la chaleur
de combustion des substances alimentaires, corps composés
en général, a été trouvée différente de la somme des chaleurs
de combustion de leurs éléments composants (Regnault, Gavarret, Berthelot) ; les déchets et les résidus provenant du
fonctionnement des organes et de la combustion des tissus
ont été soumis à une analyse plus exacte, et la question des
transformations qui s'exécutent au sein des éléments organiques a été ainsi singulièrement élucidée (Becquerel et
Cl. Bernard). Ainsi a été confirmée la pensée de Lavoisier
relativement au rôle calorifique des transformations chimiques qui se passent au sein des éléments vivants.

Ce n'est pas tout. Tandis que, depuis longtemps, on avait attribué aux phénomènes qui se manifestent dans l'économie une certaine influence comme source de calorique, les habiles recherches de Hirn, Heidenhain, Fick, Helmholtz, etc., instituées dans le but de fonder la théorie mécanique de la chaleur, ont établi, comme nous l'avons dit, dans les corps bruts et dans les corps vivants, entre le calorique et le mouvement, des rapports tels qu'il est nécessaire d'envisager ceux-ci comme la manifestation d'une seule et même force.

Deux ordres de phénomènes constituent donc les sources de la chaleur animale : des *phénomènes chimiques* et des *phénomènes mécaniques;* nous allons les étudier séparément.

1° *Phénomènes chimiques.* — Ils ont certainement le plus grand rôle dans la production de la chaleur animale et donnent lieu, comme principaux résidus, à de l'acide carbonique et à de l'urée, qui s'éliminent par les divers appareils sécrétoires de l'économie et qui figurent au nombre des *excreta.* C'est une véritable oxydation, qui s'exerce sous l'influence de l'oxygène fourni par l'air extérieur, d'une part sur les éléments organiques eux-mêmes, d'une autre part sur certains éléments étrangers à l'économie et qui pénètrent dans le sang parmi les *ingesta.*

Comme ces derniers présentent généralement avec les éléments organiques une analogie et même une identité de structure et de composition remarquables, que les uns et les autres sont des composés ternaires ou quaternaires formés par la combinaison du carbone, de l'hydrogène, de l'azote et de l'oxygène, on comprend la difficulté que doit éprouver le physiologiste quand il cherche à déterminer quelle est la véritable source de la chaleur vitale, et quels sont en définitive les matériaux qui constituent les combustibles de l'économie, soit les éléments organiques, soit les ingesta, soit même les uns et les autres.

Tel est le grand problème de chimie animale qui, dans ces derniers temps, a donné lieu à tant de discussions passionnées et à tant de recherches intéressantes. En avons-nous aujourd'hui la solution? Il serait téméraire, croyons-nous, de répondre à cette question par l'affirmative, malgré toutes les raisons qu'on peut alléguer pour éclairer et expliquer ce point encore si obscur et si discuté de la science.

Cependant, il faut avouer que les recherches de la physiologie et de la chimie modernes tendent à restreindre de plus en plus le rôle calorifique des humeurs et des tissus qui forment partie intégrante de l'organisme, pour rattacher presque exclusivement la production de la chaleur animale au *pouvoir thermogène* d'un certain nombre d'ingesta, dont la combustion au sein de l'économie s'effectue sous l'action de l'oxygène, sans compter que les excreta eux-mêmes, qui représentent les déchets des éléments organiques éprouvent également dans le sang un degré plus avancé et plus complet d'oxydation, qui n'est peut-être pas sans influence sur la calorification.

On sait aujourd'hui que la machine humaine ne se compose pas d'éléments aussi fragiles, aussi caducs et aussi facilement oxydables et destructibles qu'on se l'imaginait à une certaine époque; c'était certainement une grande erreur de la part de Liebig, quand ce grand chimiste, considérant la vie comme la résultante nécessaire de la destruction et de l'usure des tissus vivants, admettait que détérioration du corps et activité vitale constituaient deux phénomènes indissolublement liés l'un à l'autre, si bien que le second devait être considéré comme l'effet du premier. C'est avec raison que l'on a cherché à établir un parallèle saisissant entre le mécanisme que présentent les grands appareils organiques et les machines à vapeur employées dans l'industrie, et que l'on a distingué pour les uns et pour les autres la *matière* qui fonctionne et la *force* qui assure son fonctionnement, d'une part l'élément organisé et la chaleur organique, d'une autre part le moteur et le calorique qui se développe dans le foyer alimenté par le combustible. Il y a pourtant entre la machine humaine et la machine à vapeur une différence remarquable; c'est que, tandis que la machine à vapeur s'use et se détériore par l'action de la chaleur qui la fait mouvoir et du travail qu'elle produit, l'appareil organisé, loin d'être endommagé par suite de l'activité qu'il développe, se perfectionne au contraire et atteint un degré plus élevé de puissance et de force sous l'influence de son simple fonctionnement. C'est ainsi que le muscle, qui s'atrophie dans l'inaction, acquiert une énergie plus considérable quand il est soumis à un exercice convenable et modéré; il en est de même de tous les appareils organiques, dont le fonctionnement est une condition *sine quâ non* de leur entretien, et qui perdent leurs propriétés les plus importantes à la suite d'un repos excessif ou trop prolongé.

Pour la machine animale comme pour la machine à vapeur, la détermination du travail produit ne peut résulter de la quantité des déchets et des pertes éprouvés par les appareils ou par les différentes pièces qui entrent dans leur composition (car l'usure de ces appareils et de ces pièces est excessivement variable et dépend principalement de conditions le plus souvent étrangères à leur fonctionnement, par exemple de leur composition, de leur structure, de leur agencement, etc.); pour l'une comme pour l'autre, la mensuration exacte de la force développée en un temps donné doit reposer soit sur la proportion des matériaux ou des combustibles qu'elles ont utilisés pour leur travail, soit sur la proportion des déchets et des résidus qui proviennent de leur consommation.

Il est un autre point du problème de la calorification que nous voulons étudier ici, c'est celui qui concerne l'influence du système nerveux sur cette grande fonction. Jusque dans ces derniers temps, on avait considéré l'excitation de ce système comme étant suivie nécessairement d'une activité plus grande de la nutrition, se manifestant par l'élévation de la température organique et par l'augmentation des résidus provenant de l'exagération de la combustion vitale. C'était une grande erreur contre les conséquences de laquelle nous aurons besoin de nous garantir, quand nous nous occuperons spécialement du rôle physiologique et thérapeutique des *aliments d'épargne*. On connaît les intéressantes expériences par lesquelles Cl. Bernard a démontré que la section du grand sympathique déterminait dans les parties auxquelles le filet ainsi coupé se distribue, la dilatation des vaisseaux, l'accélération de la circulation et l'élévation de la température; or, à la suite d'une série de recherches mentionnées dans un important travail publié l'année dernière (1), l'éminent physiologiste a reconnu que la galvanisation de l'extrémité périphérique du nerf ainsi sectionné déterminait des phénomènes opposés aux précédents, c'est-à-dire le resserrement des vaisseaux, le ralentissement du courant sanguin, l'abaissement de la température.

Il semble donc qu'en influençant les vaisseaux capillaires, le grand sympathique agisse en même temps sur les tissus, pour en modérer ou en réprimer l'activité fonctionnelle. C'est ainsi que les échanges chimiques qui s'opèrent au sein des organes sont diminués ou enrayés, et que les phénomènes thermiques qui en sont la conséquence nécessaire se trouvent modifiés dans le même sens. « Quand je galvanise le bout périphérique du grand sympathique, dit Cl. Bernard, j'admets que les éléments contractiles des tissus entrant en activité, modifient en sens inverse les contacts moléculaires dans les tissus, abaissent les mutations

---

(1) Cl. Bernard, *Les nerfs moteurs du grand sympathique* (*Revue des cours scientifiques.* Paris, 1872, p. 1190).

chimiques ainsi que les phénomènes thermiques (1). »

Voici, du reste, les propositions importantes que le grand physiologiste a présentées comme conclusions de ses dernières études sur la calorification :

« Le grand sympathique est un *frein*, un *appareil d'arrêt* pour les phénomènes organiques. Il refroidit les parties qu'il innerve, d'où son nom de *nerf frigorifique;* il resserre les vaisseaux et rend ainsi les organes pâles et exsangues, d'où son nom de *nerf constricteur;* il modère et ralentit le mouvement nutritif et mérite le nom de *nerf réfrénateur.* »

Ajoutons que dans ces dernier temps Onimus et Legros (2), étudiant l'action des courants continus sur la nutrition en général, ont confirmé les savantes recherches de Cl. Bernard, en constatant que la galvanisation de la moelle épinière (courants continus centrifuges) déterminait une diminution de la proportion d'urée éliminée par les urines, et par conséquent un ralentissement des oxydations organiques chez les nombreux animaux employés dans leurs expériences.

Bornons-nous pour le moment à enregistrer ces précieux résultats, qui jettent un jour nouveau sur le double problème de la calorification normale et pathologique (état fébrile); nous aurons, du reste, l'occasion d'insister plus d'une fois sur leur signification et sur les conséquences pratiques qui en découlent, quand nous aurons à déterminer les effets physiologiques et thérapeutiques des agents à l'étude desquels est consacré ce travail.

2° *Phénomènes mécaniques.* — De même que le calorique se transforme en mouvement, réciproquement le mouvement se transforme en calorique, aussi bien dans l'organisme animal et dans la machine humaine que dans les

(1) *Loc. cit.*, p. 1233.

(2) E. Onimus et Legros, *Traité d'électricité médicale.* Paris, 1872, p. 717 et suiv.

appareils de mécanique et dans les machines à vapeur. On comprend par là l'influence que peut avoir la manifestation extérieure, soit purement calorifique, soit à la fois calorifique et mécanique de la chaleur dans l'économie sur la mensuration de la température animale.

À ce point de vue, il faut distinguer dans l'organisme cette température ou *chaleur sensible*, appréciable par nos sens ou par les moyens plus précis que nous avons à notre disposition (thermomètres, appareils thermo-électriques, etc.), de la *chaleur latente*, qui se dissimule aux moyens d'investigation habituellement employés par les physiologistes, en se transformant en force et en travail, et qui se traduit à l'intérieur sous forme de combinaisons et de transformations chimiques, et à l'extérieur sous forme de locomotion et de mouvements.

§2. — C'est en se fondant sur ce fait, aujourd'hui établi dans la science, que le plus grand physiologiste de notre époque, dont nous aurons si fréquemment à rappeler les travaux dans cette étude, Cl. Bernard (1), a distingué la chaleur propre aux êtres vivants en deux parties ou rations :

1° Une *ration d'entretien*, qui sert à échauffer l'animal à un degré constant de température ; 2° une *ration d'activité*, qui se transforme en travail.

C'est une grande erreur de la part de beaucoup de physiologistes entraînés par l'autorité de Liebig, d'attribuer une origine différente à la chaleur d'entretien et à la chaleur d'activité des éléments organiques ; on ne peut admettre aujourd'hui que tandis que la première (chaleur d'entretien) provient exclusivement de la combustion des matières grasses et sucrées du sang, la seconde (chaleur d'activité) résulte uniquement des décompositions chimiques qui ont lieu au sein des tissus eux-mêmes. Nous espérons démontrer bientôt que

----

(1) Cl. Bernard, *La chaleur animale* (*Revue des cours scientifiques*, 1872).

l'observation et l'expérience fournissent des résultats tout à fait contraires à la théorie du célèbre chimiste allemand.

La distinction de la chaleur animale en chaleur d'entretien et chaleur d'activité, telle qu'elle a été formulée par Liebig (1) et admise par Cl. Bernard et les physiologistes de notre époque, ne peut être établie qu'au point de vue du rôle distinct et de la destination différente que présentent ces deux sortes de chaleur dont la nature est identique du reste. grâce à leur communauté d'origine.

1° *Ration d'entretien*. — « Dans les conditions normales de leur développement et de leur existence, dit Gavarret (2), tous les animaux ont et conservent une température supérieure à celle du milieu (air ou eau) dans lequel ils vivent ; quelle que soit leur place dans l'échelle des êtres, ils jouissent tous, mais à des degrés divers, de la faculté de produire incessamment de la chaleur. » Les animaux supérieurs, les mammifères et les oiseaux présentent une température sensiblement constante sous toutes les latitudes et dans tous les climas.

La température de l'homme, prise à la racine de la langue, varie de 35°,09 à 37°,30 ; sous l'aisselle, elle oscille entre 36°,50 et 37°,50 (Gavarret).

Cette chaleur *sensible* est indispensable au fonctionnement du système nerveux, dont elle influence l'activité et les manifestations dans l'économie ; elle est une des conditions fondamentales de l'excitabilité des nerfs dans lesquels elle augmente la vitesse de propagation de la force sensitive ou motrice (Helmholtz).

Bien plus, elle peut être considérée comme une condition *sine qua non* du maintien de la vie, sa diminution chez l'animal déterminant l'engourdissement, la *léthargie* et poussée jusqu'à certaines limites, la *cessation des fonctions*

(1) J. Liebig, *Nouvelles lettres sur la chimie*, traduction Gerhardt. Paris, 1852.
(2) Voy. Gavarret, *De la chaleur produite par les êtres vivants*. Paris, 1855.

et la mort. Voilà pourquoi elle a besoin d'être sans cesse renouvelée, car elle disparaît continuellement des organes sous l'influence du rayonnement, du refroidissement du milieu ambiant et du contact de l'air extérieur, en même temps que par l'air expiré qui s'échauffe dans l'appareil respiratoire et par l'évaporation de l'eau à la surface de la peau et des muqueuses. C'est ainsi que, lorsqu'ils sont soumis à un refroidissement extérieur, les animaux supérieurs offrent leur vitalité considérablement compromise et trouveraient inévitablement la mort, s'ils n'avaient le pouvoir de développer dans ces conditions un surcroît de chaleur organique par laquelle ils peuvent maintenir leur corps au degré de température compatible avec l'entretien de leurs fonctions les plus nécessaires à la vie.

2° *Ration d'activité.* — La quantité de chaleur organique employée au fonctionnement de l'économie et désignée par Cl. Bernard sous la dénomination de *ration d'activité* diffère naturellement chez le même animal ou chez l'homme, suivant que le sujet est à l'*état de repos* ou est soumis à un travail *musculaire* ou *intellectuel.*

Dans le premier cas, la chaleur produite par les combustions internes se divise en deux portions : l'une qui constitue la chaleur sensible, l'autre qui est utilisée pour produire le travail nécessaire à la circulation, à la respiration et au jeu des diverses fonctions. Mais ce travail est tout *intérieur;* et si une portion de la chaleur développée par les combustions organiques doit subvenir aux contractions nécessaires au fonctionnement du cœur et des poumons, cette consommation n'est que momentanée, et la chaleur est rendue au bout de peu de temps à l'organisme comme chaleur sensible (1). Il n'en est plus de même quand l'animal exécute un *travail extérieur,* car dans ce cas, conformément aux lois de la théorie mécanique de la chaleur, une quantité

____

(1) Voy. Gavarret, *loc. cit.*, p. 139.

de calorique équivalente au travail produit disparait complètement et pour toujours de l'économie.

§ 3. — La science est parvenue à déterminer approximativement le rapport de la chaleur totale produite dans l'économie à la chaleur spécialement employée, soit à maintenir
le corps à une température constante (chaleur d'entretien),
soit à produire le travail utile (chaleur d'activité) effectué
par la machine humaine. L'honneur de cette grande découverte revient principalement à Hirn (1) et à Helmholtz.

On sait que le premier faisait manœuvrer une roue à
échelons ou un cabestan à un homme chez lequel il avait
déterminé préalablement la quantité d'oxygène consommée
à l'état de repos. Pendant le travail, la circulation et la respiration s'accélérant, une quantité plus grande d'oxygène
était consommée pour subvenir au travail auquel le sujet
était soumis. Or, comme on sait que sur la quantité d'oxygène ainsi consommée, 4,5 s'unissent au carbone et 1,5
brûle l'hydrogène, on connait très-approximativement la
quantité de chaleur produite dans l'organisme par l'excès de
consommation d'oxygène pendant le travail; et cette chaleur
multipliée par son équivalent mécanique donne le nombre
de kilogrammètres correspondants.

On connait donc la valeur totale en unités de travail
qui devrait correspondre théoriquement à la production de
chaleur, et on connait de plus le travail réel effectué. On
peut donc obtenir ainsi le rapport du travail réel à la force
disponible totale. Ce rapport a été trouvé par Hirn égal, au
maximum, à 18 centièmes, et par Helmholtz, d'après d'autres
considérations, à 20 centièmes.

Ainsi, étant données 100 unités de chaleur, produites
par les combustions dans les organes, 20 seulement, au
maximum, c'est-à-dire 1,5, sont transformables en travail

1 Hirn. *Esquisse élémentaire de la théorie mécanique de la chaleur* (Bull.
de la Société d'histoire naturelle de Colmar, 1861).

réel dans la machine humaine. Le reste sert à entretenir la chaleur de nos organes et explique ce fait singulier, qui paraîtrait aller contre la théorie mécanique de la chaleur, que chaque fois qu'il y a travail produit il y a finalement augmentation de chaleur dans l'organe qui travaille.

» Sur 100 parties de chaleur produite, 25 sont absolument inaptes à se transformer en travail et chauffent simplement les organes; sur les 75 parties qui restent, 20 au maximum sont employées au travail extérieur, et 55 par conséquent représentent les frottements de la machine qui, après avoir produit un travail intérieur, transforme de nouveau en chaleur, par des mouvements ou des oscillations en sens contraire, une partie du travail intérieur produit (1). »

§ 4. — Comme complément de cette étude, nous présentons les conclusions suivantes, qui résument l'état actuel de nos connaissances sur la calorification animale :

1° *Sources de la chaleur organique :*

a. Actions chimiques (ayant pour siége les ingesta et les tissus) ;

b. Actions mécaniques (transformation en chaleur de certains mouvements et travaux internes au sein de l'économie).

2° *Dépense de la chaleur organique :*

Sur 100 parties de calorique, on distingue 25 parties de *chaleur sensible* ou appréciable au thermomètre (*chaleur d'entretien* ou *température*), et 75 parties de chaleur *latente*, dont 20 parties peuvent se transformer en mouvement (*chaleur d'activité*), et 55 parties disparaissent sous l'influence du rayonnement, des frottements et des mouvements internes qui se passent au sein de l'économie.

Nous aurons à tenir compte de ces importants résultats quand nous nous occuperons du rationnement de l'alimentation.

(1) Voy. *Dictionnaire de chimie pure et appliquée*, par Ad. Wurtz. II° volume, p. 591, art. NUTRITION.

III. — Rôle physiologique de l'aliment.

§ 1. — En général, les nombreuses définitions de l'*aliment*, données par les divers auteurs, dépendent de l'idée que chacun d'eux s'est faite de la nutrition. Partant de ce principe, qu'il n'y a que les substances où sont contenus les éléments du sang sous une forme propre à la sanguification qui puissent servir à l'accroissement du corps et au développement des organes, Liebig (1) considérait l'expression d'aliment comme ne convenant à proprement parler qu'aux substances albumineuses ou à celles qui sont capables de se transformer en albumine.

D'après Bischoff (2), la nutrition consistant essentiellement dans l'attraction réciproque qui s'exerce entre les éléments de l'économie et le sang, tout ce qui favorise cette attraction devrait être considéré comme un aliment.

A l'exemple de Liebig et de Bischoff, la plupart des physiologistes ont attribué en général à l'aliment un rôle trop restreint, parce qu'ils n'ont pas tenu suffisamment compte de la relation nettement formulée aujourd'hui entre la production de la force et la chaleur dérivée de la combustion des substances alimentaires.

Il est un autre reproche que nous nous permettrons de faire à la plupart des définitions de l'aliment qui figurent dans les traités de physiologie : c'est que leurs auteurs, dans le but d'être plus précis sans doute, préoccupés uniquement des conditions habituelles et essentiellement propres à l'homme dans les circonstances ordinaires de la vie, ont beaucoup trop restreint la signification du terme aliment.

Ainsi, ce mot n'implique nullement que la substance à laquelle il est appliqué subisse préalablement à son incor-

---

(1) J. Liebig, *Nouvelles lettres sur la chimie*, trad. par Ch. Gerhardt. Paris, 1852, p. 108.

(2) Bischoff, *De la nutrition chez l'homme et les animaux* (Arch. gén. de méd., 1860, p. 129).

poration aux éléments organiques, une élaboration spéciale provenant des sucs digestifs, comme tendraient à le faire pressentir les définitions données par les physiologistes les plus autorisés ou les hygiénistes les plus recommandables : Milne Edwards, Londe, Michel Lévy, Motard, et plus récemment Oré (1). Car il existe certainement des substances alimentaires qui peuvent nourrir sans avoir auparavant subi ces modifications : telles sont les substances que Corvisart a distinguées sous la dénomination de *nutriments* et qui, introduites directement dans le sang, sont immédiatement assimilables.

Appliqué à la généralité des êtres organisés, le mot aliment ne comporte nullement l'idée que la substance soit introduite uniquement par le système digestif, car si, chez l'homme et chez les êtres les plus élevés de la série animale, l'estomac et l'intestin constituent la porte d'entrée des matériaux nutritifs, on sait que, chez beaucoup d'êtres organisés, les aliments peuvent pénétrer par d'autres voies (surface cutanée, etc.).

Comme il est possible d'introduire directement dans le liquide sanguin certaines substances qui, à la suite de préparations artificielles spéciales, peuvent concourir directement à la nutrition, Cl. Bernard admet que le caractère de l'aliment est de disparaître dans le sang, quand on l'injecte préalablement dissous dans le suc gastrique.

---

(1) Voici les principales définitions de l'aliment, que nous avons relevées dans ces divers auteurs :

H. Milne Edwards appelle ainsi toute substance qui, introduite dans l'appareil digestif, sert à l'entretien de la vie.

Londe : toute substance qui, introduite dans les organes digestifs, est, après avoir été modifiée par ces organes, enlevée par les vaisseaux chylifères.

Magendie : toute substance qui, soumise à l'action des organes de la digestion, peut seule nourrir.

Michel Lévy : toute substance propre à régénérer les parties solides, solidifiables et extractives du sang, et à entretenir la combustion respiratoire.

A. Motard : toute substance qui, ingérée convenablement dans les voies di-

Mais à cette définition on peut faire une objection : c'est qu'on aurait tort de considérer le suc gastrique comme un dissolvant général de toutes les substances alimentaires; on sait, en effet, qu'il est un grand nombre de ces substances sur lesquelles le suc gastrique n'a aucune influence : tels sont les féculents, les sucres, les corps gras. Et puis, comme Mialhe (1) le fait remarquer avec tant de raison, de ce que les sels de cuivre, après avoir été dissous dans le suc gastrique, offrent la propriété de séjourner dans l'économie et de ne pas s'éliminer par les urines après leur introduction dans le sang, on ne peut conclure qu'ils soient nutritifs. D'un autre côté, il est certains aliments, comme le lait, ce liquide nutritif par excellence, qui n'ont pas besoin d'avoir été soumis à l'action du suc gastrique pour que, lorsqu'on les injecte dans le sang, leurs propriétés alimentaires soient utilisées.

Enfin, on peut encore moins admettre, bien que cette définition ait été donnée par Magendie, que le propre de l'aliment soit de pouvoir *seul* nourrir, car combien y a-t-il de substances alimentaires qui puissent subvenir isolément aux besoins de la nutrition? Sauf le lait, il n'en existe pas.

§ 2. — Ainsi, dans la définition du mot aliment pris dans son acception la plus générale et la plus étendue, qui est en même temps la plus philosophique et la plus naturelle, il n'est pas besoin de faire intervenir, croyons-nous, ni la voie

gestives, a ainsi par elle-même la propriété d'entretenir l'existence, en réparant les pertes constantes que font les organes.

Cl. Bernard : toute substance qui a la propriété de disparaître dans le sang quand on l'injecte préalablement dissoute dans le suc gastrique.

Mialhe : toute substance qui, introduite dans le tube digestif, va ultérieurement réparer les parties solides, solidifiables et extractives du sang, et concourt ainsi à l'entretien de la vie.

Oré : toute substance solide ou liquide qui, après avoir subi dans l'appareil digestif l'influence modificatrice des différents sucs avec lesquels elle se trouve en contact, devient apte à réparer les pertes de l'organisme, et concourt ainsi à son entretien et à son développement. (*Nouv. Dict. de Méd. et de Chir. prat.*, art. ALIMENT.)

(1) Mialhe, *Traité de l'art de formuler*. Paris, 1845.

par laquelle la substance alimentaire est introduite dans l'organisme (appareil digestif, respiratoire ou cutané), ni les modifications diverses et plus ou moins variées que cette substance subit au sein de ces appareils avant son incorporation aux organes et aux tissus, pas plus qu'il n'est d'usage de tenir compte, dans cette définition, de la provenance, de la nature inorganique, organique ou organisée et des caractères physiques et chimiques de la substance nutritive. Ce qu'il est important de considérer dans l'aliment, ce qui donne à ce terme sa véritable signification et sa principale valeur, comme l'indique du reste son étymologie (*alere*, nourrir), c'est son rôle dans la nutrition.

Il est vrai qu'habituellement et aussitôt après son introduction dans l'économie (*ingestion*), avant de faire partie intégrante du sang (*sanguification*), l'aliment a besoin de subir certaines modifications préalables (*digestion*), sous l'influence desquelles il arrive aux organes, dissous, altéré, sous forme de composé parfois essentiellement différent de ce qu'il était primitivement. Mais quels que soient les changements et les transformations plus ou moins complexes qu'il éprouve avant de servir à la nutrition, sa destination est toujours la même; voilà pourquoi nous appliquerons la qualification d'*aliment* à toute substance étrangère à l'économie, à tout *ingesta* qui sert habituellement ou est susceptible de servir soit à l'*entretien*, soit au *fonctionnement* des éléments vivants.

IV. — Classification des aliments.

§ 1.—La division des aliments en *plastiques* et *respiratoires* et qui est due à Liebig (1842), n'a été que la reproduction de l'importante distinction des principes alimentaires, faite un an auparavant par Dumas et Boussingault (1), en prin-

(1) Voyez *Statistique chimique des êtres organisés*. Paris, 1841.

cipes alimentaires *assimilables* et principes alimentaires
combustibles. Cette division, généralement adoptée dans la
science, figure dans la plupart des traités de physiologie et
d'hygiène publiés à notre époque.

On sait que Liebig (1), tenant compte, comme ses éminents devanciers, de la composition différente des substances
alimentaires, dont les unes, riches en azote, peuvent se substituer aux éléments usés de l'économie et réparer les pertes
qui résultent de cette usure, et dont les autres, dépourvues
d'azote, subissent sous l'influence de l'oxygène une véritable
combustion qui activerait, d'après lui, la consommation de
la matière vivante, crut devoir attribuer l'activité des premières à l'*entretien* de l'organisme et au développement de
la force dans l'économie, et l'utilité des secondes à la *production de la chaleur animale*.

« On a donné le nom d'*aliments plastiques*, dit-il (2), à l'albumine, à la fibrine et à la caséine, par la raison que ces
substances sont les seules d'entre celles que fournissent
les règnes végétal et animal, qui puissent produire dans la
nutrition les parties essentielles du sang et des organes des
animaux. Il faudrait y joindre encore l'albumine du sang,
parce qu'elle fait partie du corps des animaux et qu'en cette
qualité elle contribue à la nutrition. »

Quant à l'eau et à la graisse, qui font également partie des
éléments constituants des humeurs et des tissus, comme
elles n'ont jamais de forme propre et qu'elles prennent toujours la forme des organes dont elles remplissent les pores,
Liebig ne les considère point comme des aliments assimilables, mais les met au rang des *aliments respiratoires*.

Malgré l'importance et la valeur qui ont été attribuées généralement à cette division des aliments en plastiques et res-

____

(1) Liebig (J.), *Chimie organique appliquée à la physiologie animale et à la
pathologie*. Paris, 1842.

(2) Liebig, *Nouv les lettres sur la chimie*, p. 116.

piratoires, celle-ci n'est fondée que d'une manière générale; car, comme plusieurs physiologistes l'ont fait remarquer avec beaucoup de raison, le pouvoir réparateur ou calorifique de certains éléments ne dépend souvent que des conditions différentes dans lesquelles est placé l'organisme, au point de vue de son entretien et de son fonctionnement.

« L'animal privé d'une nourriture suffisante, dit Longet (1), continue à absorber de l'oxygène; il brûle d'abord ses graisses, puis son sang et ses propres tissus, de telle sorte que les substances qui avaient fait partie intégrante de sa masse organique fournissent des matériaux à l'oxygène de la respiration et deviennent ainsi aliments respiratoires. Au contraire, chez un animal qui engraisse, une certaine quantité des aliments dits respiratoires se dépose dans la trame des tissus dont elle devient partie constituante, c'est-à-dire qu'elle est transformée en aliment plastique. »

« Bien que l'on ait généralement admis, fait remarquer de son côté H. Letheby (2), les opinions bien connues de Liebig sur les fonctions dynamiques et productrices de force des éléments azotés ou plastiques de la nourriture et sur les propriétés thermiques ou respiratoires de ses éléments carbonés, cependant il est de nombreuses raisons de croire que ces deux classes d'aliments peuvent l'une et l'autre remplir exactement les mêmes fonctions relativement au développement de la force. »

Remarquons en outre que les aliments plastiques peuvent donner de la chaleur comme les aliments respiratoires, que les oxydations même incomplètes produisent souvent autant de chaleur que les combustions les plus parfaites.

Enfin, la division de Liebig est défectueuse selon nous, parce qu'elle repose sur des faits théoriques qui ne peuvent

----

(1) Longet, *Traité de physiologie*, 2e édition, t. I, p. 35.
(2) H. Letheby, *Les aliments. Conférence faite devant la Société des sciences de Londres*. Traduit par l'abbé Moigno. Paris, 1869.

plus se soutenir aujourd'hui devant les progrès de la physiologie et les découvertes de la chimie moderne. Nous savons, en effet, qu'il n'existe point d'antagonisme, au sein des éléments vivants, entre la force qui leur est propre et la chaleur qui se développe dans les organes, et qu'on ne peut considérer, avec le chimiste allemand, le travail de ces éléments comme s'exerçant uniquement aux dépens des tissus eux-mêmes, et la chaleur organique comme l'agent destructeur qui produit la consommation et l'usure de ces tissus.

§ 2. — Attribuant, comme Liebig, uniquement aux substances azotées ou albuminoïdes le pouvoir de subvenir à la réparation des pertes qu'entraîne le fonctionnement des organes, Bischoff (1) considère ces substances comme les uniques agents producteurs de la force au sein de l'économie, et les désigne sous la dénomination d'*aliments dynamogènes*.

Quant aux phénomènes calorifiques qui se passent dans l'organisme et dont il est loin de nier l'importance, puisqu'il évalue à 4 000 000 de calories la quantité de chaleur qui se développe chez l'homme dans les vingt-quatre heures, le savant physiologiste les subordonne en grande partie à la combustion des matières grasses et sucrées, auxquelles il réserve la qualification d'*aliments thermogènes*.

Voici les considérations sur lesquelles Bischoff se fonde pour attribuer aux aliments azotés un pouvoir calorifique beaucoup plus faible que celui des substances précédentes : « La chimie, dit-il, nous apprend que l'oxygène n'a qu'une faible affinité pour les corps azotés, que même l'azote, en se combinant avec des substances jusque-là très-combustibles, a la propriété de détruire presque en entier cette combustibilité, de sorte qu'il n'est guère probable que les principes azotés du sang et des autres parties du corps soient oxydés

____

(1) Bischoff, *De la nutrition chez l'homme et chez les animaux* (*Arch. gén. de médecine*, 1860, p. 129).

par leur simple affinité pour l'oxygène. De plus, si une telle oxydation par simple affinité avait lieu, la nutrition par le sang ne saurait elle-même se produire. En effet, les mêmes substances azotées, l'albumine et la fibrine, dont se composent nos organes, entrent aussi en grande proportion dans la composition du sang ; c'est du sang qu'elles viennent originairement, ce sont ces aliments du sang qui sont destinés à réparer leurs pertes. Or cela deviendrait impossible si, à cause de leur affinité pour l'oxygène, elles pouvaient être détruites dans le sang même par la combustion. Du reste, les observations directes viennent confirmer ces propositions en montrant que l'albumine n'est jamais directement oxydée dans le sang, mais qu'elle doit passer dans les organes et y subir certaines modifications. »

Dans ces derniers temps, la plupart des physiologistes et des hygiénistes, voyant combien il est difficile d'établir une division des aliments fondée sur les fonctions que ceux-ci présentent dans l'organisme, soit parce que ces fonctions sont variables suivant les divers points de l'économie, soit parce que ces fonctions ne sont pas encore, pour beaucoup d'entre eux, nettement déterminées, ont cru devoir classer les substances alimentaires d'après leur nature propre et d'après la constitution chimique des principaux éléments qui les constituent. C'est sur ces considérations que repose la classification suivante, admise généralement, en 1° matières azotées protéiques ; 2° matières azotées non protéiques ; 3° matières hydrocarbonées ; 4° matières grasses ; 5° matières salines et minérales.

Tout en reconnaissant l'avantage que peut présenter cette classification au point de vue chimique, nous croyons cependant qu'il est possible d'établir une distinction des substances nutritives fondée exclusivement sur le rôle spécial attribué généralement à chacune dans l'entretien et le fonctionnement de l'économie ; cette distinction offre l'avantage d'être plus pratique que la précédente et semble en même temps plus utilement applicable à la physiologie et à l'hygiène. Nous ne nous dissimulons pas les difficultés qui surgissent quand on veut déterminer exactement les fonctions que remplissent dans l'organisme la plupart des substances alimentaires ; mais nous espérons que l'étude préliminaire que nous avons consacrée à l'histoire de la nutrition nous permettra de déterminer plus rigoureusement qu'on ne l'a fait jusqu'ici, la destination particulière des divers principes étrangers qui président à la réparation de la matière vivante et au développement de la force qui lui imprime son activité.

§ 3. — On doit distinguer, avons-nous dit, dans l'organisme vivant la *matière* et la *force*, l'élément organisé ou cellulaire qui fonctionne, et la chaleur qui subvient à son fonctionnement.

Étant donnée la composition de l'élément organisé avec ses principes constituants : *carbone, hydrogène, azote, soufre*, dont les combinaisons complexes forment la trame même des tissus de l'animal, et sachant en même temps (fait démontré par l'expérience) que les substances les plus facilement assimilables sont celles qui présentent avec les organes, et principalement avec le sang, l'analogie de composition et la communauté d'origine les plus complètes, on peut considérer comme nécessaires à l'*entretien* de l'économie et comme spécialement aptes à la réparation et au renouvellement des tissus, certains principes organiques azotés (*albumine, fibrine, caséine, légumine*) dont la composition chimique est presque identique à celle des humeurs et des tissus, et certains principes inorganiques (*fer, chlorure de sodium, phosphate de chaux,* etc.) qui entrent en proportion plus ou moins grande dans la constitution de certains éléments organisés.

Nous rangeons toutes ces substances dans une première classe d'aliments, sous le nom d'aliments *assimilables*, d'aliments *réparateurs* ou *récorporants*, triple dénomination qui désigne clairement la faculté que possèdent ces ingesta de s'incorporer aux éléments organiques, de réparer les pertes qu'entraîne l'usure de ces éléments et de subvenir exclusivement à leur *entretien*.

On peut les désigner également sous le nom d'*aliments analeptiques* (ἀνάληψις, *restauration*, de ἀναλαμβάνω, *reconstitution*), bien que ce terme ait habituellement un sens beaucoup plus complexe et soit ordinairement appliqué aux substances les plus différentes au point de vue de leur nature comme de leurs fonctions dans l'économie (1).

La seconde classe comprend les *aliments dynamiques* ou *corroborants*, spécialement aptes au *fonctionnement* des éléments vivants.

Ces aliments, essentiellement *producteurs de force*, doivent leurs propriétés 1° soit au développement de chaleur qui résulte de leur combustion dans le sang ou même au sein des organes et des tissus, d'où leur qualification de *thermogènes* ou de *calorifiques ;* 2° soit à leur action vive et rapide sur le système nerveux qui, comme nous l'avons vu, est le grand *équilibrateur* et le principal *répartiteur* de la chaleur et de la force dans l'économie, d'où leur qualification d'*aliments nervosiques* ou *nervins*.

En dehors de la destination spéciale des aliments *récorporants* et des aliments *dynamiques*, ceux-là à l'entretien, ceux-ci au fonctionnement des éléments vivants, les uns et les autres exercent une influence certaine sur le mouvement de la nutri-

(1) Dans un savant article publié dans le *Dictionnaire encyclopédique des sciences médicales* (t. I, art. ANALEPTIQUES), Fonssagrives a distingué quatre groupes d'aliments analeptiques : 1° *protéiques*, 2° *gras*, 3° *féculents*, 4° *gommeux et sucrés*. Nous ne pouvons accepter cette classification adoptée pourtant en hygiène et en thérapeutique, et reproduite par le savant professeur de Montpellier, et nous refusons à considérer comme analeptiques des substances grasses, féculentes, gommeuses et sucrées, dont le pouvoir reconstituant ou réparateur est problématique, tandis que leur pouvoir calorifique n'est mis en doute par personne.

tion; tandis que les premiers activent la désassimilation, les autres la ralentissent, la modèrent et la règlent. C'est ce qui explique les dénominations de *désassimilateurs* et d'*anti-désassimilateurs* que nous avons appliquées depuis quelques années aux deux grandes classes d'aliments que nous avons admises (1).

Nous présentons, du reste, dans le tableau suivant, la classification des substances nutritives, que nous croyons devoir proposer au lecteur et que nous allons suivre dans l'étude sommaire que nous consacrons aux divers principes qui entrent dans le régime alimentaire habituel à l'homme:

(1) Voy. A. Marvaud, *Effets physiologiques et thérapeutiques des aliments d'épargne ou antidéperditeurs.* Paris, 1871, p. 18.

CLASSIFICATION DES ALIMENTS.

Ire CLASSE. — **Aliments plastiques, assimilables, récorporants ou analeptiques** (1° aptes à *l'entretien* des éléments vivants; 2° favorisant l'assimilation et secondairement la désassimilation).

- 1° *Organiques et azotés*
  - Animaux.
    - Albumine.
    - Musculine.
    - Fibrine.
    - Caséine.
  - Végétaux.
    - Glutine.
    - Légumine.
    - Albumine végétale.
- 2° *Inorganiques* (principes contenus normalement dans les humeurs et dans les tissus).
  - Ferrugineux.
  - Chlorures.
  - Phosphate de chaux, soufre, etc.

IIe CLASSE. — **Aliments dynamiques, corroborants ou réconfortants** (1° aptes au *fonctionnement* des éléments vivants, comme sources de *chaleur* ou de *force* dans l'économie; 2° enrayant la désassimilation).

- 1° *Calorifiques* ou *thermogènes* (substances riches en carbone et en hydrogène et pauvres en oxygène).
  - Graisses.
  - Sucre.
  - Alcool (détruit dans l'économie).
  - Matières amylacées.
- 2° *Nervosiques, nervins* ou *dynamogènes* (agents excitateurs du système nerveux).
  - Alcool (libre dans l'économie).
  - Caféine.
  - Théine.
  - Cocaïne, et toutes les substances auxquelles s'applique en hygiène et en thérapeutique la qualification de *stimulantes* ou *d'excitantes*.

CHAPITRE II

ÉTUDE SOMMAIRE DES ALIMENTS

PREMIÈRE CLASSE. — ALIMENTS PLASTIQUES, RÉCORPORANTS, ASSIMILABLES
OU ANALEPTIQUES (RÉPARATEURS DE LA MATIÈRE)

Cette classe comprend, comme nous l'avons dit, toutes les substances alimentaires qui président à l'*entretien* des tissus vivants, en leur fournissant les matériaux dont ceux-ci ont besoin pour le maintien de leur composition chimique et le de leur structure organisée.

D'après leur nature et leur provenance, on peut subdiviser ces aliments en :

1° *Aliments organiques* ou *azotés* et en 2° *aliments inorganiques*.

Les premiers, qui proviennent du règne végétal ou du règne animal, se rapprochent, au point de vue de leur constitution intime et de leur composition chimique, des principes constitutifs du corps des animaux, qu'ils doivent remplacer à mesure que ceux-ci s'usent et disparaissent au sein de l'économie ; les principaux sont l'*albumine*, la *fibrine*, la *musculine*, la *caséine*, la *glutine*, la *légumine*, etc., dont le pouvoir nutritif ou réparateur est bien connu.

Le deuxième groupe d'aliments plastiques est constitué par des substances de provenance inorganique, qui entrent normalement dans la composition de certains systèmes et dont l'organisme ne peut être privé sans que son fonctionnement soit sérieusement compromis. Tels sont le *chlorure de sodium*, le *fer*, le *phosphate* et le *carbonate de chaux;* c'est à tort, croyons-nous, que quelques physiologistes se refusent à considérer ces substances comme de véritables aliments.

1° *Aliments organiques ou azotés.* — Les tissus de l'organisme étant essentiellement constitués par des principes azotés, on conçoit facilement la nécessité d'introduire régulièrement dans le régime alimentaire une certaine quantité d'aliments azotés, destinés à réparer les déperditions continuelles éprouvées par la machine animale.

§ 1. — On a compris ainsi l'importance de la présence des matières azotées dans une substance alimentaire, si bien que les physiologistes ont cru devoir apprécier le *pouvoir plastique* d'un aliment d'après la quantité d'azote qu'il renferme. C'est dans ce but qu'a été dressé le tableau suivant, où sont représentées les diverses proportions d'azote contenues dans un certain nombre de substances animales et végétales.

Équivalents de la valeur nutritive des aliments, calculés d'après les quantités d'azote contenues dans chaque substance à l'état de siccité, l'équivalent du lait de femme étant 100 (d'après Letheby).

SUBSTANCES ANIMALES.

Lait de femme	100	Agneau	833
Lait de vache	237	Blanc d'œuf	845
Jaune d'œuf	305	Homard	859
Huîtres	305	Raie	859
Fromage	331	Veau	873
Anguille	434	Bœuf	880
Moules	528	Porc	893
Foie de bœuf	570	Turbot	898
Pigeon	756	Jambon	910
Mouton	773	Hareng	914
Saumon	776		

SUBSTANCES VÉGÉTALES.

Riz	81	Avoine	138
Pommes de terre	84	Pain blanc	142
Maïs	100	Pain noir	166
Seigle	106	Pois	239
Radis	106	Lentilles	276
Blé	119	Haricots	283
Orge	125	Fèves	320

L'appréciation du pouvoir plastique ou récorporant d'un aliment donné ne peut reposer uniquement sur la proportion d'azote que cet aliment contient; aussi le tableau précédent est loin d'avoir la valeur qu'on pourrait lui croire. Tenant compte de ce fait vérifié par l'expérience que les divers composés azotés, qui peuvent se rencontrer dans un aliment végétal ou animal, ne sauraient tous être également utilisés dans l'alimentation, et que leur valeur nutritive dépend principalement de la proportion de l'azote par rapport à l'oxygène, G. Sée (1) admet que le principe le plus azoté et le moins oxydé doit être le plus apte à la réparation des tissus. « A ce titre, dit-il, l'albumine et la fibrine tiennent le premier rang; au contraire l'urée, produit oxydé, ne peut plus servir à l'alimentation, bien qu'il renferme près de 46 pour 100 d'azote. »

La détermination de la valeur d'un aliment est encore plus complexe que ne le pense le savant professeur de la faculté de médecine de Paris. Nous savons d'abord que c'est une erreur d'admettre, comme le fait Sée, d'après la théorie de Liebig, que les matières azotées ont pour effet, une fois entrées dans la composition des tissus, de produire spécialement, par leur oxydation et leur décomposition, la force nécessaire au fonctionnement de la machine animale. Et puis, il est facile de voir que la théorie que cet auteur défend ne peut s'appliquer à toutes les substances azotées;

(1) G. Sée *De l'alimentation* (*Revue des cours scientifiques*. 1866, p. 276.

ainsi, on aurait tort de considérer l'*acide prussique* comme doué d'une grande puissance nutritive, bien que l'analyse chimique révèle dans cette substance une forte proportion d'azote (52 pour 100) et très-peu d'oxygène (6 pour 100). Enfin, il y a certaines substances dont la valeur plastique ne peut être attribuée uniquement à l'azote qu'elles présentent : telles sont la *créatine*, la *créatinine*, l'*acide inosique*, etc., dont nous aurons à nous occuper plus loin.

On voit, d'après cela, combien est peu rigoureux le procédé chimique d'évaluation de la valeur plastique des aliments, tel qu'il a été employé par Payen (1) et tel qu'il a été accepté par la plupart des physiologistes et des hygiénistes. Il n'est nullement démontré, en effet, que l'azote contenu dans différents aliments soit assimilable au même degré ; au contraire, l'expérimentation physiologique indique que la valeur nutritive d'une substance alimentaire est nécessairement subordonnée à sa *digestibilité*. Ainsi, par exemple, dans le tableau que nous avons emprunté à Letheby, nous voyons que 100 grammes de lait de vache et 100 grammes de pois contiennent à peu près la même proportion d'azote ; cependant la pratique montre que ces deux substances sont loin d'avoir la même valeur nutritive ; le lait est beaucoup plus digestible que les pois, et partant plus nourrissant.

Il faut tenir compte également d'un fait non moins important, c'est que le pouvoir nutritif d'un aliment dépend des substances qui sont associées avec lui, dans le régime toujours complexe auquel on est soumis, et qui ont une influence plus ou moins grande sur sa digestibilité. Ainsi, la forte proportion de matière azotée (9,88 pour 100) contenue dans le cacao donnerait à cette substance une valeur alimentaire et plastique notable, sans la quantité considérable de

---

(1) Payen, *Traité des substances alimentaires*, 3ᵉ édition. Paris, 1856.

corps gras (26 pour 100) combinée avec elle et qui entrave beaucoup son absorption et son assimilation.

Mais il est un point encore plus intéressant au point de vue de la détermination et de l'appréciation de la valeur nutritive d'un régime donné, c'est que le pouvoir plastique d'une substance azotée est d'autant plus grand que la composition de cette substance présente une analogie plus parfaite avec les tissus de l'organisme. C'est ainsi que, entre deux aliments à composition identique, l'un animal et l'autre végétal, le premier possède toujours une valeur nutritive supérieure à celle du second, parce que les principes qu'il renferme ont subi une élaboration spéciale qui les rapproche davantage de la composition des tissus organisés. Ainsi s'explique parfaitement cette conclusion de Cuvier : « Il semble qu'il n'y ait que la matière qui a déjà été organisée qui puisse servir de base à la nourriture d'une autre organisation. »

De deux substances qui offrent la même facilité ou la même difficulté à se dissoudre, celle qui présente la plus grande analogie avec la composition du sang est aussi la plus digestible. La stéarine et la margarine, par exemple, sont également peu solubles dans les liquides digestifs; mais comme la margarine se trouve dans le sang et non pas la stéarine, il en résulte que la margarine est plus digestible que cette dernière (Moleschott) (1).

En résumé, la valeur *plastique* ou *récorporante* d'une substance alimentaire organique dépend de trois conditions principales :

1° De sa richesse en azote et de sa pauvreté en oxygène;

2° De sa *digestibilité*, et nous entendons par ce mot la facilité plus ou moins grande que présentent les éléments qu'elle contient à se dissoudre et à se transformer en parties substantielles du sang (*sanguification*);

3° De sa nature organisée et de sa composition, qui doit

____

(1) Moleschott, *De l'alimentation et du régime*, 3e édition. 1858, p. 92.

se rapprocher le plus possible de la composition même du sang. De même que ce liquide contient plus d'albumine que de sels, plus de sels que de graisse, l'aliment plastique par excellence doit renfermer plus de substances organiques azotées que d'inorganiques, et plus d'inorganiques que d'organiques non azotées. La viande maigre est l'aliment qui répond le mieux à ces conditions.

§ 2. — On sait que les principes alimentaires azotés sont les uns *d'origine animale* et les autres *d'origine végétale*.

A. Les premiers sont remarquables par leur richesse en azote, leur pauvreté en oxygène et la présence constante du soufre.

On les divise généralement, suivant leur composition, en deux classes :

a. Les uns, dont l'albumine est le type, plus riches en carbone, moins riches en azote, ont la propriété d'être facilement transformés par le suc gastrique en produits solubles et dialysables ; ce sont les *albuminoïdes* proprement dits, parmi lesquels on peut citer les *albumines* des œufs et celles qui se trouvent dans le plasma musculaire, la *sérine* du sérum, la *vitelline*, l'*hémoglobine*, la *caséine*, la *légumine*, la *fibrine*, la *musculine*, la *glutine*, etc.

b. Les autres, moins riches en carbone, plus riches en azote, ne peuvent être que difficilement métamorphosés dans l'estomac en produits solubles et dialysables, et sont par conséquent lentement assimilés par la digestion ; ce sont les substances *collagènes*, qui comprennent l'*osséine* des os et celle des arêtes de poissons, la *gélatine*, la *chondrine*, l'*épidermose*, la *substance organique des tendons*, le *tissu élastique*, etc.

B. Les *principes azotés d'origine végétale* sont les suivants :

1° Le *gluten*, contenu dans les céréales dans les proportions suivantes :

	Pour 100
Blé......................	14,60
Seigle....................	9,00
Orge.....................	13,40
Avoine...................	11,90
Maïs.....................	12,80
Riz......................	6,43
Sarrasin..................	6,84

2° La *légumine* qui existe dans les légumes en quantité encore plus considérable :

	Pour 100
Fèves....................	29,05
Haricots..................	27,00
Pois verts................	25,40
Lentilles.................	25,20
Féveroles.................	30,30
Vesces...................	27,30

3° L'*albumine végétale*, renfermée dans certains fruits et principalement dans ceux de l'amandier.

Nous n'avons point à nous étendre sur les propriétés nutritives de ces différents aliments azotés fournis par le règne végétal; mais nous nous contenterons de faire remarquer, d'après les chiffres précédents, la richesse de certains aliments végétaux qui présentent, à poids égal, une proportion de matières plastiques supérieure à celle des viandes, fait qui explique comment l'organisme peut subsister avec un régime exclusivement végétal, ce qui se voit chez un très-grand nombre d'espèces animales et fréquemment chez l'homme lui-même, comme nous le constaterons quand nous ferons l'étude des divers régimes alimentaires auxquels sont soumises principalement les classes pauvres et laborieuses dans tous les pays.

§ 3. — Un fait important à mentionner dans l'action des aliments plastiques, soit animaux, soit végétaux, et sur lequel nous avons appelé déjà l'attention du lecteur, c'est que tout en réparant les pertes des organes, ils activent puis

samment la nutrition, comme on peut s'en convaincre par
l'exagération des déperditions (augmentation d'urée), par
l'accélération de la circulation et par l'élévation de la température organique, qui se manifestent dans l'économie sous
l'influence de leur emploi. Ainsi, ces aliments essentiellement réparateurs facilitent l'assimilation et la désassimilation, comme si, par le fait même de la richesse et de
l'abondance des matériaux qu'ils apportent à l'élément vivant, ils nécessitaient le départ plus brusque et plus rapide des matériaux contenus au sein de cet élément. C'est
pour cela que nous leur avons appliqué la dénomination de
désassimilateurs.

C'est avec beaucoup de raison que, dans son intéressant
mémoire sur l'*alimentation et le régime*, Moleschott a insisté
sur ces faits importants. « Faut-il s'étonner, dit-il (1), qu'a-
près un long usage de viande ou d'œufs, toutes les sécrétions
et les excrétions qui contiennent des substances albumineuses
ou des combinaisons provenant de celles-ci, augmentent en
quantité et surtout en contenu de substances azotées? que la
semence se forme plus abondante, que le lait augmente et
que la quantité d'urée et d'acide urique expulsée dans les vingt-
quatre heures s'élève sensiblement? Faut-il s'étonner que le
sang coule plus impétueux, que les muscles se contractent
avec plus de vigueur, et que les facultés génératrices soient
plus puissamment excitées? Tant il est vrai que la formation
d'un sang plus riche donne la première impulsion à l'échange
rapide des substances ; tant il est vrai que toute augmentation
d'activité doit être rapportée à une provision suffisante de
matière! » Et si, tout en tenant compte de la grande autorité de Moleschott, il fallait des faits reposant sur l'expérimentation, pour faire admettre cette vérité bien évidente à
nos yeux, que la rapidité de l'assimilation est en général cor-

____

(1) Moleschott, *De l'alimentation et du régime*. Trad. par Fiocon. Paris, 1858,
p. 116.

rélative de celle de la désassimilation, nous pourrions citer l'expérience suivante faite par Lehmann, et dans laquelle le grand chimiste, en se soumettant successivement à un régime purement animal et à un régime complétement exempt de matières azotées, vit la quantité d'urée excrétée dans le premier cas (53^{gr},19) descendre dans le second cas à 15^{gr},41. Ne sait-on pas du reste que chez l'enfant, où l'assimilation est si active et où la croissance et l'augmentation de poids nécessitent des recettes alimentaires si considérables, la quantité d'azote éliminée dans les vingt-quatre heures est pour chaque kilogramme du poids du corps double de celle éliminée dans le même temps par l'homme adulte?

2° *Aliments inorganiques*. § 1. — Le deuxième groupe de principes, nutritifs que nous avons rangés parmi les aliments plastiques ou assimilables, se compose de substances minérales qui existent normalement dans le sang et dans les tissus vivants et dont l'animal ne peut être privé pendant longtemps sans que le fonctionnement de ses organes, l'entretien de ses tissus et le maintien de sa vitalité et de sa santé soient sérieusement compromis. Ces principes minéraux sont très-nombreux; nous nous contenterons d'énumérer les plus importants :

1° Les *phosphates terreux*, et principalement le *phosphate de chaux*, constituent des agents puissants de consolidation des tissus, car non-seulement ils entrent dans la structure de la charpente animale et dans la composition de toutes les parties dures du corps (système osseux), mais encore ils existent dans de la chair musculaire.

2° Le *chlorure de sodium* ou *sel marin*, tout en ne figurant pas, comme les sels précédents, dans la composition des tissus solides du corps, représente cependant le principal élément des divers liquides et des sécrétions (surtout du sang, dont il forme environ la moitié du poids total des matières salines). Cette proportion considérable de sel marin dans le liquide sanguin est certainement une nécessité physiologique; on ne peut guère la changer, quelles que soient les qualités de l'eau que l'on absorbe dans l'alimentation; comme le fait remarquer Letheby (1), « si cette eau ne contient que très-peu de chlorure de sodium en dissolution, elle ne fera que traverser l'économie, ne se mêlera pas au sang d'une manière permanente, et s'échappera immédiatement par l'appareil rénal; si l'on cherche, au contraire, à augmenter la proportion de sel contenue dans le sang à l'état normal en absorbant de l'eau salée, par exemple de l'eau de mer, celle-ci n'est point absorbée et ne fait que traverser l'appareil digestif. » C'est ce qui résulte, en effet, des expériences de Lehmann, qui, ayant fait successivement trois analyses de son sang, d'abord à l'état normal, puis après avoir absorbé des aliments très-salés, enfin après avoir pris 60 grammes de sel dissous dans une certaine quantité d'eau, trouva dans ces analyses différentes des proportions à peu près équivalentes de chlorure de sodium sur 1000 parties de sang : 4,138 — 4,168 — 4,181.

3° Les *oxydes de fer* et les *oxydes de manganèse* entrent, comme on sait, dans la composition des globules du sang, les premiers chez les animaux à sang rouge, les autres chez les animaux à sang blanc (2).

----

(1) *Loc. cit.*, p. 83.

(2) Un fait intéressant dans l'histoire de ces agents et sur lequel nous insisterons plus loin, en lui accordant toute l'importance qu'il mérite, c'est l'influence que présentent la plupart des principes alimentaires minéraux sur les oxydations organiques et sur l'activité de la nutrition. Il résulte en effet, d'un grand nombre de recherches faites depuis peu de temps, que les ferrugineux (Ponrowki), les hypophosphates (Rabuteau), le chlorure de sodium (Voït), grâce à la faculté qu'ils possèdent d'augmenter le nombre des globules sanguins, en agissant comme *hématogènes*, c'est-à-dire comme aliments spéciaux du sang, activent et favorisent les combustions intra-organiques, augmentent la température et influencent notablement les sécrétions; l'urée éliminée par les urines en vingt-quatre heures subit après leur ingestion une augmentation plus ou moins notable, qui pour le sel marin en particulier pourrait s'élever jusqu'à 20 pour 100 (Rabuteau).

4° Il en est de même de la *silice*, qui, outre qu'elle fait partie constituante du liquide sanguin, entre dans la composition de tous les appendices tégumentaires (poils, plumes, etc.) de l'économie.

§ 2. — Il est très-difficile de déterminer les proportions de substances inorganiques qui doivent figurer journellement dans l'alimentation. Cependant E. Smith a donné les chiffres suivants, à l'aide desquels on peut se faire une idée de la quantité de principes minéraux nécessaire au régime quotidien d'un homme adulte :

Acide phosphorique	2,07 à 5,12 gr.
Chlore (ce qui revient à 5,51 ou 18,85 grammes de chlorure de sodium)	3,30 à 11,34
Potasse	1,75 à 6,03
Soude	5,18 à 11,08
Chaux	0,15 à 0,41
Magnésie	0,15 à 0,19

La totalité de ces principes minéraux n'est habituellement pas assimilée; il n'y en a, au contraire, qu'une minime partie de retenue dans l'économie. Lawes a trouvé, en effet, que sur 5 kilogrammes de substances inorganiques contenues dans la nourriture fournie, pendant une période déterminée, à des porcs soumis à l'engraissement, il n'y en avait que 340 grammes de fixés dans le corps; c'étaient principalement des phosphates terreux; tout le reste ne faisait que passer à travers le corps et s'éliminait par les excrétions.

Remarquons en outre que ces principes inorganiques sont fournis à l'économie aussi bien par un régime exclusivement végétal que par un régime fortement animalisé. Pour mieux faire saisir le rapport de composition qui existe, à ce point de vue, entre les céréales et les éléments minéraux du sang, nous donnons ici comparativement la proportion des diffé-

rents sels contenus dans le sang humain et dans les grains
d'avoine :

SELS DU SANG.		CENDRES DE L'AVOINE.	
Sel marin	51,19	Soude	5,27
Soude	12,41	Potasse	16,35
Potasse	7,62	Chaux	8,35
Chaux	1,56	Magnésie	5,90
Magnésie	1,02	Oxyde de fer	0,09
Oxyde de fer	10,58	Acide phosphorique	16,19
Acide phosphorique	5,66	Acide sulfurique	4,01
Acide sulfurique	5,16	Silice	43,20
Silice	2,81	Acide carbonique	0,64
Acide carbonique	1,99		
	100,00		100,00

§ 3. — Un point important dans l'étude physiologique des
principes minéraux alimentaires, et malheureusement beaucoup trop négligé par les hygiénistes, c'est que ces substances
inorganiques, comme les aliments organiques azotés, agissent puissamment sur l'assimilation et la désassimilation et
activent ces deux actes de la nutrition. Personne n'a fait ressortir mieux que Letheby le rôle important que jouent ces
principes minéraux au point de vue de l'assimilation et de
la désintégration des tissus vivants. « Ces substances, dit
cet auteur (1) dans son intéressant travail sur les aliments,
sont véritablement le principal, sinon le seul moyen de
transport de la matière organique d'un lieu à l'autre du
corps animal; car, d'un côté, elles introduisent les matières
nutritives dans le système, et de l'autre, elles le débarrassent des substances épuisées; en outre, il est très-probable qu'elles sont les agents qui font passer la nourriture
de l'état liquide à l'état solide, comme dans la formation
des tissus solides au moyen du sang. Dans le cas de la digestion et de l'absorption, les éléments plastiques de nos aliments, tels que l'albumine, la fibrine, la gélatine, etc., ne
sont pas d'eux-mêmes susceptibles de dialyse; en d'autres

(1) Letheby, *loc. cit.*, p. 80.

termes, ils ne peuvent pas traverser les parois du canal alimentaire, et par conséquent leur absorption a besoin d'être aidée par quelques agents physiques. Ces agents sont les acides et les sels qui sont sécrétés si abondamment dans l'estomac pendant la digestion; il est très-probable qu'ils n'opèrent pas seulement une dissolution de la matière protéique des aliments, mais qu'en les convertissant en peptones (Lehmann), ils changent réellement la forme moléculaire de la substance, et la font passer de l'état de colloïde inabsorbable à celui de cristalloïde très-diffusif. En effet, si, comme Graham le suppose, une molécule colloïde n'est qu'un groupe de petits cristalloïdes, l'action des principes salins et acides du suc gastrique doit être de diviser la molécule colloïde en molécules plus petites qui puissent être absorbées.

« Le contraire doit se produire dans le sang alcalin, où la molécule colloïde doit reprendre sa structure et perdre sa tendance à la diffusion; mais, en arrivant aux tissus où existe encore l'état acide des fluides, elle change de nouveau sa structure moléculaire et se sépare du sang pour servir à la nutrition. Nous ne connaissons pas la nature précise des phénomènes qui se produisent lorsque la matière nutritive liquide qui se sépare ainsi est changée en tissu solide; mais il y a tout lieu de croire que tout se réduit à un mouvement moléculaire causé par l'action de la matière saline. C'est ce qui a très-certainement lieu dans le cas de divers tissus qui contiennent plus que la quantité ordinaire de sels minéraux; comme dans la solidification des spicules des éponges, des tissus calcaires des polypes, de l'enveloppe dure des rayonnés, des mollusques, des crustacés, etc., et dans les dépôts calcaires des os, des dents, des écailles tégumentaires, des coquilles d'œufs, etc. Dans tous ces cas, la matière sécrétée a dû d'abord être cristalloïdale, autrement elle n'aurait pas pu être sécrétée; elle prend ensuite la forme d'un liquide colloïde ou gélatineux; et enfin, par un mouvement moléculaire ultérieur, elle passe à l'état d'un solide pectineux; les principes salins, suivant leur nature et leurs proportions, déterminant le degré de dureté.

» En outre, l'élimination des matières usées et des tissus détériorés est certainement effectuée par l'action des substances salines; car, pendant le cours de l'oxydation, il se produit des acides qui, en réagissant chimiquement sur les principes salins constituants des fluides animaux, leur donnent la faculté de se dissoudre dans les matières plastiques, et les rendent ainsi capables d'expulser les débris des tissus épuisés. »

En énumérant les principales de ces substances alimentaires fournies par le règne minéral, nous avons montré que leur ingestion s'accompagnait toujours d'une élimination plus considérable d'urée et d'acide carbonique, et d'une élévation de la chaleur organique. On voit, par ce dernier fait, que les aliments de ce groupe se rapprochent beaucoup, quant à leur influence sur le double courant de la nutrition, des aliments azotés. Comme eux ils ne sont pas seulement *récorporants* ou *plastiques*, mais encore ils activent l'assimilation et la désassimilation. Voilà pourquoi nous les avons compris avec les aliments azotés sous le titre d'aliments *assimilateurs* et *désassimilateurs*.

DEUXIÈME CLASSE. — ALIMENTS DYNAMIQUES OU CORROBORANTS
(PRODUCTEURS DE LA FORCE)

On sait que nous avons appliqué cette dénomination aux principes alimentaires qui sont aptes à la production de la force dans l'économie.

Nous les distinguons en deux catégories, suivant qu'ils interviennent comme sources de calorique pour nos organes, ou qu'ils agissent comme excitateurs du système nerveux.

Pendant longtemps l'étude de ces ingesta a été négligée, bien qu'on ait reconnu dans beaucoup d'entre eux une influence remarquable sur la nutrition, influence caractérisée principalement par l'augmentation des forces et par la suractivité des fonctions animales. Mais ce qu'il y a de remarquable dans l'histoire de ces substances nutritives, c'est que les anciens, qui croyaient que certains principes alimentaires qualifiés d'*aliments généreux* (*alimenta valentis materiæ*) pouvaient suppléer tous les autres dans la nourriture de l'homme, n'attribuaient point ce privilége aux matières reconnues plus tard azotées et plastiques, mais bien à certaines substances qui, sous un petit volume, semblaient jouir d'une puissance réparatrice énergique et desquelles on s'efforçait d'extraire le *principe nutritif* par excellence, la *quintessence* qui se déroba toujours à toutes les investigations et à toutes les recherches de l'alchimie du moyen âge.

Ce ne fut qu'à la fin du siècle dernier, époque des grands progrès de la chimie moderne, que l'analyse exacte des substances alimentaires, en même temps que la connaissance plus complète et plus approfondie de la composition des tissus et des humeurs de l'organisme, permirent aux physiologistes d'établir les véritables rapports de constitution chimique entre les matériaux destinés à réparer les pertes des éléments organiques et la nature intime de ces éléments.

C'est à cette époque, en effet, que Lavoisier, en déterminant les véritables sources de la chaleur organique et le rôle important de la calorification animale, au point de vue de l'activité vitale et du fonctionnement des éléments vivants, mit en lumière l'influence calorifique des substances introduites dans l'alimentation.

Profitant des précieuses découvertes de Lavoisier, Dumas et Boussingault en France et Liebig en Allemagne, distinguant, comme nous l'avons vu, parmi les substances alimentaires, celles qui sont plus particulièrement destinées à la réparation et à l'entretien de l'économie, et celles qui prennent une plus grande part à la respiration et à la calorification, désignèrent les premières sous le nom d'aliments *assimilables* ou *plastiques*, et les secondes sous le nom d'aliments *combustibles* ou *respiratoires*.

Quant à nous, tenant compte des relations intimes qui unissent la chaleur à la force dans l'économie, comme dans les corps bruts, nous considérons les aliments calorifiques comme *dynamiques* et *corroborants*, et nous comprenons sous ce dernier titre non-seulement les substances *thermogènes* proprement dites, qui peuvent faire dans l'économie l'office de combustibles, mais encore d'autres substances qualifiées d'*excitantes* ou de *stimulantes*, auxquelles on refuse ordinairement le titre d'aliments (bien que, comme nous allons le voir, elles jouent un rôle non moins important que les précédentes dans la nutrition), que l'on a l'habitude de reléguer, en hygiène alimentaire, dans un chapitre à part, soit parmi les *boissons*, soit parmi les *condiments*, et auxquelles on est forcé d'attribuer pourtant une influence évidente comme source de force, comme *dynamogènes*, à cause de la suractivité qu'elles impriment au fonctionnement du système nerveux et des appareils qui en dépendent.

A. *Aliments calorifiques ou thermogènes.* § 1. — Ces aliments sont essentiellement propres à la production de la force, grâce à la grande quantité de calorique à laquelle leur oxydation donne naissance dans l'économie.

Ils comprennent :

1° Les *corps gras* (graisses, beurre, huiles), qui sont les agents de calorification les plus énergiques, puisqu'ils renferment un excès d'hydrogène qui, en brûlant dans l'économie, vient ajouter de la chaleur à celle qui résulte déjà de l'oxydation du carbone.

2° *Les substances hydrocarbonées*, que l'on peut consisidérer comme formées par l'union du carbone avec les éléments de l'eau ; on les distingue en :

Glycoses ($C^6H^{12}O^6$).
Saccharoses ($C^{12}H^{22}O^{11}$),
Amyloses ($C^6H^{10}O^5$).

Ces dernières forment la partie la plus abondante des céréales et particulièrement du pain.

Si l'on admet que l'alcool subit une combustion dans l'économie, on doit y joindre cette substance qui peut être considérée, non comme un hydrate de carbone, mais comme provenant de l'association des éléments de l'eau à un hydrocarbure, c'est-à-dire à un corps éminemment combustible (A. Gautier) (1).

Enfin, on peut considérer comme aliments calorifiques, mais à un degré beaucoup moins élevé que celui des substances précédentes, certains principes azotés, en général cristallisés ou pouvant donner des composés cristallisés, et qui sont contenus dans les tissus des animaux. Plusieurs de ces corps, parmi lesquels on peut citer la *leucine*, la *tyrosine*, la *créatine*, l'*acide urique*, etc., peuvent subir dans l'économie des oxydations successives avant d'être rejetés à l'état d'urée ou de matières extractives par les urines ou par les sueurs. C'est ainsi qu'un animal auquel on fait absorber de l'acide urique ou de la créatine, produit un excès d'urée.

§ 2. — On détermine généralement le *pouvoir calorifique* des aliments par la proportion de carbone et d'hydrogène qu'ils renferment ; mais, comme l'a fait remarquer avec beaucoup de raison Germain Sée, ce pouvoir calorifique résulte plutôt du rapport de ces éléments avec l'oxygène, si bien que la pauvreté en oxygène et la richesse en hydrocarbone doivent constituer la meilleure condition thermogène d'une substance alimentaire donnée.

(1) A. Gautier, *loc., cit.* p. 857.

Voilà pourquoi le pouvoir calorifique des substances hydrocarbonées n'est pas aussi grand que celui des corps gras ; car il n'y a que leur carbone qui puisse être oxydé, tandis que dans les graisses, comme nous l'avons vu plus haut, il y a beaucoup d'hydrogène en dehors du carbone, qui est susceptible d'oxydation dans l'économie. Le tableau suivant, que nous empruntons à Létheby, indique le pouvoir calorifique et le pouvoir mécanique de ces diverses substances dans leur état naturel :

UN GRAMME des SUBSTANCES SUIVANTES :	POUVOIR CALORIFIQUE (grammes d'eau échauffés de 1° c.)	POUVOIR MÉCANIQUE (kilogrammes élevés à 1 m. de hauteur.)
Graisse de bœuf...............	9,069	3,841
Beurre.......................	9,264	3,077
Arrow-root...................	3,912	1,657
Sucre en pain................	3,348	1,418
Sucre de raisin..............	3,277	1,388

Il résulte de ces chiffres que le pouvoir calorifique de la graisse est environ deux fois aussi grand que celui de l'amidon et du sucre ; quand cette substance est sèche, la proportion s'élève à deux fois et demie.

Mais les expériences de Boussingault, Persoz et Lawes, etc., ont démontré la transformation des amidons et des sucres en corps gras dans l'économie ; on comprend alors l'importance de l'alimentation féculente et sucrée au point de vue de la production de la chaleur animale et du développement de la force ; importance d'autant plus manifeste que l'on sait combien est grande la puissance calorifique des substances grasses introduites dans l'alimentation ou contenues dans la trame même de nos organes.

Nous donnons ci-dessous les chiffres par lesquels Frankland (1) a représenté les proportions différentes de sub-

(1) Frankland. *Sources chimiques du pouvoir musculaire* (*Revue des cours scientifiques*. Paris, 1867).

stances alimentaires dont l'oxydation est nécessaire pour
élever 65 kilogrammes (poids d'un homme de petite taille)
à la hauteur de 3000 mètres, en supposant que le cinquième
seulement de la force réelle engendrée par chaque substance
produise du travail extérieur :

	Poids en grammes.
Graisse de bœuf.	257,96
Beurre.	314,21
Fromage de Cheshire.	523,74
Gruau d'avoine.	580,35
Fleur de farine.	594,51
Sucre en pain.	682,27
Pain.	1061,63
Maigre de bœuf.	1599,52
Pommes de terre.	2295,94
Lait.	3632,17
Choux.	5444,01

Nous expliquerons plus tard, par le pouvoir calorifique
qu'elles présentent, l'utilité des substances grasses et amylacées qui entrent en proportion si considérable dans l'alimentation de l'homme de peine, de l'agriculteur et de l'artisan.

§ 3. — On ne sait pas encore bien exactement, il est vrai,
par quelles transformations passent les graisses avant de
s'oxyder. Ce qui est certain, c'est qu'elles disparaissent avec
une rapidité remarquable, quand l'alimentation devient insuffisante (Chossat). Quant aux substances hydrocarbonées,
principalement absorbées à l'état de glucose, elles semblent
être la source de la calorification rapide (1).

D'un côté, Bischoff et Voït ont démontré que l'alimentation
en sucre et amidon empêche l'oxydation des graisses assi-
milées. D'un autre côté, Regnault et Reiset ont fait voir que
l'acide carbonique expiré augmente pour une même absorption d'oxygène si la nourriture s'enrichit en hydrates de

(1) Voy. *Dictionnaire de chimie pure et appliquée*, t. II, p. 589.

carbone, et Pettenkoffer et Voït ont trouvé que, chez les
chiens soumis à une nourriture mixte, la quantité d'acide
carbonique exhalée dépasse celle de l'oxygène absorbé.
Enfin, Grouven a conclu d'expériences faites sur l'alimentation du bétail, que les aliments hydrocarbonés de l'her-
bivore se dédoublent en deux parts, l'une très-riche en
oxygène, qui est éliminée, l'autre riche en carbone et en
hydrogène, qui, selon lui, serait la graisse ou contribuerait à
la former (A. Gautier).

§ 4. — En dehors de leur influence calorifique, les aliments
thermogènes exercent une action évidente sur la nutrition,
qui se traduit, pour un grand nombre (*sucre*, *alcool*, *graisses*, etc.), par un ralentissement de la dénutrition, caractérisé par une diminution d'urée dans les urines des personnes qui sont soumises à ce genre d'alimentation, comme
ce fait a été constaté par un certain nombre d'observateurs :
Ranke pour les graisses, W. Böcker pour le sucre, nous-
mème pour l'alcool, comme nous l'avons démontré dans nos
expériences.

Voilà pourquoi nous avons cru devoir appliquer à ces aliments la qualification d'*antidésassimilateurs* ou d'*antidénu-
tritifs*, à cause de leur influence sur la désassimilation, qu'ils
modèrent, qu'ils enrayent et qu'ils règlent pour ainsi dire.

Il est facile d'expliquer cette influence en tenant compte
des lois qui régissent la calorification animale. Nous avons
démontré précédemment qu'un certain degré de chaleur
est nécessaire à l'économie pour son entretien et pour
son activité; or cette chaleur est fournie habituellement
par les aliments combustibles, pourvu que ceux-ci soient
contenus en proportion suffisante dans le régime, mais elle
se produit exceptionnellement aux dépens des tissus vivants
eux-mèmes, quand l'alimentation est pauvre en substances
thermogènes, et à plus forte raison quand elle en est complétement dépourvue. C'est alors que se manifeste une sorte

d'*autophagisme* caractérisé, comme le démontre l'expérience, par des déperditions considérables en urée et en matières extractives (preuve de la détérioration organique); par la perte de poids, par l'amaigrissement et par le refroidissement du corps (preuve de l'insuffisance que présentent les tissus organisés pour entretenir eux-mêmes, par leur propre combustion, la chaleur nécessaire à la vie) (1).

C'est la graisse qui disparaît la première de l'économie; tant qu'elle existe, l'abaissement de la température n'est pas considérable et la calorification est suffisante; mais quand ce combustible manque, le refroidissement se manifeste et se continue jusqu'à la mort (2).

Les mêmes phénomènes se manifestent, du reste, sous l'influence d'un travail excessif ou d'efforts exagérés qui ne peuvent se produire, comme on sait, que grâce à la *consommation* par l'élément organisé d'une certaine quantité de chaleur.

On s'explique dès maintenant la dénomination d'*aliments d'épargne* que nous avons appliquée à certains ingesta calorifiques (à l'alcool par exemple), et qui sont doublement utiles à l'organisme, pour lequel ils constituent d'importantes et de précieuses réserves au point de vue de son entretien comme de son fonctionnement; soit qu'ils subissent une véritable combustion, une fois introduits dans le sang, soit qu'ils constituent des dépôts plus ou moins considérables de substance combustible (graisse) au sein des organes et des tissus. Ce sont certainement des ressources nécessaires aux éléments

(1) Tout le monde sait que les matières protéiques azotées, prises isolément, sont insuffisantes pour entretenir la vie; des expériences nombreuses faites sur les animaux ne laissent aucun doute à cet égard. Nous nous contenterons de mentionner celles de Ranke : cet observateur, en nourrissant pendant quelque temps des chiens avec de la viande maigre en excès (1800 grammes par jour), remarqua au bout de peu de jours, chez ces animaux, du dépérissement et de la maigreur; il fit cesser cet accident en introduisant dans leur régime de la graisse ou de l'amidon.

(2) Voy. Chossat, *Étude sur l'inanition*. Paris, 1844.

organisés, puisque, grâce à eux, ces éléments peuvent subsister et fonctionner, non aux dépens de leur propre substance, mais en utilisant la force qui résulte de la destruction de ces ingesta thermogènes.

B. — *Aliments nervosiques ou dynamogènes.*

Ces aliments forment avec le groupe précédent la classe des aliments dynamiques ; comme ces derniers ils servent au fonctionnement des éléments vivants, et, bien que leur mode d'action soit beaucoup plus obscur que celui des précédents, ils n'en constituent pas moins un groupe de substances très-importantes et très-précieuses au point de vue de la production du travail et du développement de la force dans l'économie.

Tenant principalement compte de la stimulation qu'exercent ces substances sur le système nerveux cérébro-spinal et sur les fonctions animales (intellectuelles, sensitives et motrices), les hygiénistes et les thérapeutistes les considèrent habituellement comme des agents *excitants* ou *stimulants*, et les étudient parmi les boissons, parce que, comme nous allons le voir, elles sont employées pour la plupart sous forme de liquides ; quelques-unes, qui semblent avoir été introduites dans l'alimentation dans le but d'activer les fonctions digestives, figurent parmi les *condiments*.

Le principal représentant de ce groupe alimentaire est sans contredit l'*alcool*, autour duquel sont venues se grouper depuis quelques années un certain nombre d'autres substances considérées par quelques physiologistes comme ayant une influence identique ou congénère à celle de ce liquide (café, thé, coca, maté, cacao, guarana, etc.).

Nous ferons ressortir plus tard, avec tous les détails que mérite cette intéressante histoire, par quelles nombreuses phases est passé l'alcool, au point de vue de son rôle dans la nutrition. Élevé par Liebig au rang des aliments respiratoires ou combustibles, et considéré à ce titre comme un important agent calorifique ; classé par Schultz au nombre des moyens d'épargne (*Sparmittel*), c'est-à-dire parmi les substances qui ralentissent et enrayent la dénutrition ou la *mue* organique, par l'arrêt (*mauserstokung*) ou l'obstacle (*mauserhemmung*) qu'elles peuvent y apporter ; enfin étudié par W. Böcker avec le café et le sucre dans une même classe d'aliments désignée sous le nom à peu près intraduisible de *genussmittel* (moyens d'agrément) et que l'on peut remplacer par la dénomination d'*aliments de luxe* qui leur a été également appliquée, l'alcool s'est vu contester dans ces derniers temps jusqu'à son titre d'aliment respiratoire, quand les expériences de Lallemand, Perrin et Duroy (1) eurent paru démontrer que ce liquide restait inaltérable et n'éprouvait aucune modification dans l'économie.

Voilà pourquoi, dans ces dernières années, Fonssagrives, ayant surtout égard à l'incertitude qui règne dans la science relativement à la détermination de la valeur nutritive de l'alcool et de ses congénères (café, thé, etc.), a appliqué à ces substances l'heureuse qualification d'*aliments discutés* (2).

Rien, en effet, de plus discuté que l'influence de ces ingesta sur la nutrition, sur la réparation des tissus, sur l'entretien et sur le développement des forces, sur la production de la chaleur organique. Il n'y a qu'un seul fait qui ne soit contesté par personne, c'est leur action sur l'appareil cérébro-spinal, caractérisée, comme on sait, par une excitation plus ou moins vive des fonctions intellectuelles et sensitivo-motrices. D'où leur place habituellement marquée parmi les agents excitants ou stimulants.

Aussi, c'est de cette action si évidente et universellement

---

(1) Lallemand, Perrin et Duroy. *Du rôle de l'alcool et des anesthésiques dans l'organisme*. Paris, 1860.

(2) Fonssagrives, *Entretiens familiers sur l'hygiène*. Paris, 1869.

admise, exercée par ces ingesta sur le système nerveux, que Mantegazza (1) a tenu principalement compte quand, dans un travail paru il y a douze ans et consacré à l'étude de ces substances, il les a étudiées sous la dénomination d'*aliments nervins*, en leur assignant les caractères suivants :

« 1° Ces aliments, dit-il, agissent toujours en petite quantité dans l'organisme ;

» 2° Ils sont exclusivement employés par l'homme, qui jouit de la vie de relation à un plus haut degré que tout autre animal.

» Les animaux qui se rapprochent le plus de l'homme par l'intelligence sont ceux qui sont les plus friands de ces aliments. Ainsi les singes et les perroquets aiment beaucoup le café et le thé, les chiens un peu moins ;

» 3° Aux diverses périodes de la vie, la consommation des aliments nervins est toujours en rapport avec le développement et le fonctionnement du système nerveux cérébro-spinal. Ainsi, l'enfant se contente de lait, substance qui, comme on le sait, ne contient pas d'aliment nervin bien connu. Il doit user avec une grande modération du café et du thé, et, en général, il n'a pas besoin de ces boissons ;

» 4° L'homme a plus besoin des nervins que la femme, parce que son cerveau et ses muscles fonctionnent plus activement ;

» 5° Le sauvage les aime beaucoup : il consomme parfois en un seul jour du vin de la Sicile, de la bière de l'Angleterre, du cacao de l'Amérique, du thé de la Chine ;

» 6° L'ingestion de ces boissons dans l'estomac est accompagnée d'un sentiment de bien-être particulier ;

» 7° Les nervins sont tous absorbés avec beaucoup de rapidité dans le tube digestif et entraînés dans le système cir-

(1) P. Mantegazza, *Ann. univers. di medicina*, mars 1859 ; et *Écho médical suisse*, 1860.

culatoire; ils excitent sur tous les points de l'organisme les différentes parties du système nerveux;

» 8° Ils traversent l'économie sans subir d'altération, ou bien y éprouvent des transformations successives. Pour résoudre cette question, la physiologie attend de nouvelles lumières de la chimie. Quelques-uns, grâce à leur richesse en principes hydrocarbonés, ont un pouvoir respiratoire considérable, qui s'unit à leur action sur le système nerveux; on les appelle *nervins respiratoires;* tels sont : l'alcool, la matière grasse du cacao, etc. D'autres ont un pouvoir plastique marqué : ainsi le thé, que l'on mange dans beaucoup de pays, et qui fournit à l'organisme une certaine quantité de caséine; on les appelle aliments *nervins plastiques.*

» 9° Les nervins excitent la vitalité ; sous leur influence, on se sent heureux de vivre, on oublie ses chagrins et ses douleurs, et on éprouve parfois une joie extraordinaire (ex. : coca, opium);

« 10° Pourtant leur histoire comme agents thérapeutiques laisse beaucoup à désirer ; elle est à peine commencée;

» 11° Quelques-uns ont une élection bien marquée sur une partie du système nerveux : ainsi, le café empêche les fatigues intellectuelles, l'alcool s'applique au travail des muscles, le guarana augmente la vigueur des organes génitaux, l'opium ravive l'imagination, etc. »

On voit que Mantegazza, loin de restreindre la dénomination d'*aliments nervins* aux boissons alcooliques et aromatiques, l'étend au contraire à toutes les substances qui agissent d'une façon quelconque sur le système nerveux.

Depuis un certain nombre d'années, G. Sée, considérant l'action commune que présentent plusieurs substances, soit alimentaires, soit médicamenteuses (acide arsénieux), au point de vue du ralentissement des oxydations et de la dénutrition organique, les étudiait, dans ses cours professés à la faculté de médecine de Paris, sous le titre d'*aliments d'é-*

pargne, dénomination qui, comme nous l'avons vu, leur était déjà accordée depuis longtemps en Allemagne.

A la même époque, Gubler (1) appliquait à ces divers agents la qualification d'*antidéperditeurs*, pour désigner leur influence sur le ralentissement des principales déperditions organiques. En même temps, il présentait une interprétation nouvelle de leur mode d'action, fondée sur l'application des lois de la corrélation des forces à l'organisme vivant; frappé de leur rôle important au point de vue du fonctionnement des éléments nerveux et musculaires, et les considérant comme capables de céder à l'économie la force dont ils sont chargés, et d'intégrer directement cette force dans le système nerveux, « aussi bien que le fait un courant électrique à l'égard du système musculaire », il proposait d'en former un groupe distinct sous la dénomination d'agents *dynamophores* ou *corroborants*, qu'il opposait aux aliments proprement dits ou *récorporants;* les premiers étant reconstituants de force et les seconds reconstituants de matière (2).

Tel était l'état de cette question si intéressante au point de vue de l'hygiène et de la thérapeutique, quand l'Académie de Bordeaux choisit, en 1869, pour sujet du concours de physiologie institué par elle, l'étude « des effets physiologiques et thérapeutiques des ingesta qui excitent au travail et à la veille, qui suppléent en partie aux aliments, et dont quelques-uns sont reconnus comme modérateurs de la combustion vitale : *alcool, café, thé, coca, maté, cacao,* etc. »

« Des faits cités par Liebig, disait M. Micé, qui avait proposé la question portée au programme du concours, ont fait croire longtemps que l'alcool est un aliment, aliment respiratoire bien entendu. Voici ces faits : *a*. Depuis l'établissement des sociétés de tempérance, on crut devoir compenser en argent

<hr>

(1) Gubler, *Commentaires du Codex medicamentarius*, 1868. *Préface*, p. xv.

(2) Voy. *Bulletin de l'Académie de médecine*, 1870, t. XXXV, p. 928, *Discussion sur l'arséniate d'antimoine.*

la bière supprimée aux domestiques anglais; mais la consommation du pain augmenta d'une façon surprenante, et on
dut bientôt cesser de payer une allocation qui n'était représentée par aucune économie; *b*. A l'occasion d'un congrès
des membres de ces sociétés, qui eut lieu dans une ville
d'Allemagne, il y eut, dans l'hôtel qu'avaient choisi ces
buveurs d'eau, une véritable disette de certains mets et surtout de pain, chose inouïe dans la maison; *c*. L'expérience
de tous les jours a justifié l'habitude qu'ont prise les restau-
rateurs dans plusieurs pays vignobles de comprendre dans
le prix du repas celui du vin, que l'on en boive ou non.

» Cependant MM. Lallemand, Perrin et Duroy, dans un
mémoire couronné par l'Institut, ont démontré — en recherchant l'alcool dans les organes d'animaux dans l'estomac
desquels ils en avaient mis, en le recherchant aussi dans l'air
expiré par des hommes qui avaient bu de l'eau de vie —
que ce liquide s'accumule dans le cerveau, le foie, le sang,
qu'il est exhalé en nature par le poumon, et que, par
suite, il ne paraît se détruire que peu ou point dans l'économie.

» Depuis lors M. Perrin, par de nouvelles expériences, a
trouvé l'explication des faits relatés par Liebig : se soumettant lui-même un jour au régime alcoolique, un jour au
régime aquatique, il a trouvé que le poids de l'acide carbonique exhalé pendant les 5 heures suivant le repas fait avec
des boissons fermentées était toujours moindre que celui du
même gaz rendu pendant les 5 heures suivant le repas fait
avec de l'eau seule pour boisson. Les liqueurs alcooliques
agissent donc, non en augmentant les recettes, mais en diminuant les dépenses.

» M. Annibal de Gasparin a observé que, par l'usage
d'une once de café par jour, les mineurs de Charleroi sont
arrivés à ne plus consommer, tout en conservant une bonne
santé et une grande vigueur musculaire, qu'une quantité

d'azote inférieure à celle journellement offerte aux trappistes, journellement servie aux prisonniers des maisons centrales, qui font à peine d'exercice ; et dans cette quantité d'azote était comprise celle existant dans l'once de café elle-même.

» On sait qu'au Pérou, la coca, mâchée continuellement et en petite quantité, permet aux courriers, aux ouvriers mineurs, de marcher, de produire de la force, et pendant longtemps, tout en ingérant une ration alimentaire inférieure à la quantité habituelle.

» Tous ces faits portent à penser qu'il pourrait y avoir tout un groupe d'*ingesta* ayant la faculté de diminuer la combustion vitale, tout en permettant une meilleure utilisation de la force produite par cette combustion.

» Nous considérons la solution de cette question, comme fort intéressante et pleine d'actualité, et c'est à ce double titre que nous voudrions voir l'Académie promettre une de ses récompenses à l'auteur d'un travail entrepris dans cette direction. »

Nous avons cru pouvoir répondre à l'appel fait par la savante compagnie, et, après plusieurs mois de recherches et d'expériences, nous avons eu l'honneur de soumettre à sa bienveillante appréciation un mémoire qu'elle a bien voulu juger digne du prix. Nous ne nous étions pas fait illusion sur les difficultés que présentait cette étude, où nous avions à faire l'histoire de substances bien différentes dans leur nature, dans leur composition, et sans doute dans leurs effets physiologiques et thérapeutiques ; dont quelques-unes (coca, maté, etc.) n'étaient connues que par les récits plus ou moins exacts et véridiques de quelques auteurs et étaient presque introuvables en France, tandis que les autres (alcool, café, thé, etc.), d'un usage fréquent et presque continuel en Europe, manifestaient chaque jour leurs effets sur nous et autour de nous.

Nous avons fait appel, pour la question qui nous était

posée, à trois moyens d'investigation : 1° aux opinions des divers auteurs qui avaient écrit sur la matière ; 2° aux sensations éprouvées à la suite de l'ingestion des diverses boissons alcooliques et aromatiques ; 3° aux résultats constatés à la suite de cette ingestion, par des instruments (sphygmographe, thermomètre, réactifs chimiques, etc.), sur lesquels l'imagination ne pouvait avoir aucune espèce d'action.

Nous avons formulé les conclusions de nos observations et de nos recherches dans les propositions suivantes, qui terminent la première édition de ce travail :

« L'alcool, le café, le thé, le maté et la coca jouissent de propriétés physiologiques et thérapeutiques incontestables.

» I. Leurs propriétés physiologiques consistent :

» 1° Dans une excitation générale du système cérébrospinal, et, par suite, des fonctions de la vie de relation ;

» 2° Dans un ralentissement de la désassimilation et dans un abaissement de la chaleur organique.

» On peut donc envisager leur influence sur la nutrition à deux points de vue :

» *a*. Comme stimulants du système nerveux ou dynamophores.

« *b*. Comme antidéperditeurs ou antidésassimilateurs.

» *a*. L'alcool agit directement sur l'appareil sensitif de la moelle et indirectement sur l'appareil moteur.

» La coca agit directement sur l'appareil moteur, qu'elle excite à la façon des strychnées.

» Le café, le thé et le maté agissent principalement sur le cerveau.

» L'alcool et la coca doivent être envisagés comme des boissons musculaires, contrairement au café, au thé et au maté, qui sont des boissons intellectuelles.

» Les premiers excitent au travail des muscles ; les seconds au travail de la pensée.

» *b*. De plus, ralentissant l'usure des tissus, enrayant les oxydations organiques et diminuant les déperditions par les sécrétions, ils agissent tous comme *aliments d'épargne*.

» *c*. On s'explique ainsi comment ils excitent au travail et à la veille, comment ils suppléent en partie aux aliments et comment ils modèrent la combustion vitale : de là leur consommation croissante et leur extension progressive dans le régime journalier, de là leur utilité dans l'alimentation et leur rôle important en hygiène.

» *d*. L'abus de ces aliments a, il est vrai, deux principaux inconvénients :

» 1° Par l'excitation qu'ils déterminent sur le système nerveux, ils peuvent produire la fatigue, l'affaiblissement et même l'inertie de ce système.

» 2° Par l'obstacle qu'ils opposent à la désassimilation, et par le ralentissement qu'ils produisent dans les phénomènes de combinaison, de transmutation et de décomposition, indispensables à la vie, ils peuvent causer l'arrêt, la suspension ou même la suppression complète des actes nutritifs, qui se passent au sein des éléments cellulaires, et produire consécutivement l'engourdissement, la torpeur, l'atonie, la dégénérescence graisseuse et la nécrobiose de ces éléments.

» Ainsi s'expliquent l'alcoolisme, le caféisme, le théisme, le cocaïsme.

» II. Leurs propriétés thérapeutiques découlent de leurs effets physiologiques.

» *a*. La médecine peut tirer un grand parti de ces agents :

» 1° Comme excitants du système nerveux ;

» 2° Comme anticalorifiques ;

» 3° Comme antidéperditeurs.

» *b*. Ils doivent trouver place dans le cadre de la matière médicale, parmi les médicaments excitateurs des fonctions de la vie de relation, et dépresseurs des fonctions de la vie organique.

» La seconde de ces propriétés peut être envisagée comme

une conséquence de la première, si l'on tient compte du mode de fonctionnement du système nerveux, dont les centres qui président à la nutrition et à ses principaux actes (assimilation, désassimilation, proliférations et échanges, combinaisons et décompositions organiques), agissent d'autant moins que les centres qui commandent aux fonctions intellectuelles, sensitives et motrices, développent un surcroît d'énergie et d'activité plus considérable, et éprouvent une stimulation plus vive et plus durable. »

Depuis l'époque où nous avons présenté ces conclusions, un certain nombre d'observateurs en France et en Allemagne ont suivi la voie que nous avions tracée pour l'étude des agents qui influencent la dénutrition soit en l'exagérant, soit en la ralentissant et en l'enrayant; et ont mis en lumière l'influence modératrice exercée par un grand nombre de substances médicamenteuses sur le double courant de la nutrition.

Quant à nous, multipliant nos recherches, renouvelant et contrôlant nos observations, étudiant avec soin les effets des principaux aliments *nerrosiques* ou *dynamogènes*, agents ou aliments d'épargne sur l'organisme sain et malade, nous espérons que nos efforts n'auront pas été inutiles pour jeter un peu de clarté sur l'étude si obscure de ces substances et sur le rôle qui doit leur être attribué tant au point de vue physiologique qu'au point de vue thérapeutique.

CHAPITRE III

INFLUENCE DES ALIMENTS SUR LE TRAVAIL MUSCULAIRE

La fibre musculaire possède, comme tous les tissus de l'économie, ses aliments spéciaux ou de prédilection, qui servent soit à son entretien, soit à son fonctionnement.

§ 1. — D'abord elle respire, c'est-à-dire elle absorbe de l'oxygène et exhale de l'acide carbonique. Dès 1789, Lavoisier et Séguin (1) avaient établi qu'un homme adulte et en repos consomme dans une heure 24 litres d'oxygène, tandis que le même homme, également à jeun, mais en exerçant un travail énergique, en consomme dans le même temps 63 litres. De leur côté, Andral et Gavarret (2) ont noté une augmentation d'acide carbonique exhalé par les poumons des gens robustes, dont le système musculaire est très-développé et soumis à un exercice prolongé.

Plus récemment, Cl. Bernard (3), comparant sur un animal vivant la quantité d'oxygène contenue dans l'artère d'un

---

(1) Lavoisier et Séguin, *Mémoires de l'Académie des sciences*, 1789.

(2) Andral et Gavarret, *Recherches sur la quantité d'acide carbonique exhalée par le poumon dans l'espèce humaine* (Ann. de chimie et de physique, 2ᵉ série, t. VIII).

(3) Cl. Bernard, *Leçons sur les propriétés physiologiques et les altérations pathologiques des liquides de l'organisme*, 1859.

muscle à celle de la veine correspondante, a obtenu les résultats suivants :

Sang de l'artère........................ 7,3 d'oxygène.
Sang de la veine. { Muscle en contraction........ 4,2
            — en repos............. 5
            — après section du nerf. 7,2

Il y a une dizaine d'années, E. Smith (1), au moyen d'expériences très-précises faites sur diverses personnes et sur lui-même, a vu la quantité d'acide carbonique expiré dans l'état de repos complet augmenter considérablement sous l'influence de l'exercice musculaire, comme l'indiquent les résultats suivants :

Un homme couché produisait par heure.. 23 gr. d'acide carbonique.
   — assis.................... 29
   — marchant avec une vitesse de
       2 milles............... 70,5
   — exécutant un travail et une
       marche pénibles.......... 156,4.

Enfin, d'après une observation de Hirn (2), un homme qui, au repos, absorbait par heure 27 grammes d'oxygène et exhalait 42^{gr},6 d'acide carbonique, s'étant mis à effectuer un travail de 23 257 kilogrammètres en une heure, absorba alors 113 grammes d'oxygène et exhala 156^{gr},4 d'acide carbonique.

§ 2. — Il est beaucoup moins prouvé que la fibre musculaire consomme de l'azote, et c'est à tort qu'on a prétendu jusque dans ces dernières années que, sous l'influence de l'exercice et de la fatigue des muscles, les urines se montrent surchargées d'urée. Puisque les tissus organiques, disait-on,

---

(1) E. Smith. *Recherches expérimentales sur la respiration dans ses rapports avec l'alimentation et diverses autres circonstances* (The medico-chirurgical Transactions, 1856 et 1859. — The Dublin Quaterly Journal of medical science. 1860).

(2) Hirn, *Recherches sur l'équivalent mécanique de la chaleur* (Bulletin de la Société des sciences naturelles de Colmar, 1863).

contiennent en général une assez forte proportion d'azote,
et qu'ils s'usent sous l'influence du travail, leurs déchets
doivent se traduire dans les urines par une augmentation
des matières azotées et principalement de l'urée. Quelques
expériences, il est vrai, avaient semblé confirmer cette
théorie; ainsi, Hammond, Lehmann et Speck, Simon et Beigel avaient constaté une proportion plus grande d'urée à la
suite du travail musculaire. Les premiers de ces observateurs avaient même prétendu que, en même temps que cette
augmentation d'urée, s'observait une diminution proportionnelle de l'acide urique, produit moins avancé de l'oxydation
des éléments organiques.

En France, Byasson (1), dans sa thèse inaugurale soutenue il y a quelques années, rapporte un grand nombre
d'expériences faites sur lui-même et qui semblent confirmer
les résultats précédents; mais les chiffres que cet auteur a
obtenus sont loin de présenter l'augmentation considérable
d'urée signalée par Beigel et Hammond après le travail musculaire. Voici, en effet, les principaux résultats des analyses
faites par Byasson sur ses propres urines pendant une première période de trois jours (période de repos et d'oisiveté),
et pendant une seconde période de trois jours (période
d'activité musculaire) :

	Quantité d'urine en centimètres cubes.	Densité. gr.	Urée. gr.	Substances solides.
Période de repos............	1157	1117	20,04	29,090
Période d'activité musculaire..	1752	1300	22,90	30,019

Quel que soit le soin avec lequel ont été faites toutes ces
recherches, quelle que soit l'exactitude des analyses chimiques sur lesquelles elles reposent, on peut leur faire deux
objections :

(1) H. Byasson, *Relation entre le travail musculaire et intellectuel et la
composition des urines*, thèse de doctorat. Paris. 1868.

D'abord elles sont toutes fondées sur un principe discutable, à savoir que la quantité d'urée excrétée par les urines dans un temps donné représente la totalité des substances albuminoïdes oxydées dans l'organisme pendant le même temps; or l'on s'est demandé avec raison si l'azote ne peut pas être éliminé par une autre voie que par l'appareil rénal, par les poumons, les fèces, la peau par exemple. Ce fait semblait d'autant plus admissible que, d'un côté, les recherches de Barral, de Bischoff, de Bidder et Schmidt, pour comparer entre elles les quantités de matières azotées ingérées et de matières excrétées par les urines, avaient indiqué presque toujours un déficit pour ces dernières; et que, d'un autre côté, Boussingault, Régnault et Reiset, Matteuci et Valentin avaient signalé l'exhalation d'une certaine quantité d'azote par les voies respiratoires. On sait que c'est à Bischoff et à Voït que revient le mérite d'avoir éclairé, par des recherches plus exactes, cette importante question de la nutrition. Ces éminents observateur ont démontré, en effet, que tandis que la quantité de matières azotées contenue dans les excréments est excessivement variable suivant la nature et le poids des aliments ingérés, la proportion d'azote éliminée par la perspiration cutanée et par la respiration pulmonaire est constamment insignifiante.

Ensuite, les expériences instituées par H. Byasson dans le but de déterminer l'influence du travail sur l'élimination de l'urée, présentent un autre inconvénient. La solution de l'important problème qu'elles ont pour but de résoudre dépend, en effet, de l'idée que l'on se fait de la source de l'urée éliminée par les urines, et diffère suivant que l'on admet que cette substance résulte exclusivement de la transformation et de l'usure des principes azotés des éléments organiques, ou bien qu'elle provient également des substances alimentaires circulant dans le sang et transformées directement en urée, sans avoir subi une assimilation préalable. Or cette question scientifique n'est pas encore résolue et suscite bien des discussions et des controverses.

Il s'agit donc d'exclure cette source d'erreur et de disposer ces expériences de manière à rendre impossible l'admission d'un excès d'urée provenant indirectement des aliments. Voici comment Voït a tourné la difficulté : il soumit préalablement à une abstinence prolongée l'animal sur lequel il devait expérimenter, de façon à permettre à l'excès d'azote contenu dans son sang et de provenance hypothétique, de s'éliminer complétement. Pendant cette abstinence complète de deux jours, Voït constata dans les urines du chien mis en expérience une diminution progressive d'urée. Le troisième jour, il fit marcher l'animal dans une roue, munie d'un compteur indiquant le nombre de rotations exécutées par lui.

Voici les résultats de quatre séries d'expériences dans lesquelles Voït a déterminé la proportion d'urée excrétée en 24 heures par les urines avant et après l'exercice auquel le chien était soumis :

		Urée. gr.			Urée. gr.
1° Avant le travail		14,3	Pendant et après le travail		16,6
2° »	»	10,88	»	»	12,33
3° »	»	10,9	»	»	11,4
4° »	»	11,0	»	»	11,7

Il en conclut que l'augmentation de la proportion d'urée éliminée par un animal soumis à un travail quelconque est *insignifiante* et qu'elle n'est nullement en rapport avec a somme de travail effectué par le sujet.

De son côté, Ranke, expérimentant sur lui-même et prenant les précautions les plus minutieuses pour mettre ses observations à l'abri de toute cause d'erreur, a constaté, ainsi que Voït, une augmentation très-faible d'urée pendant et après le travail musculaire. Il admit donc qu'il n'existe aucun rapport direct entre le travail musculaire et la quantité

d'urée excrétée par les urines, et que la faible augmentation
d'urée relevée dans ses observations peut être seulement due
à l'accélération de la circulation et de la respiration, qui accompagne fatalement l'exercice musculaire (1).

Enfin plus récemment, Ritter (de Nancy) a démontré, à a
suite d'un grand nombre d'expériences relatées dans sa
thèse (2), que l'augmentation de l'urée due à la marche était
peu considérable, comme on peut le voir par les chiffres
suivants, qui représentent la composition moyenne des
urines après le repos et après la marche :

	Quantité d'urine.	Azote.	Ammoniaque.	Urée,	Acide urique.
	gr.	gr.	gr.	gr.	gr.
Repos	1,310	17,89	0,18	32,90	0,98
4 heures de marche.	1,940	20	0,62	39,25	0,88
4 jours de marche..	2,120	20,30	0,59	40,30	0,6

On voit combien est amoindri, d'après les travaux précédents, le rôle des substances azotées dans l'organisme,
et combien doit être réduite l'importance que l'on attribuait
à ces substances au point de vue du développement de la
force et de la production des mouvements dans l'économie
animale.

§ 3. — Il est un autre phénomène qui accompagne fatalement la contraction musculaire, c'est l'augmentation de la
température animale.

C'est un fait bien connu aujourd'hui que les muscles, en
se contractant, produisent de la chaleur.

Becquerel (3) avait constaté que la flexion répétée du bras
détermine dans le muscle biceps une élévation de température de 0°,5 à 1°. Ce fait a été vérifié par Helmholtz, qui,
ayant soumis un muscle de grenouille à une excitation élec-

(1) Voy. Schiff, *Leçons sur la physiologie de la digestion*, 1867, t. 1, p. 5 et
suiv.

(2) Voy. Ritter, *Thèse de doctorat ès sciences*, n° 333. Paris, 1872.

(3) Voy. *Annales de chimie et de physique*, 2ᵉ série, 1835, t. LIX, p. 134.

trique assez prolongée, y détermina un échauffement de 0°,16.

De son côté, J. Davy (1) a mesuré la température de divers points du corps d'un homme immédiatement avant et après une marche fatigante et prolongée. Nous indiquons dans le tableau suivant les résultats obtenus par cet observateur :

	AVANT LA MARCHE.	APRÈS LA MARCHE.
Pieds	21°,4	36°,2
Mains	27°,2	35°,8
Sous la langue	36°,7	37°,7
Urines	37°,8	38°,3

Les chiffres précédents indiquent, comme on le voit, une élévation de température dans toute l'économie, élévation qui est surtout sensible vers les extrémités.

Les observations faites par Newport et Dutrochet sur des insectes ont donné les mêmes résultats.

§ 4. — Ainsi deux phénomènes principaux se manifestent dans l'organisme sous l'influence du travail musculaire :

1° Absorption plus grande d'oxygène et excrétion plus considérable d'acide carbonique, avec une augmentation très-insignifiante de la quantité d'urée éliminée par les urines.

2° Élévation de la température organique.

Il est bon d'ajouter que, pendant la période d'activité musculaire, apparaissent certaines modifications dans la composition propre du muscle (augmentation de l'inosite, de la créatine, diminution de l'albumine soluble, formation d'acide lactique qui tend à rendre acide la réaction du muscle habituellement alcaline); mais on ne rencontre jamais d'urée, ni dans le sang, ni dans le plasma du muscle contracté.

Il s'agit maintenant d'expliquer ces phénomènes de façon

(1) Voy. *Ann. de chimie et de physique*, 3e série, t. XIII, p. 185.

à déterminer les véritables sources du travail musculaire.

Rappelons tout d'abord que la chaleur est un mode de mouvement; qu'elle peut, ainsi que tout mouvement, produire de la force, et que, d'après les estimations de Mayer, Joule, Hirn et Clausius, un calorique équivaut à 425 kilogrammètres. Par conséquent, tout animal qui exécute un travail musculaire doit perdre une certaine quantité de chaleur proportionnelle à l'énergie et à l'activité du travail produit, fait important sur lequel nous ne pouvons trop insister, car il nous servira plus tard à établir l'influence remarquable qu'exercent les aliments thermogènes sur l'exercice des muscles.

On croirait à tort qu'il existe une contradiction entre cette transformation du calorique en travail, telle que l'indique la théorie mécanique de la chaleur, et l'élévation de température que nous avons signalée pendant la contraction musculaire. Cette contradiction n'est qu'apparente; quand un muscle se contracte, il y a, il est vrai, une certaine quantité de chaleur qui se transforme en mouvement; mais il se produit, en vertu même de la contraction musculaire, des oxydations et des combustions qui, comme nous allons le démontrer, fournissent une proportion considérable de calorique, ce qui explique l'élévation de température indiquée par le thermomètre après l'exercice et le travail musculaires.

Une partie du calorique ainsi produit suffit à la manifestation du mouvement et devient latente, pour ainsi dire, en se transformant en travail; l'autre partie, qui n'est pas utilisée par la machine musculaire, reste sensible au thermomètre et se révèle par une élévation plus ou moins grande de la colonne mercurielle (1).

Ainsi, la condition *sine quâ non* du travail musculaire est

(1) Voy. P. Bert, *Nouveau Dictionnaire de médecine et de chirurgie pratiques.* t. VI, art. CHALEUR ANIMALE

la consommation d'une certaine quantité de la chaleur produite soit par les tissus organiques, soit par les différentes
substances qui entrent dans l'alimentation.

Il est intéressant de déterminer quelles sont les principales
sources qui fournissent à la fibre musculaire le calorique
nécessaire à son fonctionnement. Ici, nous nous trouvons
en présence de deux opinions contraires : ou bien le muscle
lui-même, élément azoté, est la substance qui par sa transformation et son usure produit la force, ou bien il emprunte le calorique dont il a besoin aux divers principes
alimentaires que la digestion introduit dans le sang.

A. — *La force mécanique du système musculaire provient
de la combustion des éléments de ce système.* — On sait
que pour Liebig le mouvement était une dépense de force
vitale qui immédiatement, afin que l'équilibre ne fût pas
rompu, donnait lieu à une dépense concomitante de transformations chimiques. Le grand chimiste expliquait ainsi
l'activité de nutrition qui se produit sous l'influence de la
contraction musculaire : « Nous voyons, dit-il, que, comme
effet immédiat de la manifestation de la force mécanique,
une partie de la substance musculaire perd ses propriétés
vitales, son caractère de vie ; que cette partie se sépare de la
partie vivante, et perd la faculté de croître, avec sa force de
résistance. Nous trouvons que ce changement de propriétés
est accompagné de l'introduction d'un corps étranger (l'oxygène) dans la composition de la fibre musculaire, et toutes
les expériences prouvent que la conversion de la fibre musculaire vivante en des composés privés de vitalité, est accélérée ou retardée suivant la quantité de force employée pour
produire un mouvement. On peut affirmer hardiment que
ces deux quantités sont proportionnelles ; qu'une transformation rapide de la fibre musculaire ou, comme on peut
l'appeler, un changement rapide de matière, détermine une
quantité plus grande de force mécanique ; et réciproque-

ment, qu'une quantité plus grande de mouvement mécanique
(de force mécanique dépensée en mouvement) détermine un
changement plus rapide de matière. » Liebig remarque ensuite que « la quantité d'aliments azotés nécessaire pour
rétablir l'équilibre entre ce qui est dépensé et ce qui est acquis est directement proportionnelle à la quantité de tissu
métamorphosé ; que la quantité de matière vivante qui, dans
le corps, perd les conditions vitales, est, à égalité de température, directement proportionnelle aux effets mécaniques
produits dans un temps donné ; que la quantité de tissu métamorphosé dans un temps donné peut être mesurée par la
quantité d'azote contenue dans l'urine », et « que la somme
d'effets mécaniques produits dans deux individus, à la même
température, est proportionnelle à la quantité d'azote contenue dans leurs urines, soit que la force mécanique ait été
employée à des mouvements volontaires ou involontaires,
soit qu'elle ait été dépensée par les membres ou par le cœur
et d'autres viscères. »

Ainsi, d'après Liebig, l'action dynamique des muscles dé-
pendrait uniquement de l'oxydation de leur propre substance,
et principalement de la matière azotée que celle-ci renferme
en proportion si notable. L'aliment azoté ne pourrait intervenir qu'indirectement dans cette action, puisque l'azote devrait être préalablement incorporé à la matière organisée,
avant de pouvoir subir la combustion nécessaire à l'exercice
musculaire.

Telle était la doctrine de Liebig, qui sembla confirmée
quelques années après par l'expérience suivante, d'après
laquelle Helmholtz (1) crut devoir rapporter à l'activité
contractile des muscles l'exagération d'urée excrétée par
l'appareil rénal pendant la période de travail musculaire :

(1) Helmholtz, *De la consommation de matière dans la contraction musculaire* (*Müller's Archiv*, 1845).

Deux membres de la même grenouille ayant été placés chacun dans une petite caisse semblable, Helmholtz sollicita la contraction de l'un par 400 à 500 décharges d'un appareil d'induction, tandis qu'il laissa l'autre en repos pendant le même temps; puis les portions musculaires de chaque membre furent détachées, pesées et soumises à l'analyse. Il constata alors dans les muscles électrisés une augmentation des matières extractives, augmentation qui devait provenir sans doute des substances azotées; car la quantité de graisse retirée de chaque membre fut la même.

Mais Bischoff et Voït (1) ayant voulu, en 1860, appuyer la théorie de Liebig sur des faits plus concluants, ne purent constater dans leurs expériences qu'une augmentation d'urée tout à fait insignifiante, si on la compare au travail musculaire exécuté.

Voilà pourquoi, dans ces derniers temps, on a élevé des doutes sur l'exactitude de la théorie du chimiste allemand. Après un examen rigoureux de la question, Moritz Traube (2), en 1861, crut devoir attribuer la force musculaire exclusivement à l'oxydation des substances grasses et des hydrocarbures. Heidenhain et Donders formulèrent des conclusions semblables.

« Ces doutes des physiologistes, dit Létheby (3), ont été fortifiés par cette observation, qu'on peut exécuter beaucoup de travail en peu de temps, sans faire usage d'aliments azotés et que, tandis qu'il y a toujours une relation entre la quantité d'azote contenue dans les aliments et la quantité d'azote excrétée à l'état d'urée, il n'y a pas de relation semblable entre les actions dynamiques du corps et les proportions d'urée. »

(1) Bischoff und Voït, *Die Gesetze der Ernahrung des Fleischfressers.* Leipzig, 1860.

(2) M. Traube, *Ueber die Verbrennungswärme der Nahrungsstoffe* (Arch. der Anat. und Phys., 1861).

(3) *Loc. cit.,* p. 63.

Aujourd'hui la question est à peu près jugée et il est reconnu par la plupart des physiologistes que la fibre musculaire tout en étant l'instrument au moyen duquel se métamorphose la chaleur en mouvement, n'est point la substance qui produit la force, et que toutes les considérations hypothétiques sur lesquelles s'était fondé Liebig pour attribuer le travail musculaire à la transformation et à l'usure de l'élément contractile sont en contradiction avec les phénomènes physiologiques et avec les faits expérimentaux.

Nous espérons le démontrer dans les lignes suivantes.

B. --- *La force mécanique du système musculaire provient de la combustion des aliments.* --- D'après cette seconde opinion, le muscle n'est qu'un outil qui agit sur les aliments en absorbant la chaleur qui résulte de leurs oxydations et en l'utilisant pour la transformer en mouvement.

Mayer (1) avait fait remarquer avec raison que, si le mouvement des ventricules du cœur était dû à l'oxydation de leurs fibres musculaires, cette oxydation serait complète en moins de trois jours. De son côté, E. Smith avait démontré que la quantité d'azote éliminée par les urines n'augmentait pas sous l'influence de l'exercice musculaire, bien que la proportion d'acide carbonique exhalée par les poumons fût plus considérable.

En 1867, Fick et Wislicenus (2), voulant déterminer définitivement si l'oxydation des composés albumineux engendre seule la force musculaire, firent l'expérience suivante :

Ayant exécuté un certain travail (l'ascension d'un pic des Alpes suisses, le *Faulhorn*), ils évaluèrent, par la proportion d'urée contenue dans leurs urines, la quantité d'albumine oxydée pendant l'ascension et la marche.

---

(1) Voy. Mayer (de Heilbronn), *Mémoire sur le mouvement organique dans ses rapports avec la nutrition*, traduit de l'allemand par L. Pérard. Paris, 1862, p. 56.

(2) Fick et Wislicenus, *Recherches sur l'origine de la force musculaire* (*The Lancet*, 1867, t. II, p. 366), traduit dans les *Annales des sciences naturelles*, 1868, p. 257.

Connaissant la quantité de chaleur qui se dégage quand un gramme d'albumine se transforme en urée, ils ont comparé le calorique produit par l'oxydation de l'albumine à l'équivalent calorifique du travail auquel il se sont soumis.

On conçoit que si l'on trouve ce dernier équivalent plus considérable, on ne peut attribuer la force musculaire à l'oxydation des seuls composés albumineux.

Il est vrai que la quantité de chaleur produite par la combustion de 1 gramme d'albumine ne peut être évaluée exactement; toutefois, elle est certainement moindre que celle qui provient de la combustion d'un mélange qui serait constitué par les éléments combustibles qui forment ce corps composé.

Or 1 gramme d'albumine contient :

$0^{gr},935$ de carbone, qui, d'après l'équivalent calorifique
    de ce corps 80,80, donnent :   4,32 unités de chaleur.
$0^{gr},070$ d'hydrogène, qui, d'après l'équivalent calorifi-
    que de ce corps 34,46, donnent :   <u>2,41   »</u>
                    Total :   6,73 unités de chaleur.

On peut maintenant calculer la chaleur produite en multipliant la quantité d'albumine brûlée (quantité déterminée d'après l'urée contenue dans les urines) par 6,73 unités de chaleur.

Opérant ainsi, Fick et Wislicenus ont reconnu que la chaleur ainsi produite ne représentait qu'une très-faible partie du calorique qui avait dû se développer pendant l'exercice auquel ils s'étaient soumis dans l'ascension du *Faulhorn*. Ainsi l'usure de la partie azotée du muscle est à peine supérieure à celle que réclame la réparation ordinaire des organes.

Cette expérience intéressante et instituée dans les conditions de la plus scrupuleuse exactitude, a renversé, la théorie de Liebig, déjà si ébranlée par E. Smith, et confirmé d'une façon irréfutable les idées que Mayer émettait sur l'origine de la force musculaire, quand il disait : « Le foyer dans lequel la combustion se produit est l'intérieur des vaisseaux sanguins ; le sang, un liquide brûlant lentement, est l'huile de la flamme de la vie. Un muscle est un appareil au moyen duquel la transformation des forces s'effectue, mais ce n'est pas la substance par le changement chimique de laquelle l'effet mécanique se produit. »

§ 5. — Puisque la combustion des substances alimentaires doit être considérée comme la principale source de la force musculaire, on peut supposer *a priori* que les aliments doués d'un pouvoir calorifique considérable doivent être plus spécialement propres au développement de cette force. Or, si nous consultons le tableau où le Dr Frankland (voy. p. 51) a relevé la quantité de chaque aliment, qui doit être oxydée dans le corps de l'homme pour élever son propre poids (65 kilog. en moyenne) à la hauteur de 3000 mètres, en supposant que le cinquième seulement de l'énergie réelle soit transformé en travail extérieur, nous voyons que, tandis qu'il faut 682^{gr},27 de sucre, ou 314^{gr},21 de beurre, ou bien 257^{gr},96 de graisse pour produire ce travail déterminé, la quantité de maigre de bœuf nécessaire à ce même travail s'élève à 1599^{gr},52, ce qui démontre combien la puissance motrice des aliments gras et hydrocarbonés est supérieure à celle des matières albuminoïdes et riches en azote.

Ce résultat concorde parfaitement, du reste, avec certains faits d'observation connus de tout le monde. Ainsi, on sait que, chez plusieurs animaux remarquables par leur résistance à la fatigue et par leur agilité (ruminants, chèvres, chamois, gazelles), l'analyse des muscles n'indique qu'une faible proportion d'albumine. On connaît de plus le régime des habitants des régions septentrionales (régime en grande partie formé de corps gras et de substances hydrocarbonées), qui semblerait, d'après la théorie de Liebig, être peu apte à remédier à la fatigue et à soutenir la marche, et la nature des provisions (lard, sucre, etc.) qu'emportent avec eux les chasseurs de la Suisse occidentale, pour suivre le chamois sur les montagnes.

Notons en terminant que C. Verloren a remarqué que la plupart des insectes, à l'époque où ils sont inactifs, consomment principalement beaucoup de matières albuminoïdes, tandis que leur régime se compose presque exclusivement de matières ternaires non azotées à l'époque où ils fournissent leur plus grand développement de travail musculaire.

Devons-nous conclure des recherches précédentes que l'aliment azoté ne contribue nullement au travail musculaire? Cela ne serait pas exact. Ayant fait faire à des hommes de longues marches pendant plusieurs jours consécutifs, et en les soumettant à une nourriture complétement dépourvue d'azote, Parkes (1) constata, il est vrai, une élimination exagérée d'azote par les urines et par les excréments sous l'influence de la fatigue musculaire, absolument comme si les sujets avaient été soumis à un régime ordinaire; mais il arriva à un autre résultat : chez ces hommes soumis à une alimentation nullement azotée, il se produisit en deux jours une diminution de poids de 1 à 2 kilogrammes, et la fatigue musculaire fut considérable. Si l'on en croit A. Motard (2), ces résultats ont été confirmés par les recherches de Savory (de Londres), qui, ayant soumis des rats, les uns à une alimentation exclusivement azotée, les autres à un régime végétal, remarqua que, tandis que les premiers produisaient autant de chaleur, les derniers périssaient au bout de quelques jours dans un état de maigreur considérable.

Tels sont les faits qui tendent à faire admettre que la fibre musculaire, tout en fonctionnant principalement aux dépens des éléments hydrocarbonés et gras contenus dans le sang

____

(1) Parkes, *On elimination of the nitrogen during the rest and exercice* (*Proceedings of the royal Society* 1867)

(2) A. Motard, *Traité d'hygiène générale*, t. I, p. 751.

et provenant de l'alimentation, et tout en ne fournissant pas elle-même le combustible nécessaire au travail, s'use cependant comme tout élément qui vit, qui fonctionne dans l'économie et qui a besoin d'entretenir sa propre substance et de réparer ses pertes. Elle constitue, il est vrai, un outil qui utilise la chaleur fournie par l'oxydation des aliments, en la transformant en force et en mouvement; voilà pourquoi elle emploie surtout pour sa *consommation* les aliments doués d'un pouvoir calorifique considérable, c'est-à-dire les hydrocarbures et les matières grasses. Mais, en même temps, elle a besoin, pour son propre *entretien*, d'une certaine quantité d'azote; c'est donc la matière azotée des aliments qui préside à la réparation des éléments contractiles.

La théorie vient ainsi confirmer et expliquer ce que nous avait enseigné l'observation et ce qu'avait indiqué la pratique : l'importance de la viande et l'utilité des corps gras dans l'alimentation du travailleur.

CHAPITRE IV

§ 1. — On sait que l'activité nerveuse se manifeste sous trois formes : *facultés intellectuelles, sensitives* et *motrices*.

Les premières sont les plus importantes, et leur fontionnement est si marqué chez l'homme, qu'il donne lieu à un travail particulier, distingué habituellement du travail des muscles, ou *travail musculaire*, sous la dénomination de *travail intellectuel*. D'après ce que l'on connaît sur le mode d'action des éléments organiques en général, c'est toujours la même force qui est mise en jeu dans le fonctionnement de l'appareil cérébral comme dans l'exercice des éléments musculaires.

Quant aux matériaux que nécessitent l'entretien et la consommation de l'appareil cérébral, ils doivent être à peu près les mêmes que ceux qui servent au travail des muscles. Nous ne savons pas, il est vrai, si la consommation d'oxygène augmente sous l'influence de l'exercice de la pensée, car de pareilles recherches sont d'une difficulté telle que que l'on ne peut en obtenir de résultats appréciables et significatifs. Nous n'avons guère à citer que les expériences de Prout, d'après lesquelles l'exercice de la parole aurait la même influence que le travail corporel sur la combustion du carbone (1). Mais nous trouvons dans la thèse de Byasson (2) des expériences intéressantes qui démontrent l'influence de l'exercice intellectuel sur la composition des urines; nous lui empruntons le tableau suivant, où sont résumés les résultats de ces expériences :

Moyenne de la composition des urines pour les jours :	Quantité en centim. cub.	Densité.	Urée.	Substances solides.
			gr.	gr.
de repos......................	1157	1,117	20,01	29,0940
d'activité cérébrale............	1320	0,117	23,88	32,6210
— musculaire.........	752	0,300	22,89	30,0193

Ainsi, d'après les chiffres précédents, l'exercice de l'activité cérébrale proprement dite ou de la pensée s'accompagne de la production plus abondante et de l'apparition simultanée dans les urines, d'urée, de phosphates et de sulfates alcalins. Il diffère donc peu de l'exercice de l'activité musculaire; en comparant, en effet, les quantités d'urée éliminées pendant les jours d'activité cérébrale et pendant les jours d'activité musculaire, on voit que la première (23^{gr},88) est plus considérable que la seconde (22^{gr},89), ce qui tendrait à faire admettre que l'exercice de la pensée s'accompagne de l'élimination d'une plus forte quantité d'urée que le travail musculaire.

Il faut tenir compte également de la forte proportion de substances solides et principalement de phosphates éliminés sous l'influence du travail intellectuel, ce qui indique une consommation notable de lécithine, matière grasse phosphorée neutre, formée par la combinaison de l'acide phosphorique et de la glycérine (Chevreul, Gobley).

§ 2. — Un fait parfaitement démontré aujourd'hui, c'est que, pour le système nerveux comme pour le système muscu-

(1) Voy. Gavarret, *De la chaleur produite par les êtres vivants,* p. 376.

(2) H. Byasson, *Relation entre le travail cérébral et la composition des urines,* thèse de doctorat. Paris. 1868.

laire, toute augmentation d'activité s'accompagne de la production d'une certaine quantité de chaleur.

On sait que J. Davy avait considéré le travail intellectuel comme suffisant pour produire une augmentation de la chaleur normale, augmentation qui, limitée d'abord à la tête, pourrait se généraliser ensuite sous l'influence de méditations profondes et prolongées (1).

Dans ces derniers temps, ces prévisions ont été confirmées par J. P. Lombard (2), qui a constaté l'élévation de température de l'encéphale à la suite du travail cérébral; élévation de température qui, mesurée sur le cuir chevelu, au moyen d'un appareil thermo-électrique, était surtout sensible à la région occipitale.

D'un autre côté, les intéressantes expériences de Schiff (3) ont démontré l'échauffement des filets nerveux eux-mêmes à la suite des irritations sensitives ou motrices; de même que la fibre musculaire, la fibre nerveuse soumise à une excitation quelconque présente une élévation appréciable de température. De plus, Schiff a constaté que toute impression sensorielle ou sensitive produit dans le cerveau une augmentation de la température. Il suffit de faire passer devant les yeux d'un poulet, par exemple, un papier diversement coloré pour que, au moment du passage d'une nouvelle couleur, son cerveau s'échauffe; d'après cet auteur, les impressions psychiques elles-mêmes produiraient le même résultat.

Il est vrai que Mantegazza aurait constaté chez le lapin, à la suite de douleurs intenses transmises par les nerfs rachidiens et la peau, un abaissement de température sensible au thermomètre appliqué soit dans le rectum, soit aux oreilles de

(1) Voy. Longet, *loc. cit.*, t. I, p. 115.
(2) Lombard, *Arch. de phys. normale et pathologique*, t. I, p. 670.
(3) M. Schiff, *Recherches sur l'échauffement des nerfs et des centres nerveux à la suite des irritations sensorielles et sensitives* (Arch. de physiologie morale et pathologique, 1869, p. 157 et 330).

l'animal. Cet abaissement varierait, d'après lui, entre 0°,68 et 2°,48. Le même observateur aurait remarqué que la chaleur diminue encore quand la douleur ne s'accompagne pas de contractions musculaires violentes. Mais nous croyons que, dans ces cas, il faut rechercher l'explication de ce refroidissement dans les troubles qui se manifestent toujours dans l'appareil respiratoire, sous l'influence d'une émotion vive, d'une douleur profonde (irrégularité et suspension des mouvements respiratoires, difficulté de l'hématose, etc.) (1).

Ainsi, les sources et les déchets du travail intellectuel sont à peu près les mêmes que ceux du travail musculaire. Tous les deux s'accompagnent d'une élévation de température des éléments mis en jeu; tous les deux se produisent aux dépens d'une certaine quantité de carbone et d'azote, coïncident avec une augmentation d'acide carbonique et d'urée, et résultent de la transformation de forces chimiques en force mécanique. Il y a pourtant une légère différence dans la nature des matériaux consommés et dans la proportion des détritus éliminés par l'élément cérébral et par l'élément musculaire, le premier exigeant peut-être plus d'azote et plus de phosphore que le second, l'exercice de la pensée produisant, dans tous les cas, une élimination plus considérable d'urée et de phosphates que l'exercice du corps.

---

(1) Quand la respiration est ralentie ou entravée, la quantité d'oxygène introduite dans le sang étant réduite, il doit en résulter naturellement une diminution des combustions organiques, sources de la chaleur animale; l'animal devant pendant un certain temps dépenser plus de chaleur qu'il n'en produit, on conçoit le refroidissement qui doit survenir alors sous l'influence de certaines impressions qui dépriment le sentiment (crainte, douleur, etc). Ce fait a, du reste, été confirmé par les expériences intéressantes de Scharling, qui a démontré la dépendance qui existe entre le travail chimique des animaux et les diverses impressions qu'ils ressentent.

CHAPITRE V

§ 1. — La vie de l'homme se partage entre deux états : l'état de *veille* et l'état de *sommeil*, qui correspondent l'un à la période d'activité, l'autre à la période d'inaction des éléments organiques.

D'où vient cette différence entre la machine humaine et la machine à vapeur, par exemple? C'est que la première se fatigue, tandis que l'autre ne se fatigue pas. Celle-ci est construite de façon à ce que les résidus qui proviennent de son fonctionnement soient éliminés à mesure qu'ils se produisent, de façon à ne pas entraver le jeu de ses différentes pièces; celle-là a besoin d'une période de repos plus ou moins prolongée, pour permettre à ses produits de décomposition de s'éliminer de ses propres tissus. On sait, en effet, que la fatigue musculaire n'est pas le résultat de l'usure de la fibre contractile, mais qu'elle accuse un encombrement de cette fibre par les déchets provenant de ses contractions; on connaît les belles recherches de Ranke, qui a signalé l'apparition de la fatigue chez les animaux dans le tissu musculaire desquels on injecte de l'acide lactique, et qui a rattaché la fatigue des muscles à l'*acidification* du suc musculaire. D'un autre côté, les expériences d'O. Liebreich (1) ont démontré que l'activité du système nerveux, comme celle de la fibre musculaire, est nécessairement limitée et doit être suivie de repos, puisqu'elle s'accompagne de combustions effectuées dans ses éléments et de la consommation rapide d'une matière azotée et phosphorée, le *protagon*, contenue dans la substance blanche des centres et des cordons nerveux.

C'est donc en vain qu'on s'évertue à chercher une explication du sommeil, tant qu'on ne tient pas compte du mode de nutrition et du mode de fonctionnement du système nerveux. Nous ne suivrons pas dans leurs conceptions plus ou moins fantastiques et dans leurs élucubrations étranges les philosophes et les physiologistes qui ont voulu procéder autrement dans cette étude si intéressante. Nous nous contenterons de citer : Aristote, qui, dans son traité *sur le sommeil et l'état de veille*, considère le sommeil comme dû à l'influence des divers ingesta, et dit que cet état « est semblable à l'épilepsie, et que, sous certains rapports, c'est une épilepsie véritable »; Cabanis, pour lequel le sommeil « n'est pas un état purement passif, mais une fonction particulière du cerveau qui n'a lieu qu'autant que, dans cet organe, il s'établit une série de mouvements particuliers »; Buffon, qui le considère comme un mode d'existence tout aussi réel et beaucoup plus général qu'aucun autre, puisque tous les êtres organisés

---

(1) O. Liebreich a expérimenté sur des chiens : après avoir coupé les racines nerveuses rachidiennes d'un seul côté et après avoir soumis ces animaux à de excitations assez douloureuses et assez prolongées pour déterminer la mort, il fit l'analyse comparative des nerfs et constata que du côté où les racines nerveuses étaient intactes, c'est-à-dire du côté où le système nerveux avait transmis les excitations, les nerfs contenaient beaucoup moins de protagon que du côté opposé. Bien que les recherches de Gobley aient démontré que le protagon n'est point une substance définie, mais un mélange de *cérébrine*, principe azoté, et de *lécithine*, principe phosphoré et non azoté, les expériences faites par O. Liebreich n'en sont pas moins concluantes et conservent toute leur valeur pour la démonstration de la thèse à laquelle nous les appliquons.

qui n'ont point de sens existent de cette façon ; enfin Brandis, qui le regarde comme un état qui nous replonge dans la vie fœtale (1).

Le sommeil est le repos à son plus haut degré, dont ont besoin la cellule nerveuse et la fibre musculaire pour permettre l'élimination des déchets qui proviennent des matériaux qu'elles consomment en si grande quantité, et dont l'accumulation pourrait déterminer un arrêt complet dans leur fonctionnement habituel. Ce n'est pas à dire que pendant le sommeil ces éléments cessent complétement leurs fonctions ; non, les hallucinations et les rêves d'une part, les mouvements automatiques et les contractions fibrillaires de l'autre, qui se produisent chez l'homme endormi, prouvent suffisamment que la cellule nerveuse, comme la fibre musculaire, continuent encore à jouer un certain rôle ; elles fonctionnent, mais elles ne fonctionnent pas *activement ;* c'est cette activité qui distingue la veille du sommeil.

§ 2. — Le sommeil n'est pas seulement caractérisé par cet état de repos et d'inaction des éléments nerveux et musculaires ; il s'accompagne de la torpeur de toutes les fonctions organiques : ainsi la circulation est ralentie de même que la respiration ; les combustions respiratoires s'affaiblissent. Scharling avait remarqué chez l'homme que, pendant le jour, la quantité d'acide carbonique expirée était constamment supérieure d'un quart à celle de la nuit ; Boussingault (2) a vérifié ce fait chez les animaux en déterminant les proportions de carbone consommées par une tourterelle pendant la veille et pendant le sommeil ; tandis que l'oiseau éveillé consommait $0^{gr},258$ de carbone, endormi il n'en consommait plus que $0^{gr},162$. Enfin, Regnault et Reiset ont constaté que dans l'engourdissement hibernal la quantité d'acide carbo-

---

(1) Voyez Longet, *Traité de physiologie,* t. II, p. 610, 2ᵉ édition.
(2) Voy. *Ann. de chimie et de physique,* t. XI, p. 445.

nique peut descendre au vingtième de la quantité habituellement produite dans l'état de veille.

D'un autre côté, si l'on s'en rapporte aux expériences de Vogel, la proportion d'urée sécrétée pendant le sommeil serait beaucoup plus faible que pendant l'état de veille, puisque représentée par $42^{gr},48$ pendant les douze heures de jour, elle ne dépasserait pas le chiffre de $36^{gr},24$ pendant les douze heures de nuit.

Enfin les intéressantes recherches de Pettenkoffer et Voït ont établi le fait important de l'accumulation de l'oxygène dans l'économie pendant le sommeil ; chez l'animal qui dort, l'oxygène, au lieu d'être employé pour les besoins de l'économie et au lieu de servir aux combustions intra-organiques, est emmagasiné en quelque sorte dans le sang, où il constitue une véritable réserve destinée à être utilisée pendant la veille : c'est ce qui explique ce fait constaté en même temps par Pettenkoffer et par Voït, à savoir que, tandis que le volume d'acide carbonique exhalé par un animal à l'état de veille est supérieur à celui de l'oxygène absorbé, il lui est cependant notablement inférieur quand l'animal dort.

§ 3. — Il n'est guère possible de rattacher le sommeil à une altération organique et matérielle des éléments nerveux, à cause de la rapidité et de la facilité avec laquelle l'organisme passe de l'état de veille à l'état de sommeil et réciproquement. D'après ce que nous avons dit plus haut du mode de fonctionnement du système nerveux, ces périodes successives et périodiques d'activité et de repos ne peuvent guère être expliquées que par des modifications plus ou moins transitoires dans la circulation cérébrale.

Actuellement, deux théories sont invoquées pour expliquer le sommeil. La première remonte à David Hartley, qui pensait que, pendant le sommeil, « le sang s'accumulait dans les veines, particulièrement dans celles qui entourent le cerveau et la moelle épinière » ; elle attribue cet état à la compression de l'appareil nerveux par la stase du sang qui circule dans les vaisseaux cérébro-spinaux. Cette théorie a été acceptée par Morgagni et par Burdach.

La seconde est celle de Blumenbach. Celui-ci, rappelant une observation faite par Hartley sur un homme auquel on avait appliqué une couronne de trépan dont l'ouverture ne s'était pas refermée, et chez lequel, par une pression faite sur la partie lésée du crâne, on produisait un sommeil plus ou moins profond, avait attribué le sommeil « au ralentissement de l'afflux du sang vers le cerveau, cet afflux ayant une très-grande part dans la réaction du sensorium sur les sens et les mouvements volontaires. »

Comme on le voit, ces deux théories sont bien différentes, puisque, d'après la première, il y aurait dans le sommeil *congestion*, et, d'après la seconde, *anémie* des centres nerveux.

On peut regarder aujourd'hui cette intéressante question comme définitivement résolue, grâce aux habiles recherches d'un grand nombre de physiologistes. Déjà l'étude des animaux inférieurs et des animaux hibernants, et surtout les expériences si remarquables de Sténon, de Legallois, d'Asley-Cowper, de Flourens, de Vulpian, de Brown-Sequard, avaient montré qu'il suffit d'arrêter, par un moyen quelconque, l'afflux du sang artériel vers les centre nerveux, pour déterminer dans ces centres l'extinction de leur excitabilité.

En 1854, un médecin américain, W. Hammond, avait observé chez un homme, dont une portion de la voûte crânienne avait été enlevée par suite d'un traumatisme, que le sommeil s'accompagnait d'anémie cérébrale. Quelques années plus tard, un de ses compatriotes, Durham, expérimentant sur des chiens, avait vu, à travers une ouverture pratiquée dans le crâne, que pendant le sommeil le cerveau devenait pâle, exsangue, et s'affaissait sur lui-même, tandis qu'au moment du réveil il reprenait aussitôt sa coloration et sa turgescence normales. A la même époque Bedford-Brown, comparant le sommeil naturel au sommeil artificiel ou anesthésique, institua un grand nombre de recherches et d'expériences qui vinrent confirmer les résultats des observations précédentes. Enfin les récents travaux de Cl. Bernard ont résolu complétement cette importante question, et c'est une vérité bien démontrée maintenant que l'appareil nerveux, comme tous les organes, contient et consomme moins de sang quand il ne fonctionne pas, d'où la coïncidence du sommeil avec l'anémie cérébrale (1).

Est-ce à dire que ce dernier état des centres nerveux soit l'unique condition du sommeil, et que celui-ci ne puisse pas être produit par une autre cause organique? S'il en est ainsi au point de vue physiologique, cela est loin d'être nécessaire au point de vue pathologique. On sait, en effet, que toute compression des centres nerveux détermine le ralentissement et l'anéantissement même de leurs fonctions; c'est ainsi que le *coma*, qui est un sommeil pathologique, est souvent déterminé par une congestion cérébrale.

Comment expliquer ces faits étranges? Comment un même phénomène, le sommeil, peut-il être produit dans des conditions aussi différentes que celles que présentent l'anémie et la congestion des centres nerveux? Brown-Sequard nous a donné la solution de cette question. Ce physiologiste a démontré que l'aptitude à agir est essentiellement subordonnée, dans le cerveau, comme dans les nerfs, comme dans les muscles, à l'influence du sang oxygéné sur l'élément vivant, et que cette influence s'anéantit dès que le sang ne se renouvelle plus, soit qu'il cesse de parvenir aux centres nerveux, d'où *anémie*, soit qu'il stagne dans le cerveau, d'où

____

(1) Voy. Cl. Bernard, *Cours de médecine expérimentale au Collège de France (Revue des cours scientifiques, 1869)*.

congestion de cet organe. Dans les deux cas, c'est la même cause qui agit, c'est-à-dire le manque d'oxygène; il doit donc en résulter le même effet, c'est-à-dire la suspension des fonctions intellectuelles, telle qu'on l'observe dans le sommeil.

Il y a donc lieu de considérer ce dernier état comme devant être rattaché tantôt à l'anémie des centres nerveux, c'est le *sommeil physiologique*, tantôt à la congestion de ces centres, c'est le *sommeil pathologique* ou le *coma*, qui peut être aussi causé, dans quelques cas exceptionnels, par l'anémie cérébrale (Martineau) (1).

Du moment que les conditions étiologiques du sommeil sont multiples, il semble que les agents auxquels on a recours pour le retarder, le diminuer ou le combattre, doivent être différents suivant que l'on a affaire au sommeil *anémique* ou *congestif*. Il n'en est rien; ces deux indications, contraires en apparence, dont la première consisterait à produire une hypérémie et dont la seconde consisterait à lever l'obstacle qui s'oppose au cours du sang dans l'appareil nerveux, se réduisent en réalité à une seule, à activer la circulation cérébrale.

C'est donc aux excitants de la circulation qu'il faudra recourir quand on cherchera des agents propres à prolonger la veille et à combattre le sommeil.

(1) L. Martineau, *Nouveau Dictionnaire de médecine et de chirurgie pratiques*, t. VIII, art. COMA.

CHAPITRE VI

DÉTERMINATION DE LA RATION ALIMENTAIRE NÉCESSAIRE A L'ENTRETIEN DE L'ORGANISME (RATION D'ENTRETIEN) ET AU DÉVELOPPEMENT DE LA FORCE ET A LA PRODUCTION DU TRAVAIL DANS L'ÉCONOMIE (RATION D'ACTIVITÉ).

Une des questions qui ont le plus préoccupé les physiologistes et les hygiénistes, au point de vue de l'étude de l'alimentation, est la détermination de la quantité d'aliments nécessaire à l'homme dans les conditions habituelles à son existence. On comprend que, bien qu'il soit impossible d'indiquer cette quantité d'une façon absolue, car elle varie nécessairement suivant une foule de conditions étrangères ou spéciales à l'individu (climat, âge, travail musculaire ou intellectuel, état d'activité ou de repos, veille ou sommeil), on peut présenter cependant une évaluation moyenne de la *ration alimentaire.*

Deux méthodes peuvent être employées pour arriver à ce résultat : 1° l'une fondée sur la quantité de matériaux excrétés journellement par l'homme; 2° l'autre sur l'étude des rations alimentaires consommées par certaines corporations ou classes d'individus soumis au même genre de nourriture (ouvriers, soldats, marins, etc.).

I. — Détermination de la ration alimentaire nécessaire à l'homme, d'après la quantité de matériaux excrétés journellement par lui.

§ 1. — Cette méthode repose sur un principe contesté, il est vrai, par plusieurs physiologistes, mais que nous croyons à peu près démontré aujourd'hui, à savoir qu'il y a équilibre dans l'organisme sain, entre les aliments et les résidus de la dénutrition, de telle sorte que, bien que nous ne connaissions pas complétement les diverses réactions plus ou moins intimes auxquelles donne lieu dans l'économie le double mouvement d'assimilation et de désassimilation, on peut cependant établir une véritable équation moléculaire entre ce qui entre et ce qui sort de l'organisme, entre les *ingesta* et les *excreta*.

C'est Boussingault qui, comme on sait, a le premier résolu ce problème expérimentalement, en opérant sur divers animaux de ferme, dont il analysait avec soin les matières alimentaires et les produits excrétés. Après lui, Barral, Valentin et Brunner ont suivi la même voie.

Enfin, il y a une dizaine d'années, Pettenkoffer et Voït (1) sont parvenus à établir, encore plus rigoureusement que les précédents observateurs, le parallèle entre les éléments ingérés et excrétés par l'organisme; ils expérimentèrent sur des animaux placés dans une guérite parfaitement close et où ceux-ci pouvaient se mouvoir à l'aise; l'air et les aliments nécessaires avaient été préalablement dosés; les excrétions de toute nature furent également analysées avec soin.

Voici les nombres obtenus par ces auteurs et reproduits par A. Gautier (2), pour une série d'expériences faites sur un chien :

(1) *Ann. der chem. u. pharm*, 1863, supplément II.

(2) Voy. *Dictionnaire de chimie pure et appliquée*, par Ad. Wurtz, t. II, p. 589.

A. ALIMENTS : viande 1500 gr.; oxygène fixé 177 gr. 2.; total 1977 gr. 2.

		C	H	A	O	Sels minéraux
		gr.	gr.	gr.	gr.	gr.
La viande analysée contenait :	Partie sèche... 361,5	187,8	25,95	51	77,25	19,5
	Eau......... 1138,5	»	126,50	»	1012,00	»
	Total 1500,0					
L'oxygène absorbé était de.........					177,20	
Total de chaque élément dans les aliments.........		187,8	152,45	51	1566,45	19,5

B. EXCRÉTIONS : somme totale 2011gr..8 se divisant comme il suit :

		C	H	Az	O	Sels ammoniacaux
		gr.	gr.	gr.	gr.	gr.
Matières sèches : 704gr.7	Urée............	21,6	7,2	50,4	28,8	»
	Divers composés de l'urine.........	9,6	2,5	»	15,9	16,3
	Fèces sèches.........	4,9	0,7	0,7	1,5	3,4
	Acide carbonique expiré et perspiré....	146,7	»	»	391,5	»
	Gaz des marais......	1,2	0,4	»	»	»
	Hydrogène.........	»	1,4	»	»	»
Eau excrétée : 1307gr.1	Eau de l'urine (922gr,8)	»	102,5	»	340,3	»
	Eau des fèces (29gr,5)		3,2	»	26,3	»
	Eau expirée et perspirée (354 gr,8)...	»	39,4	»	315,4	»
Total excrété : 2011gr.8	Total de chaque élément dans les excrétions.........	184,0	157,3	51,1	1599,7	19,7

Il résulte des évaluations indiquées dans le tableau précédent, qu'il existe une différence insignifiante entre le poids des excrétions et celui des aliments, dont le premier l'emporte sur le second de 34ᵍʳ,6. Cette différence porte presque entièrement sur l'oxygène, dont la quantité excrétée est supérieure de 33ᵍʳ,25 à celle qu'a reçue l'animal, et s'explique, comme nous l'avons dit (1), par ce fait bien constaté aujourd'hui, que pendant le sommeil il y a toujours une certaine quantité d'oxygène qui s'emmagasine dans le sang,

1. Voy. p. 87.

y reste en réserve pour servir aux besoins de l'organisme, et est éliminée par les sécrétions, dès que l'animal entre en activité pendant l'état de veille. En outre, la quantité d'eau excrétée est plus considérable que celle qui a été absorbée; ce qui doit être rapporté à la formation de toute pièce dans l'organisme d'une certaine quantité d'eau sous l'influence de la combustion respiratoire.

Du reste, les résultats obtenus par Moleschott (1) pour l'homme présentent beaucoup d'analogie avec les précédents. Voulant connaître si la quantité d'aliments mixtes dont un homme adulte a besoin par jour correspond exactement à ses déperditions, ce savant observateur a établi le tableau suivant :

SUBSTANCES contenues dans le minim. de la nourriture EN 24 HEURES.	QUANTITÉS DES MÊMES SUBSTANCES calculées d'après les pertes journalières.	DIFFÉRENCE en faveur DES ALIMENTS.
Corps albuminoïdes .. 110 gr.	100 gr.	10 gr.
Graisse 84	75	9
Fécule. 420	365	55
Sels 30	21	9
Eau 2 800	2 790	10

On voit, d'après ce tableau, qu'il existe une légère différence entre la quantité d'aliments correspondant aux pertes journalières de l'économie et la quantité que l'expérience a démontrée nécessaire à l'entretien du corps de l'homme adulte, cette dernière dépassant la précédente d'environ 90 grammes, d'après Moleschott, dans les vingt-quatre heures.

A quoi peut tenir cette différence? Schiff (2) l'attribue à deux raisons : 1" à ce que les excrétions mesurées ne correspondent pas à toutes les excrétions véritables du corps, parce que nous perdons par la peau, les poumons, les muqueuses, etc., des substances qui jusqu'à ce jour se sont

(1) Moleschott, *Physiologie des substances alimentaires.*
(2) Schiff, *Physiologie de la digestion.* Paris, 1867, t. I. p. 70.

soustraites au calcul; 2° à ce que les chiffres donnés par Moleschott pour exprimer le minimum de la ration normale de l'homme adulte ont été obtenus chez des sujets encore jeunes, n'ayant pas encore achevé leur développement, et chez lesquels il ne pouvait exister d'équilibre entre les recettes et les dépenses de l'économie.

Quoi qu'il en soit, les résultats obtenus d'une part par Pettenkoffer et Voït, d'une autre part par Moleschott, prouvent suffisamment que le minimum de la nourriture nécessaire chaque jour à l'homme pour son entretien doit être représenté par une somme de matériaux *supérieure* à celle que constituent les pertes de l'organisme en vingt-quatre heures. Par conséquent, les chiffres suivants donnés par Payen, et qui indiquent les déperditions journalières de l'homme adulte, doivent être considérés comme insuffisants pour représenter sa ration d'entretien :

	Azote.	Mat. azotées.	Carbone.
	gr.	gr.	gr.
Urines en moyenne (émises en 24 hres). 1450gr	14,5	94,25	45
Excréments solides.................... 160 ⎫	5,5	35,75	15
Mucus divers, exhalations cutanées........... ⎭			
Respirations..........	»	»	250
Totaux.....	20	130	310

§ 2. — Maintenant que nous connaissons approximativement la quantité d'éléments nutritifs qui doivent constituer la *ration d'entretien* de l'organisme, il est nécessaire de déterminer la ration supplémentaire que nécessitent l'activité de nos organes, le développement de la force et la production du travail dans l'économie. C'est ce qui constitue la *ration d'activité*.

Dans le tableau suivant, de Gasparin (1) a indiqué les quantités d'azote et de carbone qui doivent figurer dans le régime quotidien de l'homme pour subvenir à l'entretien des tissus et à la consommation du travail corporel :

1. A. de Gasparin, *Cours d'agriculture*. t. V, p. 300

	Azote.	Carbone.
	gr.	gr.
Ration d'entretien	12,51	264,06
— de travail	12,50	45,00
Ration totale	25,01	309,06

Ainsi, d'après cet auteur, le supplément de nourriture nécessaire à l'homme qui travaille doit renfermer la même quantité d'azote et seulement 1/6 ou 1/7 de la dose de carbone contenus dans la ration d'entretien.

Cette estimation est très-insuffisante, comme l'ont démontré les recherches ultérieures faites par plusieurs physiologistes. En effet, Létheby (1), prenant la moyenne des divers résultats donnés par Playfair, Pettenkoffer et Voït, a évalué ainsi les rations alimentaires nécessaires à l'organisme humain, dans les conditions suivantes :

RÉGIME QUOTIDIEN.	Azote.	Carbone.
	gr.	gr.
Désœuvrement	12,1	249,7
Travail ordinaire	20,7	373,0
— actif	25,9	378,2

D'après ces chiffres, on voit que tout homme soumis à un travail actif a besoin chaque jour d'un supplément de nourriture représenté par 13^{gr},8 d'azote et 128^{gr},5 de carbone.

Reste à déterminer maintenant dans quelle proportion doivent être associés cet azote et ce carbone dans l'alimentation de l'homme qui travaille. A ce point de vue, les chiffres donnés par Payen et de Gasparin sont bien contestables. Mais comme il résulte des expériences de Brunner et de Valentin, que sur 510^{gr},49 d'oxygène utilisés par l'économie, 391^{gr},5 se trouvent dans l'acide carbonique expiré et 168^{gr},6 se combinent avec de l'hydrogène pour former de l'eau, on peut en conclure que sur 100 calories développées chez l'homme, 81,5 sont dues à la combustion du carbone et 18,5 à la combustion de l'hydrogène des matières nutri-

(1) *Loc. cit.*, p. 110.

tives. Cela posé, il nous est possible, grâce aux importantes déductions que l'on peut tirer de la théorie mécanique de la chaleur, d'évaluer en kilogrammètres le travail exigé en telle ou telle circonstance de l'organisme humain.

Mentionnons d'abord les deux expériences suivantes, faites par Hirn (1), et qui vont nous permettre d'arriver au résultat que nous nous proposons.

Première expérience. — Dans une heure, un homme adulte absorbant une quantité d'oxygène égale à $29^{gr},65$, le nombre de calories développées dans le même temps était de 155; d'où il résulte que 1 gramme d'oxygène absorbé produit $5^{cal},22$ (2).

Pendant une marche ascensionnelle, le travail exécuté était de 27 448 kilogrammètres par heure; l'oxygène absorbé dans le même temps était de $131^{gr},74$. Ces 131^{gr}. 74 d'oxygène absorbé auraient produit *à l'état de repos* $687^{cal},68$, à raison de $5^{cal},22$ par 1 gramme d'oxygène; or il ne se produisait en réalité que 251 calories.

Donc $687^{cal},68 - 251^{cal} = 436^{cal},7$, étaient employées : 1° à produire un travail mécanique externe de 27 448 kilogrammètres; 2° à maintenir la température du corps; 3° à produire les travaux moléculaires internes.

On déduit que, dans la machine humaine, 27 448 kilogrammètres résultant de la transformation de 436 calories, 1 calorie produit 62,9 kilogrammètres.

Deuxième expérience de Hirn. — Le travail produit dans une heure était de 20 750 kilogrammètres; l'oxygène absorbé

____

(1) Voy. Hirn, *Exposition analytique et expérimentale de la théorie mécanique de la chaleur*, Colmar, 1862, p. 82.

(2) On sait que l'unité de chaleur ou *calorie* est la quantité de chaleur nécessaire pour porter 1 kilogramme d'eau de 0 à 1° centigrade, et que cette quantité de chaleur transformée en travail équivaut à 425 *kilogrammètres*, le kilogrammètre étant la force nécessaire pour soulever un kilogramme à un mètre de hauteur.

dans le même temps égalait $112^{gr},2$. Si, au lieu de travailler, l'homme fût resté en repos, ces $112^{gr},2$ d'oxygène auraient donné $112,2 \times 5,22 = 585^{cal},7$; or, en réalité, il n'y a eu que $255^{cal},6$ de récoltées.

On déduit que $585^{cal},7 - 255^{cal},6 = 330^{cal},1$ ont été employées à produire 20750 kilogrammètres, plus, comme précédemment, à maintenir la température du corps et à produire les travaux moléculaires internes.

On a donc la proportion : $\dfrac{20750}{330} = 62^{kilog.},8$

D'après les deux expériences précédentes, on voit que l'homme, considéré comme machine, produit 62 kilogrammètres pour 1 calorie. Or, l'équivalent mécanique de la chaleur étant 425, il en résulte que, chez l'homme, $425 - 62$ ou 363 calories sont employées à produire tous les travaux moléculaires internes. Ainsi, sur 425 kilogrammètres par 1 calorie, devant se produire lorsque toute la chaleur est utilisée par le travail mécanique externe, 62 sont rendus chez l'homme et 363 absorbés par les pertes inévitables. Ce qui veut dire que l'organisme humain, considéré comme machine, donne en effet utile $\dfrac{1}{5,8}$ du travail produit.

Cela posé, voici comment P. Chaulet (1) arrive à déterminer le rapport entre le travail effectué par la machine humaine et la nourriture ou le combustible supplémentaire que nécessite ce travail :

« D'après les ouvrages de mécanique, dit-il, un homme portant des fardeaux sur son dos du haut d'une rampe douce ou d'un escalier, et revenant à vide, produit un effet moyen de 65 kilogrammètres ; à une vitesse de $0^m,004$ par seconde,

<hr>

(1) P. Chaulet, *De l'alimentation au point de vue de l'équivalence des forces*, thèse de Paris, 1897, n° 147, p. 27.

et travaillant six heures, il fait un travail représenté par
56 160 kilogrammètres.

» Comme à 1 calorie, dans la machine humaine, correspondent 62 kilogrammètres, on en déduit que 56 160 kilogrammètres exigent pour se produire 905 calories.

» La chaleur de combustion du carbone étant 8, celle de
l'hydrogène 35, et sachant qu'au repos le carbone et l'hydrogène absorbés sont comme 18 est à 1, il n'y a plus qu'à
déterminer combien il faudra de l'un et de l'autre pour
produire 905 calories.

» Soit x la quantité d'hydrogène demandée et y la quantité
de carbone, on a :

$$\frac{x}{y} = \frac{1}{18} \quad \text{et} \quad 35\,x + 8\,y = 905$$

» Effectuant les calculs, on a :

$$y = 18\,x \qquad 35\,x + 144\,x = 905$$
$$x\,179 = 905 \quad \text{d'où } x = \frac{905}{179} = 5$$
$$y = 18 \times 5 \text{ ou } 90.$$

» Donc un homme, pour produire un travail mécanique
de 56 160 kilogrammètres, a besoin de 90 grammes de carbone et de 5 grammes d'hydrogène de plus qu'un homme
au repos. Si, au lieu de travailler pendant six heures, il travaille pendant douze, il consommera deux fois plus, c'est-à-
dire 180 grammes de carbone et 10 grammes d'hydrogène. »
Ces chiffres, qui correspondent à 112 320 kilogrammètres
(représentant à peu près la moyenne du travail réel que peut
faire le corps humain), se rapprochent beaucoup des résultats suivants donnés par Létheby (1), d'après les recherches
faites à ce sujet par un grand nombre de savants (Haugton,
Playfair, Vogel, etc.) :

(1) Létheby, *loc, cit.*, p. 99.

NATURE DU TRAVAIL.	QUANTITÉ DE TRAVAIL EN KILOGRAMMÈTRES.	AUTORITÉS.
Ouvrier maçon transportant des briques.	224 970	Maghen.
Ouvrier extrayant de la houille.........	178 847	—
Ascension au Faulhorn...............	148 656	Wislicenus.
—	129 096	Fick.
Montant une roue..................	139 361	Maghen.
—	119 059	Ed. Smith.
Attaché à un manége...............	115 824	Coulomb.
Piéton (20 milles par jour)............	109 499	Haugthon.
—	109 042	Coulomb.
Portefaix	101 270	—
—	96 316	Haugton.

Ce qui fait en moyenne 133810 kilogrammètres, tandis que le travail interne qui résulte du fonctionnement de la respiration et de la circulation n'égale que 82728 kilogrammètres.

D'après cela, on voit combien les chiffres donnés par de Gasparin et par Payen sont insuffisants pour exprimer la ration de travail nécessaire à l'homme. Si 12^{gr},51 d'azote et 264^{gr},05 de carbone sont indispensables à l'organisme en repos (qui exécute alors 82728 kilogrammètres par le jeu de ses principaux appareils), il faudra ajouter à l'alimentation plus de 12^{gr},50 d'azote et de 45 grammes de carbone, quand on exigera en outre de ce même organisme 133810 kilogrammètres, comme cela arrive pour le travail de la plupart des manœuvres et des artisans, et comme l'ont démontré les expériences entreprises par les autorités les plus compétentes (Maghen, Wislicenus, Fick, E. Smith, Coulomb, Haugton, etc.).

A un travail déterminé correspond, une proportion de combustibles ou d'aliments déterminée. Si nous prenons les chiffres donnés par de Gasparin pour représenter la ration de l'homme (12^{gr},51 d'azote et 264^{gr},06 de carbone, qui correspondent à un travail effectué de 82728 kilogrammètres), on voit que, pour un supplément de travail représenté par 133810 kilogrammètres, il faut une ration supplémentaire représentée par 19^{gr},4 d'azote et 417^{gr},02 de carbone. Tels sont les résultats que nous présentons dans le tableau suivant et qui diffèrent considérablement, comme on le voit, des chiffres qui figurent dans les ouvrages de Gasparin et de Payen comme exprimant la ration de travail, mais qui se rapprochent assez des évaluations fixées par Létheby, d'après les résultats obtenus par Playfair, Pettenkoffer et Voït. (Voy. p. 96) :

RATION ALIMENTAIRE NÉCESSAIRE A L'HOMME, D'APRÈS L'AUTEUR.

	Azote.	Carbone.
	gr.	gr.
Ration d'entretien......................	12,5	264,06
Ration de travail......................	19,4	417,02
Ration totale........................	31,9	681,08

II. — **Détermination de la ration alimentaire nécessaire à l'homme, d'après la richesse en azote et en carbone des divers régimes auxquels sont soumis les ouvriers et les soldats.**

§ 1. — On sait que la seconde méthode, employée pour la détermination de la ration alimentaire nécessaire à l'homme, repose sur l'observation du régime journalier auquel sont soumises certaines classes de la société (ouvriers, soldats, marins).

Cette étude a été faite depuis longtemps, en Angleterre, par E. Smith (1), qui s'est livré à une série de recherches très-intéressantes, dans le but de déterminer la proportion d'éléments nutritifs contenus dans le régime hebdomadaire des ouvriers de la Grande-Bretagne. Il résulte de son étude que les pauvres ouvrières de Londres, qui sont les plus mal nourries, subsistent avec une ration quotidienne de 8gr,79 d'azote et de 212 grammes de carbone. Les ouvriers les mieux nourris reçoivent chaque jour dans leur alimentation 26 grammes d'azote et 379gr,43 de carbone.

La moyenne du régime des ouvriers dans la Grande-Bretagne égale 13gr,92 d'azote et 317gr,26 de carbone.

____

(1) E. Smith, *Proceedings of the royal Society,* IX.

En France, nous devons à Payen (1) et à de Gasparin (2) l'analyse des rations suivantes :

	Azote.	Carbone.
	gr.	gr.
Ouvrier agriculteur des fermes de Vaucluse	22,15	502,27
— — du canton de Vaud	27,84	596,27
Laboureur du Nord	31,30	710,52
Agriculteur de la Corrèze	24,26	710,60
Ouvrier de Lombardie	27,60	604,60
— irlandais	18,50	669,80
— anglais employé au chemin de fer de Rouen	31,90	484,10

Il est regrettable que Payen et de Gasparin n'aient pas porté leurs recherches non-seulement sur le régime des ouvriers des campagnes, mais encore sur celui des ouvriers des villes et des manufactures, comme l'a fait E. Smith en Angleterre.

Ils auraient constaté bien certainement une proportion encore plus faible d'azote et de carbone dans l'alimentation de cette classe si intéressante de la société. Il y a bien peu d'ouvriers, en effet, dans les fabriques et dans les ateliers des grandes villes, qui aient un régime comparable à celui des agriculteurs en général, abondamment pourvus de pois, de pommes de terre, de lard, d'huile, de fromage, etc., comme le montrent du reste les tableaux contenus dans l'ouvrage de Payen (3). Réduits le plus souvent à prendre leur nourriture dans des restaurants à des prix très-modéréx, ou vivant dans leur ménage, et recevant alors à leurs repas des mets préparés à la hâte et souvent de mauvaise qualité, ceux-là ont une ration alimentaire bien inférieure en quantité et en qualité à celle du travailleur des champs.

Il y a un bien plus grand reproche à faire aux évaluations données par de Gasparin et par Payen, c'est qu'elles reposent sur des documents certainement discutables, et qui ont d'autant moins de valeur aujourd'hui qu'ils ont été relevés à une époque déjà éloignée; or on sait combien

(1) *Loc. cit.*, p. 505 et suiv.
(2) Voy. *Cours d'agriculture*, t. V.
(3) *Loc. cit.*, p. 505.

l'alimentation publique a subi depuis vingt ans de modifications et d'améliorations importantes au sein des classes pauvres et laborieuses.

§ 2. —Telles sont les principales raisons qui nous ont engagé à présenter de nouvelles évaluations des rations alimentaires, établies sur les statistiques les plus récentes et les plus rigoureuses. Ce travail nous a été possible, d'une part, grâce au magnifique ouvrage de F. Le Play (1), où nous avons pu relever laborieusement les rations alimentaires auxquelles sont soumises les principales classes ouvrières de l'Europe; d'une autre part, grâce aux renseignements précis sur le régime nutritif des armées européennes, qui figurent dans les statistiques publiées pendant ces dernières années en France et à l'étranger.

1° RATIONS ALIMENTAIRES DES PRINCIPALES CLASSES
OUVRIÈRES DE L'EUROPE.

I. — Chiffonnier de Paris (Seine)

NOURRITURE ANNUELLE	QUANTITÉ D'ALIMENTS	AZOTE	CARBONE	GRAISSE
	k. gr.	k. gr.	k. gr.	k. gr.
Pain de froment..........	321.000	5.420	96.300	3.210
Riz..................	1.100	0.010	4.400	0.080
Beurre, graisse..........	12.000	0.360	9.600	9.600
Huile................	3.000	traces.	2.900	2.800
Lait de vache..........	135.000	0.790	10.400	4.000
Fromage..............	2.000	0.060	0.800	0.800
Viande de boucherie......	16.000	0.480	1.600	0.320
Pommes de terre..........	11.000	0.030	1.100	0.010
Légumes farineux.........	20.000	0.800	1.000	0.400
Légumes verts et fruits....	50.000	0.200	5.000	»
Condiments..............	16.000	»	»	»
Sucre..................	50.000	»	»	»
Café..................	8.000	0.080	0.700	0.040
Vin (pris seulement les jours de fête)..............	3 litres	traces.	0.100	»
Total de la nourriture consommée en un an.......	k. gr. 648.100	k. gr. 8.230	k. gr. 133.900	k. gr. 21.260
Consommation en un jour.	1.775	0.022	0.367	0.058

(1) F. Le Play, *Les ouvriers européens.* Paris, 1865.

II. — Maître blanchisseur de la banlieue de Paris

NOURRITURE ANNUELLE	QUANTITÉ D'ALIMENTS	AZOTE	CARBONE	GRAISSE
	k. gr.	k. gr.	k. gr.	k. gr.
Pain de froment..........	300.000	3.160	90.500	6.200
Beurre..............	14.000	0.120	8.630	12.600
Lard..............	5.000	0.050	3.050	3.500
Huile..............	3.000	»	2.500	2.800
Lait de vache..........	80.000	0.350	3.800	2.200
Fromage..........	1.000	0.050	0.300	0.200
OEufs..............	14.000	0.250	1.800	0.900
Viande de boucherie......	60.000	1.200	4.400	0.800
Lapins..............	4.000	0.050	0.600	0.020
Poissons..............	15.000	0.450	1.500	0.600
Pommes de terre........	40.000	0.120	4.500	0.040
Légumes et fruits.........	15.000	1.350	8.900	4.200
Condiments..............	3.000	»	»	»
Café..............	5.000	0.320	0.600	»
Eau-de-vie..............	1.500	»	0.400	»
Vin..............	300 litres	0.030	8.550	»
Total de la nourriture consommée par an........	k. gr. 590.500	k. gr. 7.510	k. gr. 140.230	k. gr. 33.460
Consommation par jour...	1.617	0.020	0.384	0.91

III. — Pen-ty ou journalier agriculteur de la Basse-Bretagne

NOURRITURE ANNUELLE	QUANTITÉ D'ALIMENTS	AZOTE	CARBONE	GRAISSE
	k. gr.	k. gr.	k. gr.	k. gr.
Farine d'orge............	374.000	6.480	149.600	5.480
Sarrasin (pour crèpes et bouillon)..............	8.500	1.700	3.300	1.800
Beurre de vache..........	13.000	0.070	9.200	9.000
Viande de porc..........	3.000	0.050	0.300	0.060
Poissons..............	3.000	0.090	0.300	0.050
Pommes de terre........	225.000	0.650	22.500	0.020
Légumes et fruits........	20.000	0.200	8.000	0.400
Condiments..............	20.000	»	»	»
Pas de boisson fermentée..	»	»	»	»
Total de la nourriture consommée par an.........	k. gr. 666.500	k. gr. 9.240	k. gr. 193.200	k. gr. 16.810
Consommation par jour....	1.826	0.028	0.529	0.016

**IV. — Brassier ou journalier agriculteur des vignobles
de l'Armagnac (Gers)**

NOURRITURE ANNUELLE	QUANTITÉ D'ALIMENTS	AZOTE	CARBONE	GRAISSE
	k. gr.	k. gr.	k. gr.	k. gr.
Froment..................	94.000	2.820	38.540	1.880
Seigle	94.000	1.640	38.540	1.920
Maïs....................	17.000	0.280	12.320	1.360
Lard....................	8.000	0.090	6.400	5.680
Huile	0.500	»	0.490	0.480
OEufs	4.000	0.070	0.540	0.280
Viande..................	57.000	1.710	6.270	5.700
Légumes et fruits........	219.000	4.380	8.760	6.570
Condiments..............	25.000	»	»	»
Vin....................	266 litres.	0.026	10.640	»
Total de la nourriture consommée par an........	k. gr. 517.500	k. gr. 11.016	k. gr. 122.500	k. gr. 23.870
Consommation par jour....	1.435	0.030	0.335	0.065

**V. — Mineur des montagnes métallifères de l'Auvergne
(Puy-de-Dôme)**

NOURRITURE ANNUELLE	QUANTITÉ D'ALIMENTS	AZOTE	CARBONE	GRAISSE
	k. gr.	k. gr.	k. gr.	k. gr.
Seigle..................	567.000	10.340	226.000	11.340
Sarrasin................	40.000	0.800	16.000	1.200
Beurre..................	16.000	0.090	12.200	11.200
Fromage.................	12.000	0.240	3.600	3.600
OEufs...................	22.000	0.440	3.200	1.500
Viande (vache)..........	5.000	0.150	0.500	0.400
Pommes de terre.........	88.000	0.250	8.500	0.060
Légumes et fruits	60.000	1.200	18.000	1.200
Condiments..............	30.000	»	»	»
L'ouvrier boit un peu de vin à titre de récréation dans quelques circonstances exceptionnelles.				
Total de la nourriture consommée par an........	k. gr. 840.000	k. gr. 13.510	k. gr. 288.000	k. gr. 30.200
Consommation par jour....	2.300	0.037	0.789	0.082

VI. — Journalier agriculteur du Morvan (Nièvre)

NOURRITURE ANNUELLE	QUANTITÉ D'ALIMENTS	AZOTE	CARBONE	GRAISSE
	k. gr.	k. gr.	k. gr.	k. gr.
Farine de froment........	4.500	0.720	1.710	0.630
Farine de seigle..........	164.000	2.200	67.240	2.460
Farine d'avoine...........	7.000	0.800	2.350	1.200
Farine de sarrasin........	11.000	2.200	5.100	1.100
Lard....................	1.500	0.010	0.800	0.800
Huile	1.100	»	1.000	1.000
Lait de chèvre...........	100.000	0.690	8.600	4.100
Viande de boucherie......	1.000	0.030	0.110	0.020
Pommes de terre.........	200.000	0.400	20.000	0.500
Haricots.	4.000	0.160	1.800	0.080
Légumes verts...........	40.000	1.400	19.000	1.200
Fruits...................	5.000	1.020	1.000	»
Condiments.	6.000	»	»	»
Total de la nourriture consommée en un an......	515.100 k. gr.	8.630 k. gr.	128.910 k. gr.	13.090 k. gr.
Consommation en un jour.	1.403	0.023	0.353	0.035

VII. — Fondeur des usines à fer (au bois) du Nivernais (Nièvre)

NOURRITURE ANNUELLE	QUANTITÉ D'ALIMENTS	AZOTE	CARBONE	GRAISSE
	k. gr.	k. gr.	k. gr.	k. gr.
Froment.................	180.000	3.000	60.000	3.000
Seigle...................	83.000	1.500	25.000	1.200
Beurre de vache.........	0.700	0.010	0.600	0.600
Gras de lard.............	6.000	0.050	4.260	4.260
Fromage.................	8.000	0.240	3.200	3.200
Œufs	2.500	0.050	0.320	0.160
Viande de boucherie......	8.000	0.240	0.880	0.160
Viande de porc..........	21.000	0.630	3.310	1.500
Volailles.................	4.000	0.120	0.440	0.080
Pommes de terre........	35.000	0.070	3.500	0.070
Légumes et fruits........	60.000	1.000	20.000	1.000
Condiments..............	14.000	»	»	»
Eau-de-vie..............	0.700	»	»	»
Vin	10.000	»	»	»
Total de la nourriture consommée par an.........	432.900 k. gr.	6.920 k. gr.	120.510 k. gr.	15.150 k. gr.
Consommation par jour....	1.190	0.018	0.330	0.041

VIII. — Coutelier de la fabrique urbaine collective de Londres

NOURRITURE ANNUELLE	QUANTITÉ D'ALIMENTS	AZOTE	CARBONE	GRAISSE
	k. gr.	k. gr.	k. gr.	k. gr.
Froment.................	232.000	4.640	92.800	4.600
Beurre	10.000	0.060	8.000	8.000
Lard....................	2.000	0.030	1.400	1.400
Lait....................	54.000	0.350	4.300	1.600
Fromage.................	8.000	0.320	3.200	2.000
Viande de boucherie......	90.000	2.500	9.900	1.800
— de porc............	4.000	0.100	0.400	3.000
Poissons................	5.000	0.150	0.100	0.100
Pommes de terre.........	166.000	0.500	16.600	16.600
Légumes et fruits.........	90.000	1.000	2.700	2.700
Condiments..............	15.000	»	»	»
Sucre	49.000	»	»	»
Thé....................	2.000	0.200	0.030	0.060
Bière...................	230.000	0.180	»	»
Total de la nourriture consommée en un an......	k. gr. 927.000	k. gr. 40.030	k. gr. 186.800	k. gr. 42.400
Consommation en un jour.	2.500	0.027	0.510	0.116

IX. — Compagnon de la corporation fermée (innung) de la ville de Vienne (Autriche)

NOURRITURE ANNUELLE	QUANTITÉ D'ALIMENTS	AZOTE	CARBONE	GRAISSE
	k. gr.	k. gr.	k. gr.	k. gr.
Petits pains de froment ...	269.000	5.380	107.600	5.380
Farine..................	40.000	0.800	15.000	0.500
Riz	3.000	0.050	1.200	0.020
Lard	17.000	0.017	12.070	12.070
Beurre	3.000	0.018	2.490	2.490
Huile...................	0.700	traces.	0.690	0.650
Lait de vache...........	148.000	0.880	11.840	4.440
Œufs...................	9.000	0.150	1.070	0.630
Viande de boucherie......	23.000	0.690	2.530	0.460
— de porc.........	12.000	0.340	1.200	0.230
Pommes de terre........	57.000	0.171	5.700	0.005
Légumes et fruits........	200.000	3.000	60.000	6.000
Condiments	4.000	»	»	»
Sucre	21.000	»	»	»
Café	6.500	0.086	0.540	0.030
Total de la nourriture consommée en un an	k. gr. 813.200	k. gr. 8.715	k. gr. 221.990	k. gr. 32.905
Consommation en un jour.	2.236	0.023	0.608	0.090

La famille ne consomme que de l'eau avec les aliments ; seulement aux cinq grandes fêtes de l'année, elle boit 7 litres de bière.

X. — Mineur et fondeur de la corporation des mines de mercure de la Carniole (Autriche)

NOURRITURE ANNUELLE	QUANTITÉ D'ALIMENTS	AZOTE	CARBONE	GRAISSE
	k. gr.	k. gr.	k. gr.	k. gr.
Blé de froment..........	120.000	3.000	45.000	2.500
Seigle.................	200.000	1.750	41.000	2.200
Maïs	20.000	0.400	8.800	0.170
Sarrasin..............	25.000	0.500	10.800	0.700
Lard.................	15.000	0.150	13.500	13.500
Huile de noix..........	0.400	»	0.400	0.300
Viande de boucherie......	3.000	0.300	1.100	0.500
Viande de porc..........	7.000			
Pommes de terre........	80.000	0.150	8.000	0.240
Légumes..............	82.000	2.000	30.000	2.000
Fruits...............	3.000	0.006	0.050	»
Condiments............	13.000	»	»	»
Total de la nourriture consommée en un an......	k. gr. 558.400	k. gr. 8.256	k. gr. 158.650	k. gr. 22.110
Consommation en un jour.	1.500	0.022.6	0.430	0.060

L'ouvrier ne consomme que de l'eau comme boisson ; seulement, les jours de fête et les dimanches, il prend du vin, de la bière et de l'eau-de-vie au cabaret. — Il fume 43 gr. de tabac par jour.

XI. — Armurier de la fabrique demi-rurale collective de Solingen (Prusse rhénane)

NOURRITURE ANNUELLE	QUANTITÉ D'ALIMENTS	AZOTE	CARBONE	GRAISSE
	k. gr.	k. gr.	k. gr.	k. gr.
Froment................	24.000	0.480	9.600	0.300
Seigle.................	299.000	2.500	60.000	6.500
Sarrasin..............	54.000	1.080	21.600	2.000
Riz..................	1.000	0.020	0.400	0.010
Beurre	12.000	0.070	9.600	9.600
Lard.................	10.000	0.100	7.500	7.500
Huile................	3.000	traces.	2.900	2.800
Lait de vache..........	63.000	0.370	5.000	1.800
Œufs.................	2.000	0.030	0.200	0.100
Viande de boucherie......	60.000	1.800	6.000	1.200
— de porc..........	16.000	0.400	1.600	0.300
Pommes de terre........	367.000	1.100	36.700	0.030
Légumes et fruits........	100.000	2.000	30.000	3.000
Condiments	32.000	»	»	»
Eau-de-vie	42.000	»	8.400	»
Vin..................	16 litres	»	0.400	»
Bière.................	116 —	0.010	4.500	»
Total de la nourriture consommée en un an........	k. gr. 1043.000	k. gr. 9.960	k. gr. 201.200	k. gr. 35.140
Consommation en un jour.	2.825	0.027	0.550	0.096

XII. — Forgeron bulgare des mines à fer de Samakowa
(Turquie centrale)

NOURRITURE ANNUELLE	QUANTITÉ D'ALIMENTS	AZOTE	CARBONE	GRAISSE
	k. gr.	k. gr.	k. gr.	k. gr.
Froment..................	362.000	3.820	100.000	4.200
Maïs	50.000	0.860	22.200	4.200
Riz	50.000	0.900	20.500	0.400
Beurre de vache..........	12.000	0.070	7.200	8.600
Lard.	4.000	0.050	3.200	3.800
Huile	3.000	»	2.600	3.200
Lait de vache............	161.000	0.850	9.500	5.200
Fromage.................	10.000	0.500	3.500	2.400
Œufs	4.000	0.070	0.450	0.200
Viande de boucherie......	60.000	1.800	6.600	1.400
— de porc........	8.000	0.800	0.700	0.200
Poissons	12.000	0.360	1.400	8.400
Pommes de terre.........	50.000	0.120	4.600	0.050
Légumes et fruits........	150.000	0.450	6.000	0.350
Condiments..............	30.000	»	»	»
Total de la nourriture consommée en un an......	k. gr. 966.000	k. gr. 10.650	k. gr. 188.200	k. gr. 42.700
Consommation en un jour..	2.645	0.029	0.515	0.117

L'ouvrier ne consomme pas de boissons fermentées dans le ménage, mais il en prend à la forge et au cabaret. — Il fume en travaillant.

XIII. — Forgeron des usines à fer de Danemora
(Suède septentrionale)

NOURRITURE ANNUELLE	QUANTITÉ D'ALIMENTS	AZOTE	CARBONE	GRAISSE
	k. gr.	k. gr.	k. gr.	k. gr.
Seigle...................	330.000	3.400	60.000	7.000
Orge....................	330.000	3.600	60.000	9.000
Beurre	30.000	0.160	19.000	20.500
Lard....................	4.000	0.040	3.000	3.200
Lait	60 litres.	0.300	4.800	1.500
Œufs	10.000	0.100	1.300	0.700
Viande de boucherie......	60.000	1.800	6.600	1.200
Viande de porc..........	10.000	0.300	0.100	0.200
Poissons................	60.000	1.800	2.600	3.500
Pommes de terre.........	140.000	0.100	4.200	0.040
Légumes et fruits........	100.000	0.300	4.500	0.400
Condiments..............	75.000	»	»	»
Eau-de-vie.	8.700	»	7.000	»
Bière...................	583.000	0.350	7.200	»
Total de la nourriture consommée en un an......	k. gr. 1159.000	k. gr. 122.500	k. gr. 187.500	k. gr. 47.240
Consommation par jour....	3.100	0.033	0.510	0.129

XIV. — Fondeur des mines à cobalt de Buskerud
(Norwége méridionale)

NOURRITURE ANNUELLE	QUANTITÉ D'ALIMENTS	AZOTE	CARBONE	GRAISSE
	k. gr.	k. gr.	k. gr.	k. gr.
Pain de seigle	105.000	0.870	20.000	1.150
Orge (grain)	130.000	2.000	45.000	3.200
Beurre de vache.	12.000	0.070	10.500	10.000
Lard	5.000	0.050	4.600	4.600
Huile.	1.000	»	0.900	0.800
Lait de vache	60 litres	0.350	5.000	44.000
Viande de boucherie	180.000	3.000	11.000	2.000
— de porc	25.000	1.700	3.000	0.600
Gibier	26.000	1.800	3.400	0.700
Poissons	15.000	0.450	3.000	1.500
Légumes et fruits	204.000	4.000	60.000	2.000
Condiments	81.000	»	»	»
Total de la nourriture consommée en un an	k. gr. 701.000	k. gr. 17.740	k. gr. 211.400	k. gr. 38.550
Consommation en un jour .	1.742	0.034	0.456	0.095

Consommé par an 200 litres de bière, dont une moitié est achetée et l'autre moitié est fabriquée à la maison au moyen d'orge grillée. Mais quand il fait partie d'une société de tempérance, il s'abstient de toute boisson fermentée et ne boit que de l'eau.

XV. — Charpentier et marchand de grains des laveries d'or
de l'Oural (Sibérie occidentale)

NOURRITURE ANNUELLE	QUANTITÉ D'ALIMENTS	AZOTE	CARBONE	GRAISSE
	k. gr.	k. gr.	k. gr.	k. gr.
Froment.	146.000	2.920	58.000	2.500
Seigle	306.000	4.120	70.400	6.120
Seigle (pour le qvass)	11.000	»	»	»
Beurre	8.000	0.040	6.800	6.800
Huile	3.000	traces.	2.900	2.800
Lait de vache	60 litres.	0.360	4.900	18.400
Œufs	7.000	0.140	9.100	4.500
Viande de boucherie	72.000	2.160	7.200	1.400
Poissons	14.000	0.280	2.000	1.500
Pommes de terre	125.000	0.370	12.500	1.200
Légumes et fruits	150.000	1.000	21.000	1.400
Condiments	16.000	»	»	»
Qvass (sorte de bière)	330 litres	0.260	13.200	»
Total de la nourriture consommée en un an	k. gr. 808.000	k. gr. 11.680	k. gr. 209.300	k. gr. 46.620
Consommation par jour	2.210	0.032	0.570	0.128

XVI. — Bachkirs, pasteur demi-nomade du versant asiatique de l'Oural (Russie orientale)

NOURRITURE ANNUELLE	QUANTITÉ D'ALIMENTS	AZOTE	CARBONE	GRAISSE
	k. gr.	k. gr.	k. gr.	k. gr.
Froment.................	195.000	4.000	60.000	84.000
Seigle.................	295.000	1.500	123.000	6.000
Orge.................	195.000	4.500	80.008	20.000
Avoine.................	66.000	1.500	30.000	15.000
Beurre de vache.........	35.000	0.200	32.000	31.000
Crème de lait de vache...	28.000	0.100	28.000	28.000
Fromage.................	4.000	0.200	2.000	2.000
Viande de boucherie......	183.000	5.000	4.000	4.000
Gibier.................	21.000	0.500	0.300	0.300
Poissons.................	17.000	0.500	0.500	0.500
Légumes et fruits........	270.000	2.000	5.000	5.000
Khoumiss	1440.000	»	»	»
Airhan.................	1177.000	»	»	»
	k. gr.	k. gr.	k. gr.	k. gr.
Total de la nourriture con-sommée en un an.......	1497.000	19.000	252.500	50.500
Consommation par jour....	3.500	0.052	0.620	0.132

2° RATIONS ALIMENTAIRES DES PRINCIPATES ARMÉES EUROPÉENNES.

XVII. — Soldat français en garnison à l'intérieur (1)

NOURRITURE JOURNALIÈRE	QUANTITÉ D'ALIMENTS	AZOTE	CARBONE
	k. gr.	gr.	gr.
Pain de munition	0.750	9.00	225.00
Pain de seigle.................	0.250	3.00	75.00
Viande de bœuf.................	0.250	6.00	22.00
Légumes frais.................	0.100	0.31	5.50
Légumes secs.................	0.030	1.30	14.30
TOTAL.................	1.380	19.61	341.80

(1) Voy. Morache, *Hygiène militaire*. Paris, 1874, J.-B. Baillière et fils.

XVIII. — Soldat français sur le pied de guerre

NOURRITURE JOURNALIÈRE	QUANTITÉ D'ALIMENTS	AZOTE	CARBONE
	k. gr.	gr.	gr.
Pain....................	1.000	12.00	300.00
ou Biscuit................	ou 0.750	»	»
Viande fraîche............	0.300	7.20	26.20
Légumes secs............	0.060	2.60	28.60
Sucre....................	0.021	»	9.00
Café....................	0.066	0.20	2.00
TOTAL..............	1.447 ou 1.197	22.00	365.80

XIX. — Marin français à bord

NOURRITURE JOURNALIÈRE	QUANTITÉ D'ALIMENTS	AZOTE	CARBONE
	k. gr.	gr.	gr.
Pain ou biscuit.............	0.750	9.00	225.00
Viande fraîche, conservée ou salée	0.300	8.00	29.00
Légumes secs............	0.120	5.20	57.20
Beurre et huile	0.021	»	17.50
Café....................	0.020	0.20	4.50
Sucre....................	0.025	»	9.50
Choucroute	0.010	0.50	4.00
Vin....................	0 l. 46	»	»
Eau-de-vie..............	0 l. 03	»	»
Sel	0.022	»	»
TOTAL...............	1.368	22.90	346.70

XX. — Soldat prussien sur le pied de paix (petite ration)

NOURRITURE JOURNALIÈRE	QUANTITÉ D'ALIMENTS	AZOTE	CARBONE
	k. gr.	gr.	gr.
Pain....................	0.698	8.50	210.00
Viande	0.250	6.00	22.00
Riz, orge ou légumes secs......	0.296	10.50	100.00
Café....................	0.012	0.15	2.60
Sel	0.024	»	»
TOTAL..............	1.280	25.15	334.60

XXI. — Soldat prussien sur le pied de guerre (grande ration) (1)

NOURRITURE JOURNALIÈRE	QUANTITÉ D'ALIMENTS	AZOTE	CARBONE
	k. gr.	gr.	gr.
Pain ou biscuit..............	0.750	9.00	225.00
Viande	0.500	12.00	41.00
Riz......................	0.160	»	»
Légumes secs...............	0.300	9.00	143.00
Café brûlé.................	0.024	0.35	3.00
TOTAL...............	1.734	30.35	415.00

XXII. — Soldat anglais (2)

NOURRITURE JOURNALIÈRE	QUANTITÉ D'ALIMENTS	AZOTE	CARBONE
	k. gr.	gr.	gr.
Pain.....................	0.680	8.20	200.00
Viande...................	0.340	9.50	35.00
Légumes	0.680	15.00	285.50
Café.....................	0.003.44	0.10	2.10
Thé.....................	0.004.48	0.20	1.20
Sucre....................	0.037	»	11.50
Sel......................	0.007	»	»
Lait	01.09	»	0.01
TOTAL...............	1.757.61	33.00	525.31

XXIII. — Soldat américain (ration de guerre) (3)

NOURRITURE JOURNALIÈRE	QUANTITÉ D'ALIMENTS	AZOTE	CARBONE
	k. gr.	gr.	gr.
Pain.....................	0.625	8.10	200.20
Viande...................	0.566	14.20	48.50
Pommes de terre............	0.453	1.05	45.30
Riz......................	0.047	0.03	19.20
Café	0.047	0.50	10.00
Thé.....................	0.007	0.20	2.00
Sucre....................	0.060	»	25.00
Vinaigre	01.42	»	»
Sel	0.021	»	»
Poivre	0.003	»	»
TOTAL	1.835	24.18	360.20

(1) Voy. Kirchner, *Lehrbuch der militaer Hygiene*, Erlangen, 1869, p. 16 et suiv.
(2) Voy. Parkes, *A manual of practice Hygiene*, 1866, p. 150.
(3) Voy. Hammond, *A treatise on Hygiene*, 1863, p. 563.

XXIV. — Soldat autrichien (ration de guerre) (1)

NOURRITURE JOURNALIÈRE	QUANTITÉ D'ALIMENTS	AZOTE	CARBONE
	k. gr.	gr.	gr.
Biscuit ou farine..............	0.700	8.20	200.50
Bœuf.........	0.170	5.50	15.20
Jambon........	0.170	4.80	15.20
Porc.........	0.170	4.80	15.20
Lard.........	0.170	2.20	12.07
Légumes secs.........	0.400	10.50	120.50
Orge	0.140	2.10	45.00
Choucroute.........	0.150	»	»
Graisse	0.030	»	22.00
Total.............	2.100	38.10	447.67

XXV. — Soldat italien (ration de guerre) (2)

NOURRITURE JOURNALIÈRE	QUANTITÉ D'ALIMENTS	AZOTE	CARBONE
	k. gr.	gr.	gr.
Pain.............	0.750	9.00	225.00
Viande.............	0.300	8.00	29.00
Riz.............	0.120	1.20	45.00
Graisse	0.015	»	12.50
Sel.............	0.015	»	»
Sucre.............	0.020	»	9.00
Café.............	0.015	0.15	3.50
Vin.............	01.25	»	1.00
Total	1.485	18.35	325.00

XXVI. — Soldat belge (3)

NOURRITURE JOURNALIÈRE	QUANTITÉ D'ALIMENTS	AZOTE	CARBONE
	k. gr.	gr.	gr.
Pain de munition..............	0.750	9.00	225.00
Pain de soupe.............	0.020	0.20	6.00
Viande.............	0.250	6.00	22.00
Pommes de terre.............	1.000	2.40	100.00
Sel.............	0.030	»	»
Beurre.............	0.020	0.15	17.00
Lard.............	0.010	0.10	9.00
Café.............	0.015	0.15	3.50
Total.............	2.095	18.00	382.50

(1) Voy. Kirchner, *loc. cit.*, p. 20.
(2) Voy. J. Moleschott, *Giorn. della R. Acad. med. di Torino*, 1866, n° 13.
(3) Voy. Janssen, *Arch. méd. belges*, 1868, p. 361.

XXVII. — Soldat espagnol (ration de guerre) (1)

NOURRITURE JOURNALIÈRE	QUANTITÉ D'ALIMENTS	AZOTE	CARBONE
	k. gr.	gr.	gr.
Biscuit...........................	0.517	8.50	200.50
Viande...........................	0.230	6.20	22.30
Graisse..........................	0.112	1.60	95.60
Morue............................	0.172	9.20	21.50
Pommes de terre...............	0.460	0.95	58.60
Riz..............................	0.172	1.60	65.00
Café.............................	0.009	0.10	2.20
TOTAL...................	1.672	28.15	465.70

XXVIII. — Soldat russe (guerre de Crimée) (2)

NOURRITURE JOURNALIÈRE	QUANTITÉ D'ALIMENTS	AZOTE	CARBONE
	k. gr.	gr.	gr.
Pain noir.........................	0.153	7.00	150.00
Viande............................	0.153	10.00	40.00
Choucroute.......................	0 l.50	2.00	22.00
Orge.............................	0 l.50	»	»
Kwass............................	1 l.25	1.00	18.00
Sel..............................	0.022	0.10	4.00
Raifort..........................	0.002	»	»
Vinaigre.........................	0 l.25	»	»
Poivre	0.002	»	»
TOTAL...................	1.932	20.10	234.00

(1) Voy. Kirchner, *loc. cit.*, p. 25.
(2) Voy. Ed. Parkes, *loc. cit.*, p. 127.

CHAPITRE VII

INSUFFISANCE DE L'ALIMENTATION DANS LES CLASSES PAUVRES.

Grâce aux nombreux tableaux où nous avons représenté la composition du régime alimentaire des principales classes ouvrières et des principales armées d'Europe, nous pouvons déterminer la richesse de ce régime en azote et en carbone. A ce point de vue, les chiffres suivants ont leur importance :

	Azote.	Carbone.
Soldat belge	18	380
Agriculteur du Maine (France)	18	330
Soldat italien	18	325
Soldat français en garnison	19	340
Maître blanchisseur de la banlieue de Paris	20	384
Soldat russe	20	234
Chiffonnier de Paris	22	367
Mineur de la Carniole	22	430
Soldat français sur le pied de guerre	22	365
Marin français à bord	23	346
Agriculteur du Morvan (France)	23	353
Ouvrier de Vienne (Autriche)	23	608
Soldat américain	24	360
Coutelier de Londres	27	510
Armurier de Solingen (Prusse)	27	550
Journalier de la basse Bretagne (France)	28	529
Soldat espagnol	28	465
Forgeron bulgare de Samakowa (Turquie)	29	515
Agriculteur de l'Armagnac (France)	30	335
Soldat prussien sur le pied de guerre	30	415
Marchand de grains des laveries d'or de l'Oural (Sibérie)	32	570
Forgeron des usines de Danemora (Suède)	33	510
Soldat anglais	33	525
Fondeur des usines de Buskérud (Norwége)	34	456
Mineur des montagnes métalliques de l'Auvergne (France)	37	789
Soldat autrichien (ration de guerre)	38	445
Pasteur demi-nomade du versant asiatique de l'Oural (Russie)	52	620

On voit que la moyenne de ces chiffres, obtenus par la comparaison des rations alimentaires habituelles aux ouvriers et aux soldats européens, se rapproche singulièrement de la ration alimentaire nécessaire à l'homme qui travaille, telle que nous l'avons déterminée plus haut, en nous appuyant sur des considérations exclusivement théoriques (32 grammes d'azote et 680 grammes de carbone). L'étude du tableau précédent permet en même temps de constater l'augmentation progressive que présentent l'azote et le carbone contenus dans les divers régimes présentés plus haut, à mesure que le travail auquel est soumis chaque individu semble plus pénible et plus fatigant. C'est ce qui a lieu notamment pour les artisans employés à de durs travaux dans les ateliers, dans les usines, dans les mines et dans les manufactures.

Malheureusement, il faut bien l'avouer, ce supplément de principes alimentaires, nécessaire au développement de la force dans l'organisme qui travaille, est presque toujours insuffisant, et quand on compare la richesse en azote et en carbone du régime nutritif de la plupart des ouvriers aux chiffres qu'exige la théorie (environ 32 grammes d'azote et 680 grammes de carbone), on trouve dans presque tous les cas un déficit plus ou moins notable; et malgré ce déficit, cependant, on constate dans les campagnes les plus pauvres et les moins productives, comme dans les vastes ateliers et dans les sombres manufactures où le travail et la misère s'accouplent si souvent l'un à l'autre, une force de résistance considérable contre la fatigue et une énergie remarquable contre toutes les causes qui énervent l'homme, qu'elles proviennent du besoin ou de la débauche.

A quoi cela peut-il tenir? Par quel privilége ces organismes, alimentés par des matériaux insuffisants, peuvent-ils développer une si grande somme de travail? Quel est l'agent qui les impressionne si merveilleusement, alors que leurs recettes semblent presque toujours inférieures à leurs dépenses?

Telles sont les questions qui se présentent tout naturellement à l'esprit de l'hygiéniste, à propos de cette étude si intéressante du régime alimentaire des classes pauvres et laborieuses de la société.

Trois faits principaux caractérisent le régime de ces classes :

1° Consommation insignifiante de viande, aliment dont la proportion est toujours très-faible et même qui fait souvent défaut dans le régime journalier des artisans et des soldats;

2° Consommation considérable d'aliments féculents et gras;

3° Consommation non moins remarquable de boissons spiritueuses et fermentées, généralement en rapport d'une part avec l'insuffisance du régime alimentaire, d'une autre part avec le travail plus ou moins pénible et prolongé auquel est soumis chaque individu.

Il est utile d'entrer dans quelques considérations relativement à ces trois faits dont le lecteur comprendra encore mieux l'importance, grâce à l'étude spéciale que nous consacrons à chacun d'eux.

I. — Consommation insignifiante de viande.

§ 1er. —On s'accorde généralement à reconnaître l'heureuse influence qu'exerce l'usage de la viande chez les populations soumises à une alimentation richement animalisée, et à attribuer en grande partie au régime animal le déploiement de force dont est susceptible l'organisme du manœuvre et de l'ouvrier. Nous savons à quoi nous en tenir sur ce point, et l'étude que nous avons consacrée à l'examen des sources du travail musculaire nous a démontré que les muscles ont surtout besoin, pour leur *consommation*, d'aliments calorifiques ou thermogènes, et que les aliments azotés interviennent seulement pour subvenir à leur *entretien*.

Or la viande est-elle réellement aussi indispensable qu'on le prétend à l'activité des muscles et à la production des efforts et des mouvements que nécessite tout exercice physique? Nous ne le croyons pas, et voici les faits sur lesquels nous

nous fondons pour ne pas partager cette opinion si una-
nimement acceptée par le monde savant.

D'abord, c'est un fait bien démontré depuis plusieurs années que rien n'est plus variable que la consommation de la
viande parmi les diverses nations du globe et même, pour
chacune d'elles, parmi les différentes classes de la société.
Dès 1859, Bloch (1) avait représenté par les chiffres suivants les diverses quantités de viande consommées par an
et par habitant dans les principales contrées européennes :

		k.
Les deux Mecklembourg		29,000
Grande Bretagne		27,546
Bade		25,100
Danemark		22,640
Wurtemberg		22,100
Luxembourg		21,500
Bavière		21,100
Suède		20,200
France, Autriche		20,000
Hanovre		19,200
Saxe		19,000
Pays-Bas		18,250
Espagne		12,900
Deux-Siciles		10,700
Toscane		8,500

On savait de plus que la consommation de la viande était
généralement beaucoup plus considérable dans les grandes
villes que dans les campagnes, fait qui n'était guère favorable
à l'utilité généralement admise du régime animal au point
de vue de la production de la force musculaire, puisque
les citadins, qui consomment le plus de viande, sont loin
d'être astreints aux exercices corporels auxquels sont soumis
les agriculteurs et les ouvriers ruraux (2). Cependant on

(1) Voy. *Revue de thérapeutique* de Martin-Lauzer, 1859, p. 529.
(2) En France, la consommation de la viande de boucherie et de charcuterie
se répartit ainsi : Tandis que pour Paris la consommation annuelle égale par
habitant 75 kilogrammes, dans les villes elle est d'environ 53 à 54 kilog. et
seulement de 5 à 6 kilog. dans les campagnes.

continuait à s'appuyer sur quelques exemples enseignés par la pratique, pour affirmer que la viande était l'agent indispensable au travail corporel, et les idées de Liebig sur l'entretien de la force par la propre consommation des éléments organiques mis en jeu, avaient semblé trouver une confirmation éclatante dans certains faits (ouvriers français et anglais employés à la construction du chemin de fer du Havre) pour lesquels on a fait beaucoup de bruit. De là les plaintes exprimées par les économistes et les hygiénistes sur l'insuffisance de la production animale en France, sur la nécessité de remédier à cette insuffisance, et sur l'utilité de faire entrer dans les goûts des consommateurs l'usage de la viande de cheval. Pour donner une idée de la faible proportion d'aliments d'origine animale, comparativement aux aliments d'origine végétale, consommée par les classes ouvrières, Coulier (1) a établi le tableau suivant :

(Ration annuelle.)	Poids de la ration	Aliments végétaux.	Aliments animaux.	Rapports des aliments végétaux aux aliments animaux.
	k	k	k	
Marin français	455,8	345,3	109,5	100 : 31,7
Agriculteur de Vaucluse.........	597	578	19	100 : 3,3
Agriculteur du canton de Vaud..	850	735	115	100 : 15,6
Agriculteur du Nord............	850,8	790	60,8	100 : 7,7
Agriculteur de la Corrèze	873,6	836	37,6	100 : 4,5
Ouvrier lombard...............	565,8	554,8	11	100 : 2
Ouvrier irlandais..............	2239,7	2216	23,7	100 : 1
Ouvrier anglais employé au chemin de fer de Rouen..........	879,7	638,8	240,9	100 : 37,7

En ne tenant pas compte de l'alimentation évidemment insuffisante des ouvriers irlandais et lombards, le savant professeur du Val-de-Grâce a reconnu ainsi, d'après les évaluations précédentes, que la proportion des aliments animaux aux aliments végétaux est en moyenne représentée

(1) Voy. *Dictionnaire encyclopédique des sciences médicales*, t. III, p. 214, art. ALIMENT.

par $\frac{14.56}{100}$ ou environ $\frac{1}{8}$: proportion bien faible pour un régime destiné à des individus soumis à un travail corporel pénible, et qui s'accorde bien difficilement avec la théorie de Liebig sur l'origine et les sources de la force musculaire.

Quant à nous, nous avons relevé, dans les nombreux tableaux présentés plus haut, les chiffres suivants, qui indiquent la quantité journalière de viande de boucherie et de charcuterie consommée actuellement par les ouvriers et les soldats européens :

QUANTITÉ DE VIANDE CONSOMMÉE CHAQUE JOUR PAR LES CLASSES OUVRIÈRES
ET LES SOLDATS DES PRINCIPALES CONTRÉES EUROPÉENNES.

	Grammes.
Bachkir (pasteur demi-nomade de l'Oural)	600
Soldat américain	565
— autrichien	510
— prussien (temps de guerre)	500
— russe	453
— anglais	340
Fondeur des usines de Baskerud (Suède)	320
Soldat français (temps de guerre)	
Marin français —	300
Soldat italien —	
Soldat français (temps de paix)	
Soldat prussien —	250
Soldat belge	
Soldat espagnol	230
Forgeron de Danemora (Suède)	220
Forgeron bulgare de Samakowa (Turquie)	
Jobaggy (paysan de la Theiss, en Autriche)	130
Menuisier de Scheffield (Angleterre)	112
Fondeur slovaque de Schemnitz (Autriche)	
Armurier de Solingen (Prusse)	
Horloger de Genève (Suisse)	100
Paysan agriculteur du bassin de l'Oka (Russie)	
Charpentier et marchand de grains des laveries d'or de l'Oural	
Coutelier de Londres	105
Fondeur des mines du Derbyshire (Angleterre)	
Agriculteur de l'Armagnac (France)	
Forgeron et charbonnier de l'Oural (Russie)	
Charbonnier des Alpes de la Carinthie (Autriche)	115
Menuisier de Vienne	

Grammes.

Fondeur des usines à fer du Nivernais (France).............. 95

Mineur du haut Hartz (Prusse).......................... 68

Fondeur des mines de l'Hundrucke (Prusse).
Tisserand de la fabrique collective du Rhin 60
  (Prusse) ....

Agriculteur de la Castille (Espagne) ....
Maître blanchisseur de la banlieue de Paris.. 40
Chiffonnier de Paris ....

Agriculteur de la Galice (Espagne).................... 30

Mineur de la Carniole (Autriche)......... 20
Propriétaire cultivateur du Maine (France).

Tisserand de Mamers (France).... 10
Mineur de l'Auvergne (France) ...

Agriculteur du Morvan..............
—   du Maine............. Ne consomment de viande qu'à
—   de la basse Bretagne .... certains jours de l'année.
—   du Soissonnais.........

§ 2. — L'étude du tableau précédent et la comparaison des
chiffres qu'il contient sont intéressantes à plus d'un titre.

On y voit d'abord que rien n'est plus variable que la
consommation de la viande parmi les corporations ouvrières et les troupes de chaque pays; mais cette consommation est loin d'être en rapport avec le travail corporel
auquel sont astreints les individus. En général, elle est
plus considérable pour les armées entretenues par les nations
européennes que pour les populations ouvrières, bien que
ces dernières, soumises chaque jour à un travail dur et prolongé, dans les manufactures et les ateliers ou bien au milieu
des campagnes, sembleraient avoir besoin d'une alimentation richement animalisée, plus que les soldats, généralement astreints en temps de paix à des fatigues relativement
modérées.

De plus, cette consommation n'est nullement en rapport,
comme on l'a prétendu généralement, avec l'activité, l'énergie et la résistance à la fatigue que présentent les ouvriers
et les travailleurs dans les diverses contrées européennes.
On ne peut pas dire que les agriculteurs français, qui ne

mangent de la viande qu'exceptionnellement et deux ou trois fois par an (mineurs de l'Auvergne, agriculteurs du Soissonnais, de la basse Bretagne, etc.), supportent moins facilement les travaux auxquels ils sont astreints que les ouvriers mieux pourvus de viande, de la Russie, de l'Angleterre et de la Prusse.

On sait, en effet, que malgré cette privation d'un aliment auquel on attribue généralement un rôle si important et si précieux au point de vue du développement de la force musculaire, les ouvriers de nos campagnes comme, les artisans des grandes villes, ne sont pas moins soumis à des travaux excessifs et à des fatigues considérables; malgré la pauvreté de leur régime habituel en viande, ils se livrent à leurs occupations de chaque jour avec autant d'ardeur et d'activité que les ouvriers du nord de l'Europe (russes, suédois, norwégiens, anglais), pourvus d'une nourriture richement animalisée. Il y a bien, il est vrai, chez les artisans des grandes villes, une certaine détérioration de l'organisme, un épuisement hâtif et prématuré de la constitution, souvent un arrêt de la croissance et un manque de développement des organes et des tissus, un teint pâle et cachectique, une physionomie fatiguée et vieillie avant l'âge, en un mot, un état de dégénérescence plus ou moins apparent; mais cet désordres organiques résultent bien plus du confinement et du séjour prolongé dans une atmosphère viciée, auxquels sont exposés les ouvriers, que de la nature de l'alimentation qui leur est accordée. On s'en convaincra facilement en comparant aux artisans pâles et amaigris des manufactures et des ateliers des grandes villes, la stature forte et robuste, le visage frais et rosé, l'embonpoint et la bonne mine de l'homme des champs, dont le régime est encore plus pauvre que celui des premiers en viande de boucherie et moins richement animalisé.

Mais ce qui ressort surtout des chiffres groupés dans le

tableau précédent, c'est que chez toutes les nations européennes, la consommation de la viande est en rapport avec
la richesse du pays en bestiaux pour les populations, avec
le degré d'aisance pour les individus.

Certes, nous ne nions pas que le besoin de viande soit
un instinct qui s'observe chez toutes les nations civilisées,
soit parce que cet aliment est facilement digestible, rapidement assimilable ou richement azoté, soit parce qu'il
n'est peut-être pas sans influence sur l'activité des fonctions
cérébrales et des facultés intellectuelles (I. Geoffroy Saint-
Hilaire); mais de là à conclure que la viande est indispensable à l'intégrité de nos organes et au développement de la
force dans l'économie, comme le font la plupart des physiologistes, il y a trop loin pour que nous puissions accepter
cette opinion, si contraire d'une part aux explications que
nous fournit l'étude théorique de l'alimentation, d'une autre
part aux faits que nous enseignent la pratique et l'observation.

Nous avons vu que l'analyse chimique a démontré dans
les végétaux la présence de principes azotés en proportion
plus faible, il est vrai, que dans les tissus animaux, mais
pourtant suffisante pour subvenir à l'entretien des éléments
de l'économie. Voilà pourquoi nous pouvons comprendre
facilement comment certaines corporations ouvrières peuvent
subsister avec une alimentation exclusivement végétale. Et
s'il était besoin, à l'appui de la thèse que nous avançons ici,
d'exemples tirés de la physiologie comparée, nous pourrions
appeler l'attention du lecteur sur ce fait important et bien
démontré, que dans la plupart des espèces animales, l'activité
musculaire est loin d'être en rapport avec la richesse animalisée de l'alimentation à laquelle chacune de ces espèces est
soumise; les animaux carnassiers ne présentent nullement
plus d'agilité, plus de force et plus de résistance à la fatigue
que les herbivores; et le travail musculaire que produisent

le bœuf et le cheval, avec une nourriture exclusivement végétale, est incomparablement supérieur à celui que peuvent développer le tigre et le lion qui, en dehors du moment où ils poursuivent leur proie, restent immobiles et endormis pendant les longues heures qui s'écoulent entre leurs repas.

II. — Importance des aliments gras dans le régime des classes ouvrières.

§ 1er. — A côté de l'absence ou de l'insuffisance de consommation de viande qui se présente dans le régime des classes laborieuses en Europe, il est un point très-important à signaler dans les caractères de ce régime, c'est sa richesse en aliments gras et en substances adipogènes (féculents, farineux, légumineux, etc.). On peut s'assurer, en jetant un coup d'œil sur le tableau suivant, que cette proportion considérable de corps gras qui entrent dans les diverses rations alimentaires, est en rapport avec le travail corporel plus ou moins pénible et prolongé auquel est exposé chaque corporation ouvrière :

PROPORTIONS DE SUBSTANCES GRASSES CONTENUES DANS LE RÉGIME ALIMENTAIRE DES CLASSES OUVRIÈRES DE L'EUROPE.

	Grammes.
Agriculteur du Morvan	35.
Ouvrier du Nivernais	40.
Paysan de la basse Bretagne	46.
Chiffonnier de Paris	58.
Ouvrier de la Carniole (Autriche)	60.
Agriculteur de l'Armagnac	65.
Mineur de l'Auvergne	82.
Ouvrier de Vienne (Autriche)	90.
Maître blanchisseur de la banlieue de Paris	92.
Armurier de Solingen (Prusse)	95.
Fondeur de Buskerud (Norwége)	
Coutelier de Londres	116.
Forgeron de Samakowa (Turquie)	117.
Marchand de grains des laveries d'or de l'Oural (Sibérie)	128.
Forgeron de Danemora (Suède)	129.
Pasteur demi-nomade de l'Oural (Russie)	132.

§ 2. — On voit que dans certaines contrées la consommation des corps gras (lard, beurre, fromage, lait, huiles, etc.) par les ouvriers s'élève à un chiffre considérable qui, chez les Backhirs ou pasteurs demi-nomades du versant asiatique de l'Oural, égale 132 grammes par jour. Ce fait est général et s'observe chez tous les ouvriers européens, aussi bien chez le pauvre agriculteur du Maine et du Morvan habituellement privé de viande, que chez l'artisan anglais et chez l'ouvrier des manufactures de Suède et de Norwége, pourvus tous les deux d'un régime richement animalisé. On voit figurer également les substances grasses dans les rations alimentaires de la plupart des armées européennes, et leur proportion est généralement augmentée pour les troupes soumises aux fatigues de la guerre.

Dans l'étude que nous avons consacrée précédemment au travail corporel, nous avons suffisamment insisté sur le rôle important que jouent les aliments gras dans l'économie, comme sources de chaleur organique et comme éléments nécessaires à la consommation des fibres musculaires; et si le lecteur se rappelle le principe suivant que nous avons posé précédemment : « *Pas de travail sans chaleur, pas de chaleur sans aliment thermogène* », il comprendra parfaitement la nécessité, pour tout homme qui exécute un travail quelconque, d'introduire dans son régime des aliments thermogènes, condition *sine quâ non* de tout effort musculaire, de toute dépense de force, de toute manifestation d'activité, de toute production de mouvement dans l'organisme.

Cette nécessité des corps gras et des substances adipogènes (féculents, légumineux), relativement à la production du travail corporel et au développement de la force musculaire, semble à nos yeux beaucoup mieux démontrée que l'utilité de la viande dans l'alimentation des classes laborieuses, telle qu'ont cherché à l'établir, surtout dans ces derniers temps, certains hygiénistes partisans d'un régime anglican par trop exclusif ou préconisateurs trop ardents de l'hippophagie.

Rappelons, en terminant, que cette abondance de substances grasses dans l'alimentation de l'ouvrier des villes et des campagnes, si elle intervient puissamment dans la production du travail intellectuel, en fournissant à la *consommation* de la fibre musculaire la chaleur dont elle a besoin, ne peut servir utilement à l'*entretien* de cette fibre; car celle-ci, comme nous l'avons vu, a besoin, pour réparer les pertes qui résultent de son exercice et de son usure, d'éléments analogues et autant que possible identiques avec ceux qui constituent ses propres tissus (substances albuminoïdes ou azotées, provenant soit du règne animal, soit du règne végétal).

III. — Consommation considérable de boissons artificielles dans les classes ouvrières.

§ 1ᵉʳ. — Il est un dernier point sur lequel nous voulons insister dans cette étude du régime alimentaire, c'est sur la consommation prodigieuse de boissons spiritueuses et aromatiques qui se fait dans les ateliers, dans les manufactures, dans les campagnes même, partout où l'homme se livre à un travail corporel plus ou moins pénible.

Il ressort, en effet, de l'examen des tableaux où nous avons fait figurer le relevé des rations alimentaires habituelles aux ouvriers et aux agriculteurs européens, que la consommation des boissons artificielles s'élève parmi eux à un chiffre considérable. En général, les classes laborieuses font un usage d'autant plus important de boissons alcooliques ou aromatiques (café, thé), qu'elles sont soumises à un travail plus pénible et plus fatigant. Quelques-unes, il est vrai, sont réduites à l'eau comme boisson, soit parce qu'elles font partie de société de tempérance (ouvriers norwégiens), alors elles présentent un régime riche en matières azotées et en corps gras (voy. tableau XIV), soit parce qu'elles sont forcées par la misère de se priver de toute boisson artificielle (agriculteurs du Morvan, du Maine, etc.), alors elles présentent généralement une indolence remarquable, supportent difficilement la fatigue, et croupissent dans l'oisiveté et dans l'ignorance, comme l'a parfaitement indiqué Le Play.

C'est au nord de l'Europe, et surtout dans la Russie septentrionale, que la consommation des boissons spiritueuses s'élève à son plus haut degré ; là, on voit l'alcool absorbé à doses effrayantes parmi les habitants des campagnes, chez les Bachkirs (voy. tableau XVI), chez les paysans des steppes d'Orenbourg et du bassin de l'Oka, et parmi les ouvriers du bassin de l'Oural, parmi les forgerons, les charbonniers, les mineurs (voy. tableau XV), soit sous forme de lait de jument fermenté *koumiss, airhan*), soit sous forme de bières (*kwass, braga*).

En Suède en Norwége, en Écosse, en Allemagne ce sont les esprits de grains, de betteraves et de pommes de terre, dont la fabrication a pris une si grande importance dans ces pays, qui sont l'objet de la principale consommation parmi les artisans et les agriculteurs, où ils manifestent leurs pernicieux effets par les troubles et les désordres qui constituent l'alcoolisme chronique.

L'alcool de vin n'est point consommé par les classes pauvres et laborieuses, sauf dans les contrées très-restreintes où il est préparé (Charente, midi de la France) ; sa rareté et sa chèreté en font une boisson qui ne trouve guère sa place que sur les tables des classes riches et privilégiées.

Quant aux boissons qui contiennent de petites proportions d'alcool et qui doivent à ce liquide leurs principales propriétés, le *vin* n'est guère consommé que par quelques corporations de l'Autriche, de la Turquie, de l'Espagne, et par certains ouvriers et agriculteurs de la France ; et encore, parmi ces derniers, plusieurs en sont habituellement privés. Alors ils ne boivent que de l'eau (paysans du Morvan et de la basse Bretagne), ou font usage de *cidre* (agriculteurs du Soissonnais) ou bien de *poiré* (paysans du Maine). Chez un grand nombre de corporations ouvrières, principalement en Autriche, en Allemagne et en Angleterre, la *bière* remplace le vin.

Voyons maintenant comment se répartit la consommation des *boissons aromatiques* parmi les classes ouvrières de l'Europe. En général, on peut remarquer que cette consommation est d'autant plus grande que l'usage des boissons spiritueuses est lui-même plus restreint, de telle sorte que les populations qui absorbent habituellement du café (ou vriers allemands) ou du thé (ouvriers anglais), consomment en général très-peu de boissons alcooliques. Ce fait a son importance et mérite d'être signalé, car il nous fait entrevoir, dans l'extension des boissons aromatiques parmi les classes pauvres et laborieuses, un moyen efficace de combattre les dangers et les maux engendrés par l'alcoolisme.

§ 2. — Accusant les boissons spiritueuses, même quand elles sont légères et prises à faibles doses, d'attaquer à la longue l'estomac et les centres nerveux, et opposant à la brièveté actuelle de la vie humaine la longévité de nos aïeux, on a attribué à la propagation de ces boissons la décadence de notre espèce et l'altération progressive de la constitution des races. Voyons si cette accusation est fondée : sans parler de la supériorité que présenterait sur la nôtre la constitution de nos ancêtres (fait qui n'est nullement démontré), comparons les populations qui s'abstiennent complétement de boissons spiritueuses avec celles qui en font habituellement usage, au risque d'en abuser quelquefois. D'abord, au point de vue de la constitution, il y a entre les premières et les secondes une grande différence qui est loin d'être en faveur des populations qui ne boivent que de l'eau ; le journalier du Morvan, qui ne consomme du vin, de la bière ou du café que dans certains jours de l'année, quand il va aux foires, présente une constitution bien faible et bien chétive comparativement à celle du charpentier russe de la Sibérie occidentale, qui absorbe chaque jour des quantités prodigieuses de *kwass*, sans compter l'eau-de-vie, dont il ne se prive point dans certaines circonstances. Ce qu'il y a de mieux démontré, comme nous l'avons vu, c'est que la consommation des boissons spiritueuses et aromatiques est en rapport avec l'activité des populations, avec leurs occupations et avec leurs fatigues, avec les travaux plus ou moins durs et pénibles auxquels elles sont soumises; c'est ce qu'avait du reste reconnu Le Play par l'examen approfondi des divers régimes habituels aux ouvriers européens.

« Beaucoup d'observations, dit-il (1), semblent indiquer qu'une certaine dose de boissons fermentées est indispensable aux ouvriers dont la profession implique un déploiement considérable de force musculaire; les ouvriers métallurgistes, qui ont à exercer de grands efforts sous le rayonnement d'une chaleur intense, rentrent particulièrement dans cette catégorie. Au reste, l'expérience universelle, qui, pour l'hygiène aussi bien que pour l'ensemble des habitudes sociales, est un des plus sûrs moyens d'appréciation, semble indiquer qu'une proportion de substances fermentées, toujours modérée, mais croissant en chaque lieu avec la rudesse des travaux, d'un lieu à l'autre, en proportion de l'âpreté et de l'humidité du climat, exerce sur la constitution physique une salutaire influence. »

On ne peut se dissimuler, en effet, que l'activité et l'énergie des populations habituées à l'usage des boissons spiritueuses, et notamment du vin contrastent singulièrement, avec la torpeur et l'indolence des populations qui ne boivent que de l'eau. Quelle différence entre les ouvriers qui travaillent dans les manufactures du nord de l'Europe, en Angleterre, en Russie, soumis à des travaux qui exigent un grand dé-

____

(1) Le Play, *loc. cit.*, p. 35.

ploiement de force musculaire, et qui se font remarquer par leur activité et leur résistance à la fatigue, et certains ouvriers qui, comme l'agriculteur du Morvan, dépourvus même des qualités morales qui pourraient assurer leur indépendance, restent inoccupés une grande partie de l'année, ne trouvent un emploi lucratif qu'au moment des récoltes, et passent le reste du temps dans la paresse et dans la nonchalance, tout en vivant de subventions et d'aumônes accordées par les propriétaires charitables du pays (Le Play)!

§ 3. — Une autre influence dont on tient également compte, quand on s'occupe de la répartition de la consommation des boissons spiritueuses et aromatiques dans les diverses contrées, c'est le climat. Il suffit de jeter un coup d'œil sur les tableaux précédents pour constater ce fait important : c'est que, dans les pays froids, l'usage des liqueurs fermentées et distillées a pris une importance et une extension beaucoup plus grandes que dans les contrées méridionales. Voici, du reste, comment se répartit parmi les nations européennes la consommation de chacune de ces boissons : en général, c'est le Nord qui consomme le plus de liqueurs alcooliques, et ce fait s'explique naturellement par l'influence calorifique qu'exerce l'alcool dans l'économie et par l'utilité de cet aliment thermogène contre le froid extérieur; les pays méridionaux recherchent plutôt les boissons aromatiques (café, thé, chocolat); on a fait la remarque que les populations protestantes (Anglais, Allemands) préféraient le thé, tandis que les populations catholiques (Français, Italiens, Espagnols) consommaient plutôt du café.

Dans tous les cas, il y a bien peu d'ouvriers qui ne fassent pas usage de boissons fermentées ou distillées. Chez quelques peuples protestants du nord de l'Europe, particulièrement dans la Grande-Bretagne et en Norwége, grâce à la création de sociétés de tempérance, il existe bien, il est vrai, quelques corporations qui s'abstiennent continuellement de toute liqueur spiritueuse; mais partout ailleurs, si l'on trouve par hasard dans les ateliers et dans les manufactures quelques individus qui ne consomment pas habituellement de boissons fermentées, ils en font toujours usage au moins accidentellement et particulièrement à titre de récréation.

Il est à noter, du reste, que parmi les corporations ouvrières affiliées aux sociétés de tempérance, l'alimentation est surtout remarquable par sa richesse en principes azotés et surtout en viande. On peut s'en convaincre en jetant un coup d'œil sur le tableau XIV, qui représente la nourriture annuelle d'un ouvrier fondeur de la Norwége, faisant partie d'une de ces sociétés.

Telles sont les principales conditions dans lesquelles se produit, parmi les classes ouvrières, la consommation des boissons alcooliques et aromatiques. Il ne nous sera pas difficile, après l'étude générale à laquelle nous nous sommes livré en commençant ce travail, de montrer que, malgré les accusations plus ou moins graves lancées surtout dans ces derniers temps contre l'alcool et ses congénères, l'extension considérable des boissons artificielles s'explique tout naturellement par les conditions mêmes dans lesquelles se trouvent habituellement placées les classes pauvres et laborieuses, qui, tout en étant soumises à un régime alimentaire dans lequel les matériaux nutritifs et réparateurs entrent en proportion insuffisante, fournissent cependant une somme considérable de travail, grâce aux ressources que leur procurent certains agents d'excitation et certains moyens d'épargne, parmi lesquels figurent dans une large part les boissons spiritueuses et aromatiques.

CHAPITRE VIII

§ 1ᵉʳ. — Il y a un fait qui a dû frapper de bonne heure l'esprit de ceux qui s'occupent d'économie sociale et d'hygiène publique : c'est que, dans les pays où l'homme est soumis à un travail excessif, tout en étant forcément restreint dans son alimentation, il introduit dans son régime ordinaire, par une sorte d'instinct physiologique non raisonné, une substance qu'il recherche et qu'il préfère entre toutes, bien que l'analyse chimique démontre en elle des propriétés nutritives faibles et insuffisantes, et cela malgré les lois et les préceptes de l'hygiène qui a signalé depuis longtemps les maladies, les infirmités et les dangers fatalement liés à l'abus de chacun de ces aliments de prédilection.

L'Europe, qui est la contrée la plus intelligente, la plus civilisée et la plus active du globe, est en même temps celle où se fait la plus grande consommation de ces substances, recherchées par l'ouvrier et par le manœuvre, surtout dans les grands centres de commerce et d'industrie. Parmi celles-ci, la plus commune et la plus répandue dans nos contrées est sans contredit l'alcool, qui, sous des formes innombrables (eau-de-vie, rhum, wisky, etc.) et dans les combinai-

sons les plus variées (vin, bière, cidre, poiré, etc.), se consomme sur une vaste échelle dans tous les États européens,
et surtout parmi les populations les plus laborieuses et les
plus actives (Français, Anglais).

À côté de l'alcool, deux autres boissons se sont introduites dans l'alimentation journalière : nous voulons parler
du café et du thé, qui, bien que nouveaux venus en Europe,
n'y sont pas moins l'objet d'une consommation déjà considérable : il en est de même du chocolat, employé surtout en
Espagne et en Italie ; tandis que la France, l'Allemagne, la
Suisse et la Turquie se délectent avec le café, et la Hollande,
la Russie et l'Angleterre avec le thé, les populations misé-
rables de l'Irlande emploient l'écorce de cacao, qui provient
des moulins à chocolat de l'Italie et de l'Espagne, pour se
procurer cette boisson chaude qu'elles recherchent et préfè-
rent à toute autre.

« L'Asie éprouve le même besoin, dit Johnston, et elle
le satisfait depuis longtemps de différentes manières. Le
café, indigène de l'Arabie ou des contrées adjacentes, a suivi
la bannière du Prophète dans toutes les parties de l'Asie et
de l'Afrique où la fausse croyance a triomphé. Le thé, produit de la Chine, s'est répandu spontanément dans les contrées montagneuses de l'Himalaya, sur les plateaux de la
Tartarie et du Thibet, et dans les plaines de la Sibérie...
À Sumatra, la feuille de café fournit le thé favori de la population à peau brune. »

En Afrique, le musulman n'endure la privation de vin
qu'en faisant abus de café, de tabac et d'opium ; il fait
fermenter le lait de ces juments et se délecte avec le
koumiss.

En Amérique, outre l'alcool, qui, sous différentes formes,
s'importe d'Europe ou se fabrique dans le pays même, il y
a un certain nombre de boissons privilégiées dont nous aurons à faire l'étude. Comme en Europe, ces boissons différen

suivant le pays que l'on considère. Ainsi, tandis que, dans
l'Amérique centrale, les Indiens pur sang et les créoles de
races européennes plus ou moins mélangées s'en tiennent à
leur ancien chocolat, dans l'Amérique méridionale, c'est le
thé du Paraguay ou le maté qui est le breuvage de prédilection. Parmi les tribus indigènes de l'Amérique septentrionale, c'est le thé des Apalaches, le thé Oswéga, le thé
Salvador, etc.; au Pérou, au Paraguay, dans la Bolivie,
c'est la coca; dans les États-Unis, à la Floride, à la Géorgie,
et dans toutes les îles des Indes occidentales, les races européennes s'en tiennent à leur café favori, tandis qu'au nord
des États-Unis et dans les provinces britanniques, le thé de
Chine est d'un usage quotidien et constant (Johnston).

Il n'y a pas jusqu'à l'habitant du pôle qui ne se procure
une boisson stimulante au moyen des champignons qui
poussent dans ces régions glacées.

« Une chose digne de remarque, dit Brillat-Savarin (1),
est cette espèce d'instinct, aussi général qu'impérieux, qui
nous porte à la recherche des boissons fortes... Tous les
hommes, même ceux qu'on est convenu d'appeler sauvages,
ont été tellement tourmentés par l'appétence de ces boissons,
qu'ils sont parvenus à s'en procurer, quelles qu'aient été
les bornes de leurs connaissances.

» Ils ont fait aigrir le lait de leurs animaux domestiques;
ils ont extrait le jus de divers fruits, de diverses racines où
ils ont soupçonné les éléments de la fermentation; et, partout où l'on a rencontré des hommes en société, on les a
trouvés munis de liqueurs fortes, dont ils faisaient usage
dans leurs festins, dans leurs sacrifices, à leurs mariages,
à leurs funérailles, enfin à tout ce qui avait parmi eux quelque air de fête et de solennité...

» Cette soif d'une espèce de liquide que la nature avait

____

(1) Brillat-Savarin, *Physiologie du goût.*

environné de voiles (l'alcool), cette appétence extraordinaire qui agit sur toutes les races d'hommes, sous tous les climats et par toutes les températures, est bien digne de fixer l'attention de l'observateur philosophe. J'y ai songé comme un autre, et je suis tenté de mettre l'appétence des liqueurs fermentées, qui n'est pas connue des animaux, à côté de l'inquiétude de l'avenir, qui leur est également étrangère... »

Liebig fait la même remarque à propos des boissons aromatiques dont la consommation tend à dépasser celle des boissons alcooliques parmi les nations civilisées. « Sans doute, dit-il (1), des millions d'hommes ont vécu sans connaître le thé ni le café, et l'expérience journalière démontre qu'on peut s'en passer dans certaines conditions, sans nuire aux fonctions purement animales de l'économie ; mais il serait certainement faux de dénier pour cela tout effet utile à ces boissons, et il reste à savoir si, n'ayant ni thé ni café, l'instinct populaire ne chercherait et ne trouverait pas les moyens de les remplacer. La science, qui nous doit encore tant sous ce rapport, nous dira si c'est véritablement par l'effet d'un penchant vicieux que chaque peuple de la terre s'est approprié un semblable moyen d'exciter les fonctions nerveuses, depuis les bords de l'océan Pacifique, où l'Indien se retire des journées entières dans la solitude pour y jouir de l'ivresse du coca, jusqu'aux régions arctiques, où les Kamtschadales et les Koriackis préparent une boisson enivrante avec des champignons vénéneux dits *mort-aux-mouches...*

» Il me paraît, au contraire, fort vraisemblable, sinon certain, que l'homme éprouvant, dans la vie agitée de notre époque, certaines lacunes ou certains besoins qu'il ne peut pas combler ou satisfaire par la quantité, a su trouver par instinct, dans ces produits végétaux, le vrai moyen de don-

(1) J. Liebig, *Nouvelles lettres sur la chimie*, p. 246 et 247.

ner à sa nourriture journalière la qualité qui lui manquait. »

§ 2. — Dans un chapitre précédent, nous avons insisté sur l'usage presque universel des boissons spiritueuses et aromatiques parmi les classes ouvrières de l'Europe. Les chiffres ci-dessous indiquent à quelle proportion considérable s'élève la consommation de ces boissons artificielles dans les diverses contrées du globe :

ALCOOL. — En France, la consommation de l'alcool, qui n'était que de 350 000 hectolitres en 1820, s'est élevée à 585 000 hectolitres en 1850 et à 978 000 hectolitres en 1869, non compris les quantités qui échappent aux droits.

En 1850, sur 940 000 hectolitres d'alcool fabriqué en France, 850 000, c'est-à-dire les 9/10, provenaient de la distillation des produits de la vigne; en 1869, sur 1 400 000 hectolitres d'alcool, les mêmes produits n'en fournissaient plus que 410 000, à peine les 3/10; le surplus provenait de la distillation des betteraves, des mélasses, des grains et autres substances farineuses.

Aussi l'hectolitre d'alcool, qui valait 200 francs en 1850, ne se vend-il plus aujourd'hui que 50 francs; et le nombre des débits de boissons a atteint progressivement la proportion de 1 débit sur 102 habitants (1).

CAFÉ. — En France, pendant chacune des années 1830 et 1831, on en a importé en moyenne...   9 200 000 kilog.

Pendant les deux années suiv. (1832
   et 1833)........................   9 900 000   »
En 1851.........................   18 659 000   »
En 1862.........................   37 700 922   »

(Payen).

<hr>

(1) Déclaration de l'association française contre l'abus des boissons alcooliques, mars 1872.

En Europe, la consommation du café dépasse 300 millions de kilogrammes (Boussingault).

THÉ. — Les exportations de thé de la Chine, par les navires anglais et américains et par les caravanes russes, dépassent, dans leur ensemble, 83 millions de kilogrammes (1).

L'Europe en consomme environ 60 millions de kilogrammes, dont 31 800 000 en Angleterre, 5 187 000 en Russie et 220 000 en France (2).

COCA. — Plus de 10 millions d'hommes en font usage, et la vente annuelle de cette substance s'élève à 30 millions de livres, représentant une somme de près de 40 millions de notre monnaie (3).

MATÉ. — D'après les évaluations de Mantegazza, la consommation du maté s'élèverait à plusieurs millions. Le Paraguay seul en vend chaque année pour 5 millions (M. Cervantes).

CACAO. — Au commencement de ce siècle, la consommation annuelle du cacao en Europe pouvait être évaluée à 11 500 000 kilogrammes (de Humboldt).

Les quantités de cacao arrivées en France
en 1866 ont été de 10 009 889 kilogrammes,
en 1867   —   11 444 966   —
en 1868   —   11 729 218   —

En évaluant à 2 millions la quantité de cacao qui n'a fait que traverser notre pays, il reste environ 8 millions de kilogrammes de cette substance, ce qui fait 240 grammes de cacao consommé par an, par chaque individu (Fonssagrives) (4).

(1) Voy. *Revue des deux mondes*, janvier 1860.
(2) A. Motard, *Traité d'hygiène générale*, 1868, t. Ier, p. 841
(3) Lippmann, *Étude sur la coca*, thèse de Strasbourg, 1868, p. 6.
(4) Voy. *Dictionnaire encyclopédique des sciences médicales*, t. XI, p. 360, art. CACAO.

§ 3. — Pourquoi cet usage général, pourquoi cette consommation croissante dans tous les pays du monde? Pourquoi plus de 600 millions d'individus de l'espèce humaine font-ils usage d'alcool? Pourquoi plus de 500 millions boivent-ils du thé? Pourquoi plus de 100 millions boivent-ils du café, environ 50 millions du chocolat, plus de 15 millions du maté, plus de 10 millions de la coca?

Est-ce que cela n'indique pas un besoin réel dont il faut pourtant se rendre compte? Pourquoi l'emploi de la plupart de ces breuvages se propage-t-il avec tant d'insistance et de succès parmi les populations ouvrières, parmi les classes laborieuses. et principalement dans nos grandes cités? Il se rapporte évidemment à un avantage quelconque, et ces boissons doivent avoir un rôle soit dans l'entretien et dans la réparation des tissus, soit dans la production de la force organique et musculaire. Bien que ce rôle soit encore ignoré ou mis en doute par la plupart des hygiénistes, nous pouvons affirmer qu'il existe et qu'il répond à un besoin universel.

Il y a, du reste, un reproche à faire aux hygiénistes, c'est d'avoir trop négligé le rôle utile de ces substances pour signaler les dangers et les inconvénients que détermine leur abus. Ainsi, c'est un tort, croyons-nous, d'avoir presque exclusivement considéré l'alcool comme la boisson de la paresse et de la débauche ; le tableau sombre et lugubre que présente toute cette pathologie alcoolique a singulièrement contribué à faire oublier les services importants que les spiritueux rendent chaque jour dans l'alimentation publique. Quant à nous, nous sentons la nécessité de relever ces boissons du triste rôle qu'on leur attribue, en faisant ressortir leurs services comme soutiens de la misère et du travail.

Tout en reconnaissant ce qu'il y a de juste et de vrai dans le tableau de l'alcoolisme chronique, et en déplorant les doses effrayantes et incalculables de boissons spiritueuses qui se consomment dans nos grandes villes manufacturières et dans nos cités populeuses, nous chercherons pourtant à démontrer les avantages de ces boissons, nous négligerons le poison pour nous occuper surtout de l'aliment, et nous tâcherons d'expliquer leur consommation étonnante en insistant sur leurs propriétés utiles.

Le café et le thé ont subi les mêmes accusations que l'alcool, bien que leur influence pernicieuse sur l'organisme ait été à peine démontrée, et bien que les troubles et les lésions de l'alcoolisme chronique, sous ses différentes formes, ne soient pas applicables aux effets les plus fâcheux que déterminent ces nouvelles boissons dans l'économie. Ainsi, Tissot a prétendu que le café diminuait la vie humaine, et encore aujourd'hui beaucoup de gens sont imbus de cette idée que le café au lait est un poison; aussi certaines personnes timorées et méticuleuses se gardent bien d'absorber une seule goutte de la redoutable liqueur. De même, on a accusé le thé de déterminer des gastrites, des gastralgies, et de produire de la céphalalgie, de la migraine, des tremblements de tout le corps, etc.

Ces accusations n'ont pas empêché l'emploi de ces dangereuses substances; la vieille Europe a pris goût à ces innovations, et il n'y a pas parmi nous de réunion un peu gaie où l'on ne voie apparaître, sous les couleurs les plus séduisantes et décorés des étiquettes les plus fallacieuses et les plus attrayantes, les prétendus poisons, qui viennent s'ajouter heureusement aux aliments habituels, et qui révèlent leurs effets par des sensations plus ou moins agréables.

« On ne peut pas objecter, dit Letheby (1), que, parce qu'on abuse de ces boissons, elles ne sont pas utiles dans l'économie du corps humain. Au contraire, puisqu'on en fait usage dans tous les temps, et qu'aucun liquide sucré

____

(1) *Loc. cit.*, p. 94.

ou suc de fruit mûr ne peut être exposé à l'air sans éprouver une fermentation spontanée et presque immédiate, c'est une preuve frappante que les liqueurs fermentées ont une destination utile. Elles ne peuvent entrer dans la composition des tissus, mais elles stimulent les énergies de l'organisme et en augmentent l'activité. Il ne suffit pas de conserver ce qu'on peut appeler les briques et les marbres de l'édifice humain, ni d'entretenir les mouvements concrets de notre machine; il y a des formes moins communes de la matière et des manifestations plus élevées de la force qui sont en jeu dans notre existence, et le penchant de l'humanité pour des breuvages tels que ceux dont nous parlons, peut avoir pour but quelque chose de plus dans l'alimentation du système, peut-être, par exemple, d'élever les âmes au-dessus des détails infimes et grossiers de ce monde vulgaire. »

Ces lignes montrent combien une nouvelle étude de ces boissons privilégiées est nécessaire ; nous avons osé l'entreprendre, heureux si nous parvenons à jeter quelque lumière sur cette importante question qui intéresse à la fois la physiologie et l'hygiène, puisqu'elle se rattache à l'étude des phénomènes intimes de la nutrition, et constitue en même temps un des sujets les plus intéressants de l'alimentation publique.

PREMIÈRE PARTIE

L'ALCOOL.

Considérations préliminaires.

§ 1. — C'est à tort qu'on attribue à Arnauld de Villeneuve, qui vivait au XIII⁰ siècle, la découverte de l'alcool; car l'art d'extraire ce liquide des vins et autres boissons fermentées était connu des Arabes dans les temps les plus reculés, comme le prouve la dénomination d'*eau ardente*, sous laquelle Graecus et Rhazès ont désigné l'eau-de-vie.

Pendant longtemps l'alcool, connu sous les noms de *quintessence* (Raymond Lulle), d'*aqua vitæ* (*eau-de-vie*), fut considéré comme un médicament précieux employé par les empiriques et les guérisseurs dans un grand nombre de maladies. Ce ne fut guère que dans le courant du XV⁰ siècle que ce liquide sortit de l'officine des apothicaires, où il avait été relégué, pour être introduit comme boisson dans le régime alimentaire, grâce à l'exploitation dont il fut l'objet de la part des *vinaigriers* ou *distillateurs*.

On ne connaissait alors que l'esprit-de-vin, forme sous laquelle l'alcool se répandit dans presque toutes les contrées européennes. En 1618, la fabrication de l'eau-de-vie de grains en Suède et en Allemagne permit aux populations de faire un plus grand usage des liqueurs spiritueuses, dont la consommation, d'abord forcément restreinte par suite de la chèreté des eaux-de-vie de vin, augmenta avec une rapidité surprenante parmi les peuples d'Europe.

§ 2. — On sait que l'alcool est le produit d'une transformation spéciale qu'éprouve le sucre, et qui constitue la *fermentation alcoolique*; cette transformation s'opère quand une dissolution sucrée est exposée à une température de 20° à 30°, en présence d'une faible quantité de matière organique connue sous le nom de *levûre de bière*. Il se produit alors un dégagement d'acide carbonique sous forme de bulles de gaz, avec un mouvement tumultueux dans toute la masse liquide, et avec précipitation des parties insolubles; la liqueur s'éclaircit et, au bout de quelques heures, sa saveur sucrée est remplacée par une odeur vineuse et un goût fort et spiritueux; par la distillation, on en retire de l'alcool associé à une proportion plus ou moins considérable d'eau.

On remarque que certains sucres (saccharose) subissent plus difficilement que d'autres la fermentation alcoolique; cela provient de ce que, avant d'être aptes à cette fermentation, ils ont besoin de se transformer préalablement en *sucre interverti* ($C^{12}H^{12}O^{12}$), qui seul peut donner naissance aux divers produits de la fermentation (alcool et acide carbonique), suivant la formule bien connue :

$$C^{12}H^{12}O^{12} = 4CO^2 + 2(C^4H^6O^2)$$

Notons que Pasteur a constaté la formation d'autres substances sous l'influence de la fermentation alcoolique; il a retiré, en effet, du résidu filtré de la distillation, 0,6 à 0,7 p. 100 d'acide succinique ($C^8H^6O^8$) et 3,2 à 3,6 p. 100 de glycérine ($C^6H^8O^6$).

Toutes les substances sucrées peuvent donc éprouver cette fermentation soit directement (glycose), soit indirectement, par la transformation préalable de leur sucre en glycose. Aussi, l'industrie retire l'alcool non-seulement du

jus de raisin, mais encore des cannes à sucre, des betteraves,
du lait. Et comme la glycose elle-même peut provenir de la
transformation de l'amidon ou de la dextrine sous l'influence
des acides faibles ou de l'orge germé, l'alcool peut encore
être extrait des substances féculentes et amylacées (pommes
de terre, grains, etc.). Ce sont même les principales sources
d'extraction des esprits livrés à la consommation.

Nous donnons ici, d'après Girardin (1), les noms et la
provenance de ces nombreux esprits, avec l'indication des
pays où ils sont spécialement employés :

NOMS DES ESPRITS.	LIQUEURS FERMENTÉES qui les fournissent.	PAYS où on les fabrique.
Esprit ou eau-de-vie de grains...............	Bière et graines céréales fermentées....................	France, Europe septentrionale.
Genièvre...............	Bière et graines avec baies de genièvre...................	
Goldwasser............	Bière et graines avec d'autres aromates.	Dantzig.
Whisky...............	Orge, seigle, pommes de terre, prunelles sauvages...........	Écosse. Irlande.
Esprit ou eau-de-vie de fécule ou de pommes de terre............	Fécule ou pulpe de pommes de terre ou glycose............	Europe, France.
Esprit ou eau-de-vie de betteraves..........	Jus ou pulpe de betteraves. ...	
Esprit ou eau-de-vie de riz................	Riz entier..................	
Kirchenwasser et *par abrév.* kirsch........	Cerises sauvages ou merises écrasées et fermentées avec leurs noyaux....................	Suisse, Allemagne, Vosges.
Maraschino...........	*Id*	Zara (Dalmatie).
Zwetschkenwasser	Variété de prunes nommées *couëtche*....................	Allemagne, Pologne. Hongrie, Suisse, Alsace, Vosges.
Holerca.............	Eau-de-vie de fruits et d'orge...	Transylvanie.
Sekis-kayavodka........	Lie de vin avec fruits..........	Scio.
Siivovitza............	Prunes mûres fermentées.......	Autriche, Bosnie.
Rakia................	Marc de raisins et aromates.....	Dalmatie
Troster..............	— et graminées. ..	Bords du Rhin.
Araka, arza, arki......	Lait de jument fermenté.......	Tartarie, Kalmouks.
Bland...............	Petit-lait fermenté............	Iles Orcades et Schetland.

(1) Girardin, *Chimie industrielle*, t. II, p. 357.

NOM DES ESPRITS.	LIQUEURS FERMENTÉES qui les fournissent.	PAYS où on les fabrique.
Tafia..............	Moût de la canne à sucre........	Antilles.
Rhum..............	Mélasse et écume du sirop de canne....................	
Rhum..............	Séve fermentée de l'érable à sucre.....................	Amérique du Nord.
Agua ardiente.........	Séve fermentée de l'agave américain....................	Mexique.
Rack.	Séve fermentée du cacaoyer	Amérique du Sud.
Araki, rack..........	Séve fermentée de palmiers.....	Égypte.
Arrack..............	Séve fermentée avec écorce d'acacia....................	Indes.
Arrack-mehwah.......	Séve fermentée avec addition de fleurs	
Arrack-tuba..........	Id.....................	Philippines.
Arrack...............	Eau-de-vie d'orge et de millet..	Turkestan.
	— d'orge et de fruits...	
	— de raisins secs......	Perse.
	— de dattes...........	Schiras (Perse).
Mahuari	Bananes, autres fruits et petite graine inconnue.............	Mozambique (Afrique orientale).
Stathaïatrava..........	Herbe inconnue sucrée.........	Kamtschatka.
Watky.	Eau-de-vie de riz..............	
Lau, samshu, kneip....	— —	Siam, Chine, Japon.
Kao-lyang...........	Eau-de-vie de sorgho..........	Chine.
Show-choo...........	Riz bouilli et fermenté ou lie du mandarin.................	
Rack ou arach........	Suc de canne avec écorce aromatique...................	Indoustan.

§ 3. — L'alcool existe tout formé dans les vins et dans les autres boissons fermentées (bière, cidre, poiré, etc.), dont il constitue le principe actif et dans lesquels il est associé avec les éléments les plus divers (sucre, gomme, éther et acide œnanthiques, substances amères, acides végétaux, substances salines, matières colorantes, etc.); ce sont ces éléments qui expliquent en partie l'influence complexe et différente qu'exerce chacune de ces boissons sur l'organisme sain et malade.

Mais, tandis que dans les boissons fermentées, l'alcool présente un degré de spirituosité qui varie entre 2° c. (bières) et 17° c. (vins), les liqueurs distillées (eaux-de-vie, rhum, tafia, etc.), possèdent une richesse alcoolique beaucoup plus grande (entre 20° c. et 75° c.); aussi sont-elles absorbées généralement par l'homme à doses beaucoup moins fortes que les précédentes.

Dans l'étude qui va suivre, nous ne nous occuperons pas de l'*alcool rectifié* (c'est-à-dire marquant 88 à 90° c.), qui n'est point employé dans l'alimentation publique et qui doit être considéré uniquement comme un poison, dont l'étude ne peut offrir d'intérêt qu'au point de vue de la pathologie et de la médecine légale. Nous étudierons seulement l'action physiologique de l'*alcool dilué*, marquant 10 à 55° c. à l'aréomètre, c'est-à-dire tel qu'il est consommé dans les boissons fermentées et distillées employées par l'homme. Mais nous aurons soin de distinguer les effets particuliers exercés par ce liquide dans l'économie, suivant sa provenance, son origine et sa préparation.

C'est un grand tort, suivant nous, de la part des physiologistes qui se sont livrés à cette étude si intéressante du rôle de l'alcool dans l'organisme, de n'avoir pas tenu compte, dans leurs recherches, de la nature et de la qualité du liquide spiritueux employé dans leurs expériences et dont ils se sont contentés seulement d'indiquer la richesse et le degré alcooliques sans s'occuper de sa provenance. Telle est la lacune qui reste à combler dans l'important problème de physiologie expérimentale dont nous nous occupons en ce moment.

Combien, en effet, sont vagues et peu précises les dénominations d'*esprit-de-vin*, d'*alcool du commerce*, d'*alcool des hôpitaux*, sous lesquelles sont désignées habituellement, dans les travaux même les plus récents publiés sur ce sujet en France et à l'étranger, les nombreuses variétés sous lesquelles l'alcool a été expérimenté sur l'homme et sur les animaux par les auteurs les plus recommandables et les plus autorisés (1).

(1) Voyez notamment les expériences de Lallemand, Perrin et Duroy, de Baudot, de H. Schulinus, de Binz, de Cuny-Bouvier, de Magnan, etc.

Et pourtant, que de différence entre les divers esprits introduits dans l'alimentation publique, tant au point de vue de leur composition chimique que de leurs effets physiologiques! Il est un point, en effet, parfaitement constaté aujourd'hui et sur lequel on ne peut établir le moindre doute, c'est que l'alcool n'existe jamais, dans les différents esprits préparés pour la consommation publique, sous forme d'alcool *pur* et dilué; qu'il provienne de la distillation des vins ou de toute autre substance (grains, betteraves, etc.), il est toujours associé à certains principes mélangés avec lui en proportion plus ou moins considérable, et représentés généralement par un ou plusieurs éthers et par des huiles volatiles, qui diffèrent suivant sa provenance et son origine. Ce sont ces principes, dont quelques-uns ont été étudiés par les chimistes et les physiologistes (alcool amylique, aldéhyde, éthers, huiles essentielles), et dont les autres n'ont pu être isolés par l'analyse chimique, qui, suivant la saveur et l'odeur plus ou moins agréables qu'ils communiquent aux alcools, servent à distinguer ceux-ci en *alcools bon goût*, c'est-à-dire dans lesquels prédominent des éléments plus ou moins savoureux, et en *alcools mauvais goût*, c'est-à-dire dans lesquels prédominent des éléments plus ou moins âcres et désagréables.

§ 4. — Parmi les alcools bon goût figure l'*eau-de-vie de vin* ou *alcool vinique*, et encore est-il nécessaire, pour qu'il mérite véritablement ce titre, que ce liquide soit soumis à un certain vieillissement, sous l'influence duquel il se débarrasse des divers principes irritants qui sont mélangés avec lui et qui lui communiquent une saveur plus ou moins désagréable (*goût de jeune*). On sait, en effet, que l'eau-de-vie nouvellement préparée, telle qu'on l'obtient par la distillation des vins blancs de la Charente, présente l'aspect d'un liquide incolore et transparent comme de l'eau de roche; son odeur caractéristique et assez prononcée, et sa saveur chaude et piquante sont dues en partie à l'alcool qu'elle contient dans la proportion de 40 à 65 pour 100, en partie aux divers principes volatils associés avec ce liquide. Or, quand elle est soumise au vieillissement, c'est-à-dire quand elle reste pendant un certain nombre d'années dans des tonneaux en bois placés dans des locaux où la température reste à peu près constante et dans les limites de 15° à 25° c., elle subit les modifications suivantes :

1° Elle acquiert une coloration jaunâtre ou brune plus ou moins foncée, coloration due en grande partie à la dissolution par l'alcool de la matière colorante du bois de chêne, dont sont formés les tonneaux où l'eau-de-vie est conservée. On sait que les distillateurs attribuent une très-grande importance à la constitution du tonneau sur les qualités des eaux-de-vie soumises au vieillissement (1);

2° Elle perd de son degré, et au bout d'un certain temps ne marque plus à l'aréomètre que 50 et même 30°; cette perte est due à l'évaporation de l'alcool à travers les pores et les joints du tonneau;

3° Elle se purifie, et cette purification, par laquelle l'eau-de-vie acquiert des qualités nouvelles, a lieu de trois façons différentes :

a. Par surflottage des principes dont la densité est moindre que celle de l'alcool;

b. Par dépôt au fond du tonneau des principes qui ont au contraire une densité plus considérable;

c. Par évaporation, à travers les pores du tonneau, de certains principes très-facilement volatilisables (principes âcres et irritants).

4° En même temps, elle acquiert une odeur et une saveur spéciales, dues en grande partie au développement d'essences

(1) D'après Fauré, de Bordeaux, l'eau-de-vie enlève aux merrains de chêne cinq substances distinctes : du tannin, de l'acide gallique, de la matière colorante jaune ou *quercitrin*, de la matière extractive amère et une résine amère à saveur et à odeur balsamiques qu'il nomme *quercine*.

aromatiques particulières qui remplacent les principes précédents et auxquelles on rapporte avec raison le *goût de vieux* ou *rancio*, si recherché par les dégustateurs dans les esprits de première qualité. C'est à des modifications chimiques encore peu connues, mais qui consistent certainement dans la production de nouveaux arômes et de bouquets particuliers que nous attribuerons les différences remarquables que présentent les divers alcools dans leurs effets physiologiques et pathologiques, suivant qu'ils sont nouvellement obtenus par la distillation ou qu'ils ont été soumis pendant une période suffisamment longue à l'opération du vieillissement.

Nous aurons soin de tenir compte de ces faits quand nous aurons à étudier l'influence particulière exercée par l'alcool dans l'organisme, et principalement sur le système nerveux, ainsi que les modifications que présentent les effets physiologiques de ce liquide, suivant qu'il est mélangé en proportion plus ou moins grande à ces divers principes aromatiques.

§ 5. — Les *alcools mauvais goût* qui sont employés aujourd'hui dans l'alimentation publique se distinguent de l'alcool de vin par la forte proportion de principes étrangers (acides gras volatils, hydrocarbures, éthers, produits huileux, etc.) qu'ils renferment et auxquels il faut rapporter certainement l'odeur et la saveur désagréables qu'ils présentent. On peut distinguer, selon leur provenance, les variétés suivantes :

1° L'*eau-de-vie de marc de raisin* ou de *lie de vin*, qui, outre l'alcool vinique, contient d'assez fortes proportions d'alcool amylique, d'alcool œnanthique, d'acide et d'éther œnanthiques ;

2° L'*eau-de-vie de pommes de terre*, qui, riche en alcool amylique ($C^5H^{12}O$), contient également des acides gras volatils, des éthers et des produits huileux ;

3° L'*eau-de-vie de grains*, qui renferme, d'après Mulder, Kolbe, Glassfort, Rowney, de l'éther œnanthique, une huile très-odorante ($C^{24}H^{34}O$, Mulder), des acides œnanthique et margarique, caprylique et caprique libres, de l'alcool amylique et les éthers de ces acides et alcools ;

4° L'*alcool de mélasses* et *de betteraves*, où l'on a rencontré, outre les alcools supérieurs de la série, des acides gras libres, pélargonique, caprylique, caprique, et les éthers correspondants ;

5° L'*alcool de garance*, dont l'odeur désagréable, *sui generis*, est principalement due à la présence d'une substance camphrée et d'un hydrocarbure isomère avec l'essence de térébenthine (1) ;

6° Enfin l'*alcool* ou *esprit de bois*, qui existe en dissolution dans la partie aqueuse des produits de la distillation des bois, et qui constitue un alcool spécial ($C^2H^4O^2$, alcool méthylique) ; c'est un liquide très-fluide, incolore, d'une odeur à la fois alcoolique et empyreumatique, d'une saveur piquante et comme poivrée.

On sait que la fabrication de ces esprits a lieu principalement dans le nord de l'Europe, et, comme elle s'opère à des conditions peu dispendieuses, la consommation des alcools mauvais goût se substitue aujourd'hui à celle des alcools de provenance vinique, dont la préparation, à peu près limitée au midi de la France (eaux-de-vie de Cognac et de Montpellier), peut à peine suffire aux besoins des classes riches et privilégiées de l'ancien et du nouveau monde. Et encore faut-il ajouter que dans notre pays lui-même et dans les départements vignobles, c'est avec les plus grandes difficultés qu'on peut se procurer une eau-de-vie naturelle, c'est-à-dire de provenance vinique, à cause des falsifications nombreuses et variées auxquelles est soumise cette boisson entre les mains des distillateurs et des commerçants ; on s'explique ainsi la consommation prodigieuse d'eaux-de-vie de marc

---

(1) Voy. Wurtz, *Dictionnaire de chimie*, t. I, p. 132.

et de grains, tirées les unes du midi de la France, les autres du nord de l'Europe (Belgique, Hollande, Allemagne), qui se fait dans certains de nos départements pour la préparation des mélanges incroyables auxquels l'industrie se livre dans un but de lucre et de spéculation. Combien d'eaux-de-vie de grains, une fois mélangées avec une certaine quantité d'eau, colorées avec du caramel et additionnées d'une substance spéciale connue sous le nom de *rance* et destinée à communiquer au breuvage ainsi préparé le parfum et le bouquet de l'eau-de-vie naturelle, sont livrées au commerce et débitées ensuite en France ou à l'étranger, avec l'étiquette séduisante et fallacieuse de vieux cognac! Il n'y a guère que ces eaux-de-vie âcres, frelatées ou falsifiées, qui soient consommées par les populations des grandes villes et principalement par les classes ouvrières.

Nous verrons bientôt la part qui doit être attribuée certainement aux substances diverses que ces liquides renferment mélangées avec l'alcool, quand nous nous occuperons des effets physiologiques qu'ils déterminent et de leur influence dans la production des troubles fonctionnels et des altérations organiques rapportés habituellement à l'alcoolisme.

On sait combien la provenance de ces alcools de mauvaise qualité, ou esprits du commerce, est variée, et à combien de substances sucrées ou féculentes on a eu recours pour leur extraction; mais ce sont sans contredit les esprits de betterave, de mélasse, de pommes de terre et de grains qui sont actuellement l'objet de la fabrication la plus importante.

Quels que soient leur origine et leur mode de fabrication, tous ces esprits se distinguent des alcools bon goût par ce fait qu'il est nécessaire de signaler ici avec toute l'importance qu'il mérite : par leur impureté et par leur richesse en huiles essentielles et en corps gras; c'est ce qui explique leur goût repoussant et leur odeur fétide et désagréable.

C'est dans le but de débarrasser les alcools mauvais goût des principes plus ou moins infects qui les souillent, que l'industrie a imaginé différents modes de *rectification* ou de *purification*, qui ont pour but de transformer les esprits les plus impurs en alcools bon goût, et qui reposent généralement sur la différence de volatilité de l'alcool et des huiles odorantes associées avec lui. Nous n'avons point à les décrire ici (1). Il est donc possible, jusqu'à un certain point, de supprimer l'odeur empyreumatique et le mauvais goût dont sont imprégnés les alcools du commerce, mais on n'y arrive jamais complétement, car ces liquides conservent encore une proportion notable de principes étrangers plus ou moins odorants et actifs, comme on peut le constater facilement en les étendant d'une certaine quantité d'eau : celle-ci fait disparaître l'odeur flagrante de l'alcool et fait percevoir celle des matières huileuses ou autres mélangées avec lui.

L'analyse chimique est même parvenue à isoler quelques-unes de ces substances, si bien qu'on a pu en étudier l'action sur l'homme et sur les animaux. Quant à celles, et elles sont nombreuses, qui se dérobent encore à cette analyse et qui ne se révèlent guère que par leur odeur et par un goût particulier connu dans l'industrie sous le nom de *fousel*, dont les unes se produisent sans doute pendant la fermentation des mouts, par l'effet d'une altération de l'albumine ou de tout autre principe azoté, et dont les autres préexistent dans la partie tégumentaire des fécules, il faut leur attribuer, suivant nous, comme aux précédentes, une importance considérable dans les effets soit physiologiques, soit pathologiques, que suscite dans l'organisme l'ingestion des boissons spiritueuses.

(1) Voyez, pour cette étude, Payen, *Traité de chimie industrielle*.

Nous ne dirons que quelques mots des principes qui ont pu être isolés par la chimie du contenu des alcools mauvais goût. Parmi eux, celui qui a excité le plus l'intérêt des physiologistes et des hygiénistes est sans contredit l'*alcool amylique* qui, à peine isolé par Fourcroy et Vauquelin des derniers produits de la distillation à feu nu de la fécule de pommes de terre, a été l'objet de recherches intéressantes de la part de G. Pelletan en 1825, de Fuerst (de Berlin) en 1845 et de Cros (de Strasbourg) en 1863. On trouve très-fréquemment associé avec lui un principe analogue, l'*alcool butylique*, dont le rôle dans l'organisme a été élucidé également par Cros et tout récemment par Rabuteau.

Enfin, il faut citer parmi les substances étrangères contenues dans les alcools mauvais goût d'autres principes qui, tout en étant moins connus que les précédents, semblent jouir pourtant d'une activité physiologique incontestable. Tels sont l'*acide œnanthique*, analogue aux acides gras, susceptible de se transformer peu à peu en éther par sa réaction sur l'alcool, et qui constitue en grande partie l'*huile de l'eau-de-vie de blé*; l'*éther œnanthique*, incolore, très-fluide, d'une odeur vineuse qui étourdit quand on le respire de près, très-soluble dans l'alcool, quel que soit le degré d'hydratation de celui-ci; il bout entre 225° et 230°, et est contenu en proportion notable dans l'*huile de l'eau-de-vie de marc de raisin*, où il est associé à de l'alcool ordinaire, à de l'eau, à de l'alcool amylique, etc.; l'*aldéhyde*, liquide incolore, très-limpide, d'une odeur éthérée et suffocante, excessivement volatil (il bout à 21°,8) et très-inflammable; enfin la *glycérine*, liquide, incristallisable, sans odeur, d'une consistance sirupeuse, d'une saveur sucrée, très-soluble dans l'eau et dans l'alcool, inflammable sur les charbons.

§ 6. — Nous nous bornerons à ces considérations préliminaires. Elles suffiront, nous l'espérons du moins, pour faire comprendre au lecteur combien il est important, dans cette étude du rôle de l'alcool dans l'organisme, de tenir compte des principes étrangers nécessairement associés à ce liquide, dans les nombreuses formes sous lesquelles il est employé dans la consommation publique. Elles expliqueront en partie l'innocuité que nous croyons devoir attribuer à l'alcool dilué, vis-à-vis du fonctionnement et de la nutrition de nos organes, et la part beaucoup plus restreinte et presque insignifiante que nous avons assignée à ce liquide, dans la production des troubles fonctionnels et des altérations organiques, habituellement rangés sous la qualification d'*alcoolisme aigu* ou *chronique*. Elles justifieront en même temps la distinction que nous avons eu soin de faire, dans notre travail, entre les effets qui résultent de l'action physiologique de l'alcool pur ($C^4H^6O^2$) et dilué, et les influences spéciales qu'exercent dans l'organisme, tant sur le système nerveux que sur le mode de fonctionnement et sur la constitution des éléments organiques, les divers principes plus ou moins actifs associés à l'alcool, et par lesquels le tableau de l'alcoolisation aiguë ou chronique est presque toujours fatalement influencé et diversement modifié.

Le lecteur comprendra donc avec quel soin, avant de commencer nos recherches, nous avons dû nous assurer de la provenance, de la pureté et de la qualité des boissons alcooliques dont nous nous sommes servi dans les expériences que nous avons faites sur les animaux et sur l'homme, pour en déterminer l'action physiologique et thérapeutique.

EFFETS PHYSIOLOGIQUES DE L'ALCOOL

CHAPITRE PREMIER

VOIES D'INTRODUCTION DANS L'ORGANISME.

§ 1. *Peau.* — Appliqué sur la peau saine, l'alcool produit d'abord une légère sensation de froid due à son évaporation rapide. Cette sensation, d'autant plus appréciable que l'air est plus chaud et plus agité, s'accompagne de la pâleur des téguments. Nous n'avons pas constaté, même avec de l'alcool à 90° c., d'irritation ni de chaleur de la partie avec laquelle ce liquide était en contact. Ce fait a été pourtant signalé par quelques observateurs.

Sur le derme mis à nu, sur une muqueuse (conjonctive oculaire) ou sur une solution de continuité (plaie), l'alcool détermine une irritation plus ou moins violente, qui consiste en picotements, sensation de brûlure, contraction des capillaires sanguins et pâleur de la région, coagulation dela sérosité albumineuse et durcissement de la surface. Survient, comme phénomène consécutif, la dilatation des capillaires, accompagnée de chaleur et d'inflammation ; il peut même en résulter un commencement de gangrène, quand l'alcool est suffisamment concentré (Gubler) (1).

(1) Gubler, *Commentaires thérapeutiques du Codex médicamentarius*, art. ALCOOL. 2ᵉ édition. Paris, 1874.

On cite quelques exemples d'ivresse à la suite de la simple application sur la peau de compresses imbibées d'eau-de-vie, d'eau de mélisse, d'alcool camphré ; mais il faut tenir compte, dans ces cas, de l'inhalation des vapeurs alcooliques (Racle) (1) et de leur absorption par les voies respiratoires.

§ 2. *Séreuses.* — L'injection de liquides alcooliques dans la plèvre et dans le péritoine a été, dans certains cas, suivie des mêmes effets, comme cela a été démontré expérimentalement par Rayer (2).

§ 3. *Muqueuse pulmonaire.* — L'alcool peut s'introduire dans les voies respiratoires sous deux états : *a.* à l'état liquide ; *b.* à l'état de vapeur.

a. — Les recherches récentes de P. Delmas et de L. Sentex (3) ont démontré que le poumon est, de tous les organes de l'économie, le plus apte à l'absorption. Divers expérimentateurs avaient reconnu, avant eux, la facilité et la rapidité étonnante avec lesquelles les liquides versés dans la trachée étaient absorbés. Ségalas (4) ayant injecté une certaine quantité d'alcool dans les bronches, avait constaté la disparition de ce liquide accompagnée des symptômes de l'ivresse ; il avait même cru remarquer que, malgré la section des nerfs vagues, ces phénomènes étaient survenus aussi vite que si l'alcool avait été introduit dans le sang. Mais Longet (5) a remarqué depuis que l'intoxication, après la section des pneumo-gastriques, se manifeste beaucoup plus rapidement le premier jour de l'opération que le second et surtout que le troisième jour.

b. — C'est habituellement à l'état de vapeur que l'alcool

<hr>

(1) Racle, *De l'alcoolisme,* thèse d'agrégation. Paris, 1860.

(2) Voy. *Dictionnaire de médecine et de chirurgie pratiques,* 1829, t. I, p. 468.

(3) P. Delmas et L. Sentex, *Recherches expérimentales sur l'absorption des liquides à la surface et dans la profondeur des voies respiratoires.* Paris, 1869.

(4) Ségalas, *Arch. gén. de médecine,* 1826, t. XII, p. 103.

(5) Longet, *Traité d'anatomie et de physiologie du système nerveux,* t. II, p. 303. Paris, 1842.

est absorbé par les poumons. Il produit ainsi l'ivresse, qui se développe parfois dans les caves où l'on transvase le vin et dans les ateliers où l'on travaille l'alcool (vernissage à l'alcool).

Mesnet cite un négociant en alcools, dont le logement était placé au-dessus d'un magasin d'eaux-de-vie, et qui éprouvait toutes les nuits les symptômes de l'ivresse, dus à l'action des vapeurs alcooliques qui passaient à travers les fentes d'un mauvais plancher. Au bout de dix-huit mois, cet homme présenta les symptômes de la paralysie générale aiguë. Il est probable que le sujet en question avait également contracté des habitudes alcooliques.

Enfin, nous mentionnerons les expériences d'Orfila (1), dans lesquelles ce chimiste empoisonnait des chiens en leur faisant inspirer de l'air chargé de vapeurs alcooliques.

§ 4. *Muqueuse digestive.* — Pour l'homme, dans les conditions habituelles de la vie, la principale voie d'absorption de l'alcool est la muqueuse digestive. Si l'on tenait uniquement compte des lois de l'endosmose établies par Dutrochet (2), il semblerait que cette absorption dût être difficile, car l'alcool ne mouille pas la muqueuse intestinale, et les rapports de sa chaleur spécifique avec celle du sérum sanguin ne sont pas favorables à son passage à travers les parois vasculaires. Cependant cette absorption est bien réelle; elle est certainement favorisée par l'avidité que l'alcool présente pour l'eau, ce qui explique la rapidité avec laquelle il pénètre dans l'économie et la facilité avec laquelle il se répartit uniformément dans tous les organes.

Appliqué sur la *langue*, l'alcool à 90° centigrades présente une saveur piquante, chaude, un peu sucrée, laissant à sa suite une impression de brûlure plus ou moins

(1) Orfila, *Traité de toxicologie*, 4e édition, t. II.

(2) Dutrochet, *Mémoire pour servir à l'histoire anatomique et physiologique des végétaux et des animaux.* Paris, 1837. t. 1er, p. 13.

durable, qui s'accompagne de la turgescence des papilles linguales et de salivation. Ces effets sont beaucoup plus faibles quand l'alcool est dilué.

Dans l'*estomac*, il détermine une irritation plus ou moins vive de la muqueuse, irritation qui s'accompagne d'une sensation de brûlure à l'épigastre (Gubler). Les expériences d'Orfila, confirmées par les recherches plus récentes de Jacobi (1), indiquent une inflammation très-vive de l'estomac, caractérisée par le ratatinement et la friabilité de la muqueuse, quelquefois par des ecchymoses et des infiltrations sanguines dans les parois de cet organe. Ces lésions peuvent même s'observer jusque dans l'intestin grêle.

S'il est à un degré de spirituosité assez élevé (comme cela a lieu quand il est ingéré sous forme d'eau-de-vie), l'alcool, substance très-avide d'eau, dessèche la muqueuse stomacale et présente, au bout de peu de temps de séjour dans l'estomac, un degré d'hydratation que F. Hæck (2) évalue à 12° c. C'est ce qui rend compte des inconvénients (sécheresse de la gorge, ardeur à l'estomac, dyspepsie, etc.) que l'on attribue justement aux liqueurs fortes et aux vins trop alcoolisés. Voilà pourquoi nous croyons devoir condamner, au nom de l'hygiène, l'ingestion même modérée de toute boisson spiritueuse dont la richesse alcoolique est supérieure à 12° c. (eau-de-vie, kirsch, vermouth, bitter, curaçao), surtout quand cette ingestion a lieu le matin, à jeun, et ne s'accompagne pas d'une alimentation suffisante capable d'empêcher les effets plus ou moins irritants et corrosifs déterminés par la présence dans l'estomac d'un liquide aussi avide d'eau. Du reste, comme l'a fait remarquer avec beaucoup de raison Maurice Perrin (3), il faut bien se garder d'attribuer unique-

---

(1) *Deutsch Klinik*, 1857, nᵒˢ 22, 26 et suiv.

(2) Voy. F. Hæck, *Mémoire sur les causes des effets bienfaisants et des effets nuisibles des boissons spiritueuses.* Bruxelles, 1871.

(3) Voy. *Dictionnaire encyclopédique des sciences médicales*, t. II, p. 576, art. ALCOOL (physiologie).

ment à l'action de l'alcool la congestion de la muqueuse stomacale que quelques observateurs ont constatée chez l'homme
et chez les animaux, à la suite de l'ingestion de grandes quantités d'eau-de-vie; souvent cette turgescence des vaisseaux
s'explique tout simplement par le travail de la digestion.

Quand l'alcool est ingéré dans l'estomac à un degré inférieur à 12° c., comme cela a lieu pour les boissons fermentées (vins, bières, cidre, poiré, etc.), il procure une chaleur
douce et bienfaisante, stimule les forces digestives et détermine un sentiment de bien-être et d'aisance qui se répand
dans l'organisme tout entier. Il diminue la sécrétion du suc
gastrique et agit d'une façon contraire à celle de l'éther, qui
augmente les sécrétions stomacales (Cl. Bernard) (1), facilite
la dissolution de certains aliments (corps gras, quelques variétés de sucres, caséum, alcalis végétaux, etc.) et coagule
le mucus et l'albumine qui se trouvent dans l'estomac (Magendie) (2).

Leuret et Lassaigne (3), se fondant sur ce que l'alcool se
transforme en acide acétique quand il est en présence d'une
matière animale, à une température de 15° à 30°, admettent
que le même phénomène se passe dans l'estomac, sous l'influence du mucus, qui joue le rôle de ferment, et de la
température (variant entre 37° et 39° c.) habituelle à cet
organe.

Mais, d'après L. Lallemand, Perrin et Duroy (4), qui
ont expérimenté sur des chiens, l'alcool est loin de se transformer en totalité en acide acétique; il n'y en a qu'une faible
portion qui subit cette altération dans l'estomac; ce qui expli-

(1) Cl. Bernard, *Leçons sur les effets des substances toxiques et médicamenteuses.* Paris, 1857, p. 433.

(2) Magendie, *Précis élémentaire de physiologie,* 4e édition, t. II, p. 142.

(3) Leuret et Lassaigne, *Recherches physiologiques pour servir à l'histoire de
la digestion,* p. 200.

(4) Lallemand, Perrin et Duroy, *Du rôle de l'alcool et des anesthésiques dans
l'organisme.* Paris, 1860.

que l'acescence des vomissements qui surviennent après l'ingestion immodérée des boissons alcooliques.

§ 5. — Une question intéressante est de savoir où se fait l'absorptionde l'alcool. D'après Bouchardat et Sandras (1), c'est particulièrement dans l'estomac que cette absorption a lieu ; elle pourrait cependant se continuer dans l'intestin grêle quand les boissons alcooliques sont ingérées en grande quantité ou mélangées à du sucre. Cette opinion a été acceptée par Longet (2), et dans ces derniers temps par Lallemand, Perrin et Duroy. Un chien auquel ces derniers observateurs avaient administré 170 grammes d'alcool à 21°, étant mort au bout d'une heure et demie, on recueillit dans son estomac à peine 70 grammes d'un liquide clair qu'on ne put même considérer comme étant en totalité de l'alcool (3).

Cependant les observations sur lesquelles se fondent les partisans de l'absorption de l'alcool dans l'estomac nous semblent peu concluantes, en ce sens que la disparition de ce liquide peu de temps après son ingestion peut tenir tout aussi bien à son passage rapide dans l'intestin grêle qu'à son absorption par la muqueuse gastrique.

En outre, si nous tenons compte de ce fait, que Tiedemann et Gmelin (4) ont retrouvé dans l'intestin grêle une partie de l'alcool ingéré dans l'estomac d'un cheval trois heures et demie auparavant, et si nous nous rappelons les intéressantes recherches instituées par Bouley (5) pour démontrer que l'eau et différents liquides ne sont pas absorbés

<hr>

(1) Bouchardat et Sandras, *De la digestion des boissons alcooliques et de leur rôle dans la nutrition* (*Annales de chimie et de physique*, 3ᵉ série, t. XXI, p. 450).

(2) Longet, *Eléments de physiologie*, 2ᵉ édition, t. I, p. 313.

(3) Lallemand, Perrin et Duroy, *Du rôle de l'alcool, etc.*, p. 62.

(4) Tiedemann et Gmelin, *Recherches sur la route que prennent diverses substances pour passer de l'estomac et du canal intestinal dans le sang.* Paris, 1824, trad. française de Heller.

(5) Bouley, *Bulletin de l'Académie de médecine*, 1852, t. XVII, p. 674 et 763.

dans l'estomac du même animal, nous sommes porté à penser que la plus grande partie de l'alcool absorbé dans l'estomac passe rapidement dans l'intestin grêle, et que c'est dans cette seconde partie du tube digestif que se fait principalement l'absorption des boissons spiritueuses. Nos idées concordent, du reste, avec celles de notre savant et bien regretté professeur Küss (de Strasbourg) (1), qui pensait que les boissons en général ne font que traverser l'estomac et que, aussitôt après leur ingestion, elles franchissent le pylore, dont l'accès est toujours libre pour les liquides.

C'est un fait à peu près certain, dans tous les cas, que l'alcool passe rapidement dans l'intestin grêle. Concentré, il y détermine, d'après Jacobi, les mêmes lésions que dans l'estomac : l'inflammation de la muqueuse, des ecchymoses, des infiltrations sanguines, etc. Mais quand il est absorbé avec une certaine quantité d'eau, comme dans les boissons spiritueuses, il s'hydrate de plus en plus, ne produit aucune altération de la muqueuse intestinale, augmente simplement les sécrétions, active les contractions péristaltiques de la tunique musculaire et favorise ainsi l'évacuation des selles.

Certaines substances ralentissent son absorption; tels sont les acides, le tannin, les matières mucilagineuses et sucrées, et surtout les aliments gras : fait qui, d'après Perrin (2), justifie la pratique anglaise, qui consiste à prendre un potage très-gras ou un verre d'huile avant de se livrer aux libations.

§ 5. — Quel est maintenant le mode d'absorption de l'alcool?

On sait que l'absorption intestinale se fait par deux voies principales : les *veines* et les *chylifères*, et que, parmi les substances alimentaires, certaines passent plus spécialement

<hr>

(1) Küss, *Cours de physiologie*, professé à la faculté de médecine de Strasbourg 1873, 2e édition. p. 279.
(2) Perrin, *Dictionnaire des sciences médicales*. article ALCOOL. (Physiologie).

par l'une de ces voies. Tiedemann et Gmelin, expérimentant sur un cheval auquel ils avaient administré de l'alcool ainsi que d'autres substances, avaient signalé l'odeur alcoolique dans le sang de la veine porte, des veines splénique et mésentérique supérieure, odeur que n'offraient pas les liquides des vaisseaux chylifères et du canal thoracique. Magendie avait déjà constaté que l'absorption de l'alcool s'effectuait par les veines.

Bouchardat et Sandras (1), dans une série d'expériences faites sur divers animaux (chiens, poules, canards), confirmèrent les résultats précédents et démontrèrent la présence de l'alcool dans le sang, tandis que le chyle n'en renfermait aucune trace appréciable. Ils ont conclu de ces faits que les boissons alcooliques sont absorbées par l'unique voie des veines intestinales. Nous ferons remarquer, avec Longet, que cette conclusion est peut-être trop exclusive, en ce sens qu'une partie de l'alcool absorbé a pu, dans ces expériences, passer dans le système chylifère, mais que la faible proportion de ce liquide a empêché les observateurs d'en constater la présence.

Quoi qu'il en soit, sauf la faible partie d'alcool qui se transforme en acide acétique dans le tube digestif, ce liquide pénètre en nature dans le sang, où sa présence a été démontrée par Magendie (2), par Ségalas (3), par Bouchardat et Sandras (4), et dans ces derniers temps par L. Lallemand, Perrin et Duroy (5).

(1) Bouchardat et Sandras, *Annales de chimie et de physique*. Paris, 1847, t. XXI.

(2) Magendie, *Leçons sur les phénomènes physiques de la vie*, Paris. t. III, p. 55.

(3) *Loc. cit.*, p. 103.

(4) *Loc. cit.*, p. 63.

(5) *Loc. cit.*, p. 456.

CHAPITRE II

QUE DEVIENT L'ALCOOL DANS LE SANG?

§ 1er. — Nous avons suivi l'alcool pendant son trajet dans
le tube intestinal, où nous avons constaté ses principaux
effets sur la digestion. Nous avons ensuite étudié son passage dans les veines mésentériques, par lesquelles il arrive
dans la veine porte; nous avons constaté sa présence dans
l'appareil circulatoire. Mais que devient-il maintenant? C'est
là que commence l'inconnu; nous touchons à une discussion
scientifique qui n'est pas encore terminée.

On croyait depuis longtemps que l'alcool, à la façon des
aliments respiratoires, était brûlé sous l'influence de l'oxygène contenu dans le liquide sanguin, et arrivait, par une
série de transformations successives, à former de l'eau et de
l'acide carbonique. « L'alcool, disait Liebig, occupe un rang
distingué comme aliment de respiration (1). »

Cette opinion était partagée par Bouchardat et Sandras (2),
qui avaient conclu de leurs recherches que l'alcool peut être
« immédiatement converti en eau et en acide carbonique,
tout en se transformant quelquefois, d'abord en un produit
intermédiaire, l'acide acétique ».

(1) Liebig, *Nouvelles lettres sur la chimie*. Édition française publiée par Gerhardt, 1852, p. 211.

(2) Bouchardat et Sandras, *De la digestion des boissons alcooliques, et de
leur rôle dans la nutrition*. p. 152.

Quelque temps après, Duchek (1) avait publié le résultat de ses expériences faites sur des chiens, et d'après lesquelles il avait admis que l'alcool subissait une série de transformations (aldéhyde, acide acétique, acide oxalique, acide carbonique), et passait ainsi graduellement par divers degrés d'oxydation.

Aussi, cette oxydation de l'alcool dans l'organisme était-elle admise par tous les physiologistes, parmi lesquels nous nous contenterons de citer Wœhler, Tiedemann et Gmelin, Longet, Béclard, quand apparut l'important mémoire de L. Lallemand, Perrin et Duroy, couronné par l'Académie des sciences en 1861 et destiné à battre en brèche les théories de Liebig, de Bouchardat et de Duchek, et à leur substituer une théorie nouvelle fondée sur de nombreuses expériences (2).

Ces auteurs se sont servis, comme on sait, de deux moyens d'investigation pour constater la présence de l'alcool dans les organes : quand ce liquide existait en quantité suffisante, ils le recueillaient en nature par la distillation et constataient directement ses caractères chimiques; quand il était en proportion plus faible, ils avaient recours à une autre méthode fondée sur la propriété que possède l'alcool d'entrer en vapeur à une température assez peu élevée et de déterminer la réduction de l'acide chromique en sesquioxyde de chrome, réduction qui s'accompagne d'une belle couleur vert-émeraude. Dans ce cas, le dosage de l'alcool se faisait par la méthode des volumes, au moyen d'une liqueur titrée, formée par une dissolution de 10 centigrammes de bichromate de potasse dans 30 grammes d'acide sulfurique.

L. Lallemand, Perrin et Duroy ont consigné les résultats de leurs expériences dans les conclusions suivantes :

(1) Duchek, *Vierteljahrschrift für die praktische Heilkunde*, 1853. — *Über das Verhalten des Alkohols im thierischen Organismus.*

(2) Lallemand, Perrin et Duroy, *Du rôle de l'alcool et des anesthésiques dans l'organisme.* Paris, 1860.

« On constate la présence de l'alcool en nature :

» *a*. Dans les principaux liquides et solides de l'économie, principalement dans le sang, dans le cerveau et dans le foie, d'où on l'extrait par la distillation, dans les proportions suivantes :

        Sang.. 1,00
        Foie.. 1,48
        Cerveau..................................... 1,34

» *b*. Dans les produits de l'expiration pulmonaire, dans les sueurs et dans les urines.

» 2° Les liquides et les solides des animaux alcoolisés ne renferment ni aldéhyde, ni acide acétique, ni acide oxalique, par conséquent aucun des produits intermédiaires à l'oxydation de l'alcool, comme l'avait admis Duchek.

» L'alcool passe inaltéré à travers l'organisme et est éliminé en nature par les sécrétions (poumons, peau, reins) » (1).

En 1862, Strauch confirma les expériences de Lallemand, Perrin et Duroy, en démontrant comme eux la présence de l'alcool en nature dans les divers organes (cerveau, foie, reins, poumons, rate) et dans le sang.

§ 2. — Cette nouvelle théorie fut acceptée avec étonnement, mais avec enthousiasme, par le monde savant, et le rôle de l'alcool sur la nutrition fut complétement rejeté, malgré tous les travaux antérieurs qui avaient été entrepris pour le démontrer.

Cependant les expériences de Lallemand et Perrin n'étaient pas assez rigoureuses pour ne pas rencontrer de contradicteurs; déjà Racle (2), auquel ils avaient communiqué leurs travaux pour sa thèse de concours d'agrégation publiée avant l'apparition de leur mémoire, avait été frappé des conclusions si absolues qu'il y avait rencontrées.

(1) *Loc. cit.*, p. 230 et 231.
(2) Racle, *Étude sur l'alcoolisme*, thèse de concours d'agrégation. Paris, 1860.

Peu de temps après, Gallard [1] avait appelé l'attention sur la faible proportion d'alcool trouvée dans les sécrétions comparativement à la quantité qui avait été absorbée.

En 1863, E. Baudot [2], dans un travail très-intéressant publié dans l'*Union médicale*, contesta la valeur et la légitimité des conclusions que les savants professeurs du Val-de-Grâce avaient tirées de leurs expériences.

Il compara la quantité d'alcool recueillie dans les sécrétions à la quantité d'alcool absorbée, ainsi que l'indique le tableau suivant, où sont consignés les résultats des principales expériences de Lallemand et Perrin :

1re expérience : Alcool ingéré, 120 gr. — Alcool recueilli, 0
2e   50   2 centim. cub.
3e   185   2 grammes.
4e   15   traces.
5e   »   traces.

Il constata que l'aréomètre est suffisant pour déceler la présence de l'alcool dans l'urine, et même pour en mesurer la quantité, quelque minime qu'elle fût; sur vingt-deux expériences qu'il institua avec plusieurs sujets auxquels il fit ingérer une certaine quantité de vin, et en employant l'aréomètre pour déterminer la richesse de l'urine en alcool, deux fois seulement il trouva ce dernier liquide en quantité appréciable, $0^{gr},75$ d'une part et 10 gr. de l'autre; le premier de ces chiffres correspondait à l'ingestion de 4 litres de vin, le second à l'ingestion de 305 centimètres cubes d'alcool. Dans les vingt autres expériences, l'alcoomètre ne décela même pas la présence de ce liquide; on en constata des traces seulement dans quelques produits, avec la liqueur d'essai (solution de bichromate de potasse dans l'acide sulfurique ($\frac{0,10}{50}$) employée par Lallemand et Perrin.

Mais Baudot va plus loin, trop loin selon nous, en con-

---

[1] Gallard, *Union médicale*, nouv. série, t. X, p. 170.
[2] E. Baudot, *Union médicale*, 1863, 1er trimestre, p. 273, 357, 374 et 390.

cluant de ses expériences que l'alcool est un aliment, sans pouvoir déterminer quelles sont les altérations qu'il subit dans l'organisme.

La réponse de Perrin ne se fit pas attendre. Dans son long plaidoyer, l'habile physiologiste, négligeant l'objection capitale faite par son contradicteur, à savoir la faible quantité d'alcool éliminée par la voie rénale et par les autres sécrétions, soutint que l'alcool ne peut être un aliment, parce qu'il ne possède pas les propriétés qu'on assigne ordinairement aux substances alimentaires, et rattacha tous les effets des spiritueux dans l'économie à leur action sur le système nerveux (1).

En Angleterre, la nouvelle théorie du rôle de l'alcool dans l'organisme, telle qu'elle avait été défendue par Lallemand, Perrin et Duroy dans leur mémoire de 1860, rencontra un contradicteur sérieux dans J. Hall-Smith (2), qui, voulant contrôler la méthode suivie par les expérimentateurs du Val-de-Grâce, en employant un appareil analogue à celui dont ceux-ci s'étaient servis dans leurs expériences, obtint les résultats suivants, qui enlèvent certainement de la valeur aux observations précédentes. Il résulte en effet des recherches de Hall-Smith :

1° Qu'il est bien difficile de distinguer, comme l'ont fait Lallemand, Perrin et Duroy, les différentes nuances que prend la solution d'acide chromique en présence de l'alcool, quand les quantités de ce dernier liquide sont très-faibles;

2° Qu'une partie de l'alcool n'est point oxydée au moment de son passage à travers l'acide chromique (Hall-Smith a pu ainsi obtenir une coloration verte dans sept flacons placés

---

(1) Perrin, *Réponse à M. Em. Bouchut* (*Union médicale*, 1863 : 1er trimestre, p. 582).

(2) J. Hall-Smith, *Des réactions produites dans l'acide chromique par l'alcool.* (*The British and foreign medico-chirurgical Review*, vol. XXVIII, juillet 1861, p. 232). — *Recherches de l'alcool dans l'organisme, au moyen de l'acide chromique.* (*Schmidt's Jahrb.* 1862, vol. CXIII, p. 147.)

les uns à la suite des autres et remplis d'acide chromique);

3° Que, dans l'appareil employé par Lallemand, Perrin et Duroy, la chaux vive retient non-seulement une proportion notable d'alcool, qu'elle n'abandonne que sous l'influence d'une chaleur soutenue, mais encore une certaine quantité d'eau, qui a pour effet d'étendre la solution d'acide chromique;

4° Enfin, que lorsqu'on opère sur de grandes quantités de liquide, comme l'ont fait Lallemand, Perrin et Duroy en expérimentant sur les urines des animaux soumis à l'alcool, la durée des opérations, au lieu d'être de une heure et demie à deux heures, ainsi que cela a eu lieu dans les expériences des savants français, se prolonge beaucoup plus et se continue au moins pendant deux jours.

C'est en s'appuyant sur ces faits que J. Hall-Smith a reproché à la méthode employée par Lallemand, Perrin et Duroy, de présenter certaines chances d'erreur et d'être en même temps impraticable.

§ 3. — Aujourd'hui, la question du rôle de l'alcool dans l'organisme est jugée, grâce aux recherches entreprises en Allemagne, depuis l'apparition du mémoire de Lallemand, Perrin et Duroy.

C'est certainement à Hugo Schulinus (1), dont l'important mémoire, trop peu connu en France, parut en 1866, que revient l'honneur d'avoir élucidé complétement cette importante question de la destination de l'alcool dans l'économie, qui divisait encore si profondément le monde savant.

Les observations du chimiste allemand sont trop importantes pour que nous ne nous fassions pas un devoir d'insister sur les faits intéressants qui en résultent, au point de vue du rôle de l'alcool dans l'organisme.

Voici la méthode suivie par Hugo Schulinus dans des expériences faites avec l'aide du professeur Buchheim :

(1) H. Schulinus, *Untersuchungen über die Vertheilung des Weingeistes im thierischen Organismus. (Archiv. der Heilkunde*, 1866, t. II, p. 97.)

Afin de pouvoir retrouver dans les organes l'alcool en quantité suffisante, il prit pour sujets de ses expériences des animaux de forte taille : chevaux, poulains, chiens de basse-cour. Chez les premiers, il n'est pas à craindre que l'alcool introduit dans l'estomac soit rejeté par les vomissements ; quant aux chiens, qui vomissent facilement, on empêche le rejet de l'alcool ingéré, en leur donnant du pain et du lait immédiatement après l'ingestion de l'alcool. Tel fut le moyen employé par Schulinus, et qui lui réussit complètement.

L'alcool fut administré sous forme d'esprit-de-vin à 45°, et introduit dans l'estomac au moyen d'une sonde œsophagienne, en quantité suffisante pour déterminer en peu de temps une ivresse profonde ; si bien que, dix à quinze minutes après son ingestion, les animaux mis en expérience ne pouvaient plus se tenir debout et tombaient sur le côté, les muscles dans une résolution complète, avec une respiration suspirieuse et ronflante. On leur donna la mort par une saignée de la jugulaire externe, suivie d'une insufflation d'air dans la veine. Le sang fut recueilli dans des vases bien fermés, puis agité jusqu'au moment où la fibrine commença à se déposer sous forme de flocons.

L'autopsie fut faite aussitôt après la mort ; pour éviter les pertes de sang, on eut soin de lier les principaux vaisseaux du foie et du poumon, avant d'extraire ces organes, qui furent introduits dans des flacons avec les veines, le cerveau, des parcelles des muscles de la cuisse, l'estomac et son contenu, et, dans certains cas, le tube digestif tout entier avec son contenu. Une double pesée des flacons, faite avant et après l'introduction des organes, permettait de constater le poids de ces derniers.

II. Schulinus déterminait d'abord la proportion d'eau que les organes contenaient ; pour cela, il prenait une faible partie de l'un d'eux ou bien une certaine quantité de sang et la plaçait dans une étuve chauffée à 90° et dont il élevait progressivement la température jusqu'à 110° ou 120°, maximum qui était maintenu constant pendant quelques jours. Chaque organe ou partie d'organe restait dans l'étuve jusqu'au moment où le poids restait invariable. La différence constatée entre les deux pesées avant et après l'opération représentait le poids de l'eau qu'il fallait déterminer.

En opérant de cette façon, II. Schulinus ne pouvait guère examiner que deux ou trois organes par jour; il avait donc soin de placer les autres organes dans un endroit frais, et pouvait les conserver ainsi pendant trois ou quatre jours, sans qu'ils présentent de trace de putréfaction. Deux fois seulement le contenu du tube digestif exhalait une certaine odeur.

Pour retirer l'alcool contenu dans les organes, II. Schulinus employait la distillation. Il opérait toujours sur la totalité de chaque organe, qu'il introduisait par petits morceaux dans des cornues tubulées, avec une certaine quantité d'eau destinée à empêcher le sang de se coaguler; on chauffait les cornues dans un bain-marie d'eau salée; les vapeurs qui se dégageaient se condensaient dans un ballon refroidi continuellement et qui communiquait par un tube coudé avec un second ballon; mais la condensation se faisait si bien dans le premier qu'aucune vapeur ne passait dans ce dernier.

Pour déterminer le moment précis où la totalité de l'alcool était passée à la distillation, on versait dans un tube à réaction un peu de bichromate de potasse, auquel on ajoutait quelques gouttes d'acide sulfurique; on sait que ce mélange, qui est rouge pourpre, prend une teinte verte quand la substance examinée et ajoutée à lui contient de l'alcool. C'est par ce procédé que Strauch a pu déceler la présence de l'alcool dans un mélange contenant 0,096 de ce liquide, et Schulinus, en plaçant le tube sur un fond blanc, seulement 0,0545.

Comme on le voit, cette réaction est très-sensible; pourtant Hugo Schulinus ne se bornait pas à ce moyen; il continuait la distillation encore pendant une demi-heure; en général, elle durait en tout 6 à 7 heures, dans quelques cas jusqu'à 20 heures. Chaque organe fournissait en moyenne par 1000 grammes 100 à 150 grammes de produits de distillation.

On dosait l'alcool contenu dans ces produits d'après le poids spécifique du liquide obtenu par la distillation. Pour cela, Schulinus employait un appareil spécial appelé *pyknomètre*.

Le pyknomètre de Schulinus se compose d'une éprouvette en verre à parois très-minces, et fermée par un bouchon traversé en son milieu par un thermomètre dont les graduations correspondent à des cinquièmes de degré. Du bord libre de cette éprouvette part un tube très-fin, de 3 pouces de longueur et qui peut être fermé à son extrémité libre par un obturateur en verre. L'appareil entier pésait 21^{gr},675; il pouvait contenir 24^{gr},014 d'eau distillée à 15°,0 centigrades.

Voici maintenant comment opérait H. Schulinus :

Il remplissait cet appareil avec le liquide dont il voulait déterminer la densité et dont la température était toujours inférieure à 15°. Il prenait bien soin qu'aucune bulle d'air n'adhérât aux parois du flacon qu'il fermait avec le bouchon porteur du thermomètre et qu'il essuyait soigneusement.

Cela fait, tenant l'instrument dans une main et l'échauffant ainsi graduellement jusqu'à ce que le thermomètre indiquât 15°,5, il déposait l'appareil; le thermomètre continuait alors à s'élever de quelques dixièmes de degré et finissait par indiquer la température de 15°,5. Sous l'influence de cette élévation de température, le volume du liquide contenu dans l'appareil augmentant, une partie de celui-ci s'écoulait par le tube latéral; H. Schulinus avait soin de la recueillir goutte par goutte au moyen d'un petit rouleau de papier joseph.

Dès que la température arrivait à 15°,5, il enlevait les dernières gouttes, qui s'écoulaient ainsi, et appliquait l'obturateur.

L'appareil étant essuyé soigneusement et pesé de nouveau, la perte de poids fut de 1 milligramme.

Connaissant le poids P' de l'appareil rempli du liquide à analyser à la température de 15°,5, ainsi que le poids P de l'appareil rempli d'eau distillée et à la même température, si l'on retranche de chacun des nombres ainsi obtenus le poids constant p de l'appareil vide, puis si l'on divise ces deux différences l'une par l'autre, le quotient Q représente le poids spécifique cherché : $Q = \dfrac{P' - p}{P - p}$.

Telle est la méthode employée par H. Schulinus pour déterminer le poids spécifique du liquide obtenu par la distillation des organes des animaux alcoolisés soumis à ses expériences, et partant leur richesse en alcool.

Il est un point important, et qu'il est nécessaire de signaler ici, c'est que le liquide examiné contient, outre l'alcool, des substances volatiles et plus ou moins odorantes qui passent facilement à la distillation. Pour réparer l'erreur qui peut en résulter, Schulinus distillait les poumons et le foie d'un animal qui n'avait pas absorbé d'alcool; les principes odorants passaient naturellement dans les produits de la distillation; le poids spécifique de ce liquide retranché du poids spécifique du liquide chargé d'alcool indiquait la quantité d'alcool contenue dans les produits de la distillation obtenus dans les expériences.

Une autre cause d'erreur, contre laquelle Schulinus devait se prémunir, provenait de la présence, dans les produits de la distillation, d'une faible quantité de carbonate d'ammoniaque, qui devait augmenter nécessairement le poids spécifique du liquide obtenu par la distillation et masquer la présence d'une certaine quantité d'alcool.

Nous présentons, dans les tableaux suivants, les principaux résultats obtenus par le chimiste allemand avec les corrections qu'il a dû faire pour se prémunir contre cette importante cause d'erreur :

| ORGANES | 1000 gr. de l'organe contiennent en alcool : | | Le carbonate d'A²H³ a donc masqué, dans 1000 gr. d'alcool obtenus par distillation : |
	Avant la soustraction du carbon. d'A²H³	Après la soustraction du carbon. d'A²H³	
PREMIÈRE SÉRIE D'EXPÉRIENCES			
	gr.	gr.	gr.
Poumons...................	3,5687	4,0588	0,4901
Cerveau...................	3,3743	3,9172	0,5429
Reins.....................	3,2023	3,7936	0,5913
Foie......................	3,0271	3,5231	0,4960
Sang......................	2,5468	3,3533	0,8065
Muscles...................	2,3740	2,9105	0,5365
DEUXIÈME SÉRIE D'EXPÉRIENCES			
	gr.	gr.	gr.
Sang	0,8525	1,8909	1,0384
Reins.....................	1,0661	1,7885	0,7224
Muscles...................	1,0287	1,7282	0,6995
Poumons...................	1,0363	1,7276	0,6913
Cerveau...................	0,9503	1,6854	0,7351
Muscles de la cuisse......	0,9030	1,6031	0,7001
Foie......................	0,6177	1,1993	0,5816

Afin de contrôler l'exactitude des résultats précédents, Schulinus fit les deux expériences suivantes :

Il agita 283^{gr},2 de sang dans un flacon, jusqu'à ce que la fibrine y apparût sous forme de flocons; il la laissa déposer pendant 18 heures. Puis il ajouta 1^{gr},9867 d'alcool absolu, et distilla; il débarrassa la liqueur du carbonate d'ammoniaque qu'elle contenait; dosant alors l'alcool, il trouva que la quantité de ce liquide s'élevait à 1^{gr},9827, ce qui indiquait une perte de 0^{gr},0040, qui correspond elle-même à une perte de 0^{gr},0141 pour 100 grammes de sang.

Ensuite Schulinus fit passer pendant six heures du carbonate d'ammoniaque dans 204^{gr},7 de sang frais, et ajouta 2^{gr},9231 d'alcool absolu. Dans deux distillations, il obtint 2^{gr},9190 d'alcool, ce qui indique une perte de 0^{gr},0201.

Ces deux expériences étaient certainement suffisantes pour montrer combien la quantité d'alcool, qui se soustrait à toute détermination dans la méthode employée par Schulinus, est insignifiante, et avec quelle exactitude on peut parvenir, comme l'a fait l'auteur allemand, à un dosage exact et précis de l'alcool contenu dans le sang.

Cela posé, nous donnons ci-dessous les résultats des expériences de Schulinus :

EXPÉRIENCE I.

Chien très-gras, bien constitué, poids 20 340^{gr}; 200 grammes d'alcool à 45° sont injectés dans son estomac. Dix minutes après, l'animal chancelle et tombe bientôt dans une résolution presque complète. On lui donne la mort au moyen de l'insufflation d'air dans les veines.

RÉSULTATS.

ORGANES	Poids des organes	Richesse en alcool de chaque organe	1000 gr. de chaque organe contiennent en alcool
	gr.	gr.	gr.
Poumons..................	304,4	1,2355	4,0588
Cerveau..................	96,7	0,3788	3,9172
Reins....................	158,0	0,5994	3,7936
Foie.....................	896,0	3,1567	3,5231
Sang.....................	695,0	2,3306	3,3533
Muscles..................	744,3	2,1663	2,9105
Estomac et son contenu..	990,0	9,1166	»
Urine....................	*Une partie de l'urine a été perdue.*		

On voit les différences que présentent ces résultats avec ceux qui ont été obtenus par Lallemand, Perrin et Duroy dans leurs expériences, car il n'indiquent nullement pour le cerveau une quantité plus grande d'alcool que pour tous les autres organes, et montrent que ce liquide est contenu dans toute l'économie en proportion à peu près égale. Il est vrai que les poumons, le cerveau, le foie et les reins contiennent à poids égal plus d'alcool que le sang, mais cette richesse est loin d'être aussi considérable que l'ont prétendu les observateurs français.

Les organes analysés (poumons, cerveau, foie, reins, muscles) pesaient 2894^{gr},2 et contenaient 9^{gr},8673 d'alcool absolu; si l'on retranche le poids de ces organes et celui de l'estomac du poids total du chien mis en expérience, il reste 16456 grammes. En admettant que les os contiennent 2,5 d'alcool pour 1000, ils doivent retenir 41^{gr},14 de ce liquide qui, ajoutés aux 9^{gr},86 d'alcool retirés des organes analysés, égalent 51 grammes. Or il y a eu 200 grammes d'alcool à 45° ou 80 grammes d'*alcool absolu* absorbés par l'animal; il manque donc 29 grammes d'alcool absolu qu'on ne retrouve plus dans les organes; c'est presque les 3⁄8 du poids de l'alcool ingéré; ni l'intestin grêle, ni l'urine n'en renfermaient. Que sont donc devenus ces 29 grammes d'alcool? Voilà ce qu'il faut se demander.

EXPÉRIENCE II.

Chien très-maigre, mais de grande taille. Poids : 12600^{gr}. Alcool à 45°c. injecté dans l'estomac : 200^{gr}; anesthésie rapide; l'animal est tué au bout de deux heures et demie.

RÉSULTATS.

ORGANES	Poids des organes	Richesse en alcool de chaque organe	1000 gr. de chaque organe contiennent en alcool
	gr.	gr.	gr.
Sang	524,0	3,7878	7,2286
Reins.	68,6	0,4739	6,9081
Cerveau.	81,0	0,5256	6,5000
Foie	381,0	2,4666	8,4740
Poumons.	156,6	0,9881	6,3097
Muscles	450,7	2,7904	6,1912
Estomac et son contenu. . .	500,0	8,5276	»
Urine.	144,0	0,3859	»

On voit que dans cette expérience il y a eu $81^{gr},5$ d'alcool absolu qui ont été retirés des organes; $0^{gr},3859$ ont été retrouvés dans les urines; il manque $1^{gr},3$ qui n'ont pu être retrouvés.

EXPÉRIENCE III.

Chien bien portant. Poids $25\,580^{gr}$.

Poids de l'alcool ingéré : 250^{gr} à $45°$.

L'animal est tué au bout de trois heures et quart.

RÉSULTATS.

ORGANES	Poids des organes	Richesse en alcool de chaque organe	1000 gr. de chaque organe contiennent en alcool
	gr.	gr.	gr.
Poumons.	232,7	0,9445	1,0588
Reins.	175,1	0,7079	1,0428
Muscles	505,3	1,9553	3,8695
Cerveau.	90,5	0,3357	3,7093
Foie	896,6	3,3137	3,6905
Sang.	640,3	2,3591	3,6843
Estomac et son contenu..	805,0	8,9669	»
Urine.	207,0	0,4031	»

Les organes analysés contiennent donc $9^{gr},6062$ d'alcool; si l'on retranche du poids total de l'animal le poids des parties analysées, il reste $22\,234^{gr}$ de substance organique qui contiennent donc $66^{gr},7$ d'alcool; ces $66^{gr},7$ ajoutés aux $9^{gr},6$ retrouvés dans les organes égalent $76^{gr}2$.

Or il y a eu $103^{gr},6$ d'alcool absolu ingérés par l'animal; il en manque donc $27^{gr},4$ (presque le quart!).

EXPÉRIENCE IV.

Cheval de moyenne taille. (Le poids n'a pas été pris faute de bascule.)

Poids d'alcool à $45°$ c. ingéré : 1200^{gr}.

L'animal est tué au bout de quatre heures et demie.

RÉSULTATS.

ORGANES	Poids des organes	Poids des organes privés d'eau	Richesse en alcool de chaque organe	Quantité d'alcool pour 1000 gr. d'organe	1000 gr. d'organe privé d'eau contiennent en alcool
	gr.	gr.	gr.	gr.	gr.
Poumons	2435,0	525,059	5,0778	2,0853	9,6709
Reins..............	1035,0	207,000	2,1190	2,0473	10,2367
Cerveau	501,0	104,844	1,0113	2,0185	9,6457
Sang..............	2307,0	442,159	4,5380	1,9670	10,2632
Muscles...........	2912,6	587,966	5,5742	1,9138	9,4804
Foie..............	3345,0	751,755	5,0122	1,4984	6,6673
Estom. et intest. grêle avec leur contenu.	8725,0	»	20,0900	»	»
Urine	420,5	»	0,4207	»	»

Cette expérience est très-intéressante; elle indique une différence très-grande entre la proportion d'alcool contenu dans le foie et la proportion d'alcool contenu dans les autres organes (poumons, reins, cerveau), qui en renferment plus que ce dernier. Le sang contient moins d'alcool que les poumons, les reins, le cerveau. On n'en a trouvé que 0^{gr},4207; ce qui contredit singulièrement l'assertion de Lallemand, Perrin et Duroy, qui ont prétendu, comme on sait, que les reins étaient la voie principale par laquelle la plus grande partie de l'alcool ingéré était éliminée.

EXPÉRIENCE V.

Cheval de moyenne taille. Poids de l'alcool à 45° c. ingéré dans l'estomac : 1600^{gr}.

L'animal ne chancelle qu'au bout d'une heure; cinq heures après, son ivresse semblant diminuer, il est mis à mort.

RÉSULTATS.

ORGANES	Poids des organes	Richesse en alcool de chaque organe	1000 gr. de chaque organe contiennent en alcool
	gr.	gr.	gr.
Sang.	758,6	1,4345	1,8909
Reins.	1605,0	2,8724	1,7885
Muscles	677,0	1,1700	1,7282
Poumons.	4967,0	8,5840	1,7276
Cerveau.	539,5	0,9093	1,6854
Cœur	628,7	1,0079	1,6031
Foie	3810,0	4,5699	1,1993
Estomac et son contenu. .	1850,0	17,1622	»

La quantité d'alcool retrouvée dans les organes est encore plus faible que dans les autres expériences: le sang en contient le plus; après lui viennent les reins, les muscles de la cuisse, les poumons, etc. Il est à noter que le muscle cardiaque contient moins d'alcool que les muscles de la cuisse.

EXPÉRIENCE VI.

Poulain âgé de six mois, poids : 80 kilog.

Dose d'alcool à 62°,3 c. administrée : 650ᵍʳ·

L'ivresse a lieu rapidement; résolution complète au bout d'une demi-heure. Une heure après l'ingestion de l'alcool, on extrait par la carotide gauche 1030ᵍʳ· de sang; puis on tue l'animal par la section de la moelle à la région cervicale.

RÉSULTATS.

ORGANES	Poids des organes	Poids des organes privés d'eau	Richesse en alcool de chaque organe	Quantité d'alcool pour 1000 gr. d'organe	1000 gr. d'organe privé d'eau contiennent en alcool
	gr.	gr.	gr.	gr.	gr.
Foie.	1903,0	343,066	2,7404	1,8195	7,9879
Cerveau	455,8	100,035	0,8304	1,7827	8,3010
Sang.	1030,6	207,274	1,6447	1,5953	7,9349
Reins	342,0	67,404	0,4948	1,4467	7,3403
Poumons	812,0	181,928	1,1415	1,5057	6,2744
Muscles.	1965,7	436,267	2,3004	1,1741	5,2935

EXPÉRIENCE VII.

Poulain dans les mêmes conditions que le précédent;
alcool à 45° c. administré : 800ᵍʳ·

Ivresse complète au bout d'une demi-heure.

RÉSULTATS.

ORGANES	Poids des organes	Poids des organes privés d'eau	Richesse en alcool de chaque organe	Quantité d'alcool pour 1000 gr. d'organe	1000 gr. d'organe privé d'eau contiennent en alcool
	gr.	gr.	gr.	gr.	gr.
Cerveau.............	440,2	75,630	1,6315	3,7062	21,5721
Poumons............	705,0	150,851	2,5763	3,6500	17,0824
Foie...............	1337,0	349,838	1,5647	3,3301	12,9308
Sang...............	1052,6	220,408	3,3028	3,2232	15,3869
Reins	284,6	59,398	0,7171	2,5196	12,0727
Muscles............	1815,0	384,199	3,0190	1,9387	9,1592
Estom. et son contenu	970,7	»	17,2000	»	»

EXPÉRIENCE VIII.

Poulain dans les mêmes conditions que les précédents.
Alcool à 45° c. administré : 800ᵍʳ·

RÉSULTATS.

ORGANES	Poids des organes	Poids des organes privés d'eau	Richesse en alcool de chaque organe	Quantité d'alcool pour 1000 gr. d'organe	1000 gr. d'organe privé d'eau contiennent en alcool
	gr.	gr.	gr.	gr.	gr.
Cerveau.............	374,0	72,930	0,6264	1,6828	8,6301
Poumons............	1325,0	220,375	1,5739	1,5155	7,1419
Muscles............	1786,0	383,060	2,7403	1,5343	7,1363
Rein...............	414,8	82,960	0,5403	1,3025	6,5127
Sang...............	1157,6	237,308	1,4145	1,2219	5,9696
Foie...............	1585,7	402,767	1,6248	1,0227	4,0266
Tube digestif.......	2875,0	»	124,5000	»	»

On sait que Lallemand, Perrin et Duroy ont constaté, dans leurs recherches, que le cœur et le foie contenaient plus d'alcool que le sang, et ils en ont conclu que ces deux organes avaient une affinité spéciale pour l'alcool. Toutes les expériences faites par Hugo Schulinus sont contraires à ces résultats; si l'auteur allemand a trouvé un peu plus d'alcool dans le cerveau et dans le foie que dans le sang, les autres organes en contenaient autant, sinon plus. D'après ces expériences, la proportion d'alcool contenue dans tous les organes est à peu près la même; on ne peut donc pas admettre de localisation de ce liquide dans aucun organe de l'économie.

Contrairement aux résultats obtenus par Lallemand, Perrin et Duroy, et d'après lesquels l'alcool s'éliminerait en totalité par les poumons, la peau et surtout par les reins, Hugo Schulinus a trouvé excessivement peu de ce liquide dans les sécrétions qui ont pour siège ces divers organes; et cependant, comme le prouvent les nombreuses expériences instituées par ce savant, l'alcool disparaît rapidement de l'économie; il faut donc qu'il y soit décomposé.

Nous croyons devoir présenter ici les importantes conclusions qui résultent de ces recherches :

1° L'alcool ne se localise point dans certains organes, mais se répartit uniformément dans tout l'organisme;

2° Le sang en contient toujours proportionnellement plus que les autres organes;

3° La majeure partie de l'alcool ingéré est décomposée dans l'organisme;

4° Les quantités d'alcool éliminées par les poumons, la peau et les reins sont insignifiantes comparativement à la totalité de l'alcool absorbé.

§ 4. — Les résultats des expériences de H. Schulinus ont été confirmés dans ces derniers temps par un grand nombre d'observateurs, entre autres par Dupré (1) et par Subbotin (2). Le premier a démontré, dans les observations qu'il a faites sur lui-même, que la quantité d'alcool éliminée par les reins et les poumons est toujours faible et ne se montre guère que dans les neuf premières heures qui suivent l'ingestion de la boisson spiritueuse ingérée. Quant au second, qui expérimenta sur des lapins renfermés dans une chambre close dans laquelle on avait soin d'introduire lentement l'air nécessaire à la respiration de ces animaux, il constata que l'alcool éliminé dans les onze premières heures s'élevait à 12,6 pour 100, et dans les vingt-quatre premières heures seulement à 16 pour 100 de la quantité administrée.

Il est difficile de déterminer la période pendant laquelle se manisfeste l'élimination de l'alcool; à ce point de vue, les chiffres donnés par les auteurs sont différents; Dupré l'évaluait à quelques heures, Subbotin et Parkes à 24 heures, Lallemand, Perrin et Duroy jusqu'à 32 heures; elle dépend très-probablement non-seulement de la quantité d'alcool absorbée, mais encore d'influences diverses propres (exercice, mouvement, température animale, etc.) ou étrangères (chaleur extérieure) au sujet mis en expérience.

§ 5. — Ainsi, dans l'alcool absorbé par un individu ou par un animal, il faut distinguer deux parties : une partie séjourne dans le sang sans y éprouver d'altération et s'élimine ainsi par les poumons, par les urines et par la peau ; une autre partie éprouve dans l'économie des décompositions plus ou moins connues, disparaît au sein des humeurs et des tissus, et ne se retrouve pas dans les sécrétions. La seconde est beaucoup plus considérable que la première.

Dans l'étude des effets si complexes qui suivent l'ingestion

---

(1) Dupré, *Proceedings of royal Society*, n° 133, 1872, p. 268.
(2) Voy. *Zeitschrift für Biol.* 1872. band. VII, p. 361.

des spiritueux, il faut donc avoir soin de distinguer ceux qui doivent être principalement attribués à l'alcool libre et ceux qui sont dus spécialement aux modifications et aux transformations éprouvées par la partie de ce liquide qui disparaît au sein de l'économie.

C'est pour n'avoir pas tenu compte de cette distinction importante, que la plupart des auteurs qui se sont occupés de l'action physiologique de l'alcool n'ont jamais pu s'entendre sur l'influence que possède cet agent vis-à-vis des grandes fonctions de l'économie et sur le véritable rôle qui doit lui être assigné comme substance alimentaire.

CHAPITRE III

ACTION DE L'ALCOOL SUR LE SANG

§ 1. — L'alcool libre dans le sang y détermine des modifications physiques, chimiques et physiologiques sur lesquelles un certain nombre d'auteurs ont depuis quelques années appelé l'attention.

Dans cette intéressante étude, trois procédés ont été employés :

a. Le premier consiste à soumettre du sang tiré d'une veine à l'action de l'alcool, en mélangeant les deux liquides à l'air libre. C'est ce qu'a fait Schultz (1), qui a constaté que l'alcool versé dans du sang frais amène sa coagulation, après lui avoir communiqué une coloration noirâtre due à ce que la matière colorante des globules se dissout dans le sérum.

De leur côté, Monneret et Fleury (2) ayant mélangé parties égales d'alcool et de sang tiré d'une veine, virent le mélange former un liquide noirâtre, mais ils ne remarquèrent pas de coagulation.

L. Lallemand, Perrin et Duroy ont contrôlé ces expériences, et ont conclu de leurs recherches que les résultats

(1) Schultz, *De alimentorum concoctione experimenta nova; accedit oratio de physiologia veterum et recensiorum comparatis, etc.*, in-4°. Berolini, 1834.

(2) Monneret et Fleury, *Compendium de médecine pratique*, t. V, p. 260.

différents obtenus précédemment dépendent du degré de concentration de l'alcool employé. Tandis que 20 grammes d'alcool à 28°, versés dans 60 grammes de sang au sortir de la veine, déterminent immédiatement la formation d'un coagulum, la même expérience faite avec de l'alcool à 21° ne produit qu'une coagulation légère, et avec de l'alcool à 16° il ne se produit pas de coagulation (1).

Nous avons vérifié nous-même cette action de l'alcool sur le liquide sanguin. Nous avons remarqué, comme les observateurs précédents, que la coagulation est d'autant plus rapide et plus parfaite, que l'alcool employé est plus concentré. Mais quand ce liquide est suffisamment dilué, tel qu'il existe par exemple dans les boissons fermentées, tel qu'il est absorbé quand il est ingéré sous forme de liqueurs distillées, sa présence dans le sang ne s'accompagne pas des modifications mentionnées plus haut.

Un autre fait intéressant et qui résulte des récentes expériences de Danet (2), c'est l'influence qu'exerce l'alcool sur le sérum du sang : grâce à l'affinité considérable que ce corps possède pour l'eau, il se répartit uniformément dans la sérosité sanguine, et se dissémine dans tous les tissus de l'économie, dont il tend à soustraire l'eau qui en fait partie, et à produire la dessiccation.

b. Le second procédé employé par les physiologistes, pour déterminer l'action de l'alcool sur le liquide sanguin consiste à injecter une certaine quantité d'alcool dans un vaisseau, et à examiner le liquide sanguin, après avoir sacrifié l'animal soumis à l'expérience. Les résultats varient encore suivant les observateurs.

Contrairement aux résultats obtenus par Fr. Petit (3) et

(1) *Loc. cit.*, p. 14 et suiv.

(2) Danet, *De l'emploi de l'alcool en thérapeutique*, manuscrit communiqué par l'auteur.

(3) Fr. Petit, *Lettre d'un médecin des hôpitaux du roi*, 1710.

par Royer-Collard (1), qui indiquent la coagulation du sang
et la mort rapide à la suite d'injection de liquides alcooliques
dans la veine jugulaire d'animaux vivants, Magendie ne constate aucun accident après l'injection, dans la veine jugulaire d'un chien, d'eau-de-vie additionnée de son volume
d'eau. Il est vrai qu'avant lui Orfila (2) avait reconnu, après
une expérience semblable, que le sang, fluide et rougeâtre
dans le ventricule gauche, formait plusieurs caillots d'un
aspect gélatineux dans les cavités droites du cœur.

Nous savons maintenant à quoi nous devons attribuer ces
différences; les expériences de Lallemand, Perrin et Duroy
nous ont éclairé à ce sujet. Il en résulte que la mort immédiate ne se produit pas, quand on prend la précaution d'injecter dans les veines de l'alcool assez dilué pour que la
propriété qu'il possède de coaguler l'albumine du sang soit
annihilée. Dans ce cas, le sang reste limpide et conserve à
peu près sa coloration normale.

c. Reste le dernier procédé et qui a été le plus souvent
employé, c'est l'examen du sang à la suite de l'ingestion d'alcool dans l'estomac.

L'autopsie des individus morts à l'état d'ivresse avait indiqué depuis longtemps que le sang devient noir et acquiert
une fluidité spéciale, caractéristique de tous les genres d'asphyxie. Quelques observateurs, entre autres Magnus Hüss (3),
avaient indiqué, comme effet de l'alcool sur le sang, la
richesse de ce liquide en globules graisseux. Les expériences
de Lallemand, Perrin et Duroy ont confirmé ce dernier
fait (4).

Chez un chien alcoolisé, « le sang veineux, disent-ils, avait
perdu sa couleur habituelle; sa surface était parsemée d'un

(1) Royer-Collard, *Compendium de médecine pratique*, t. V.
(2) Orfila, *Traité de toxicologie*, 1e édit., t. II.
(3) Magnus Hüss, *Cronische Alcohols-Krankheit*. Stockholm, 1852.
(4) *Loc. cit.*, p. 39.

grand nombre de points brillants, ayant l'aspect de parcelles miroitantes de cholestérine. A la loupe et au microscope, on reconnaissait qu'ils étaient constitués par des globules graisseux. »

Mais ces observateurs ont reconnu que le sang artériel conservait chez les animaux alcoolisés sa couleur vermeille ; ce n'était que lorsque la respiration était difficile que ce sang présentait une coloration foncée analogue à celle du sang veineux.

Il est bon de noter que toutes ces modifications dans la constitution du liquide sanguin ne surviennent que lorsque l'alcool ingéré, tout en présentant un degré de concentration suffisant, est absorbé en quantité assez considérable, et que les faits constatés d'abord par Magnus Hüss, puis par Lallemand et Perrin, n'ont eu lieu que sous l'influence de l'administration d'alcool à doses assez élevées. Aussi faut-il, croyons-nous, leur attribuer beaucoup plus de valeur au point de vue toxicologique et médico-légal qu'au point de vue physiologique, en les rapprochant des mêmes altérations du sang qui ont été constatées par un grand nombre d'observateurs à la suite de l'ingestion de substances véritablement toxiques, comme le *phosphore*, l'*arsenic*, etc., par exemple.

On a attribué cette production de particules graisseuses dans le sang des animaux alcoolisés, telle qu'elle a été constatée par Magnus Hüss et par Maurice Perrin, à une véritable décomposition qu'éprouveraient les globules rouges et le plasma du sang sous l'influence de l'alcool (dédoublement de la lécithine en glycérine et en acides oléique, phospho-glycérique, etc.). Malheureusement, cette explication ne repose que sur une hypothèse ; avant de l'accepter, il est utile d'attendre que la chimie ait démontré les faits sur lesquels elle s'appuie.

§ 2. — Maintenant, quelle est l'influence de l'alcool sur

les divers gaz contenus dans le sang? La présence de ce
liquide influe-t-elle sur la proportion de l'oxygène et de
l'acide carbonique? A-t-il une action spéciale sur le globule
sanguin? Telles sont les questions qui se posent naturellement à l'esprit du physiologiste, à propos de l'influence de
toute substance étrangère à l'organisme introduite dans la
circulation, et qui malheureusement attendent encore une
solution pour le plus grand nombre des agents employés en
hygiène et en thérapeutique. On comprend combien, quant
à ce qui concerne l'alcool en particulier, la solution de ces
questions pourrait jeter de lumières sur le rôle encore trop
obscur et trop discuté que l'on attribue à ce liquide dans
les échanges si nombreux et si importants qui s'exercent
entre le globule et le sérum sanguins.

Une pareille étude mériterait certainement les recherches
approfondies et les minutieuses investigations de la physiologie expérimentale et de la chimie animale; pourtant elle
est à peine commencée. On sait combien est difficile l'analyse
des gaz du sang et quelles variations considérables présente
la proportion d'oxygène et d'acide carbonique contenus dans
le sang artériel, suivant les circonstances variées (température extérieure, état de veille, d'activité musculaire ou de
sommeil, diète ou alimentation, etc.), auxquelles est soumis
l'organisme. On comprend donc l'embarras que doit éprouver
le physiologiste quand il lui faut déterminer, au milieu de
toutes les conditions qui modifient la composition du sang, la
part d'influence qui revient à une substance donnée introduite
dans le liquide sanguin. Cependant cette étude est possible,
comme l'ont démontré, l'année dernière, MM. Mathieu et
Urbain (1), qui, dans leur savant travail sur les gaz du sang,
ont déterminé par de nombreuses expériences les principales
variations que présentent l'oxygène et l'acide carbonique

____

(1) Mathieu et Urbain, *Des gaz du sang.* (*Archives de physiologie normale
et pathologique,* mars 1872, p. 5.)

contenus dans le sang artériel dans une foule de circonstances et sous l'influence de certaines substances étrangères introduites dans l'économie (chloroforme, morphine). Il est regrettable que ces savants observateurs n'aient pas appliqué leurs recherches consciencieuses à l'étude des modifications que doit déterminer l'alcool dans la proportion des gaz contenus dans le sang.

Ils seraient arrivés certainement à des résultats d'autant plus précieux qu'ils auraient pu éclairer singulièrement le rôle intime exercé par ce liquide sur les échanges et les oxydations intra-organiques et déterminer son influence sur la nutrition.

§ 3. — Quant aux modifications que l'alcool détermine dans la configuration des globules sanguins, elles sont peu connues; cependant cette étude a été tentée récemment par Manassein (1), qui a constaté que les hématies, loin d'être atrophiées comme elles le sont chez les fébricitants, présentent un grossissement assez notable sous l'influence de l'alcool. Malheureusement ces faits ne reposent que sur des expériences *post mortem* et ne sont point applicables aux êtres vivants.

A côté de ces quelques essais tentés par quelques physiologistes pour éclairer cet important problème de l'influence qu'exerce l'alcool sur la composition du sang, et particulièrement sur la structure et la constitution des globules rouges, nous n'avons plus à mentionner que les interprétations, malheureusement hypothétiques, par lesquelles on a voulu expliquer les principaux phénomènes qui caractérisent l'*action intime* de l'alcool dans l'économie.

Faut-il admettre, avec Bæker (2), que l'alcool cimente en quelque sorte l'oxygène et les globules sanguins, de façon à produire une combinaison assez stable pour soustraire les

(1) Voy. *Gazette médicale de Strasbourg*, 1872, n° 3, p. 14.
(2) Bæker, *Frank's Magazin*, t. IV, p. 762.

tissus de l'organisme à l'action de l'oxygène ; ou bien, avec Maurice Perrin, que ce liquide « exerce une sorte d'action de présence ou catalytique, en vertu de laquelle il y a diminution dans la quantité d'acide carbonique exhalée par la respiration? » Devons-nous au contraire nous rattacher à l'opinion de Bouchardat, qui, admettant que l'alcool subit dans le sang l'action de l'oxygène, lui attribue le pouvoir de priver les globules rouges de ce gaz vivificateur et de déterminer ainsi leur asphyxie?

Nous n'en savons rien, et l'incertitude qui règne dans la science sur ces questions ténébreuses nous engage trop à nous tenir dans une sage réserve, pour que nous osions accorder la préférence à l'une ou à l'autre de ces solutions différentes.

Cependant il y a deux faits qui permettent, selon nous, d'entrevoir la solution du problème que nous discutons en ce moment :

1° La présence d'une certaine quantité d'alcool qui reste inaltérée dans le sang ;

2° La destruction de la majeure partie de ce liquide, après son introduction dans l'économie.

1° On sait que c'est grâce au pouvoir osmotique de ses parois que le globule sanguin peut renouveler ses matériaux, s'assimiler ceux qui sont propres à sa nutrition, rejeter les détritus qui proviennent de l'usure, et de là désassimilation de ses éléments. D'après cela, on conçoit que les déchets des réactions intimes qui se passent au sein de ce globule doivent traverser celui-ci plus difficilement de dedans en dehors quand le sérum renferme une certaine quantité d'alcool, puisque alors le courant osmotique tend à se faire plutôt de dehors en dedans (Graham, Dutrochet).

Ainsi, d'après ce simple phénomène physique, on s'expliquerait comment l'alcool peut enrayer la nutrition et la vitalité des globules sanguins, en déterminant dans leur intérieur un arrêt ou un entassement des matériaux devenus impropres à leur fonctionnement, et en enrayant du même coup le pouvoir attractif et électif qu'ils exercent sur les matériaux utiles et réparateurs contenus dans le sérum.

Telle serait, d'après nous, l'action de l'alcool libre contenu dans le sang sur la composition de ce liquide et sur le fonctionnement des hématies.

2° Quant à la partie de l'alcool qui, comme nous l'avons vu, est certainement décomposée et détruite dans l'organisme, nous ignorons malheureusement encore aujourd'hui dans quelle mesure elle intervient dans les modifications du liquide sanguin mentionnées plus haut; nous ne sommes guère mieux renseignés sur la nature des transformations qu'elle subit dans son contact avec les éléments du sang. Cependant, l'explication suivante, donnée par Parkes (1), nous semble avoir une grande valeur : d'après cet auteur, l'alcool qui disparait dans l'économie y subirait un commencement d'oxydation et formerait de l'acide acétique; cet acide se combinant avec la soude contenue dans le sang, produirait un acétate qui se transformerait en carbonate avant d'être éliminé par les urines. C'est ce qui a lieu du reste quand on fait prendre à un individu des acétates; fait qui expliquerait en même temps la diminution d'acide carbonique qui, comme nous le verrons bientôt, a été constatée à la suite de l'ingestion d'alcool (2).

Cette transformation de l'alcool en acide acétique est probablement en rapport avec l'état et la composition du liquide sanguin, avec la consommation d'oxygène par les humeurs

(1) Parkes, *Manual of practical hygiene*, fourth ed. London, 1873, p. [272.
(2) Dans des expériences faites par Parkes avec l'alcool employé à hautes doses, cet auteur a trouvé l'acidité de l'urine légèrement augmentée, fait qui tend à confirmer l'explication précédente, puisque la combinaison de l'acide acétique ou de l'acide carbonique ainsi formé aux dépens de l'alcool avec quelques-uns des alcalis du sang, ordinairement combinés à d'autres acides, doit avoir pour effet d'augmenter l'acidité des urines.

et par les tissus, avec le fonctionnement des organes et avec
l'activité de la nutrition, faits qui ont été démontrés par les
intéressantes recherches de Marian Sulzynski. Cet observateur, ayant ajouté de l'alcool à du sang fraîchement sorti
des vaisseaux, en retrouva beaucoup moins par la distillation
que dans le cas où le sang avait été mélangé après un séjour
d'une certaine durée hors de la veine, moins encore dans le
cas où ce sang était saturé d'acide carbonique (1).

Il résulte de ces faits que la décomposition de l'alcool contenu dans le sang est subordonnée essentiellement à l'état
d'intégrité des globules sanguins; c'est ce qu'ont démontré
également les expériences instituées par H. Schulinus (2).

Puisque l'alcool qui disparaît dans le sang y éprouve sans
doute une véritable oxydation, il y a donc une certaine quantité d'oxygène qui est détournée pour ainsi dire de son rôle
d'agent comburant des éléments vivants et qui est employée
à cette oxydation.

§ 4. — En résumé, le rôle de l'alcool dans le liquide
sanguin est double : à l'alcool libre correspond une action

(1) Marian Sulzynski, *Ueber die wirkung des alcohols, chloroform und
æther auf den theirischen organismus.* Dorpat, 1866.

(2) Cet habile physiologiste mit du sang frais dans deux flacons a et b; il
ajouta aux 307gr,9 de sang que contenait le flacon a, un poids déterminé d'alcool étendu d'eau; puis, bouchant le flacon, il l'agita pendant quelque temps
jusqu'au moment où apparurent dans le liquide des flocons de fibrine.

Il agita de même le flacon b, qui contenait 283gr,2 de sang, mais pas d'alcool.

Les deux flacons furent abandonnés ainsi pendant dix-huit heures. Alors
Schulinus versa dans le flacon b un poids déterminé d'alcool, et soumit le
sang contenu dans chaque flacon à la distillation.

Les deux liquides furent distillés ainsi deux fois, la première fois avec un
peu d'acide sulfurique étendu, la seconde fois avec une légère solution de
carbonate de soude.

Le liquide provenant de la distillation était limpide, neutre aux différents
réactifs, et offrait une faible odeur d'alcool. Voici les chiffres obtenus dans
cette expérience :

Le sang du flacon a, auquel on avait ajouté de l'alcool dès le début de
l'opération, contenait en alcool absolu............................. 2gr,5735
et passèrent à la distillation.................................. 2gr,3705

                                              Perte...... 0gr,2030

physique : modification du courant osmotique et ralentissement des échanges entre le globule sanguin et le plasma dans lequel il est plongé; a l'alcool transformé correspond une action chimique : détournement au profit de l'alcool d'une certaine proportion d'oxygène, préservation des éléments organisés, diminution des combustions intra-organiques. Cette double influence qu'exerce l'alcool dans le sang nous permet d'entrevoir dès maintenant son influence comme modérateur de la dénutrition ou comme agent antidéperditeur.

Le sang du flacon *b*, auquel on n'avait ajouté de l'alcool que peu de temps avant la distillation, contenait en alcool absolu 1gr,9867
dont passèrent à la distillation 1gr,9827

Perte 0gr,0040

Par conséquent 1000 grammes du sang contenu dans le flacon *a* et dans les conditions indiquées plus haut, contenaient :
avant la distillation . . . . 6gr,4677 d'alcool absolu
après la distillation 5gr,9575

Perte 0gr,5102

et 1000 grammes du sang contenu dans le flacon *b* et dans les conditions indiquées précédemment, contenaient :
avant la distillation 7gr,0151
après la distillation 7gr,0010

Perte : 0gr,0141

Dans une seconde série d'expériences identiques aux précédentes, H Schulinus obtint les mêmes résultats.

CHAPITRE IV

ACTION SUR LE SYSTÈME NERVEUX.

§ 1. — On sait qu'ingéré à doses hygiéniques, l'alcool détermine chez l'homme et chez les animaux une excitation spéciale du système nerveux, consistant dans une activité plus grande des fonctions intellectuelles, sensitives et motrices, et qui paraît d'autant plus accusée que l'appareil cérébro-spinal du sujet mis en expérience présente un développement plus considérable.

1° Chez l'homme, cette activité des fonctions intellectuelles se traduit par l'abondance et la vivacité des idées, par l'animation du visage, par de la loquacité, etc. En même temps surviennent une aptitude plus grande à l'exercice musculaire et au mouvement, et une résistance plus forte contre la fatigue : effets importants sur l'utilité desquels nous aurons soin d'insister, quand nous nous occuperons du rôle des boissons alcooliques dans l'alimentation des classes pauvres et laborieuses.

Quand l'alcool est absorbé à doses plus considérables, surviennent des troubles particuliers du système nerveux, dont l'ensemble constitue l'*alcoolisation aiguë* ou l'*ivresse*. Nous n'avons pas le dessein de décrire cet état pathologique, que chacun a été à même d'observer et d'analyser, et qui a été tracé de main de maître par des hygiénistes et des physiologistes, tels que J. Franck (1), Michel Lévy (2), A. Tardieu (3).

Nous nous contenterons seulement d'un exposé sommaire des principaux troubles que produit l'ivresse, pour les comparer aux phénomènes de l'intoxication alcoolique que nous allons étudier chez les animaux; notre but principal sera de faire ressortir la similitude et l'analogie de ces deux groupes de symptômes.

On admet généralement trois périodes ou trois degrés dans l'ivresse. Gubler (4) les désigne ainsi : 1° *ébriété légère;* 2° *ivresse confirmée;* 3° *ivresse comateuse ou apoplectique.*

« L'influence de l'alcool sur le système nerveux, et particulièrement sur l'encéphale, dit Michel Lévy, se manifeste par une série progressive mais constante de symptômes qui, à leur intensité près, se reproduisent chez tous les individus; elle constitue une véritable intoxication, et l'état morbide qui la produit déroule trois phases : *surexcitation, perturbation, destruction* des fonctions de l'axe cérébro-spinal. »

Ainsi, trois groupes de symptômes dans l'ivresse, comme le montre le résumé suivant, où nous avons groupé les plus importants :

1ᵉʳ *degré.* Excitation de l'intelligence, abondance et vivacité des idées, animation de la parole, loquacité, agitation, brusquerie dans les gestes et dans les mouvements.

Augmentation de la chaleur organique (?), accélération du pouls et de la respiration. Injection et turgescence de la peau et du visage ; quelquefois transpiration.

(1) J. Franck, *De ebrietate et ebriositate deque ejus effectu delirio tremente.* Lipsiæ, 1832.

(2) Michel Lévy, *Traité d'hygiène publique et privée,* 4ᵉ édit., t. II.

(3) A. Tardieu, *Observations médico-légales sur l'état d'ivresse.* (*Annales d'hygiène publique et de médecine légale,* 1848, t. XL, p. 390.)

(4) Gubler, *Commentaires thérapeutiques du Codex medicamentarius.* 2ᵉ édit., 1874.

2ᵉ degré. Obscurcissement de l'intelligence, incohérence dans les paroles et dans les idées; irrégularité et indécision dans les mouvements. Perversion de la sensibilité; sensations imaginaires; tintements d'oreilles, bourdonnements. Troubles dans la vision. Sentiment de compression sur les tempes.

Incoordination dans les mouvements; indécision et irrégularité dans les contractions musculaires; démarche incertaine et tremblante. Manque d'équilibre.

Rougeur du visage, gonflement des jugulaires; contraction des pupilles.

Plénitude du pouls; irrégularité et embarras dans la respiration et dans la circulation.

3ᵉ degré. Suspension complète de l'intelligence, de la sensibilité et de la motilité. Torpeur des sens, écoulement involontaire des urines et des matières fécales.

Face pâle, abattue; yeux ternes et vitreux. Dilatation permanente des pupilles.

Pouls petit, misérable; respiration stertoreuse. Inertie complète.

A la suite de cet état survient un sommeil profond, quelquefois interrompu par des rêves et accompagné d'une transpiration abondante. Ce sommeil, qui dure habituellement plusieurs heures, peut se prolonger jusqu'à seize, vingt-quatre, quarante-huit heures (A. Fournier) (1).

Notons encore, comme phénomènes consécutifs, le malaise, la lourdeur de tête, l'accablement, qui ne font presque jamais défaut, et auxquels s'ajoutent quelquefois de l'embarras gastrique, des vomituritions, des nausées, de la diarrhée bilieuse.

Enfin, la mort peut survenir (4 fois sur 40 cas, d'après Devergie) (2); elle est surtout à craindre dans le troisième degré.

____

(1) A. Fournier, *Dictionnaire de médecine et de chirurgie pratiques*, art. ALCOOLISME, t. I, p. 627.

(2) Devergie, *Médecine légale*, t. II.

2° Chez les animaux, les chiens, les chats, les lapins, Orfila (1), a constaté que l'alcool produisait les mêmes effets que l'ivresse chez l'homme. Ses expériences ont été reprises par L. Lallemand, Perrin et Duroy. Voici, d'après ces observateurs, les troubles qui surviennent chez les chiens après l'ingestion d'alcool :

« Sous l'influence de 40 à 50 grammes d'eau-de-vie, ils deviennent silencieux, présentent une démarche incertaine et vacillante, puis tombent dans une sorte d'engourdissement.

» La paralysie commence par les membres postérieurs et envahit successivement le reste du système musculaire. L'anesthésie est toujours consécutive, et atteint, en dernier lieu, les conjonctives. Elle devient complète, ainsi que la résolution musculaire; alors, l'animal semble dormir d'un sommeil calme et silencieux.

» On observe de la dilatation des pupilles; mais, à chaque nouvelle dose d'alcool ingérée, cette dilatation est remplacée par une contraction momentanée de l'iris.

» Comme conséquences de ces troubles du système nerveux, apparaissent des modifications importantes dans le fonctionnement des divers appareils qui sont sous sa dépendance.

» D'abord se manifeste une accélération du pouls qui peut présenter un maximum de 216 pulsations et qui devient large et bondissant; puis les pulsations se ralentissent, descendent jusqu'à 42 par minute, deviennent de plus en plus petites et irrégulières, et peuvent n'être plus perceptibles (2). »

La respiration suit la même marche que la circulation : d'abord augmentée de fréquence (maximum, 60 par minute), ample, facile, elle devient irrégulière, saccadée, quelquefois stertoreuse, et peut tomber à 5 inspirations par minute. Elle s'arrête toujours avant que le cœur ait cessé ses battements.

(1) Orfila, *Traité de toxicologie*, 4e édition, t. II.
(2) *Loc. cit.*, p. 38.

« Dans ces expériences, la dose mortelle de l'alcool avait été de 130 à 300 grammes. Quand on s'est servi d'une dose moins forte, les chiens ont pu revenir à la santé ; le premier symptôme qui annonçait le rétablissement de l'animal était la sensibilité de la conjonctive, suivie de petits mouvements automatiques ; au bout de 30 à 40 minutes, les sens se réveillaient, et ce n'était que le lendemain que renaissaient l'intelligence et la faculté de se mouvoir (1). »

En étudiant cette série de symptômes, on constate qu'ils se rapportent à trois périodes :

1° *Période d'excitation*. Incertitude dans les mouvements ; accélération du pouls et de la respiration ; contraction des pupilles.

2° *Période de perversion*. Résolution musculaire, qui commence aux extrémités postérieures ; irrégularité du pouls et de la respiration ; dilatation des pupilles, remplacée de temps à autre par leur contraction.

3° *Période de collapsus*. Paralysie complète et extinction de la sensibilité ; affaiblissement de la circulation et de la respiration ; dilatation permanente des pupilles ; arrêt de la respiration ; cessation des battements du cœur. Mort.

On voit, d'après le résumé précédent, combien l'ensemble des troubles que détermine chez les animaux l'ingestion d'une certaine quantité d'alcool concorde avec le tableau symptomatique de l'ivresse chez l'homme ; pourtant ils ne se confondent pas complètement, car ici, comme dans l'étude comparative des effets physiologiques qui suivent l'expérimentation d'un même agent sur l'homme et sur les animaux, il faut faire la part des deux organismes, impressionnés, il est vrai, de la même façon par ces agents, mais répondant à l'impression produite chacun à sa manière, suivant ses facultés, ses fonctions, ses organes, en un mot suivant les caractères propres à son animalité.

(1) *Loc. cit.*, p. 11.

En effet, chez l'homme, ce qui frappe surtout dans les troubles alcooliques, c'est le dérangement des facultés intellectuelles; le délire est le désordre qui ouvre la scène et qui constitue le phénomène initial et prédominant. Chez l'animal, au contraire, c'est l'appareil locomoteur qui est frappé le premier; l'irrégularité dans les mouvements et l'incertitude dans la marche constituent le premier signe de l'intoxication alcoolique (1); à part ces légères différences, l'alcool agit de la même façon sur le système nerveux de l'homme et des animaux.

§ 2. — En général, l'apparition des troubles qui constituent l'ivresse est principalement liée à la richesse alcoolique de la boisson spiritueuse ingérée, de telle sorte que les liquides qui présentent la plus forte proportion d'alcool (les eaux-de-vie par exemple) sont ceux dont l'ingestion même à faible dose est suivie le plus facilement de l'explosion des désordres dont nous venons d'esquisser le tableau.

Cependant, il ne faudrait pas croire que ce rapport, que

(1) Ces faits ont été constatés encore tout récemment dans les expériences instituées par Magnan. (Voyez *Archives de physiologie normale et pathologique*, 1873, p. 115.) « L'action immédiate de l'alcool sur le chien, dit cet observateur, se traduit d'abord par une légère excitation avec fréquence du pouls, accélération de la circulation; quelquefois l'animal saute, jappe, court en tous sens; bientôt la démarche devient incertaine, embarrassée, titubante; les jambes postérieures s'entrecroisent, fléchissent, et le corps s'abaisse tantôt à droite, tantôt à gauche; au bout de 10 à 20 minutes, le train postérieur s'affaisse, le ventre s'applique sur le sol, les pattes restant étalées latéralement ou pliées au-dessous; les membres antérieurs encore fermes restent dressés et l'animal incité peut avancer, traînant après lui la moitié postérieure du corps privée de mouvement; la paralysie s'étendant d'arrière en avant, les pattes antérieures ne tardent pas à fléchir, la tête retombe, la résolution devient complète; le corps soulevé pendant comme une masse inerte sans nul ressort, obéissant aux lois de la pesanteur. L'anesthésie, comme la perte de mouvement, gagne d'arrière en avant, et, tandis que les fortes pressions sur la queue, les pincements, les piqûres ne provoquent aucune réaction, l'excitation des conjonctives, des narines, révèle la persistance de la sensibilité. Dans le cas d'ivresse profonde, l'animal tombe dans le coma, et l'anesthésie est complète. La température s'abaisse de 1° à 3° dans l'intoxication de moyenne intensité, de 4° à 6°, et même davantage, dans les cas où le poison est administré à très-hautes doses. »

l'on admet généralement entre la richesse alcoolique d'une boisson spiritueuse et son influence au point de vue de la production de l'ivresse, se manifeste dans tous les cas et infailliblement. On sait, en effet, que les vins reconnus les plus *capiteux* ne sont pas toujours les plus *alcooliques*, et l'on connaît la facilité avec laquelle certaines boissons fermentées (certaines bières par exemple), déterminent l'ivresse, alors que l'analyse chimique de ces liquides démontre d'une façon certaine leur pauvreté en alcool.

Enfin, il est un fait constaté depuis longtemps par maint observateur, c'est que le caractère de l'ivresse et que la nature des troubles qui la constituent varient suivant la composition et la provenance de la boisson ingérée. On sait que Percy (1) a distingué sous le nom d'*ivresse convulsive* des accidents causés le plus fréquemment par l'ingestion d'un vin nouveau, ou altéré par l'addition d'alcool et principalement d'eau-de-vie de genièvre et de grains, et consistant dans des convulsions cloniques qui agitent tous les membres, dans des hallucinations et dans un délire furieux qui poussent la victime au suicide ou à l'homicide. Ces accidents ont été constatés également par Lallemand et Perrin sur des militaires de la garnison de Paris, chez lesquels des convulsions se déclarèrent soudainement pendant la nuit, après que les sujets s'étaient endormis tranquillement; ils avaient pris le soir de la bière et une petite quantité d'eau-de-vie. Nous-même, pendant notre séjour comme médecin traitant dans les hôpitaux militaires, nous avons été témoin de ces accidents bien connus dans l'armée, attribués avec raison par les chefs de corps et les médecins militaires à l'usage d'une liqueur ou d'une boisson spiritueuse frelatée ou altérée; à certains moments ils nécessitent même l'intervention de

(1) Percy, *De l'ivresse convulsive. (Dictionnaire des sciences médicales*, t. XXVI, p. 249.)
(2) *Loc. cit.*, p. 167.

l'autorité militaire contre les débitants de boissons ou les cantiniers qui livrent aux soldats ces boissons pernicieuses pour leur santé.

« Bien que l'alcool soit la base enivrante et toxique de toutes les boissons spiritueuses, dit A. Fournier (1), c'est un fait d'expérience que son action se modifie suivant les formes sous lesquelles il est ingéré et les mélanges auxquels on l'associe; ainsi l'ivresse du vin est gaie et bruyante; celle de l'eau-de-vie est plus profonde et plus durable, furieuse parfois et souvent accompagnée d'une entière stupeur; celle des vins mousseux est légère et fugace; celle de la bière, lourde, accablante; celle du tafia, triste et méchante; celle de l'absinthe, turbulente, tapageuse, agressive, elle a de plus une période d'excitation plus longue, et elle laisse aussi après elle un accablement que ne produisent pas au même degré les autres liquides. »

§ 3. — On sait aujourd'hui à quoi il faut attribuer ces différences que présente le pouvoir enivrant des boissons spiritueuses; les expériences instituées par un certain nombre d'observateurs ne laissent aucun doute sur la part qui doit être attribuée aux divers principes associés avec l'alcool dans presque toutes ces boissons au point de vue de la manifestation des troubles et des désordres, dont le tableau constitue l'alcoolisation aiguë.

Nous avons vu que, parmi ces principes, le plus important, ou du moins celui dont l'action pernicieuse et le pouvoir enivrant sont les mieux connus, est l'alcool amylique, dont les propriétés toxiques ont été démontrées suffisamment, grâce aux expériences de Pelletan, de Fuerst (de Berlin), de Cros et de Rabuteau. Il faut y joindre les autres principes étrangers (alcool butylique, aldéhyde, huiles essentielles, éthers, etc.), contenus en proportion plus ou moins forte

____

(1) A. Fournier, *loc. cit.,* p. 629.

dans les nombreux esprits employés pour la consommation publique, et dont l'influence se manifeste non-seulement par l'odeur et la saveur particulières qu'ils communiquent aux boissons spiritueuses, mais encore par l'ébriété et l'intoxication spéciales qu'ils déterminent dans l'économie.

Il nous paraît donc indispensable, dans cette étude de l'action de l'alcool sur le système nerveux, de séparer les effets de ce liquide, en tant que composé chimique nettement défini ($C^4H^6O^2$), de ceux des divers principes ordinairement combinés avec lui.

Plus l'alcool est pur, plus l'excitation des fonctions intellectuelles, que son ingestion détermine, est nette, franche et énergique. A ce point de vue, l'alcool de vin l'emporte sur tous les autres, et nous sommes porté à croire que les substances volatiles qu'il contient ont la plus grande influence sur les phénomènes cérébraux qui surviennent à la suite de son ingestion ; nous avons pour preuve les effets si différents que présentent deux eaux-de-vie de Cognac de même provenance, mais dont l'une est nouvelle et dont l'autre a subi un certain vieillissement dans les tonneaux ; tandis que la première produit une surexcitation anormale et violente des facultés cérébrales, la seconde semble impressionner merveilleusement les centres nerveux, dans lesquels elle détermine une activité douce et nullement fatigante. A quoi rapporter ces différences, sinon aux essences développées dans la dernière de ces deux boissons sous l'influence du vieillissement, et qui font défaut dans la première, où elles sont remplacées par des principes plus ou moins âcres et plus ou moins irritants ?

Quand l'alcool est impur, comme cela a lieu pour les esprits mauvais goût du commerce, son action disparaît presque complétement derrière les troubles et les désordres déterminés par les substances étrangères avec lesquelles il est mélangé. Les recherches suivantes sur l'action de l'alcool amylique dans l'économie le démontrent suffisamment :

On sait que c'est Pelletan (1) qui le premier étudia les effets de l'huile de pommes de terre sur l'homme et sur les animaux; il avait remarqué que son odeur excitait la toux, était insupportable pour les personnes et pouvait causer chez quelques-unes des lipothymies plus ou moins longues, précédées de vertige et de nausées et suivies de stupeur, avec affaiblissement des membres supérieurs : état qui pouvait durer de 12 à 24 heures. Il avait noté en même temps que ce liquide âcre, brûlant et tenant à la gorge, irritait la muqueuse des voies digestives et déterminait quelquefois une tympanite des plus graves.

Le même auteur avait même fait plusieurs expériences sur un certain nombre d'animaux (chiens, lapins, cabiais), et qui avaient démontré les propriétés toxiques de l'alcool amylique.

Ses observations avaient été confirmées plus tard par E. Fuerst (de Berlin) (2), qui avait constaté, comme l'auteur qui l'avait précédé dans ces recherches, à la suite de l'ingestion d'alcool amylique, une excitation violente des centres nerveux, suivie, au bout d'un certain temps, d'un assoupissement et de dépression des fonctions sensitives et motrices; des doses plus fortes avaient même déterminé la mort des animaux soumis à son observation; quand il y a une dizaine d'années, dans une thèse remarquable soutenue à la faculté de médecine de Strasbourg, Cros (3), répétant les expériences de Pelletan et de Fuerst, a présenté une étude assez complète de l'alcool amylique. Voici les caractères physiques et chimiques que cet auteur assigne à cette substance :

(1) G. Pelletan, *De l'huile séparée par la rectification de l'alcool de pommes de terre*, (*Journal de chimie médicale*, 1825, p. 76).

(2) E. Fuerst (de Berlin), *Action de l'huile volatile de pommes de terre sur l'économie animale.* (*Journal de chimie médicale*, 1845, p. 425.)

(3) Cros, *Action de l'alcool amylique sur l'organisme*, thèse de Strasbourg, 1863.

C'est un liquide incolore, très-fluide, d'une odeur pénétrante, caractéristique, d'une saveur chaude, âcre et persistante. Il bout à 132° suivant Cahours, à 129° suivant Pasteur.

Exposé à un froid de 20°, il prend l'aspect de l'huile d'anis congelée. Sa densité à 15° égale 0,8184.

L'eau en dissout $\frac{1}{47}$ de son poids. Il est soluble en toute proportion dans l'alcool éthylique anhydre ; l'esprit-de-vin en dissout d'autant moins qu'il est plus aqueux.

On peut reconnaître la présence de l'alcool amylique dans une liqueur spiritueuse par les deux moyens suivants, indiqués par Cros :

1° En chauffant l'alcool amylique en présence de l'acide oxalique : il se produit alors, à la fin de la distillation, une odeur de punaise ou de cumin très-prononcée, due à la production *d'éther oxalamylique*, tandis qu'une odeur très-agréable de poire distingue l'*éther acétamylique*.

On peut déceler de cette façon 0ᵍʳ,03 d'alcool amylique dans 100 gr. d'alcool ordinaire à 50° c.

2° En distillant un mélange d'alcool amylique, d'acide acétique et d'acide sulfurique, abandonné préalablement pendant un certain temps, il se produit alors de l'*éther acétamylique*, dont l'odeur suffit pour indiquer la présence de 0ᵍʳ,00027 d'alcool amylique dans 50 grammes d'eau.

Depuis la publication du travail de Cros, Hirsch (1) a donné un bon moyen de purification de l'alcool amylique : c'est d'agiter trois ou quatre fois cet alcool avec son volume d'eau saturée de sel marin, jusqu'à ce que le liquide ne diminue plus de volume ; on sépare ainsi presque tout l'alcool éthylique ; ce qui en reste est éliminé par agitation avec quatre fois son volume d'eau et par rectification.

Les expériences de Cros, instituées dans le but d'étudier l'action physiologique de l'alcool amylique, sont très-nom-

____

(1) Voy. *Journal de chimie médicale*, 4ᵉ série, t. X, 1864, p. 122.

breuses; elles ont été faites sur des pigeons, des lapins et enfin sur l'homme. Il en résulte que chez les pigeons 0^{gr},30 d'alcool amylique, dissous dans 10 grammes d'eau, déterminent au bout de quelques minutes des troubles évidents, consistant principalement dans une inclinaison de la tête en avant, de l'inertie, une diminution sensible des mouvements respiratoires (de 46 à 35), un abaissement de plusieurs degrés de la température animale de (44° à 35°); ensuite survient un sommeil qui dure près de deux heures. Notons que 0^{gr},60 d'alcool ordinaire à 50° ne produisirent aucun accident chez ces oiseaux.

Chez les lapins, 5 grammes d'alcool amylique dans 30 grammes d'eau ont produit des effets sensibles et analogues aux précédents, tandis que 10 grammes d'alcool ordinaire restèrent sans action apparente.

L'ingestion de 6 grammes d'alcool amylique dans 35 grammes d'eau déterminèrent la mort au bout de 12 heures.

Quant à l'expérimentation sur l'homme, elle n'a pu naturellement être poussée comme chez les animaux; cependant elle a fourni des résultats intéressants : 1 gramme d'alcool amylique dans un petit verre de rhum de bonne qualité a déterminé chez un sujet, au bout de 2 minutes, une céphalalgie violente, avec sensation douloureuse de compression temporale; accidents qui se sont dissipés une heure après l'ingestion.

Plus récemment, à propos de la discussion sur le *vinage* (alcoolisation) des vins, qui eut lieu en 1870 à l'Académie de médecine de Paris, Rabuteau (1) institua un certain nombre d'expériences, dans le but de déterminer comparativement l'action plus ou moins malfaisante ou toxique des diverses espèces d'alcools introduits dans la consommation publique. Ces expériences furent faites sur des grenouilles

(1) Rabuteau, *Des effets toxiques des alcools butylique et amylique.* (*Union médicale*, 1870, p. 165.)

plongées dans des solutions plus ou moins étendues des
alcools dont on voulait étudier l'action. Nous nous bornerons
à en transcrire les principaux résultats :

1° Dans une solution aqueuse renfermant $\frac{2}{1000}$ d'alcool
amylique, l'anesthésie se produisit au bout de 20 minutes;
la peau des grenouilles prit une teinte noir foncée le
sang devint noir; en même temps, il se produisit un ralentissement considérable des battements du cœur. Ces troubles
se dissipèrent quand on retira les grenouilles de cette solution. Alors leur vitalité reparut et le cœur reprit son fonctionnement habituel.

Dans une solution aqueuse renfermant $\frac{5}{1000}$ d'alcool amylique, la mort se produisit au bout de 10 à 15 minutes, après
avoir été précédée des phénomènes indiqués plus haut.

2° Les grenouilles vécurent très-bien pendant 24 heures dans
une solution d'alcool butylique à $\frac{2}{1000}$. Les effets observés
consistèrent, comme pour l'alcool amylique, en une coloration plus foncée des téguments, en un ralentissement des
battements cardiaques, en une diminution des mouvements
et de la sensibilité. Retirées au bout de 24 heures, elles re-
vinrent complétement et rapidement à l'état normal.

Une solution aqueuse d'alcool butylique à $\frac{5}{1000}$ détermina
bien la mort comme la même solution d'alcool amylique,
mais beaucoup moins rapidement.

3° Les grenouilles continuèrent à vivre dans des solutions
d'alcool éthylique à $\frac{10}{1000}$ et même à $\frac{20}{1000}$ et ne présentèrent
guère qu'une coloration plus foncée de leur peau et un com-
mencement d'ivresse et d'anesthésie, phénomènes qui se dissipèrent rapidement même au bout d'une heure d'immersion, quand on plaça ces animaux dans de l'eau ordinaire.

Enfin, le même auteur remarqua sur lui-même, qu'au sentiment de bien-être qui se manifestait après l'ingestion d'une
quantité modérée de vin naturel, se substituait une certaine
obnubilation de l'intelligence avec serrement des tempes et

diminution de la force musculaire, quand il se soumettait à l'influence d'un vin de mauvaise qualité; ces derniers troubles survenaient également après l'ingestion d'un demi-litre de vin naturel auquel on avait ajouté préalablement soit $0^{gr},25$ d'alcool amylique, soit $0^{gr},50$ d'alcool butylique; dans ce dernier cas, ils étaient beaucoup moins marqués.

Rabuteau a cru devoir tirer de ces expériences les conclusions suivantes, qui concordent assez bien avec les résultats obtenus par Gros :

1° L'alcool amylique est pour les grenouilles au moins 15 fois plus actif que l'alcool éthylique, et trois ou quatre fois plus actif que l'alcool butylique.

2° Les alcools de la série $C^n H^{2n} + 2O$ sont d'autant plus actifs que le groupe CH^2 entre un plus grand nombre de fois dans leur constitution. On peut donc classer ces divers alcools dans la série suivante, qui exprime leur pouvoir toxique :

1° Alcool méthylique CH^4O très-peu actif.
2° Alcool éthylique C^2H^6O peu actif.
3° Alcool butylique $C^4H^{10}O$ toxique.
4° Alcool amylique $C^5H^{12}O$ très-toxique.

CHAPITRE V

§ 1. — D'après les considérations qui précèdent, on conçoit maintenant la distinction qu'il est nécessaire d'établir entre l'ivresse déterminée par les boissons spiritueuses et dépendant non-seulement de l'alcool, mais encore des divers principes enivrants contenus dans ces boissons, et l'ivresse spéciale qui résulte simplement de l'ingestion immodérée d'alcool pur et dilué. C'est à cette dernière seule que nous accordons la dénomination d'*alcoolisation*.

Dans ces conditions, les troubles déterminés par l'ingestion d'alcool à doses antihygiéniques se rapprochent singulièrement des phénomènes qui surviennent dans l'économie sous l'influence de certains anesthésiques (chloroforme, éther, etc.). L'*anesthésie alcoolique* est démontrée par de nombreuses observations (1): reste à déterminer les rapports plus ou moins intimes qu'elle présente avec l'anesthésie produite par le chloroforme et par l'éther.

Si l'on observe avec attention les troubles qui constituent l'ivresse et ceux que produit l'action du chloroforme ou de

(1) Voy. Bouisson, *Traité théorique et pratique de la méthode anesthésique*, p. 469. — Blandin, *Bulletin de l'Académie de médecine*. Paris, 1847, t. XII.

l'éther, on est frappé de l'analogie qui existe entre ces deux ordres de phénomènes : aussi a-t-on été conduit à se demander si les mêmes effets ne se rattachaient pas aux mêmes causes, et si l'anesthésie par le chloroforme et par l'éther n'était pas un simple état d'ivresse, *Chloroformrausch*, comme disent les auteurs allemands.

Nous croyons utile de mettre en relief les points communs que présente le tableau symptomatique de l'ivresse, de la chloroformisation et de l'éthérisme, en comparant les trois observations suivantes, faites sur des chiens par L. Lallemand et Perrin :

ALCOOL	CHLOROFORME	ÉTHER
EXPÉRIENCE V (p. 55).	EXPÉRIENCE I (p. 282).	EXPÉRIENCE III (p. 369).

ALCOOL

EXPÉRIENCE V (p. 55).

Chien tué par l'ingestion dans l'estomac de 170 grammes d'alcool à 21 degrés.

h. min.

12 0. On introduit dans l'estomac, au moyen d'une sonde œsophagienne, 880 gr. d'alcool, étendus de 30 grammes d'eau.

12 5. Titubation, chute, affaissement du train postérieur, puis immobilité.

12 10. Anesthésie de la peau, excepté à la face; paupières abaissées; sommeil stertoreux.

12 25. Insensibilité complète partout; résolution musculaire: respiration, 40: circulation, 135.

12 30. On donne 40 grammes d'alcool et 10 gr. d'eau.

12 40. La respiration s'exécute surtout à l'aide du diaphragme: 30 inspirations.

1 0. On donne 68 grammes d'alcool.

1 25. La respiration cesse. Les pulsations de l'artère crurale et les battements du cœur continuent.

1 27. On ne perçoit plus que des frémissements à la région précordiale; plus de pulsations artérielles.

1 30. L'animal est mort.

CHLOROFORME

EXPÉRIENCE I (p. 282).

Chien tué en dix minutes par l'inhalation de 4 grammes de chloroforme à doses fractionnées.

h. min

2 0. On approche du museau le vase qui contient l'éponge arrosée de 2 gr. de chloroforme.
Agitation, cris, exonérations fécales et urinaires.
Gémissements.

2 1. Résolution des membres postérieurs, Insensibilité à la périphérie.

2 4. Résolution des membres antérieurs. Insensibilité complète à la périphérie. Pupilles dilatées.
Respiration, 78; circulation, 174.

2 6. On ajoute 2 grammes de chloroforme.

2 7. Respiration diaphragmatique. Conjonctives insensibles.

2 9. La respiration s'arrête; les battements du cœur continuent.

2 10. Les battements du cœur ne sont plus appréciables.
L'animal est mort.

ÉTHER

EXPÉRIENCE III (p. 369).

Chien tué en trente-cinq minutes par les inhalations d'éther (40 grammes).

h. min.

2 23. Agitation, cris, émission d'urine.

2 27. Peau insensible.

2 28. Résolution des membres postérieurs.

2 29. Résolution des membres antérieurs. Respiration, 65; circulation, 168.

2 37. Insensibilité et résolution musculaire absolues; dilatation des pupilles.

2 45. Respiration diaphragmatique.

2 52. Respiration très-faible, 20; circulation, 80.

2 57. La respiration s'arrête. La circulation continue.

2 58. On cesse de percevoir les battements du cœur.
L'animal meurt.

Ainsi, chez les animaux comme chez l'homme, l'alcool et les anesthésiques produisent des effets d'une analogie et d'une similitude frappantes. Pourtant, quelques physiologistes ont admis que l'ivresse et l'éthérisme étaient deux états de nature différente. Ainsi, Bouisson dit : « La différence entre l'ivresse et l'éthérisme n'est seulement pas de degré, elle est de nature; et quelque légitime que paraisse le rapprochement établi entre ces deux états, il laissera toujours entre eux une différence mesurée par l'intervalle qui sépare un symptôme de sa cause. L'ivresse est un symptôme commun de la pénétration de l'alcool et des anesthésiques dans l'économie animale; mais l'action intime n'est pas identique : l'alcoolisation n'est pas l'éthérisme (1). »

Nous objecterons à Bouisson que, bien que le chloroforme et l'éther soient des agents dont la composition chimique diffère, cependant ils produisent une anesthésie de même nature. « Ce qui produit l'ivresse dans les alcools, dit Guillemin (2), ce sont les éthers, ou du moins les radicaux d'éther qu'ils renferment : le chloroforme lui-même n'est qu'un éther. Si les principes de ces corps sont analogues, pourquoi nier l'analogie de leur action? Cette action varie, du reste, avec la nature du radical que renferme soit l'éther, soit l'alcool, soit tout autre agent anesthésique. Emploie-t-on l'éther sulfurique pur, l'ivresse sera gaie, le sommeil profond; les divers principes contenus dans les eaux-de-vie, le vin, la bière, donneront une ivresse spéciale à chacune de ces substances : il n'est personne qui n'ait établi ces différences. »

Enfin, on sait que L. Lallemand et Perrin ont tiré de leurs expériences sur l'action comparée de l'alcool et des anesthésiques, les conclusions suivantes :

(1) Bouisson, *Mémoire sur l'éthérisation.* Paris, 1847.
(2) Guillemin, *De l'action des anesthésiques sur l'organisme humain,* thèse de Strasbourg, 1868.

« 1° L'alcool et les anesthésiques exercent sur le système nerveux cérébro-spinal une action spéciale tout à fait caractéristique;

» 2° Ils produisent, en premier lieu, une excitation plus ou moins marquée, suivant leur nature. La durée de la période d'excitation paraît être en rapport avec la solubilité et la volatilité de chacun d'eux;

» 3° Par leur action progressive, ils suspendent ensuite et finissent par abolir la sensibilité et la motricité du système nerveux (1). »

Ces conclusions n'ont plus besoin d'être justifiées; depuis la publication du remarquable travail de Lallemand, Perrin et Duroy, elles ont, pour ainsi dire, été consacrées par les physiologistes les plus éminents, par le premier de tous, Cl. Bernard, qui, dans des leçons remarquables faites il y a quatre ans au collége de France, les a développées, et, par une série d'expériences nouvelles, en a démontré la justesse et la vérité (2).

Il est parfaitement prouvé aujourd'hui que *alcoolisation* et *éthérisme* sont deux états dont les conditions pathogéniques sont identiques et dont l'expression symptomatique est analogue; à part quelques légères différences que nous comprenons facilement, l'influence de l'alcool et de l'éther sur les centres nerveux se traduit par la même série de phénomènes qui aboutissent toujours au même résultat : *l'anesthésie*.

Faire la physiologie pathologique de l'ivresse, c'est faire celle de l'anesthésie.

§ 2. — La méthode suivie par Flourens (3) et Longet (4) pour expliquer l'anesthésie consiste à étudier, chez un ani-

----

(1) *Loc. cit.*, p. 122.

(2) Cl. Bernard, *De l'anesthésie* (*Revue des cours scientifiques*, 1869.)

(3) Flourens, *Recherches expérimentales sur les propriétés et les fonctions du système nerveux dans les animaux vertébrés*, 2ᵉ édit, p. 402.

(4) Longet, *Expériences relatives aux effets de l'inhalation de l'éther sulfurique sur le système nerveux.* (*Archiv. gén. de médecine*, mars 1847.)

mal quelconque, les différents symptômes qui se manifestent sous l'influence de la substance anesthésique, et à les comparer à ce qui se passe chez un autre animal de la même espèce après l'ablation de tel ou tel segment des centres nerveux.

Le premier de ces physiologistes a conclu, de la similitude des symptômes observés chez les animaux alcoolisés et chez ceux auxquels on enlève le cervelet, que l'alcool agit plus particulièrement sur ce dernier organe. Cependant il avait remarqué lui-même que la concordance n'avait pas été parfaite, car l'ablation du cervelet n'était jamais suivie de la perte des facultés intellectuelles, fait qui s'observe, comme on sait, dans la dernière période de l'intoxication alcoolique aiguë.

On comprend, du reste, que cette étude comparée des effets déterminés par un anesthésique et par l'ablation de tel ou tel segment de substance nerveuse, ne pouvait se faire avec fruit qu'à une condition, c'était que le rôle physiologique de chacun de ces segments fût nettement déterminé.

Cette étude, entreprise par les savants que nous avons cités plus haut, se continue encore aujourd'hui dans le laboratoire de l'illustre physiologiste, qui lui consacre son génie et ses infatigables recherches. Nous savons, en effet, que Cl. Bernard a trouvé, dans certains agents chimiques et toxiques, un précieux moyen d'analyse physiologique, grâce auquel nous pouvons aujourd'hui déterminer dans les centres nerveux le siége d'un certain nombre de facultés, et espérer, plus tard, pouvoir ainsi les localiser toutes.

§ 3. — Comment se produit l'ivresse? A quoi faut-il attribuer les troubles du système nerveux que détermine l'ingestion immodérée d'alcool? Sont-ils dus simplement à l'excitation des extrémités des nerfs de la muqueuse stomacale avec laquelle ce liquide est en contact, et à un simple phénomène réflexe produit par cette excitation, ou bien doit-on les expliquer par l'action directe exercée sur les éléments nerveux eux-mêmes par l'alcool absorbé dans la circulation et transporté dans l'économie?

La première opinion, adoptée par quelques physiologistes, par Orfila (1), par Brodie (2), a été défendue dans ces derniers temps par Marcet (3), qui a cherché à la vérifier par un certain nombre d'expériences faites sur les animaux. Ces expériences comprennent trois séries : dans la première série, Marcet détermine l'action de l'alcool sur l'animal à l'état normal (grenouilles et chiens); dans la deuxième, qui porte seulement sur des grenouilles, il coupe les nerfs des parties en contact avec l'alcool, sans interrompre la circulation; dans la troisième, il intercepte la circulation des parties en contact avec l'alcool, en laissant intactes leurs communications nerveuses avec la moelle épinière. Voici quels ont été les résultats de ces observations :

Quand on plonge les pattes postérieures d'une grenouille dans de l'alcool, il survient souvent, aussitôt après l'immersion, une perturbation soudaine (*a schock*) caractérisée par une diminution, quelquefois par un arrêt de la motilité et de la sensibilité dans les parties en contact avec l'alcool; dans tous les cas, l'animal cesse de respirer et perd complétement sa sensibilité dans une période qui varie de 10 à 13 minutes.

Quand on fait la même expérience sur une autre grenouille, chez laquelle on a eu soin d'interrompre la communication des membres postérieurs avec les centres nerveux, au moyen de la section des nerfs, la circulation continuant à se faire, on ne constate point de choc (comme dans l'expérience précédente); en même temps, l'insensibilité et l'arrêt de la

(1) Orfila, *Traité de toxicologie*, 4e édition, t. III.

(2) Brodie, *Journal de médecine* de Leroux, Corvisart et Boyer, 1813.

(3) Marcet, *On chronic alcoholic intoxication.* London, 1853, et *Med. Times and Gazette*, 1860. (Revue critique dans *Arch. gén. de médecine*, 1860, p. 77 et suiv.)

respiration n'ont guère lieu qu'au bout de 15 à 23 minutes.

Enfin, lorsqu'on opère sur une troisième grenouille chez laquelle on a eu soin d'interrompre le cours du sang entre les parties en contact avec l'alcool et les centres nerveux, les nerfs étant conservés, la sensibilité et la respiration se maintiennent de 4 à 18 heures après l'immersion des membres postérieurs dans l'alcool; elles persistent pendant 24 heures et au delà chez les grenouilles soumises à la même opération, mais dont les extrémités postérieures n'ont pas été plongées dans ce liquide.

Marcet expérimenta également sur des chiens; ayant lié l'aorte thoracique, il remarqua que l'ingestion d'alcool à doses considérables, dans l'estomac de ces animaux, ne déterminait que quelques légers vomissements, sans provoquer le moindre symptôme d'intoxication alcoolique. A peine la ligature fut-elle enlevée et la circulation rétablie, qu'on vit apparaître les signes caractéristiques de l'empoisonnement, et la mort survint au bout de quelques instants.

Marcet a tiré de ses expériences les conclusions suivantes :

L'alcool absorbé dans l'économie porte son action sur les centres nerveux principalement par l'intermédiaire de la circulation, mais non pas exclusivement par elle.

Il exerce, en effet, une action très-légère mais réelle sur les centres nerveux par l'intermédiaire des nerfs, indépendamment de la circulation, action qui se traduit au bout d'un certain temps par la suspension temporaire de la sensibilité et de la motilité, avec conservation de la respiration.

Les observations de Marcet, tout en montrant combien est insignifiante l'influence réflexe exercée par l'alcool sur les centres nerveux, sont favorables à la seconde théorie, qui attribue l'ivresse à l'action directe exercée par l'alcool en nature sur les éléments nerveux. Celle-ci a été acceptée et défendue par Lallemand et Perrin (1), qui expliquent l'action de l'al-

(1) Lallemand et Perrin, *Traité d'anesthésie chirurgicale*. Paris, 1863, p. 213.

cool sur le système cérébro-spinal par « une impression moléculaire de contact, par l'intermédiaire du sang, comparable à celle que l'on admet pour expliquer l'action de presque tous les principes médicamenteux et toxiques » ; elle a été reproduite en partie par Cl. Bernard. « L'ivresse, dit ce grand physiologiste, tient à la présence de l'alcool dans le sang et à son action directe sur les éléments nerveux; mais il faut tenir compte également de l'état de la circulation cérébrale, dont les modifications sont des accidents qui accompagnent l'ivresse sans constituer son essence (1). »

§ 4. — Quelles sont ces modifications?

L'autopsie des individus morts à l'état d'ivresse avait fait reconnaître que l'action de l'alcool sur le cerveau s'accompagnait d'une congestion notable de cet organe; Tardieu avait même signalé dans ces cas, comme lésion commune, l'apoplexie méningée, lésion du reste constatée auparavant par Morgagni. Ces faits concordaient avec les observations de Flourens, qui, chez les oiseaux empoisonnés par l'alcool, avait trouvé une effusion sanguine à la base du cervelet.

Quant à Lallemand, Perrin et Duroy, ils signalent comme lésions constantes dans les autopsies qu'ils ont faites : la réplétion sanguine des sinus de la dure-mère, la congestion de la pie-mère, l'état normal de la substance cérébrale.

C'est à Cl. Bernard que revient l'honneur d'avoir déterminé l'influence des anesthésiques sur la circulation cérébrale. Ayant pratiqué avec une érigne, dans la boîte crânienne d'un lapin, un trou circulaire ayant à peu près les dimensions d'une pièce de 50 centimes, et ayant mis le cerveau de l'animal à nu, il constata une hypérémie cérébrale manifeste au début de l'administration d'un anesthésique (chloroforme ou éther); à ce moment, « le cerveau, dit-il, se gonfle et fait hernie par le trou du trépan ». Quand la réso-

____

(1) Cl. Bernard, *Revue des cours scientifiques*, année 1869, p. 334.

lution et l'insensibilité eurent lieu, survint une anémie considérable de la substance nerveuse (1).

Nous avons répété l'expérience de Cl. Bernard, en employant l'alcool comme agent anesthésique. Ayant appliqué une couronne de trépan sur le crâne d'un lapin, nous avons pu étudier sur l'animal vivant l'état de la circulation cérébrale; sous l'influence de 50 grammes d'eau-de-vie ingérés dans l'estomac à doses fractionnées, nous avons vu survenir une hypérémie manifeste des hémisphères cérébraux, après chaque dose d'alcool ingérée; au bout de quelque temps survint de l'anémie. Ce dernier état persista jusqu'à la mort de l'animal.

Nous pouvons conclure de ces faits que la circulation des centres nerveux subit, sous l'action de l'alcool, deux influences distinctes et successives : 1° l'*hypérémie*, qui correspond à la période d'excitation; 2° l'*anémie*, qui correspond à la période d'insensibilité et de résolution.

Maintenant, quelle part d'influence faut-il attibuer à ces modifications de la circulation cérébrale dans la production des phénomènes de l'ivresse? Suffisent-elles pour expliquer seules les désordres du système nerveux? Nous ne le pensons pas; elles n'interviennent que dans une certaine mesure qu'il s'agit de déterminer.

« L'hypérémie, correspondant à l'agitation qui marque le commencement de l'administration d'un agent anesthésique, dit Cl. Bernard (2), n'est pas un état spécial, puisqu'on peut le reproduire autrement, en faisant tout simplement crier l'animal sur lequel on opère. »

Quant à l'anémie consécutive, elle est la conséquence du repos absolu du système nerveux, et ne résulte, pas plus que l'hypérémie, d'une action directe et spéciale de l'agent anesthésique employé sur les nerfs vaso-moteurs.

(1) Voy. *Revue des cours scientifiques*, année 1869, p. 333.
(2) Cl. Bernard, *loc. cit.*, p. 333.

Plus loin, l'illustre physiologiste ajoute (1) :

« Ramener tout simplement l'anesthésie à une anémie du cerveau, ce serait la même chose que de considérer l'ivresse uniquement comme une conséquence des modifications de la vascularisation générale qu'on observe pendant sa durée. L'ivresse tient à la présence de l'alcool dans le sang et à son action directe sur les éléments nerveux. »

Outre les phénomènes vasculaires que nous venons d'étudier, il y a donc une action directe exercée par l'alcool en nature sur la substance nerveuse. Mais en quoi consiste cette action? Nous avons vu plus haut que, dans l'état actuel de la science, il est impossible de la déterminer. Cependant diverses explications ont été émises à ce sujet.

Quelques physiologistes ont invoqué une altération organique des éléments nerveux eux-mêmes, sous l'influence de l'agent anesthésique. Nous avons mentionné le rôle que, dans ces derniers temps, on a fait jouer à la décomposition du *protagone;* ajoutons que Pappenheim et Godd ont admis, après la chloroformisation et l'éthérisation, l'existence dans les fibres nerveuses centrales d'une lésion analogue à celle qui résulte du contact direct du chloroforme ou de l'éther avec les nerfs, lésion qu'ils ont constatée dans leurs expériences.

D'autres ont rattaché l'anesthésie à une simple lésion mécanique (Black (2), Pirogoff (3), Coze). D'après ce dernier (4), elle serait le résultat « de la compression du cerveau par des vapeurs ayant une tension élevée, semblable à celle qui est due à une cause traumatique enfonçant une pièce du crâne. En pratiquant une ouverture au crâne d'un lapin et le soumettant aux inhalations anesthésiques, on

<hr>

(1) Cl. Bernard, *loc. cit.*, p. 335.

(2) Black, *London medical Gazette*, 1848.

(3) Pirogoff, *Recherches pratiques et physiologiques sur l'éthérisation.* Saint-Pétersbourg, 1847.

(4) Lettre de M. Coze adressée à Orfila. (*Gazette médicale*, 1848, t. XVI.)

constaté alors que les battements du cerveau ont cessé de devenir appréciables, et bientôt la hernie cérébrale s'est formée. On peut successivement faire rentrer ou sortir une portion de cet organe, en suspendant ou en reprenant l'inhalation des vapeurs. »

Plus récemment, Lacassagne (1) a donné l'explication suivante :

« Les physiologistes croient, et avec raison, que tous les actes de la vie, même les plus élevés, s'exécutent par des mouvements. Les fibres cérébrales doivent avoir plusieurs manières d'être. Elles entrent parfois en vibration sous l'influence de certains excitants, que ceux-ci soient la pensée, la volonté, ou bien certains corps chimiques agissant sur elles. La pensée, a dit Moleschott, est un mouvement de la matière. Nous croyons que les anesthésiques, et parmi eux surtout le chloroforme, ont, à un moment donné, le pouvoir d'arrêter sur place, de *catalepsier* ces fibres, et d'arrêter ainsi un mouvement commencé. » D'après le même auteur, outre cette action, les anesthésiques en auraient une autre, ce serait de s'interposer, chacun à sa manière, entre les molécules nerveuses, de les écarter et de les dissocier plus ou moins longtemps.

Toutes ces explications sont loin d'être satisfaisantes. Lallemand et Perrin (2) font remarquer avec raison : d'un côté, combien on est peu fondé à admettre, pour expliquer des troubles aussi passagers et aussi fugaces que ceux de l'ivresse, des altérations organiques, dont la plus légère s'accompagnerait de désordres durables dans le fonctionnement des éléments atteints; d'un autre côté, combien il est inadmissible que l'alcool, le chloroforme et les anesthé-

---

(1) Lacassagne, *Effets psychologiques du chloroforme*, thèse de Strasbourg, 1867, p. 22. — *Des phénomènes psychologiques avant, pendant et après l'anesthésie provoquée*. (*Mémoires de l'Académie de médecine*, 1869, t. XXIX, p. 1.)

(2) Lallemand et Perrin, mémoire cité.

siques circulent à l'état de vapeur libre dans le système vasculaire, où le sang est à une pression de une atmosphère.

Quant à la théorie de Lacassagne, tout ingénieuse qu'elle soit, elle ne repose que sur une hypothèse hasardée.

Sans refuser à ces faits l'importance et l'intérêt qu'ils méritent, nous attendons de nouvelles recherches et d'autres travaux pour les préciser et en tirer des conséquences.

Pour le moment, nous nous bornons aux conclusions suivantes :

L'alcool agit sur le système nerveux :

1° Par des modifications particulières qu'il apporte à la circulation cérébrale ;

2° Par une action directe sur les éléments nerveux eux-mêmes, action encore inconnue dans sa nature et indéterminée dans ses caractères, mais qu'il est permis de rattacher à la présence de ce liquide dans le sang.

§ 5. — On sait que Flourens et Longet, considérant dans le système nerveux : 1° le *cerveau*, comme organe de l'intelligence et de la volonté ; 2° le *cervelet*, comme préposé à l'équilibre et aux mouvements de locomotion ; 3° la *protubérance annulaire*, comme nécessaire à la sensibilité générale et tactile ; 4° la *moelle allongée*, comme présidant à la circulation et à la respiration ; admettaient un envahissement progressif de ces différentes parties du système cérébro-spinal par les substances anesthésiques, envahissement qui se ferait toujours dans l'ordre suivant : 1° cerveau et cervelet ; 2° protubérance annulaire ; 3° moelle épinière ; 4° moelle allongée.

Lallemand et Perrin ont, dans leurs recherches expérimentales, confirmé en tous points avec le chloroforme et l'alcool, les faits constatés par Flourens et Longet avec l'éther.

Il nous reste maintenant à démontrer que les effets observés chez l'homme pendant l'ivresse, et chez les animaux soumis à l'action de l'alcool, s'expliquent parfaitement par le mode de fonctionnement habituel du système nerveux.

Nous avons vu que les phénomènes initiaux de l'intoxication alcoolique chez l'homme et chez les animaux sont : les troubles de l'intelligence et l'incertitude des mouvements. Ces résultats indiquent que le cerveau et le cervelet sont en premier lieu atteints par l'alcool; car nous n'avons pas besoin de nous appesantir sur le rôle que tous les physiologistes font jouer au cerveau, comme centre des facultés intellectuelles, et sur la faculté plus discutée, sans doute, mais admise par Flourens, Magendie, Bouillaud, Andral et Longet, dévolue au cervelet, comme centre d'équilibre et de coordination des mouvements.

En nous reportant encore au tableau de l'alcoolisation aiguë, nous voyons qu'à la première période en succède une seconde, dans laquelle, aux troubles de l'intelligence et de la coordination des mouvements, s'ajoutent des désordres de la sensibilité et de la motricité : ces derniers sont assez caractéristiques pour indiquer que la moelle épinière est à son tour impressionnée.

Il y a donc propagation de l'influence alcoolique de l'encéphale à la moelle; mais comment expliquer cette propagation? Peut-on admettre que la vapeur d'alcool voyage à travers les divers étages de l'axe cérébro-spinal, et porte ainsi son action de l'un à l'autre? Ce serait bien étrange et bien merveilleux assurément, comme l'a démontré Bouisson (1), pour les anesthésiques en général; aussi nous n'insisterons pas sur cette action plus que problématique.

Dirons-nous, avec Maurice Perrin (2), que bien que l'action de l'alcool sur les éléments du système nerveux soit générale et simultanée, elle se traduit pourtant successive-

(1) Bouisson, *Mémoire sur l'éthérisation considérée dans certains cas de médecine légale*. Paris, 1847.
(2) Maurice Perrin, *Traité d'anesthésie chirurgicale*, p. 210.

ment dans les divers étages de l'axe cérébro-spinal, parce que la moelle épinière aurait, par rapport au cerveau, une excitabilité moins prompte et moins énergique, sous l'influence des agents médicamenteux ou toxiques introduits dans le sang? Mais cette excitabilité moindre, que présenterait la moelle par rapport au cerveau, n'est nullement démontrée.

C'est à Cl. Bernard (1) que revient l'honneur d'avoir éclairé ce point intéressant de pathologie expérimentale; on connaît l'expérience intéressante à l'aide de laquelle ce grand physiologiste a démontré l'influence anesthésique que, sous l'influence du chloroforme, exerce le cerveau sur la moelle épinière et sur les nerfs sensitifs qui en émergent.

Nous avons répété nous-mêmes plusieurs fois l'expérience instituée par le grand physiologiste, mais au lieu de nous servir du chloroforme, nous avons employé l'alcool. Nous donnons ci-dessous le résultat de nos observations :

Une grenouille de forte taille, chez laquelle la moelle épinière a été mise à nu, est liée par le milieu du corps, immédiatement au-dessous de la naissance des membres antérieurs, à la hauteur de la bifurcation de l'aorte; la ligature embrasse toutes les parties molles, sauf la moelle épinière, qui continue à transmettre dans le train postérieur l'influence du cerveau. On injecte sous la peau de la partie antérieure, et au moyen de la seringue de Pravaz, 5 décigrammes d'alcool à 55°. L'alcool ne peut atteindre la partie postérieure de la moelle située au-dessous de la ligature ; cependant l'anesthésie et la résolution musculaire se produisent au bout de peu de temps, non-seulement dans la tête et les pattes de devant, mais encore dans le tronc et les pattes de derrière, où les nerfs sensitifs, à l'abri de l'action directe de l'alcool, n'ont pu être atteints que par l'influence des centres nerveux qui leur ont transmis l'anesthésie.

(1) Claude Bernard, *loc. cit.*, p 331.

Nous verrons plus tard que le même phénomène se produit également, quand on expérimente dans les mêmes conditions avec la caféine et la cocaïne.

§ 6. — Il s'agit maintenant de déterminer dans quelle direction se propage l'influence de l'alcool dans la moelle épinière.

D'après Lallemand et Perrin, cette propagation a lieu de bas en haut, et remonte de la queue de cheval vers le bulbe. Ceux-ci ont observé, en effet, que, chez les animaux alcoolisés, les troubles de la sensibilité et de la motilité commencent toujours par les membres postérieurs et ne s'étendent que consécutivement aux membres antérieurs; fait qui a du reste été démontré récemment par Cl. Bernard pour les anesthésiques.

Mais il y a dans la moelle deux appareils distincts : l'*appareil sensitif* et l'*appareil moteur*; quel est le premier atteint par l'alcool? Lallemand et Perrin, se fondant sur la succession des phénomènes constatés chez les lapins qu'ils soumettaient à l'influence de l'alcool, avaient reconnu que les différentes propriétés de la moelle étaient toujours modifiées dans l'ordre suivant : 1° *sensibilité;* 2° *motricité;* 3° *pouvoir excito-moteur*. Ces physiologistes en conclurent que les faisceaux postérieurs et les racines qui en émergent étaient alcoolisés avant les faisceaux antérieurs. Déjà Flourens et Longet avaient formulé les mêmes conclusions, après avoir expérimenté avec l'éther.

Les nouvelles expériences faites, en 1869, par Cl. Bernard au Collége de France, l'ont conduit à admettre que, quel que soit l'agent anesthésique employé, il atteint toujours en premier lieu l'extrémité centrale du nerf sensitif, bien que l'anesthésie se manifeste constamment à son extrémité périphérique.

Ce n'est qu'en dernier lieu que l'alcool agit sur le bulbe, dont l'intégrité, comme on sait, est nécessaire à l'entretien et au mécanisme des grandes fonctions organiques, de la respiration et de la circulation. Là encore il se comporte à la façon des anesthésiques, qui n'agissent sur la moelle allongée qu'après que la moelle épinière a perdu tout principe de sensibilité et de mouvement, comme l'ont démontré les belles expériences de Flourens.

Nous sommes encore à nous demander pourquoi les effets de ces agents transportés par la circulation dans toutes les directions se révèlent en dernier lieu dans la moelle allongée, et nous trouvons les mêmes explications que nous avons invoquées pour la moelle épinière; à moins que nous n'admettions avec Parchappe (1) que le bulbe a une plus grande force de résistance que les autres parties du système nerveux contre toutes les chances de destruction, et qu'il possède un degré de vitalité plus considérable que le cerveau et la moelle.

§ 7. — En résumé, l'action de l'alcool sur le système nerveux est tout à fait comparable à celle des principaux anesthésiques (chloroforme, éther, etc.); pour tous ces agents, l'anesthésie ne survient qu'après une période d'excitation plus ou moins longue, mais qui est surtout marquée pour l'alcool. Comme le chloroforme et l'éther, l'alcool agit principalement sur le cerveau, qui anesthésie par influence la moelle épinière et les nerfs qui en dépendent. La paralysie atteint d'abord les nerfs sensitifs, où elle se manifeste constamment à leur extrémité périphérique, bien que l'agent paralysant atteigne en premier lieu l'extrémité centrale; puis elle s'étend aux nerfs moteurs, dont l'influence sur la contraction des muscles est supprimée; en dernier lieu, la moelle perd ses propriétés excito-motrices.

L'alcool n'agit sur le bulbe qu'après que la moelle épinière a perdu tout pouvoir de sensibilité et de mouvement.

---

(1) Parchappe, *De l'action toxique de l'éther sulfurique*. (*Annales médico-psychologiques*, t. II.)

CHAPITRE VI

§ 1. — L'alcool augmente d'abord la force et la rapidité des battements du cœur. Chez un homme bien portant, Parkes (1) a constaté que le brandy élevait la rapidité du pouls dans la proportion de 13 pour 100, en même temps que la force du sujet était accrue ; connaissant le chiffre qui représente le travail du cœur dans les circonstances normales, il put déterminer le supplément de travail auquel fut soumis cet organe en 24 heures, sous l'influence des 4,8 onces d'alcool absolu que contenait la boisson administrée ; il trouva que ce supplément équivalait à près de 5000 kilogrammètres ! Il obtint les mêmes résultats avec du vin. La période de repos du cœur fut diminuée, et cependant sa nutrition continua à se faire comme à l'état normal.

Nous avons déterminé l'action de l'alcool dilué et à petites doses sur la circulation, au moyen du sphygmographe de Marey, et nous avons expérimenté sur un certain nombre d'hommes bien portants. Après avoir pris le tracé du pouls normal, nous faisions avaler à chaque sujet une certaine quantité d'alcool vinique (30 à 40ᵍʳ d'eau-de-vie de Cognac marquant

____

(1) *Loc. cit.*, p. 274.

55° à l'aréomètre de Gay-Lussac et de bonne qualité), et, quelques minutes après, *sans déranger l'appareil*, nous prenions un second, un troisième, un quatrième tracé.

Comparant alors les divers tracés obtenus, nous avons pu étudier les modifications que l'alcool ingéré dans l'estomac détermine dans les caractères du pouls, comme le montrent les tableaux suivants :

N° 1. — *Homme de 23 ans, bien portant et à jeun.*

Pouls normal, 68.

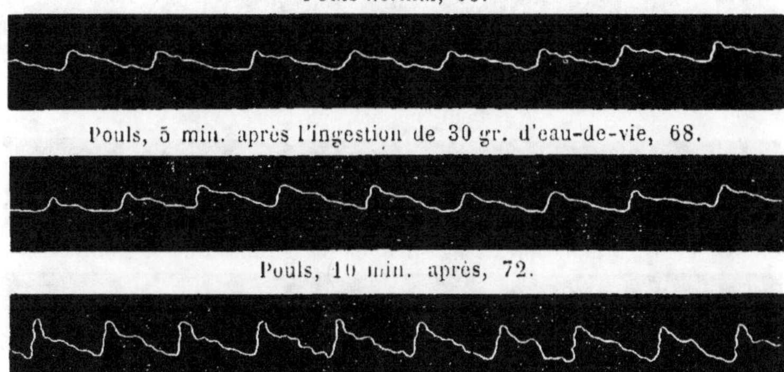

Pouls, 5 min. après l'ingestion de 30 gr. d'eau-de-vie, 68.

Pouls, 10 min. après, 72.

N° 2. — *Homme de 23 ans, bien portant et à jeun.*

Pouls normal, 60.

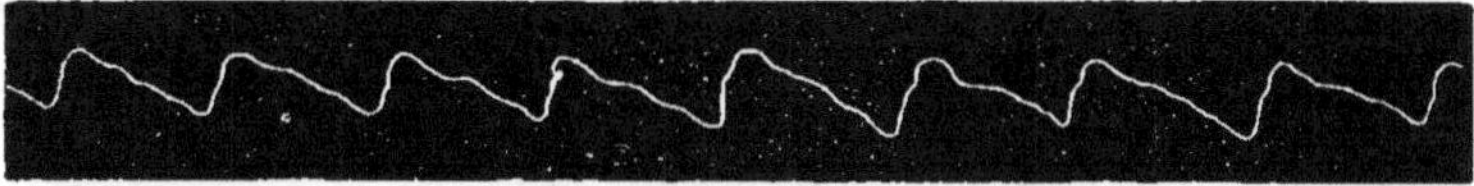

Pouls, 5 min. après l'ingestion de 30 gr. d'eau-de-vie, 64.

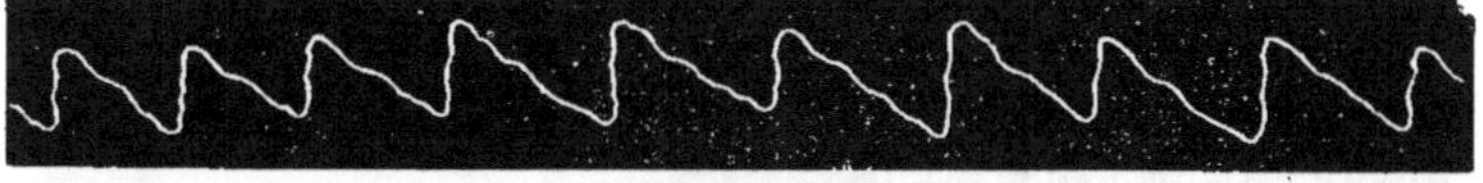

10 min. après, 64.

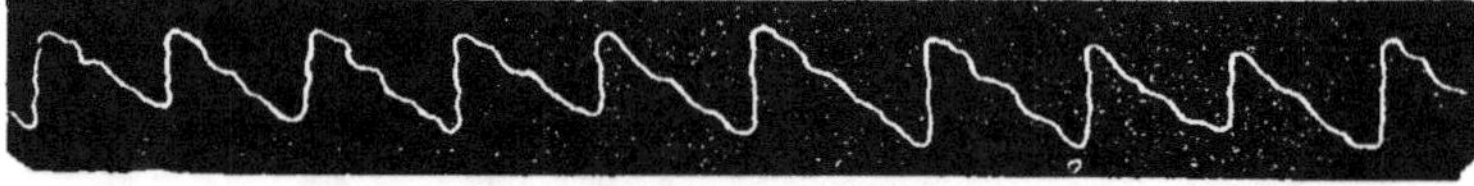

15 min. après, 68.

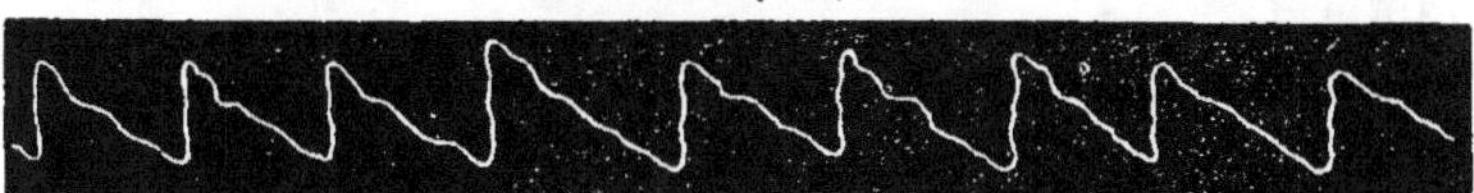

N° 3. — *Homme de 20 ans.*

Pouls normal, 68

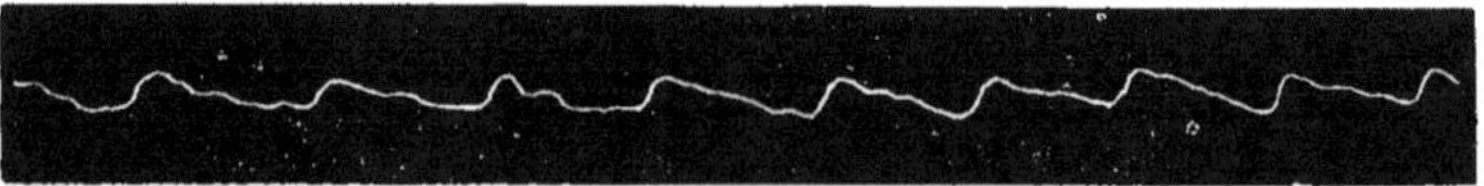

Pouls, 5 min. après l'ingestion de 50 gr. d'eau-de-vie, 72.

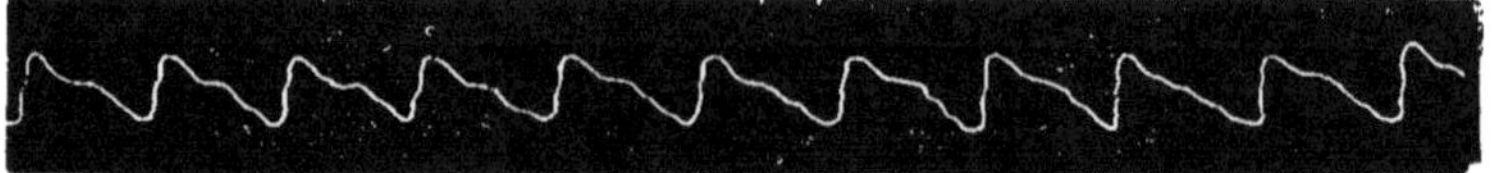

Pouls, 10 min. après, 68.

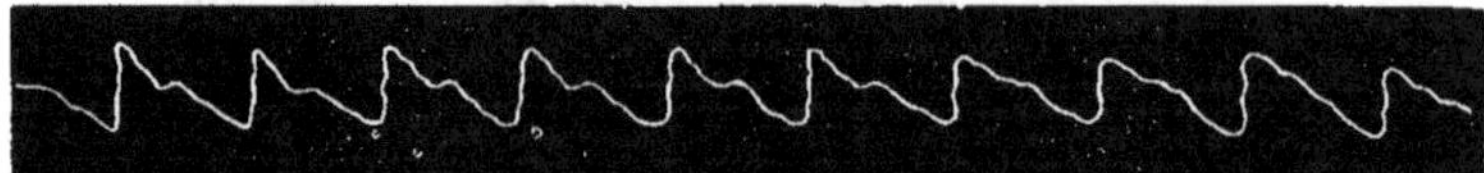

N° 4. — *Homme de 27 ans.*

Pouls normal, 68.

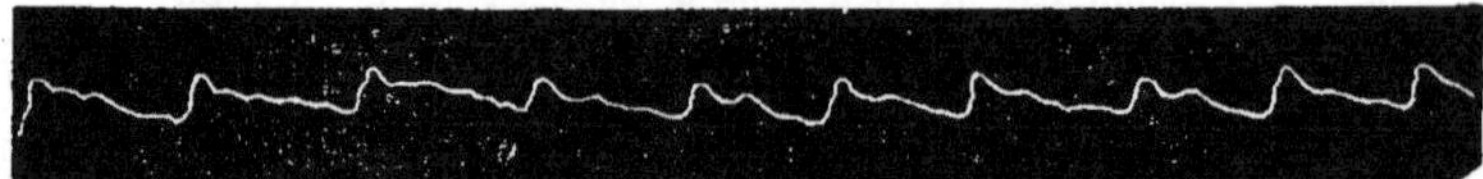

Pouls, 5 min. après l'ingestion de 30 gr. d'eau-de-vie, 68.

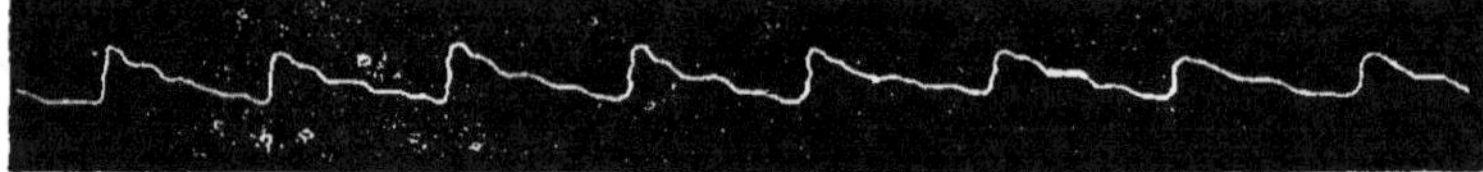

Pouls, 10 min. après, 68.

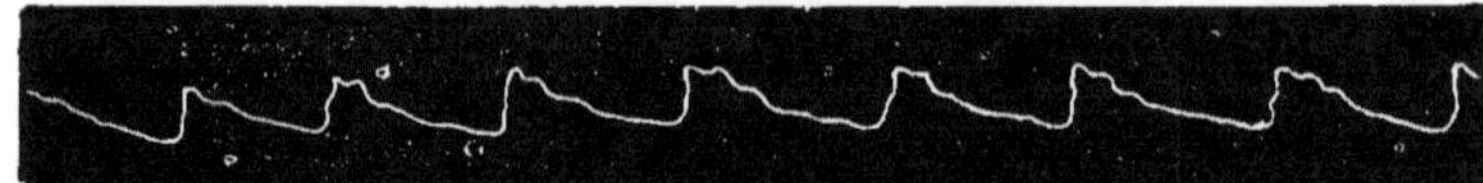

D'après les travaux remarquables de Marey, nous connaissons aujourd'hui le rôle considérable que joue la tension artérielle dans les caractères du pouls. Nous allons, suivant les préceptes donnés par cet auteur, interpréter la signification des tracés précédents.

Si nous examinons tout d'abord dans chaque groupe les divers tracés se rapportant à un seul sujet, nous trouvons dans quelques-uns des caractères particuliers et dignes d'intérêt.

Les tracés n° 1 et n° 2 ont été pris sur des hommes très-impressionnables, d'un tempérament nerveux très-accentué, qui n'avaient pas l'habitude de l'eau-de-vie, et qui étaient très-facilement excités, disaient-ils, sous l'influence des spiritueux et du café.

L'ingestion de 30 grammes d'eau-de-vie a fait monter le nombre des pulsations par minute de 68 à 72 pour le premier, et de 60 à 68 pour le second.

Dans les tracés du n° 3, on voit le pouls, après être monté à 72, descendre à 68, sous l'influence d'une assez forte dose d'eau-de-vie (50 grammes).

Quant au n° 4, la fréquence du pouls n'éprouve aucune modification.

Si nous jetons maintenant un coup d'œil général sur l'ensemble des tracés sphygmographiques, nous voyons que l'alcool à faible dose (20, 30 ou 50 grammes d'eau-de-vie ordinaire) offre, quelques minutes après son ingestion, une action manifeste sur les caractères du pouls. Cette action dépend évidemment de l'énergie plus grande et de la fréquence plus considérable des battements du cœur, et se révèle dans chaque pulsation par une ligne ascendante presque verticale, par une ligne descendante plus oblique et plus allongée, souvent en zigzag et formant une ligne brisée plus ou moins irrégulière, enfin par le sommet de la courbe qui devient plus aigu.

§ 2. — L'alcool produit certainement de la dilatation des vaisseaux périphériques, comme le démontrent la rougeur et l'injection de la peau qui apparaissent après son ingestion comme l'indiquent les nombreux tracés sphygmographiques, que nous avons recueillis dans nos expériences, et comme le confirme l'abaissement de la pression sanguine qui se produit alors (Zimmerberg) (1).

---

(1) Au moyen d'un kymographion mis en communication avec la carotide d'un animal, Zimmerberg a reconnu un abaissement assez considérable de la pression sanguine (15 à 19 p. 100), qui se manifestait consécutivement, soit à l'injection d'alcool dans la jugulaire, soit à l'ingestion de ce liquide dans l'estomac. Ces expériences renouvelées plusieurs fois sur des chiens ou sur des chats donnèrent les mêmes résultats. (Voy. *Arch. gén. de médecine*, 6e série, t. XVIII, 1870.)

Mais ces effets sont transitoires et dépendent certainement de la dose d'alcool administrée ; car, comme l'ont reconnu Lallemand et Perrin, dans leurs expériences sur les animaux auxquels ils faisaient absorber une certaine quantité de ce liquide, les battements du cœur, primitivement augmentés de fréquence, éprouvent au bout de quelque temps un ralentissement notable. En même temps nous avons reconnu que ce ralentissement du cœur s'accompagne alors de petitesse du pouls et de l'augmentation de la pression artérielle : effets complétement opposés à ceux qui surviennent au début de l'administration des alcooliques, et qui sont surtout sensibles chez certains malades, et particulièrement chez les fébricitants. A ce point de vue, nos observations concordent complétement avec celles publiées antérieurement par Anstie (1).

§ 3. — A quoi devons-nous attribuer l'influence de l'alcool sur la circulation ? Ici, nous nous trouvons en face des opinions les plus opposées.

Certains physiologistes, s'appuyant sur les expériences de Hering et de Samson, ont cru devoir rapporter cette action au ralentissement produit dans le cours du sang par le mélange de l'alcool en nature avec le sérum sanguin (2).

(1) Voy. *Medical Times and Gazette.* Septembre, 1868.

(2) Hering avait remarqué que l'introduction d'une certaine quantité d'alcool dans le sang déterminait un ralentissement notable du torrent circulatoire (a). Ayant introduit du prussiate jaune de potasse dans la veine jugulaire d'un cheval, cet observateur avait vu que, tandis qu'il fallait à cette substance de 25 à 30 secondes pour parcourir tout le trajet circulatoire, elle n'apparaissait qu'au bout de 40 à 45 secondes dans l'extrémité supérieure de la veine, quand on avait injecté auparavant dans le sang une certaine quantité d'alcool. Ces résultats avaient été confirmés par Samson (b), qui, étudiant les effets des anesthésiques sur une patte de grenouille placée sous le microscope, avait constaté que l'alcool, comme l'éther et le chloroforme, produisait, après un accroissement momentané de l'afflux sanguin, le ralentissement de la circulation dans le membre soumis à son examen.

(a) Voy. Cl. Bernard, *Leçons sur les effets des substances toxiques et médicamenteuses* Paris, 1857.

(b) A. Samson, *On the action of anæsthesics and on the administration of chloroform.* *Med. Times and Gaz.*, 1864.)

Anstie admet une influence exercée par l'alcool sur les vaso-moteurs ; Parkes l'attribue à une action produite par cette substance sur le nerf vague et directement sur le cœur.

Voici l'explication qui nous semble la plus naturelle et que nous soumettons au lecteur :

Nous croyons devoir rapporter l'excitation initiale de la circulation produite par de petites doses d'alcool à l'abaissement de la pression sanguine dans le système circulatoire. Maintenant, comment expliquer cet abaissement ? Une expérience de Zimmerberg nous permet de répondre à cette question ; l'habile physiologiste a constaté, en effet, que ce phénomène est indépendant de toute influence sur le système nerveux, et ne peut s'expliquer que par une action directe exercée par l'alcool libre dans le sang sur le muscle cardiaque ; l'injection d'alcool dans la veine jugulaire d'un animal auquel on a sectionné préalablement les deux nerfs pneumogastriques, suffisant pour déterminer immédiatement, mais momentanément, l'abaissement de la pression sanguine dans le système circulatoire.

Quant au ralentissement et à l'affaiblissement des battements cardiaques, qui s'observent consécutivement aux phénomènes précédents chez les animaux auxquels on fait absorber une certaine quantité d'alcool, ils s'expliquent, contrairement aux premiers, par une influence exercée par ce liquide sur le bulbe rachidien, par l'excitation des extrémités centrales des nerfs vagues : fait qui a été démontré également par Zimmerberg. On remarque, en effet, que chez les animaux alcoolisés, on peut faire cesser ces phénomènes par la section des pneumogastriques, opération qui ramène alors les pulsations cardiaques à leur état normal.

Ils peuvent dépendre également de l'influence exercée par l'alcool sur le système grand sympathique et de l'excitation par cet agent des nerfs vaso-moteurs, d'après ce principe énoncé par Marey, que le cœur bat d'autant moins vite qu'il

éprouve plus de peine à vider son contenu dans le système
artériel.

§ 4. — Nous résumerons donc ainsi l'action exercée par
l'alcool sur l'appareil circulatoire :

Primitivement : excitation directe du cœur, d'où augmentation du nombre et de l'amplitude des pulsations (*effets
transitoires*).

Secondairement : excitation des pneumogastriques et des
nerfs vaso-moteurs, d'où ralentissement des battements cardiaques et augmentation de la tension artérielle (*effets consécutifs et permanents*).

CHAPITRE VII

ACTION SUR LA RESPIRATION.

Sous l'influence de petites doses d'alcool, la respiration augmente de fréquence ; les inspirations deviennent plus larges et
plus profondes, comme nous l'avons constaté nous-même sur
les animaux auxquels nous faisions ingérer une certaine quantité d'eau-de-vie, et comme le démontrent les tracés suivants :

ACTION DE L'ALCOOL SUR LA RESPIRATION D'UN LAPIN.
Tracés recueillis au moyen d'un sphygmographe appliqué sur le sternum
de l'animal.

1° Tracé normal

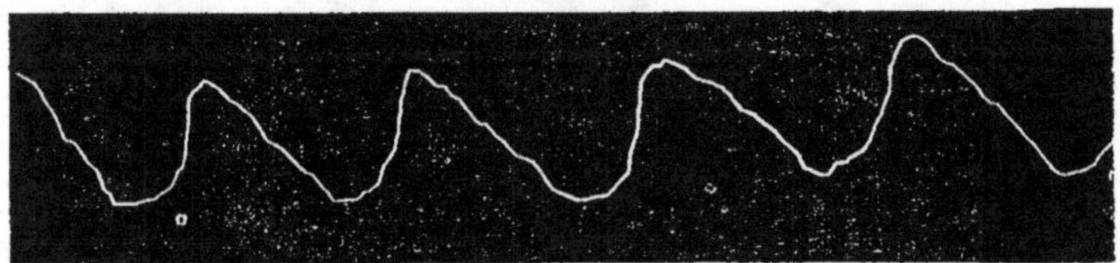

2° Tracé pris 15 minutes après l'ingestion dans l'estomac
de 30 gr. d'alcool vinique à 55°

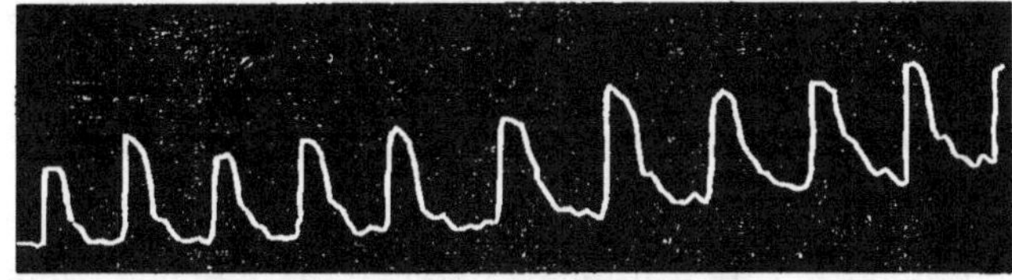

3° Tracé pris 30 minutes après.

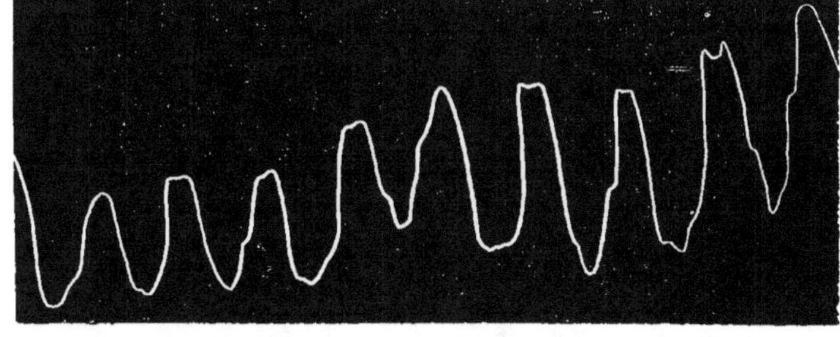

CHAPITRE VIII

§ 1. — Jusque dans ces derniers temps, on a considéré l'alcool, surtout en France, comme déterminant à petites doses dans l'économie animale une augmentation de la température. La conception erronée, qui faisait croire aux physiologistes et aux hygiénistes qu'à toute excitation des fonctions était fatalement associée une élévation de la température animale, expliquait cette opinion unanime, acceptée par le monde savant, que l'ingestion d'alcool augmente la chaleur organique. Pourtant des expériences faites par S. Ringer et W. Richards (1), par Smith (2) en Angleterre, et par Maurice Perrin (3) en France, avaient signalé une légère diminution de la température sous l'influence de doses modérées de boissons alcooliques. D'une autre part, l'application des boissons spiritueuses, de l'autre côté de la Manche, à la thérapeutique des affections fébriles reposait en partie sur le pouvoir antipyrétique que les médecins anglais attribuaient à l'alcool.

(1) Sydney Ringer et W. Richards, *The influence of alcohol on the temperatur of non febrile and febrile persons.* (*The Lancet*, 1866.)

(2) E. Smith, *The Medico-chirurgical Transactions*, 1856 et 1859; *Dublin medical Press*, 1860, et *The Lancet*, 1861.

(3) Maurice Perrin, mémoire cité.

Appelé à traiter l'importante question de *l'action physiologique et thérapeutique de l'alcool*, proposée par la Société de médecine de Bordeaux en 1869, l'auteur de ce travail, désireux de déterminer quelle valeur il fallait attribuer à l'opinion qui considérait les boissons alcooliques, même à petites doses, comme produisant un abaissement de température dans l'économie, institua un certain nombre d'expériences destinées à éclairer cet intéressant problème de physiologie thérapeutique (1).

Voici les résultats obtenus dans ces expériences :

JOURS	à jeun 7 h. du matin	Pendant la digest. à 12 h.	à 2 heures soir	Ingestion d'eau-de-vie par petites doses, en 1 heure	à 3 h. 15	à 3 h. 30	à 4 heures	à 5 heures
				gr.				
1er mai 1869 .	37°	37°,6	37°	100	36°,2	36°,2	36°,2	36°,6
2 —	37°	37°,5	37°	50	36°,4	36°,2	36°,8	37°,2
3 —	36°,8	37°,4	37°	»	37°,2	36°,8	37°	36°,8
4 —	37°	38°	36°,6	150	36°	36°,2	36°,4	37°
5 —	37°	37°,8	36°,5	150	36°,2	36°	36°,4	36°,6

Nous avons expérimenté sur nous-même, en ayant soin de nous placer continuellement dans les mêmes conditions hygiéniques d'alimentation, de repos, d'occupation, etc. Le thermomètre était appliqué dans l'aisselle pendant 20 minutes; au bout de 15 minutes environ après l'ingestion de l'eau-de-vie, l'influence de celle-ci sur notre température se traduisait par une descente de 5 à 8 dixièmes de degré, qui continuait et souvent augmentait pendant plus d'une heure.

§ 2. — L'influence dépressive qu'exerce l'alcool sur la température animale ne fait plus de doute pour personne

(1) Voy. A. Marvaud, *De l'action physiologique et thérapeutique de l'alcool*, mémoire couronné par la Société de médecine de Bordeaux. (*Bulletin de la Société*, 1870.)

aujourd'hui ; depuis que nos expériences ont été faites il y a quatre ans, de nombreux travaux publiés en Allemagne et en France ont éclairé cette question de physiologie expérimentale avec toute la rigueur désirable pour la solution de cet important problème scientifique.

Nous nous contenterons de mentionner en Allemagne les recherches faites, sous la direction du professeur C. Binz, par Cuny Bouvier et par Mainzer, sur les variations de température qui surviennent chez l'homme et chez les animaux, à la suite de l'ingestion de petites doses d'alcool. Le premier de ces observateurs a publié les résultats de ses expériences qui sont toutes favorables à la démonstration de l'action frigorifique de l'alcool (1), action qui se manifestait même sous l'influence de 10 à 20 centim. cubes d'alcool, par un abaissement de température de 0°,5 à 1°,5, mais qui était surtout considérable chez les animaux fébricitants.

Chez un lapin, sous la peau duquel on avait injecté un peu de sérosité putride et chez lequel on avait ainsi déterminé la production d'une fièvre septicémique artificielle (le thermomètre, placé dans le rectum, s'était élevé de 39°,1 à 40°,9), Cuny Bouvier administra 10 cent. cubes d'alcool à 86° avec la même quantité d'eau, au moyen d'une sonde œsophagienne portée jusque dans l'estomac. Voici les modifications que présenta la température rectale :

15 minutes après l'ingestion de l'alcool.........	40°,1
45...	39°,2
90...	38°,5
150..	38°,2

Le lendemain, la température, qui, comme on le voit, avait baissé de 2° sous l'influence de l'alcool, était remontée à 39°,7 ; la fièvre augmenta et se termina par la mort de l'animal.

(1) Voy. *Archiv für Physiol.*, II, 1869, p. 370.

Mêmes résultats chez un chien de berger, de forte taille, sur lequel furent répétées ces expériences.

On sait que, chez les animaux auxquels on a sectionné la moelle épinière au niveau des 6e ou 7e vertèbres cervicales, il se produit fatalement, comme C. Binz l'a reconnu dans ses expériences, une élévation de température qui continue après la mort, et qui s'élève de 0°,4 à 1°,5 chez les chiens; de 0°,1 à 0°,3 chez les lapins; de 0°,3 à 0°,4 chez les volailles.

Or Cuny Bouvier a constaté que, lorsqu'on a eu soin d'administrer préalablement aux animaux mis en expérience une certaine quantité d'alcool, on ne remarque point d'élévation de température, mais au contraire un certain refroidissement; chez 13 chiens auxquels cet observateur a sectionné la moelle à l'union de la région cervicale avec la région dorsale, le thermomètre indiqua un certain abaissement de température. Et si, au lieu d'employer l'alcool, on administre à ces animaux du sulfate de quinine, même à fortes doses, on remarque que cette substance n'a aucune influence sur l'élévation de la température, indiquée par les animaux auxquels on a fait subir la mutilation mentionnée plus haut.

Mainzer (1) a fait, de son côté, un grand nombre d'expériences sur l'homme sain, en s'entourant de toutes les précautions nécessaires pour éviter toute chance d'erreur. Il expérimenta avec de l'alcool à 98° mélangé avec une quantité égale, double ou triple d'eau, et ingéré aux doses de 15 à 80 cent. cubes.

Il dressa la courbe présentée à l'état normal par la température prise toutes les cinq minutes chez deux hommes au moyen d'un thermomètre placé dans le rectum; ceux-ci restaient immobiles, couchés dans un lit pendant toute la journée, déshabillés et recouverts d'une simple couverture; la température extérieure était notée exactement. L'expérimentation fut continuée pendant plusieurs jours, et l'on put comparer facilement la courbe normale formée par la température de chaque homme dans les circonstances ordinaires, et la courbe recueillie quand l'individu était pendant la journée soumis à l'influence de l'alcool. Cette comparaison indiqua chez les deux sujets soumis à l'expérimentation une diminution sensible dans la température indiquée par la seconde courbe thermique.

§ 3. — Comment expliquer maintenant cet abaissement de température que tous les observateurs s'accordent aujourd'hui à signaler comme consécutif à l'ingestion de l'alcool? Nous nous trouvons ici en présence d'un certain nombre d'opinions; mais quelle que soit celle que l'on admette, que l'on attribue ce refroidissement au ralentissement et à l'arrêt des oxydations des humeurs et des tissus, et partant à une diminution des sources de la chaleur animale (Perrin, Mainzer), ou bien à l'accélération de la circulation et de la respiration et à l'évaporation pulmonaire de l'alcool, c'est-à-dire à une augmentation de la chaleur perdue (G. Sée), ou bien encore, comme l'auteur de ce travail, à la consommation de chaleur nécessitée par l'excitation du système nerveux et à la dépense de force que présentent les phénomènes d'alcoolisation, il faut, dans tous les cas, rattacher cet abaissement de température à l'influence de l'alcool libre qui circule dans l'économie; car les transformations que subit l'alcool qui disparaît dans le sang, loin de pouvoir y contribuer, ne peuvent être considérées que comme des sources de chaleur pour les éléments organiques.

CHAPITRE IX

ACTION SUR LES URINES.

§ 1. — L'alcool à petites doses est diurétique, fait qui avait été constaté par Maurice Perrin (1) et par nous-même (2), et qui a été confirmé plus tard par de nouvelles expériences instituées par Rabuteau (3).

La méthode suivie par cet observateur consiste à mesurer toutes les heures le volume des urines éliminées : 1° après l'ingestion d'une quantité déterminée d'eau ; 2° après l'ingestion d'un même volume d'alcool ; et à comparer ensuite les nombres ainsi obtenus. Voici quels ont été les résultats de ses expériences :

Dates.	Liquide ingéré à 8 heures du matin, à une dose de 100 cent. cubes.	Urines éliminées de 8 h. à 11 h. du matin.
14 mai 1870.	Eau...........................	97 c. cubes.
15 — —	Cognac de 8 à 9 h., 470 c. cubes. de 9 à 10 h. 260 de 10 à 11 h. 90	820
16 mai —	Eau...........................	110
17 — —	Cognac de 8 à 9 h. 420 c. cubes. de 9 à 10 h. 205 de 10 à 11 h. 72	697
18 mai —	Eau...........................	102
19 — —	Cognac de 8 à 9 h. 315 c. cubes. de 9 à 10 h. 170 de 10 à 11 h. 35	520

(1) Maurice Perrin, *Du rôle des boissons alcooliques à petites doses dans la nutrition*, mémoire cité.

(2) A. Marvaud, *l'Alcool, son action physiologique, son utilité et ses applications en hygiène et en thérapeutique*, p. 69.

(3) Rabuteau, *De quelques propriétés nouvelles ou peu connues de l'alcool de vin*. (*Union médicale*, 1870, p. 154.)

On peut conclure de ces chiffres que sous l'influence de 100 cent. cubes d'eau-de-vie à 36°, les quantités d'urine éliminées ont été cinq ou six fois plus fortes que sous l'influence de 100 cent. cubes d'eau.

§ 2. — L'alcool exerce en même temps une action spéciale sur la composition des urines, dont il diminue les principaux matériaux éliminés de l'économie, et principalement l'urée, comme l'avaient reconnu avant nous Böcker et E. Smith. Les observations de Maurice Perrin sont contraires à ces résultats ; car, dans dix expériences comparatives, où le dosage fut pratiqué sur les urines de 24 heures, avec le nitrite de mercure, par le procédé de Millon, cet auteur signale plutôt une légère augmentation d'urée et la rapporte, non à une modification de composition des urines, mais tout simplement à l'augmentation de leur quantité. L'alcool serait donc, d'après lui, sans action sur la désassimilation des principes protéiques, et agirait uniquement en impressionnant les nerfs des reins et en excitant la sécrétion urinaire (1).

Les résultats si contradictoires qu'a obtenus M. Perrin, quand on les compare aux faits qui ont été relevés par Böcker et E. Smith, s'expliquent tout naturellement, croyonsnous, si l'on tient compte de la nature différente des boissons soumises à l'expérimentation par ces divers auteurs.

Au lieu d'employer l'alcool ou l'eau-de-vie à faible dose et diluée, M. Perrin a expérimenté sur des liqueurs complexes (vins rouges, vins blancs, bières), douées de propriétés toniques et reconstituantes, et dans lesquelles l'analyse chimique révèle, comme on sait, la présence de substances plus ou moins riches en azote. Avec de telles boissons, l'augmentation de la richesse des urines en urée est bien naturelle ; elle se produit là comme après l'ingestion de toute sub-

_____

(1) M. Perrin, *Du rôle des boissons alcooliques à petites doses dans la nutrition*, mémoire cité.

stance chargée de principes plastiques et de matières azotées.

Nous avons pensé *a priori* que les résultats devaient être tout différents, si, au lieu d'expérimenter sur les boissons spiritueuses, on employait l'alcool plus ou moins dilué. C'est sur cette substance ou sur l'eau-de-vie qu'ont porté uniquement nos observations.

Le procédé que nous avons employé pour l'examen des urines est celui qui a été indiqué par le Dr Byasson (1).

Nous avons expérimenté sur nous-même; mais, avant de commencer nos expériences, nous avons dû procéder à l'examen de nos urines à l'état physiologique. Cet examen a été fait plusieurs jours de suite; les résultats de ces analyses quotidiennes ont présenté entre eux des différences insignifiantes, comme on peut le voir dans le tableau suivant :

JOURS.	Quantité d'urine en centimètres cubes.	Urée.	Acide urique.	Substances solides
3 juin 1869.............	1560	40,22	0,46	54,26
6 *idem*................	1590	39,85	0,45	55,15
7 *idem*................	1500	38,20	0,22	51,42
8 *idem*................	1530	37,60	0,62	53,22
9 *idem*................	1475	36,35	0,25	55,35
Moyenne par jour...	1531	38.44	0,40	53,84

Pendant tout le temps qu'ont duré nos expériences, nous nous sommes soumis, autant que possible, à la même alimentation, aux mêmes occupations, au même régime. Nous avons vu survenir les changements suivants dans nos urines, sous l'influence de l'ingestion d'alcool (environ 100 grammes

(1) Voy. H. **Byasson**, *Essai sur la relation qui existe à l'état physiologique entre l'activité cérébrale et la composition des urines*, mémoire cité. |

d'eau-de-vie de Cognac, mélangée avec une certaine quantité d'eau, et prise entre deux repas, par petites doses) :

JOURS.	Quantité en centimètres cubes.	Urée.	Acide urique.	Substances solides.
		gr.	gr.	gr.
11 juin 1869.............	1572	33,24	0,26	51,00
22 *idem*...............	1500	32,65	0,15	49,30
24 *idem*...............	1565	32,50	0,36	50,65
26 *idem*...............	1520	31,20	0,12	47,25
Urines recueillies le 18, 1 h. après un dîner copieux et riche en spiritueux (vins de Bordeaux, de Champagne, liqueurs diverses, cognac).	450	6,25	»	1,32

§ 3. — En comparant les deux tableaux précédents, on voit que, sous l'influence de l'ingestion de doses modérées d'eau-de-vie, les urines augmentent de quantité : fait qui concorde avec les expériences de Maurice Perrin, et que nous attribuons, avec ce savant observateur, à l'excitation déterminée dans la glande rénale par le passage de l'alcool en nature. Donc, à l'état physiologique, l'alcool favorise la diurèse.

De plus, cette ingestion détermine la diminution de l'urée, de l'acide urique et des principes solides contenus dans les urines.

CHAPITRE X

ACTION SUR L'ACIDE CARBONIQUE EXHALÉ PAR LA RESPIRATION

Prout démontra le premier que la quantité d'acide carbonique diminuait après l'ingestion d'une certaine quantité d'alcool. Berzelius (1) attribua ce résultat à ce que, les inspirations devenant plus fréquentes sous l'influence de petites doses de spiritueux, il devait en résulter pour chacune d'elles une diminution d'acide carbonique, bien que la proportion de gaz éliminé dans un temps donné restât la même.

Les expériences de Prout ont été confirmées dans ces derniers temps par Lehmann, Vierordt, Böcker, Hammond, Lallemand et Perrin. Ce dernier a même constaté, à la suite d'expériences nombreuses, que l'ingestion d'alcool à doses faibles et fractionnées suffisait pour déterminer, dans l'espace d'une heure, des variations de 24 à 51 $^{0}/_{0}$ dans la quantité d'acide carbonique exhalé.

Cependant il résulte en même temps des observations de E. Smith que les résultats obtenus seraient différents suivant les boissons spiritueuses ; cet auteur a constaté, par exemple, que, tandis que la quantité d'acide carbonique expiré serait diminuée après l'ingestion de brandy et de gin, elle subirait au contraire une augmentation sous l'influence du rhum. Il

(1) Berzelius, *Journal de physiologie expérimentale*, t. IV.

serait utile de répéter ces expériences; elles démontrent dans tous les cas que l'ingestion d'alcool n'a toujours point pour effet d'augmenter l'acide carbonique éliminé par les voies respiratoires (1).

On comprend, du reste, combien ces expériences sont difficiles et sujettes à toute espèce d'erreur, quand on songe à quelles influences nombreuses (alimentation, exercice, milieu, etc.) sont soumises, pour une même personne, les quantités d'acide carbonique expirées dans une période donnée.

Dans tous les cas, cette diminution d'acide carbonique sous l'influence de doses modérées d'alcool serait tout à fait transitoire, car, d'après L. Lallemand et Perrin eux-mêmes, elle ne se manifesterait que pendant deux heures tout au plus, après l'ingestion des boissons spiritueuses.

(1) E. Smith, *On the mode of action of alcohol in the treatment of disease.* (*Lancet*, 1861.)

CHAPITRE XI

§ 1. — Rien de plus discuté en physiologie et en hygiène que le rôle de l'alcool dans la nutrition. L'alcool est-il ou n'est-il pas un aliment? telle est la question que la science se pose encore aujourd'hui et pour laquelle les auteurs présentent une solution différente, suivant qu'ils admettent que l'alcool éprouve dans l'économie des modifications plus ou moins complètes, ou bien qu'ils considèrent ce liquide comme ne faisant que traverser l'organisme, sans y subir la moindre altération. Tandis que les partisans de la première opinion (Liebig (1), Bouchardat et Sandras (2), Duchek (3), Baudot (4), etc.) considèrent l'alcool comme le type de l'aliment respiratoire ou calorifique, les auteurs qui attribuent à cette substance la seule propriété de séjourner, pendant quelque temps, inaltérée dans le sang et de disparaître en totalité par les principales voies d'excrétion (Lallemand, Perrin et Duroy), ne reconnaissent dans l'alcool qu'un simple modificateur des fonctions nerveuses et lui refusent toute propriété nutritive et tout rôle alimentaire.

(1) Liebig, *Nouvelles lettres sur la chimie*, trav. cité.

(2) Bouchardat et Sandras, *Annales de chimie et de physique*, t. XXI, mém. cité.

(3) Duchek, *Ueber das Verhalten des alcohols im thierischen organismus.*

(4) E. Baudot (*Union médicale*, 1863 et 1864), mém. cité.

Nous savons maintenant à quoi nous en tenir sur la valeur des arguments allégués par les partisans des deux théories opposées qui règnent parmi les savants, à propos de cette importante question du pouvoir nutritif de l'alcool. Les expériences instituées par Hugo Schulinus nous ont permis de constater comment on peut concilier l'une et l'autre dans l'explication des effets déterminés dans l'économie par les boissons alcooliques. Il faut considérer, avons-nous dit, dans l'alcool absorbé par l'organisme, deux parties : l'une qui subit des altérations évidentes et disparaît au sein des humeurs et des tissus, l'autre qui reste inaltérée dans l'organisme. Pour expliquer le rôle de l'alcool dans la nutrition, il faut donc distinguer ces deux parties; chacune, en effet, doit avoir une influence spéciale sur la nutrition, et c'est cette influence qu'il est utile de bien déterminer pour faire comprendre au lecteur le rôle complexe et double, pour ainsi dire, que présente l'alcool comme substance alimentaire.

1° La partie de l'alcool absorbé et introduit dans le sang, qui reste inaltérable dans l'économie, qui, après s'être mêlée avec les humeurs et les tissus, grâce à l'extrème avidité que ce corps présente pour l'eau, traverse simplement l'organisme et disparaît au bout de quelque temps par les divers émonctoires, explique, comme nous l'avons vu, les divers phénomènes qui se produisent du côté du système nerveux et des fonctions qui en dépendent (circulation, respiration et chaleur animale) après l'ingestion des boissons spiritueuses. Jusqu'ici elle agit comme simple modificateur du système nerveux, et non comme un aliment. Mais là ne se borne pas son rôle; par suite de l'excitation que cet alcool libre dans le sang exerce sur le système vaso-moteur et par son intermédiaire sur la vascularité des tissus vivants, sur les combustions et les transformations organiques, il agit puissamment sur la nutrition, dont il enraye le mouvement de désassimilation, et son influence peut être comparée à celle de certains

courants électriques continus, dont l'application sur le grand
sympathique ou sur la moelle épinière, d'où ce système émane,
détermine les mêmes effets sur la vascularisation, la calorification et les oxydations des tissus vivants.

À ce point de vue, si nous tenons compte de la définition
que nous avons appliquée au mot *aliment* dans l'introduction
qui précède ce travail, il ne peut y avoir de doute sur le rôle
nutritif qui doit être attribué à l'alcool libre dans l'économie. Il est vrai que cet alcool n'intervient pas *directement*
dans la nutrition, en fournissant aux éléments organiques
ses propres matériaux comme sources de réparation ou de
force pour ces éléments; mais son influence, tout en étant
indirecte et tout en se transmettant aux organes et aux tissus
par l'intermédiaire du système nerveux, n'en est pas moins
réelle et se manifeste par des phénomènes non moins importants. Voilà pourquoi nous n'hésitons pas à considérer
cet alcool libre comme un aliment dynamique ou nervin,
et à le placer à côté de certaines autres substances dont
nous aurons à faire l'étude dans le courant de ce travail
(caféine, théobromine, cocaïne).

2° Quant à la partie de l'alcool qui disparaît au sein de
l'économie et qui subit certainement dans le sang une véritable combustion, on ne peut se dissimuler qu'elle agisse
comme un véritable aliment thermogène ou calorifique, et
qu'elle soit pour l'organisme une source de chaleur et par
conséquent de force et de mouvement.

Puisque l'alcool a deux destinations différentes dans l'organisme, il faut attribuer à ce liquide un rôle également
distinct, suivant qu'il reste libre et inaltéré ou suivant qu'il
se décompose et se consume au sein de l'économie.

Tandis que l'alcool libre agit spécialement comme excitateur du système nerveux et constitue un aliment *nervin*, l'alcool qui, véritable combustible, disparaît dans le sang, doit
être considéré comme un aliment *thermogène* et *calorifique*.

Du reste, quel que soit le mode d'action spécial que présente l'alcool, suivant qu'il reste inaltéré ou qu'il est détruit dans l'économie, il constitue dans les deux cas une source considérable de force pour nos organes et mérite doublement la qualification d'aliment *dynamique* ou *réconfortant*, que nous lui avons accordée.

§ 2. — Il est facile maintenant d'expliquer, par ce double rôle qu'exerce l'alcool dans l'économie, les phénomènes qui suivent l'absorption de ce liquide et sur lesquels nous avons insisté précédemment.

Nous savons que tout phénomène dans l'économie s'accompagne infailliblement de dépense ou de production de force ; nous connaissons de plus les relations intimes qui unissent le calorique à la force, et l'axiome qui découle de la théorie mécanique de la chaleur : pas de force sans consommation de chaleur. D'un autre côté, nous avons distingué dans l'économie la chaleur latente et la chaleur sensible, et nous savons que le thermomètre ne nous fournit des indications que sur cette dernière ; il mesure la température, mais ne peut révéler le calorique qui se soustrait à notre appréciation, par sa transformation dans l'économie en force et en mouvement.

D'après le double rôle que nous avons cru devoir attribuer à l'alcool, suivant qu'il reste libre ou se décompose dans le sang, on comprend facilement que cet ingesta modifie en même temps, dans l'organisme, les recettes et les dépenses de chaleur et de force.

Y a-t-il compensation entre la chaleur produite par l'alcool transformé et la chaleur absorbée par la suractivité des fonctions nerveuses et par la dépense de force produite par l'alcool libre ? Évidemment non, puisque la température subit un abaissement après l'ingestion de l'alcool.

On s'explique maintenant tout naturellement cette descente plus ou moins rapide et plus ou moins marquée, qui

suit dans certains cas l'ingestion d'un aliment thermogène
et d'une substance combustible comme l'alcool, en admettant que la chaleur produite par la décomposition de ce liquide est tout entière et au delà consommée par ce surcroît
d'énergie et d'activité qu'il imprime au système nerveux cérébro-spinal et par son intermédiaire aux grandes fonctions
de l'économie. L'alcool est bien une source de chaleur pour
l'organisme, mais une source de chaleur insuffisante, comparativement à la grande proportion de calorique dont il
détermine la transformation en force, par suite de la stimulation qu'il produit dans les centres nerveux et dans les
appareils qui en dépendent.

Telle est l'explication la plus naturelle et la plus conforme
aux lois physiologiques et aux résultats de l'expérimentation,
que nous croyons devoir donner de l'action de l'alcool sur
la nutrition, action complexe et qui dépend certainement de
la double influence qu'exerce ce liquide, d'une part comme
dispensateur de force nerveuse et comme *modérateur* et
régulateur du mouvement de dénutrition (alcool libre dans
le sang), d'une autre part comme source de chaleur et
aliment respiratoire et calorifique (alcool transformé dans
l'économie).

EFFETS PATHOLOGIQUES DE L'ALCOOL

***

I. — L'alcoolisme chronique.

§ 1. — A côté des accidents plus ou moins graves que peuvent susciter temporairement et immédiatement dans l'économie les boissons alcooliques, et qui constituent, comme nous l'avons vu, une véritable intoxication aiguë, il existe une série de phénomènes morbides considérés habituellement comme les manifestations d'une intoxication alcoolique chronique, et qui surviennent lentement et progressivement à la suite de l'usage immodéré et de l'abus des liqueurs spiritueuses. D'après les auteurs modernes, ces désordres pathologiques nombreux et variés porteraient en même temps sur les fonctions de la vie animale et sur celles de la vie organique.

On les fait consister généralement : 1° dans des troubles fonctionnels plus ou moins graves et plus ou moins durables du système nerveux, portant isolément ou simultanément sur l'intelligence (hallucinations, délire, manie, démence, etc.), sur la sensibilité (hyperesthésie, fourmillements, céphalalgie, trouble des sensations et perversion des impressions sensorielles), et de la motilité (tremblements, chorée, affaiblissement musculaire, paralysie, épilepsie, etc.); 2° dans des altérations organiques plus ou moins profondes et des lésions plus ou moins graves, intéressant le système digestif (estomac, intestin, foie) et les principaux appareils de l'économie, et caractérisées dans tous les organes par des *dilatations vasculaires*, par des *dégénérescences graisseuses*, par des *indurations* et par *l'atrophie des éléments organiques*.

Tel est le tableau sommaire des effets pathologiques que l'on attribue aujourd'hui à l'action prolongée, habituelle et immodérée des boissons spiritueuses.

Ajoutons que chaque jour, grâce aux progrès de l'anatomie pathologique favorisés par les découvertes de l'histologie, grâce à l'étude plus intime des détériorations et des modifications que subissent les éléments organiques sous l'influence des agents morbides ou toxiques, ce tableau se remplit de plus en plus; en même temps l'extension prodigieuse que présente l'usage des boissons fermentées et distillées, et la consommation toujours croissante des liqueurs spiritueuses dans tous les pays civilisés, viennent favoriser encore cette tendance qui entraine le monde médical, aujourd'hui plus qu'à toute autre époque, à attribuer une influence presque exclusive à l'abus des spiritueux dans l'étiologie des états morbides dont le développement a lieu au milieu des conditions les plus obscures et les plus inexpliquées. Dans tout problème pathogénique, le médecin est enclin naturellement à faire la part des conditions les plus habituelles aux individus; ainsi peut-on s'expliquer, d'après nous, certaines influences étiologiques qui ne manquent jamais d'être invoquées par les cliniciens et les pathologistes, comme prédisposantes ou déterminantes, dans la production de la plupart des affections qui figurent dans le cadre pathologique.

La principale condition étiologique invoquée autrefois consistait dans l'influence divine ou dans l'influence sidérale; il y a quelques années, on voyait la syphilis partout et l'on considérait le virus vénérien comme la source des maladies les plus variées et des infirmités les plus différentes qui venaient se présenter dans les hôpitaux à l'étude des hommes de science. Maintenant c'est l'alcoolisme qui domine la pathologie, comme condition étiologique de cette multitude d'affections dont l'origine reste obscure ou inexpliquée. Les *alcoolophobes* ont remplacé les *syphilophobes*, et dans cette longue série de causes banales qui sont énumérées à propos de l'étiologie de chaque maladie, les excès alcooliques se placent sur la même ligne que les excès vénériens, sur lesquels ils tendent de plus en plus à prendre une prédominance et une importance marquées dans l'explication des troubles morbides les plus divers et les plus variés.

« N'y a-t-il pas un peu d'exagération, disions-nous dans un récent travail (1), parmi les accusations terribles et multipliées qui sont formulées chaque jour contre l'alcool? » Nous posions la question sans y répondre. Mais, en présence de la tendance manifeste des hygiénistes et des pathologistes de notre époque à considérer la généralité des affections les plus dangereuses et les plus invétérées qui frappent l'homme civilisé comme le résultat de l'abus des boissons spiritueuses, nous croyons nécessaire, puisque l'occasion s'en présente, d'examiner attentivement cette grande question de pathogénie qui se rapporte à l'alcoolisme chronique, de rechercher et de discuter les faits d'observation et d'expérimentation sur lesquels elle repose, en un mot de déterminer ses fondements et ses limites.

§ 2. — On sait que le terme d'*alcoolisme chronique (alcoholismus chronicus)* a été employé pour la première fois par Magnus Hüss (2); le savant médecin suédois désignait ainsi l'ensemble des phénomènes morbides déterminés par l'abus des liqueurs spiritueuses, et *principalement de l'eau-de-vie de grains et de pommes de terre*, et qui consistaient, d'après lui, dans certains troubles du système nerveux; d'où les

---

(1) *L'Alcool, son action physiologique*, etc., mém. cité.
(2) Magnus Hüss, *Cronische Alcohols-Krankheit*. Stockholm, 1852.

différentes formes d'alcoolisme admises par cet auteur (formes hyperesthésique, anesthésique, convulsive, paralytique, etc.), et dans certaines lésions du système vasculaire (altération athéromateuse et dilatation des artères), du foie (congestion avec ou sans ictère, dégénérescence graisseuse, cirrhose et atrophie), des reins (hypérémie, maladie de Bright), enfin du sang lui-même (formation de globules graisseux, visibles à l'œil nu, dans le sang du cœur et des grosses veines, *piarrhémie*).

Depuis l'apparition du travail de Magnus Hüss, le nombre des maladies alcooliques s'est singulièrement accru, comme on peut s'en convaincre par la lecture des travaux les plus récents consacrés à l'étude de l'alcoolisme (1).

D'abord, que doit-on comprendre sous la qualification d'*alcoolisme chronique?* Serait-ce par hasard un ensemble de troubles morbides caractérisés par une physionomie spéciale et par une expression à peu près identique? Évidemment non, car, comme on sait, rien n'est plus varié que le tableau des accidents et l'ensemble des lésions auxquels on applique l'épithète d'alcooliques. C'est donc au point de vue de l'étiologie seulement, c'est-à-dire en supposant que tous ces phénomènes pathologiques, si différents quant à leur siége comme quant à leur expression symptomatique, doivent être rapportés à la même cause, à l'abus des boissons spiritueuses, que l'on peut expliquer et comprendre la place considérable faite dans ces derniers temps à l'alcoolisme dans le cadre nosologique.

Notons, en passant, que tous ces troubles, toutes ces altérations, tous ces désordres morbides que l'on rattache à l'influence de l'alcool dans l'économie, sont également attribués, suivant les cas et suivant les conditions présentées par

(1) Voy. *Nouveau Dictionnaire de médecine et de chirurgie pratiques*, t. I, art. ALCOOLISME, par A. Fournier. — *Dictionnaire encyclopédique des sciences médicales*, t. II, art. ALCOOLISME, par Lancereaux.

le patient, à d'autres influences complétement étrangères à cette dernière, mais qui figurent avec elle et au premier rang dans ce chapitre continuellement grossi des causes banales, qui précède l'étude de chaque maladie dont l'origine est douteuse ou inexpliquée, et qui comprend les excès vénériens, la syphilis, l'hérédité, l'idiosyncrasie, etc., parmi lesquelles le clinicien n'a que l'embarras du choix dans les cas embarrassants de diagnostic pathogénique. Or, on sait combien sont fréquentes, dans les hôpitaux, les affections dont l'altération anatomique est aujourd'hui connue, alors que malheureusement leur condition étiologique nous échappe : affections organiques du foie (dégénérescences graisseuse et cirrhotique), des reins (néphrites de différentes natures), du cerveau et de la moelle (ramollissement, sclérose, stéatose et dégénérescences diverses donnant naissance à des troubles spéciaux, tels que : paralysie générale progressive, ataxie locomotrice, paralysies, etc). C'est à ces affections, que l'on applique vaguement les qualifications d'*alcooliques*, de *syphilitiques*, d'*héréditaires*, sans pouvoir établir, autrement que par des inductions et des hypothèses, le rôle de l'une ou de l'autre de ces influences morbides : alcool, syphilis, hérédité, au point de vue de leur production et de leur développement. Combien de malades voyons-nous, en effet, aujourd'hui traités dans les hôpitaux avec la dénomination banale d'*alcooliques*, et dans le régime alimentaire desquels les spiritueux n'ont jamais eu qu'une place bien restreinte !

II. — A quoi il faut réduire le rôle de l'alcool dans l'alcoolisme chronique.

La démonstration de l'influence pathologique que l'on attribue si généralement à l'alcool repose sur deux sortes de preuves : les unes sont tirées de ce fait d'observation, d'après lequel certaines maladies apparaîtraient fatalement partout où l'on consomme des boissons spiritueuses, et présenteraient une fréquence et une gravité en rapport avec la consommation plus ou moins grande de ces boissons ; les autres sont tirées de l'examen des expériences faites sur les animaux, et d'après lesquelles l'alcool déterminerait, chez ces derniers des troubles et des altérations analogues à ceux que l'on rattache chez l'homme à l'alcoolisme.

§ 1. — Voyons d'abord la première série d'arguments sur lesquels se fondent certains hygiénistes dans la guerre qu'ils ont entreprise contre l'alcool.

« Il existe la plus grande variété, disent-ils, dans la composition des vins, des bières et des liqueurs de toutes sortes (genièvre, wisky, schnaps, gin, absinthe, rhum, kirsch, cognac, bitter, vermout, etc.) qui sont consommés dans les diverses contrées du monde ; pourtant toutes ces boissons déterminent dans l'organisme les mêmes troubles et les mêmes altérations. Or il n'y a qu'un seul élément qui existe indistinctement dans toutes ces boissons, si dissemblables par leur nature, leur saveur, leur odeur et leur constitution ; cet élément, c'est l'*alcool*. C'est donc lui qui est l'auteur des maux qu'engendre l'usage immodéré de toutes les boissons artificielles consommées par l'homme, c'est lui qui est le coupable. Ainsi est justifiée l'expression d'alcoolique appliquée par Magnus Hüss à l'ensemble des troubles et des désordres qui semblent dus à l'abus des boissons spiritueuses. »

Mais observons qu'on n'aurait le droit d'attribuer ces troubles et ces désordres à l'alcool qu'après avoir démontré péremptoirement qu'il n'existe pas, dans la généralité des boissons spiritueuses consommées par l'homme, d'autres substances communes à toutes ces boissons et douées de propriétés nuisibles capables de produire les maladies habituelles aux ivrognes et aux grands buveurs. Or nous avons vu que l'analyse chimique a démontré dans toutes les boissons spiritueuses, et principalement dans celles qui sont jeunes et de provenance suspecte (alcools de grains, de betteraves, de pommes de terre) la présence de principes malfaisants (huiles essentielles, aldéhydes, éthers, alcool amylique, etc.) sur lesquels nous avons déjà appelé l'attention et dont nous avons démontré l'influence sur l'explosion des troubles du système nerveux, dont l'ensemble constitue l'ivresse. (Voy. p. 199 et suiv.) Leurs effets nuisibles consistent, comme tendent à le démontrer les savantes recherches de Haeck (1) :

1° Dans la provocation chez le consommateur d'une soif artificielle, après qu'il a bu pour apaiser sa soif naturelle; car ces principes ont la propriété bien connue de dessécher la bouche et le gosier, et de déterminer une irritation plus ou moins vive des glandes stomacales ;

2° Dans la prolongation de leur séjour dans l'organisme des consommateurs. Ce séjour prolongé a pour cause l'affinité de prédilection de ces principes pour les tissus de l'organisme, riches en graisse, en albumine et en gélatine, et principalement pour les systèmes nerveux et glandulaire. Malheureusement, on s'est peu occupé de ces principes dont le rôle prédominant, au point de vue de la production de l'alcoolisme chronique, a été sinon démontré, du moins entrevu, grâce aux recherches précédentes, et l'on n'a pas assez tenu compte, suivant nous, des conditions spéciales dans lesquelles avait observé Magnus Hüss, dont les observations avaient porté sur une population soumise presque exclusivement à la consommation d'eaux-de-vie de grains et de pommes de terre, c'est-à-dire de provenance suspecte et souillées par certaines substances dont on ne peut nier l'activité (alcool amylique, huiles essentielles, éther, etc.). Si l'on avait fait cette remarque, on aurait été porté à penser que s'il existe, comme nous

(1) F. Haeck, *la Solution industrielle de la question de l'alcoolisme.* Bruxelles, 1873, p. 5.

l'admettons nous-même, un rapport évident entre la production des troubles et des lésions décrits sous le titre d'alcoolisme, et la consommation des boissons spiritueuses, il
faut tenir autant compte de la provenance, de l'origine et
de la pureté des boissons incriminées que de leur emploi
abusif et immodéré; on aurait vu combien l'alcoolisme est
rare parmi les classes riches et aisées, surtout dans les pays
vignobles, où pourtant on ne se fait pas faute de consommer
les spiritueux dans une proportion notable, et combien au
contraire il est fréquent parmi les corporations ouvrières,
dans les pays du nord de l'Europe, où la consommation
porte sur des boissons alcooliques de toute provenance et
de toute nature (1).

On aurait tenu compte de ce fait bien connu que de deux
boissons spiritueuses (vins, bières, eaux-de-vie) qui présentent le même degré alcoolique, mais dont l'une est jeune
et l'autre vieille, la première est beaucoup plus nuisible
pour l'économie que celle qui a été soumise à un certain
vieillissement; or on sait que sous l'influence du vieillissement, les boissons alcooliques se débarrassent des principes
malfaisants dont elles sont plus ou moins imprégnées. Alors,
au lieu d'accuser l'alcool d'être uniquement la cause généra-
trice de l'ensemble pathologique auquel on a donné son
nom (alcoolisme), on aurait admis que dans la production et le
développement des lésions organiques qui se rapportent
à cet état morbide, une part, sinon exclusive, du moins considérable, devait être attribuée à ces divers principes étran-

(1) C'est en Angleterre, en Russie et en Allemagne que les ravages produits
par les liqueurs fortes sont les plus considérables; c'est également dans ces
pays que l'usage des esprits de provenance suspecte (grains, pommes de terre,
betteraves) se produit sur une plus grande échelle. En France, on peut dire
d'une façon générale que l'alcoolisme est beaucoup plus fréquent dans la zone
du nord que dans celle du midi; la Seine-Inférieure, le Calvados, la Manche,
le Pas-de-Calais, les Côtes-du-Nord, le Finistère, la Meurthe, les Vosges, sont les
départements où l'alcoolisme fait le plus de victimes; c'est également là que

gers à l'alcool et contenus en proportion notable dans les boissons qui servent à l'alimentation du pauvre et de l'ouvrier.

§ 2. — Reste le second ordre d'arguments sur lesquels se fondent les adversaires de l'alcool, ce sont ceux qui sont tirés de l'examen des phénomènes observés sur les animaux soumis à l'action de cette boisson.

Il semble, en effet, que l'expérimentation ait donné gain de cause aux accusations portées contre l'alcool, en démontrant son action pernicieuse et toxique. Mais voyons dans quelles conditions ont eu lieu habituellement les observations. On a expérimenté sur des chiens, des chats et des lapins, animaux qui, comme on le sait, sont peu friands de boissons spiritueuses; à ce point de vue, ils ressemblent si peu à l'espèce humaine qu'on est presque toujours obligé de leur faire avaler de force et même avec une sonde œsophagienne la boisson alcoolique dont on veut étudier l'action physiologique; dans certains cas, la pénétration du liquide dans la trachée-artère suffit pour amener rapidement l'asphyxie et la mort.

Examinons maintenant la nature et la composition du liquide administré : c'est ordinairement de l'alcool, tel qu'il se trouve dans les pharmacies et dans les hôpitaux, de provenance toujours douteuse et suspecte (grains, mélasse, betteraves, etc.), et bien rarement de l'alcool de vin, et encore on l'emploie soit *pur*, soit assez *concentré*, mais en quantité toujours considérable.

Est-ce que ces conditions sont comparables à celles qui

se consomment principalement les esprits de grains, de betteraves et de pommes de terre; au contraire, dans la région méridionale de la France, l'alcoolisme est très-rare, et n'existe pour ainsi dire pas dans les contrées vignobles les plus favorisées et où la fabrication de l'alcool vinique constitue une des principales ressources pour le pays; c'est ce dont nous avons pu nous convaincre personnellement dans les Charentes, où l'alcoolisme est presque inconnu.

existent chez l'homme, pour qui la consommation journalière
en boissons spiritueuses s'élève tout au plus à quelques
verres de vin, de bière ou de cidre et à quelques petits verres
de liqueurs spiritueuses! Certainement non. Aussi qu'arrive-
t-il? c'est que cet alcool, plus ou moins concentré et ingéré
par un animal à jeun à des doses assez considérables, exerce
sur la muqueuse stomacale, et en particulier sur les glandes
gastriques, une action locale plus ou moins irritante, caustique et désorganisatrice, par suite de l'avidité que ce liquide
présente pour l'eau; d'où ces lésions de la muqueuse digestive indiquées par certains physiologistes chez les animaux
soumis à leurs expériences; d'où les accidents survenus immédiatement chez ces derniers et s'expliquant facilement,
soit par les lésions locales déterminées par la substance incriminée du côté de l'appareil gastro-intestinal, soit par
l'absorption, par la pénétration dans la circulation d'un alcool présentant une spirituosité supérieure à 12 degrés centigrades (coagulation du sang), soit enfin par la perturbation
que produit fatalement dans l'économie toute substance ingérée en quantité considérable dans l'estomac; dans ces conditions, l'eau elle-même peut, comme on sait, produire des
troubles graves et amener la mort, et pourtant nous ne con-
cluons point de ce fait que ce liquide est un poison.

Ainsi, en appliquant les résultats de leurs expériences avec
de l'*alcool concentré pris à forte dose*, à l'explication des
états morbides engendrés par les bières, vins, eaux-de-vie et
liqueurs habituellement consommés à dose modérée par l'immense nombre des buveurs, les adversaires de l'alcool n'ont
pas semblé s'apercevoir que leur démonstration n'était nullement applicable aux bières et aux vins dont la force alcoolique est inférieure à 12 degrés; que, de plus, leur explication n'était pas davantage admissible, dans l'immense majorité
des cas, à la consommation des eaux-de-vie et des liqueurs,
attendu que l'alcool de 45 à 55 degrés du petit verre d'une

contenance de 25 à 30 centimètres cubes devient, aussitôt l'ingestion faite et ainsi que nous l'avons vu, de l'alcool dilué à 12 degrés et au-dessous, par son mélange immédiat avec l'eau des glandes salivaires, des glandes de l'œsophage et de celles de l'estomac (1).

§ 3. — Il est une autre remarque que nous croyons devoir présenter ici à propos des effets pathologiques de l'alcool, c'est qu'en dehors de l'influence qu'il faut attribuer aux divers principes combinés avec celui-ci dans les nombreux esprits livrés à la consommation publique, et sur laquelle nous avons insisté suffisamment pour qu'il ne soit plus nécessaire de revenir sur ce sujet, l'hygiéniste doit tenir compte de la présence et de l'activité de certaines essences aromatiques qui sont ajoutées par les distillateurs et les liquoristes à un grand nombre de boissons spiritueuses employées par l'homme (absinthe, vermout, bitter, etc.).

Depuis plusieurs années, on avait reconnu à la liqueur d'absinthe la propriété de produire, en dehors des symptômes habituels à l'ivresse alcoolique, du délire et des attaques d'épilepsie. « Il est certain, avaient dit Trousseau et Pidoux (2), que la liqueur connue sous le nom d'eau ou de crème d'absinthe enivre très-facilement, produit des vertiges et un état nauséeux qui n'appartient pas à l'alcool, mais à l'absinthe. »

La même remarque avait été faite également par Bouchardat et Gubler, mais c'est certainement à Marcé (3) et à son élève Magnan (4), que revient l'honneur d'avoir démontré par l'expérimentation les propriétés pernicieuses spéciales attribuables à l'absinthe dans la production des troubles in-

(1) Voy. Haeck, *loc. cit.* p. 11.

(2) Trousseau et Pidoux, *Traité de thérapeutique*, t. II, p. 494.

(3) Marcé, *Note sur l'action toxique de l'essence d'absinthe.* (*Comptes rendus des séances de l'Académie des sciences*, 1864, t. LVIII, p. 628.)

(4) Magnan, *Accidents déterminés par l'abus de la liqueur d'absinthe.* (*Union médicale*, 4 et 9 novembre 1864.)

tellectuels et des altérations organiques confondus sous le titre d'alcoolisme. Les expériences entreprises dans cette même voie par Amory (1), par Challand (2), puis par Pupier (3) n'ont fait que confirmer les résultats obtenus par ces savants observateurs.

Grâce à leurs travaux et surtout grâce aux expériences instituées récemment par Magnan, les faits suivants n'ont plus besoin de démonstration aujourd'hui.

L'absinthe, à l'inverse de l'alcool, provoque du premier coup, sans préparation préalable, un *délire* très-actif, qui s'accompagne de *secousses convulsives* et de vertige. « Les secousses musculaires dans les parties antérieures du corps ne font jamais défaut et sont, chez tous les animaux, chien, chat, lapin, oiseau, le premier indice de l'empoisonnement. Cette action de l'absinthe plus spécialement vers la tête et le cou, c'est-à-dire son influence vers la région bulbo-cervicale de la moelle, est d'autant plus remarquable que l'alcool agit en sens inverse : celui-ci, en effet, amène d'abord la paraplégie avant de paralyser les parties antérieures du corps; l'absinthe, au contraire, provoque des secousses dans le train antérieur avant de produire des convulsions généralisées.

» A dose élevée, quand l'intoxication est entière, il se produit des *attaques épileptiques* avec perte de connaissance, puis du *délire* dans l'intervalle des attaques (4). »

A l'exemple de Magnan, Decaisne a fait les mêmes observations avec d'autres boissons spiritueuses dont la consommation tend à augmenter progressivement parmi les populations, pour lesquelles elles présentent un véritable

(1) Amory, *Expériences et réflexions sur l'absinthe et l'absinthisme.* (*The Boston med. and surg. Journ.*, 5 et 12 mars 1868.)

(2) Challand, *Étude expérimentale et clinique sur l'absinthisme et l'alcoolisme.* Thèse de Paris, 1871.

(3) Pupier, *Démonstration expérimentale de l'action des boissons dites spiritueuses sur le foie.* (*Comptes rendus de l'Académie des sciences*, 27 mai 1872.)

(4) Voy. Magnan, *Recherches de physiologie pathologique avec l'alcool et l'essence d'absinthe. Epilepsie.* (*Arch. de physiologie*, 1873, p. 115.)

attrait; avec ces liqueurs innombrables qui sous différents noms (vermout, bitter, curaçao, etc.) se débitent dans les cafés et dans les cabarets, et dont les effets pernicieux paraissent encore moins attribuables à l'alcool lui-même qu'aux substances variées qui servent à leur préparation.

Telles sont les restrictions que nous avons cru devoir faire avant d'aborder l'étude des lésions organiques rapportées ordinairement à l'alcoolisme et pour laquelle la science a encore besoin de preuves avant de prononcer son verdict sur l'influence pathogénique et toxique qui doit être attribuée à un agent dont les effets complexes sont trop souvent masqués et obscurcis par les substances multiples et variées avec lesquelles il est ordinairement associé.

Voyons maintenant jusqu'à quel point l'expérimentation physiologique a confirmé les faits sur lesquels se sont appuyés les cliniciens pour faire l'histoire de l'alcoolisme chronique; cette question est trop importante au point de vue de l'hygiène, de la pathologie et de la médecine légale, pour que nous la passions sous silence.

§ 4. — Il était naturel, en effet, de rechercher si les altérations organiques que l'on considérait, chez l'homme comme le résultat de l'alcoolisme chronique, pouvaient être provoquées chez les animaux par l'administration prolongée d'alcool.

C'est ce qu'ont tenté de faire Magnus Hüss et Dahlstrom (1) sur trois chiens auxquels, pendant huit mois, ils firent absorber une dose quotidienne de 6 onces (180 grammes) d'eau-de-vie de pommes de terre.

« Les premiers mois, disent-ils, les animaux prirent l'eau-de-vie sans répugnance : il fallut ensuite la leur faire avaler de force; pendant les premiers mois, ils mangeaient avec voracité; plus tard, l'appétit diminua, et ils montraient de la répugnance pour toute espèce de nourriture; après le quatrième mois, les animaux restaient immobiles et couchés sur

(1) Magnus Hüss, *loc. cit.*, p. 517.

le côté. Quand on les faisait tenir sur les pattes, on constatait l'affaiblissement des membres, surtout du train de derrière, des tremblements et des tressaillements musculaires dans tout le corps. La sensibilité de la peau était manifestement diminuée. Vers la fin de l'expérience, les trois chiens étaient plus gras qu'au début. Au huitième mois, un des animaux mourut, les deux autres furent tués. A l'autopsie, on constata l'infiltration graisseuse des viscères; le tissu adipeux sous-cutané était mou et lâche. »

Ainsi, commencement de paralysie du système nerveux et dégénérescence graisseuse des organes, tels sont les deux faits principaux qui, d'après les expériences de Magnus Hüss et de Dahlstrom, paraissent résulter des effets prolongés de l'alcool de pommes de terre sur les animaux.

Ces faits ont été confirmés dans ces derniers temps par Magnan (1), qui a, comme les précédents observateurs, cherché à mettre en lumière l'action de l'alcool sur les fonctions nerveuses et sur certaines altérations organiques se rattachant, comme fond, d'une manière générale, à la stéatose et à la sclérose. Malheureusement, nous leur ferons le reproche, comme aux précédentes, d'avoir été faites avec des esprits de mauvaise qualité (trois-six du commerce). Quoi qu'il en soit, voici les accidents qui se sont présentés chez un chien soumis à l'action journalière de l'alcool (25 à 40 grammes de trois-six mélangé avec les aliments) :

Susceptibilité nerveuse qui rend l'animal irritable, très-impressionnable; puis hallucinations, frayeur et insomnie, légère excitation avec un peu de gaieté après chaque repas alcoolisé; en dehors de cette période expansive, inquiétude et tristesse : phénomènes qui persistent jusqu'à la fin du quatrième mois, époque à laquelle se manifeste de l'hébétude et une altération assez marquée de la santé, et qui

(1) Magnan, *De l'action prolongée de l'alcool chez un chien,* communication à la Société de biologie. (*Comptes rendus,* 1869, p. 159.)

s'accompagnent, à partir du second mois, d'un tremblement qui siége d'abord aux pattes, puis qui s'étend à la tête et au tronc, et d'un abaissement de la température consécutif à toute nouvelle ingestion d'alcool.

La mort survient généralement sous l'influence d'une phlegmasie pulmonaire, quelquefois à la suite d'accidents comparables à ceux qui arrivent aux ivrognes.

Chez le·chien observé par Magnan et qui, mis en expérience le 1er décembre 1869, succomba seulement le 17 mai (c'est-à-dire au bout de cinq mois et demi), on constata les altérations suivantes :

Infiltration granulo-graisseuse des cellules hépatiques; dégénérescence graisseuse de la substance corticale et infiltration granulo-graisseuse des *tubuli* légèrement tuméfiés; œdème et légère congestion de l'arachnoïde et de la pie-mère à la base, mais sans néo-membranes sur la dure-mère.

L'animal avait absorbé, pendant la durée des expériences, environ 5 kilogrammes de trois-six!

Les expériences de P. Ruge (1) (de Berlin) ont porté sur vingt-deux chiens et cinq lapins; chez les premiers le liquide employé fut ingéré dans l'estomac au moyen d'une sonde œsophagienne; chez les seconds, son introduction eut lieu au moyen d'injections sous-cutanées. L'alcool marquait 90° c. et fut administré à doses croissantes depuis 7 jusqu'à 30 centimètres cubes chez les chiens les plus jeunes, et depuis 12 jusqu'à 100 centimètres cubes chez les chiens adultes.

En général la mort survint au bout de deux à trois semaines chez les jeunes chiens; les autres succombèrent à des époques assez variables, les uns au bout de peu de jours, les autres au bout de six semaines, d'autres seulement au bout de deux à trois mois.

Le tableau suivant, où P. Ruge a indiqué les principaux résultats de ses nombreuses expériences, offre un réel intérêt:

______

(1) P. Ruge, *Influence de l'alcool sur l'organisme.* (*Virchow's Archiv*, XLIX, janvier 1870.)

NUMÉROS	DATE	POIDS DES ANIMAUX	DOSES D'ALCOOL	POIDS total de L'ALCOOL ingéré	GENRE DE NOURRITURE	AGE	FOIE	REINS	CŒUR	TUBE DIGESTIF	POUMONS	DURE-MÈRE	PIE-MÈRE	CERVEAU	CAUSE de la MORT
		k. gr.		(centimètres cubes d'alcool de 60 à 90 deg. c.)											
1	21 nov. 1868	1.475	5	60 420 d'eau	Lait	Jeune chien	Poids : 740 gr. Les cellules hépatiques, bien délimitées, sont presque toutes remplies de gouttelettes de graisse.	Poids des deux reins : 22 gr. 5. La capsule n'est pas adhérente; le parenchyme est pâle, anémié; l'épithélium des canaux droits contient quelques gouttelettes de graisse.	Le péricarde contient un peu de sérosité; le cœur est pâle; sang très-diffluent et en petite quantité dans les ventricules.	Muqueuse gastrique pâle.	Pâles, perméables à l'air.	Pâle, ramollie.	Pâle; les vaisseaux sont exsangues.	Très-pâle	
2	17 nov. 1868	2.300	7	67 134 d'eau	Lait, pain	Jeune lévrier de 7 semaines	Poids : 149 gr.	Poids des deux reins : 33 gr. Capsule libre; les canaux droits ne contie...nent presque pas de gouttelettes de graisse.	Cœur pâle; un peu de sang noir diffluent dans les ventricules.	Les vaisseaux de la muqueuse stomacale sont très-injectés.	Œdème pulmonaire; muqueuse trachéale très-injectée	Injectée par places.	.	.	Asphyxie; une partie de l'alcool a été injectée dans les poumons.
3	11 déc. 1868	1.850	7	73 146 d'eau	Lait, pain	Chien de 6 semaines	Poids : 108 gr.	Poids des deux reins : 27 gr. Capsule adhérente, entraînant des lambeaux de parenchyme quand on la détache; léger catarrhe vésical.	Quelques caillots mêlés à du sang liquide dans les ventricules. Cœur pâle.	Le pharynx et l'œsophage sont remplis de matières alimentaires.	Œdème pulmonaire.	Ramollie.	Injectée médiocrement.	Anémié.	

NUMÉROS.	DATE	POIDS DES ANIMAUX	DOSES D'ALCOOL	POIDS total de L'ALCOOL ingéré	GENRE DE NOURRITURE	AGE	FOIE	REINS	CŒUR	TUBE DIGESTIF	POUMONS	DURE-MÈRE	PIE-MÈRE	CERVEAU	CAUSE de la MORT
		k. gr.		(centimètres cubes d'alcool de 60 a 90 deg. c.)											
4	17 fév. 1869	5.430	7	110 220 d'eau	Lait	Jeune chien	Poids : 320 gr. Gorgé de sang; les cellules hépatiques qui entourent le centre de l'acinus sont remplies de graisse.			Muqueuse intestinale gorgée de sang, surtout dans le rectum; fèces sanguinolentes.	Œdème pulmonaire.	Pâle, ramollie.	Injectée médiocrement.		
5	9 mars 1869	11.730	8	350 600 d'eau	Viande de cheval	Chien de berger adulte	Assez congestionné; les cellules qui entourent l'acinus sont remplies de goutelettes de graisse, tandis que celles qui sont à la périphérie en contiennent peu; les cellules hépatiques sont bien délimitées.	Capsule libre, vaisseaux droits chargés de goutelettes de graisse.	Notable quantité de sang liquide dans les cavités du cœur.	Les vaisseaux de la grande courbure sont très-injectés; il en est de même dans toute la longueur du tube digestif; la muqueuse du duodénum est gonflée.		Pâle, lisse	Congestion médiocre.		
6	5 nov. 1868	.800	9	.	Viande de cheval	Chien adulte très-maigre	Poids : 80 gr. Cellules hépatiques remplies de graisse, surtout au centre de l'acinus.	Capsule libre, vaisseaux droits chargés de goutelettes de graisse.	Caillots sanguins dans les ventricules, fibrineux dans les oreillettes.			Pâle, ramollie.		Un peu de sérosité dans les ventricules latéraux.	
7	26 nov. 1868	1.485	9	96 192 d'eau	Lait, pain	Jeune chien	Peu de goutelettes de graisse.		Un peu de sérosité dans le péricarde.	Muqueuse pâle.		Pâle.			

№	Date				Aliment	Animal	Foie	Reins	Cœur	Tube digestif	Poumons			Cause
8	22 nov. 1868	1.485	9	95 / 190 d'eau	Lait	Jeune roquet	Poids : 80 gr. Les cellules hépatiques sont partout remplies de graisse et très-bien délimitées.	Poids : 18 gr. 5. Capsule libre; de la graisse dans les canaux droits	Cœur d'une couleur jaune clair; les faisceaux musculaires sont confondus entre eux et sont infiltrés de graisse.		Muscles intercostaux présentant sur certains points une dégénérescence graisseuse.	Injectée, lisse, un peu ramollie.		
9	15 mars 1869	9.500	40	535 / 1070 d'eau	Viande de cheval	Dogue adulte	Cellules hépatiques remplies de graisse.	Capsule libre; de la graisse dans les canaux droits; muqueuse vésicale assez congestionnée.	Les valvules mitrale et tricuspide présentent sur leur bord libre des épaississements de couleur rouge.	Muqueuse du tube digestif très-injectée.	Le lobe pulmonaire supérieur gauche est œdématié; le lobe inférieur et une partie du poumon droit ont subi l'hépatisation jaune			
10	22 déc. 1869		11	270 / 540 d'eau	Viande de cheval	Chien adulte	Poids : 321 gr. Peu de graisse.	Poids des deux reins : 68 gr. 8; capsule adhérente; canaux droits gorgés de graisse.	Caillots sanguins dans le cœur.		Sérosité roussâtre dans les plèvres; gangrène du lobe inférieur.		Assez congestionnée.	Asphyxie par introduction d'alcool dans les poumons.
11	18 déc. 1868	5.600	13	236 / 472 d'eau	Viande de cheval	Chien de taille moyen.	Poids : 36 gr. 2. Peu de gouttelettes de graisse.	Poids : 66 gr. Capsule adhérente seulement sur certains points.	Cœur vide; pas d'épanchement dans le péricarde.			Ramollie.	Pâle.	
12	26 nov. 1868	2.600	16	268 / 536 d'eau	Lait	Jeune chien	Poids : 210 gr. Les cellules qui sont autour de l'acinus sont remplies de graisse.	Poids : 40 gr. Capsule adhérente.	Un peu de sérosité dans le péricarde.		Catarrhe bronchique; œdème pulmonaire.	Pâle.	Assez injectée.	
13	22 déc. 1868	7.200	18	554 / 1108 d'eau	Viande	Chien de berger	Assez congestionné.	Capsule libre.	Cœur ramolli, caillots sanguins dans ses cavités. La valvule mitrale est épaissie sur ses bords.	Muqueuse injectée près du pylore; la muqueuse du duodénum est parsemée d'hémorrhagies ponctiformes.				Asphyxie

NUMÉROS	DATE	POIDS DES ANIMAUX	DOSES D'ALCOOL	POIDS total de L'ALCOOL ingéré (centimètres cubes d'alcool de 60 à 90 deg. c.)	GENRE DE NOURRITURE	AGE	FOIE	REINS	CŒUR	TUBE DIGESTIF	POUMONS	DURE-MÈRE	PIE-MÈRE	CERVEAU	CAUSE de la MORT
14	15 janv. 1869	k. 2.660 gr.	25	359 718 d'eau	Viande	Jeune chien	Poids : 203 gr. Assez conges- tionné ; graisse autour des acini.	Capsule libre.	Le bord libre de la valvule mi- trale est épaissi.						
15	10 déc. 1868	2.365	26	335 674 d'eau	Lait	Jeune lévrier	Poids : 154 gr. Anémie ; peu de graisse dans les cellules hépati- ques.	Poids : 88 gr. Adhérence de la capsule ; anémie et œdème des reins.	Un peu de sé- rosité dans le pé- ricarde ; caillots sanguins dans les ventricules.	Muqueuse diges- tive pâle ; asca- rides vivants dans le duodénum ; pharynx et œso- phage remplis d'aliments.	.	Pâle.	.	.	Asphyxie
16	3 février 1869	2.985	38	714 1428 d'eau	Lait	Jeune chien	.	Dégénérescen- ce graisseuse des canaux droits.	Caillots fibri- neux dans le cœur droit ; le cœur gauche est vide ; dégénéres- cence graisseuse des fibres mus- culaires.	.	.	.	.	.	Amai- grisse- ment con- sidérable.
17	1er fév. 1869	.	41	566 1132 d'eau	Lait	Jeune chien	Congestionné.	.	Épaississement des bords libres des valvules mi- trale et tricuspi- de. Sang liquide dans les cavités ; la dégénéres-cen- ce graisseuse du cœur est peu avancée.						

N°	Date														Observations
18	3 février 1869	3.630	43	803 / 1606 d'eau	Viande	Chien basset	. .	Capsule libre.	Caillots dans le cœur droit; ramollissement de l'endocarde, du péricarde et des valvules.	. .	Œdème du poumon droit.	Pâle, pas d'exsudat			
19	6 mars 1869	.	49	173 / 3474 d'eau	.	Chien adulte	. .	Capsule libre; beaucoup de sang dans les bassinets; pas de graisse dans les canaux droits.	Rien dans le péricarde.		Congestion pulmonaire par places; œdème.	Pâle, pas d'exsudat	Congestionnée.	Anémié.	
20	28 fév. 1869	11.500	56	2570 / 5094 d'eau	Viande	Chien de berger adulte	Poids: 1610 gr. Cellules hépatiques remplies de gouttelettes graisseuses; les cellules hépatiques sont partout très-distinctes	Capsule non adhérente; les canaux droits contiennent beaucoup de graisse.	Epaississement des bords libres des valvules, notamment de la mitrale.	Muqueuse stomacale injectée près du pylore; muqueuse du duodénum et de l'iléon pâle.	.	Pâle, pas d'exsudat	Congestionnée; œdème.	Assez congestionné.	Il mange de la viande qui, obstruant l'œsophage, comprime la trachée et cause l'asphyxie.
21	14 fév. 1869	4.415	84	173 / 3464 d'eau	Viande et lait	Petit chien de chasse	Poids: 315 gr. Pas de graisse dans les cellules hepatiques.	Poids des deux reins: 40 gr.	Sang liquide dans les oreillettes; caillots dans les ventricules; les bords libres de la valvule mitrale sont épaissis.	Muqueuse digestive pâle.	Poumons un peu congestionnés, partout perméables à l'air; trachée congestionnée.	Pâle, pas d'exsudat.	.	.	Il mange de la viande qui, obstruant l'œsophage, comprime la trachée et cause l'asphyxie.

Si l'on considère les résultats nécroscopiques enregistrés dans le tableau précédent, on peut tirer de cet examen les conclusions suivantes :

1° Le *cœur*, dans trois cas seulement, a présenté un certain degré de dégénérescence graisseuse; dans tous les autres cas, on a constaté de la sérosité dans le péricarde et un épaississement des bords libres des valvules (altérations que l'on rencontre du reste également chez les chiens à l'état normal).

2° L'*estomac* a présenté chez quelques-uns de ces animaux ses vaisseaux gorgés de sang; une seule fois les tuniques étaient fortement injectées; dans la majorité des autopsies, il y avait simplement de la congestion de la muqueuse, s'étendant sur toute l'étendue de cette membrane ou apparaissant isolément sur quelques points, tantôt sur la grande courbure, tantôt sur la petite courbure. Dans quelques cas, la muqueuse intestinale était également congestionnée, mais cette congestion était généralement limitée au duodénum.

Une seule fois la muqueuse gastrique présentait des ecchymoses; on constata chez un chien du gonflement de la muqueuse duodénale, chez un autre un boursouflement de la muqueuse rectale : l'animal avait eu des selles sanguinolentes.

3° Chez quelques-uns de ces animaux, les *poumons* étaient œdématiés et la muqueuse trachéale était très-injectée; dans un cas, on constata de la gangrène pulmonaire; dans un autre, un commencement de dégénérescence graisseuse des muscles intercostaux; d'ailleurs, le diaphragme était parfaitement sain.

4° Les *reins* n'ont présenté qu'une infiltration graisseuse réduite à leur couche corticale (altération qui se rencontre du reste à l'état normal chez les chiens); leur capsule était adhérente, et quand on l'enlevait, elle entraînait avec elle des fragments de substance rénale.

5° C'est vers le *foie* que se manifestaient les principales altérations ; les cellules hépatiques présentaient de l'infiltration graisseuse limitée le plus souvent aux acinis. Chez les animaux qui avaient succombé le plus rapidement, le foie présentait la dégénérescence graisseuse la plus avancée.

6° Quant aux *membranes du cerveau*, elles offraient un état d'intégrité parfait, sauf la dure-mère, qui dans quelques cas était légèrement épaissie et congestionnée, et la pie-mère, qui paraissait également œdématiée.

7° Enfin, la *moelle épinière* n'a point présenté d'altération, pas même de trace de dégénérescence grise chez les animaux soumis à l'expérimentation ; elle était même intacte chez un chien auquel on avait fait absorber en quarante jours 3380 grammes d'alcool à 90° c. !

Telles sont les altérations que P. Ruge a constatées chez les animaux soumis à l'action prolongée et immodérée d'alcool.

Ces résultats insignifiants ou négatifs ont conduit cet auteur à rechercher les altérations anatomiques signalées dans les autopsies des individus atteints de delirium tremens ; sur dix malades morts avec le diagnostic précédent, il constata chez un une pachyméningite hémorrhagique, chez un autre un épaississement de la dure-mère ; chez tous les autres, les méninges étaient parfaitement saines.

En compulsant les observations d'autopsies faites à l'Institut pathologique, il a trouvé que la pachyméningite avait coïncidé, sur 47 cas, 12 fois avec des affections pulmonaires, 10 fois avec des affections cardiaques, 7 fois avec la syphilis, 7 fois avec des affections rénales, et les autres fois avec des affections aiguës ; et cela chez des malades pour lesquels on pouvait exclure l'alcoolisme.

Voilà donc une altération organique (pachyméningite hémorrhagique), considérée le plus habituellement comme le résultat certain de l'abus des spiritueux, qui d'une part n'est point constatée chez les animaux soumis à l'alcoolisation la plus immodérée, et d'une autre part coïncide le plus souvent avec les affections les plus variées et indépendamment de toute influence alcoolique !

§ 5. — Si le lecteur tient compte en même temps de ce fait entrevu par Richardson, à peu près démontré aujourd'hui, et sur lequel nous avons suffisamment insisté dans une étude précédente, à savoir que les alcools qui contiennent la plus forte proportion de carbone, comme les alcools amylique et butylique, ont une influence beaucoup plus active dans l'organisme que les alcools méthylique et éthylique, il comprendra combien il faut restreindre le rôle pathologique et toxique que l'on fait jouer à ce dernier agent, comme élément principal des boissons spiritueuses, dans l'explosion des troubles qui constituent l'ivresse et à plus forte raison dans la production des désordres du système nerveux et des altérations organiques qui semblent résulter de l'usage prolongé et immodéré de ces diverses boissons. C'est en nous appuyant sur les considérations précédentes que nous croyons devoir réduire les effets pathologiques produits par l'abus de l'alcool éthylique à une dépression et à un anéantissement plus ou moins complet des fonctions nerveuses, survenant à la suite de l'excitation trop vive, trop fréquente et trop prolongée du système cérébro-spinal et de ses dépendances ; d'où résulte l'affaiblissement des facultés intellectuelles, la diminution de la sensibilité et de la motilité, l'asthénie du grand sympathique et par conséquent des vaso-moteurs, dont l'inaction entraîne fatalement les dilatations vasculaires, le ralentissement de la circulation, la stase sanguine, les congestions dans les parenchymes et à la surface de la peau et des membranes internes.

Quant aux troubles plus ou moins graves dans la nutrition et dans le fonctionnement des éléments organiques, et qui peuvent aboutir à la dégénérescence graisseuse de ces éléments, nous croyons devoir les attribuer beaucoup moins à l'alcool éthylique lui-même qu'aux principes étrangers (huiles essentielles, éthers, alcool amylique, etc.), habituellement associés avec lui dans le grand nombre de boissons spiritueuses jeunes et imparfaites livrées à la consommation publique.

Voici comment nous nous expliquons du reste la *stéatose alcoolique*. Nous croyons, suivant les recherches de Boussingault et de Dumas, qu'une certaine quantité d'alcool (celle qui disparaît dans l'économie) peut se transformer en graisse, soit directement, soit après des altérations intermédiaires que les travaux de la chimie organique nous permettent d'entrevoir et même de comprendre, sinon de démontrer complétement aujourd'hui. L'alcool partagerait cette propriété avec l'amidon et le sucre, dont la transformation graisseuse ne fait plus de doute maintenant, grâce aux savantes recherches mentionnées plus haut.

Mais, à côté de ces phénomènes essentiellement chimiques par lesquels l'alcool devient une cause de production des corps gras, nous croyons qu'il faut rapporter en même temps et en grande partie à l'action physiologique de cette substance la dégénérescence graisseuse qui envahit les divers organes, comme on le constate dans l'alcoolisme chronique. En effet, nous avons vu que l'alcool se comporte vis-à-vis de l'économie à titre d'antidéperditeur, et que, comme tel, il enraye les oxydations organiques et les fonctions vitales. Si cette action de l'alcool est énergique ou prolongée, on conçoit que, dans les éléments cellulaires soumis à cette sorte de serre-frein physiologique, se manifestent les altérations dont nous les voyons habituellement atteints toutes les fois que ces éléments ne fonctionnent pas suffisamment ou qu'ils éprouvent un arrêt complet dans leur fonctionnement.

Or, parmi ces altérations, la plus commune et la mieux démontrée est la *dégénérescence graisseuse*, qui accompagne presque toujours la nécrobiose des éléments physiologiques dont la vitalité est compromise et des éléments morbides en voie de destruction moléculaire (Virchow).

Il n'est donc pas étonnant que l'alcool, cette substance antidénutritive par excellence, produise cette dégénérescence, et que l'obésité consécutive à l'abus des spiritueux soit en grande partie une conséquence de l'action enrayante et *anti-vitale*, pour ainsi dire, de l'alcool sur les cellules qui composent les tissus de l'organisme.

Nous appelons l'attention sur ces faits, parce qu'ils en valent la peine; l'explication que nous en donnons est nouvelle, puisqu'elle tend à faire envisager la stéatose alcoolique comme conséquence ultime et nécessaire de l'action de cette substance antidénutritive sur l'économie.

EFFETS THÉRAPEUTIQUES DE L'ALCOOL

§ 1. — Nous n'avons point à insister ici sur les nombreux usages de l'alcool en chirurgie et sur ses principales indications comme topique hémostatique, excitant ou cicatrisant, pour le pansement des plaies; nous avons traité complétement ce sujet dans un récent travail (1). Nous voulons seulement présenter quelques considérations sur ses applications et sur l'utilité que l'on attribue à ce liquide dans le traitement d'un certain nombre d'affections internes.

Il faut avouer que l'alcool possédait autrefois en thérapeutique un rôle beaucoup plus important que celui que nous lui reconnaissons aujourd'hui. A partir du moment où Arnauld de Villeneuve eut préconisé l'esprit-de-vin comme un remède héroïque contre les maladies les plus dissemblables (cancer de la bouche, gravelle, hydropisie, etc.), nous

(1) Voy. A. Marvaud, *l'Alcool, son action physiologique, son utilité et ses applications en hygiène et en thérapeutique.* Paris, 1872, p. 105 et suiv.

voyons cette substance prendre place, dans le cadre de la matière médicale, parmi les agents médicamenteux les plus actifs et les plus précieux.

Ce fut surtout pendant le règne de la doctrine de Brown que les spiritueux furent en faveur ; on sait quels étaient les principes formulés par l'illustre médecin anglais : « Brown, dit Trousseau (1), établit que toutes les parties de l'économie sont douées d'une propriété particulière, d'une aptitude spéciale qu'en appelle l'*incitabilité*. Toute maladie dépend pour lui ou d'une diminution de l'incitabilité, effet d'une incitation excessive, ou d'un excès d'incitabilité, effet d'une incitation moindre. Ici, comme là, le résultat final est la débilité, et le rôle du médecin doit, dès lors, toujours se borner à relever les forces du malade, dans le premier cas par des agents stimulants assez faibles, dans le second à l'aide de moyens capables d'augmenter l'incitabilité. »

On comprend les indications nombreuses qu'une pareille doctrine attribuait à la médication alcoolique, et combien l'action excitante des spiritueux devait promettre de résultats heureux contre les divers états sous lesquels se présentait l'*asthénie*.

Mais quand Broussais, ne considérant que l'*irritabilité* dans les tissus pris isolément, affirma « que les irritants sont les seules causes morbifiques » et qu'ils ont pour effet d'entretenir les maladies ; quand, à l'inverse de ce que voulait Brown, « il indiqua la nécessité, pour ramener les parties dans leur état physiologique, de chercher à calmer, à éteindre cette irritation (2) », cause de tout état morbide, la médication alcoolique fut bannie, comme dangereuse et comme incendiaire, du traitement des maladies internes, et pendant plusieurs années fut complétement abandonnée.

(1) Trousseau, *Clinique médicale de l'Hôtel-Dieu*. 2ᵉ édition, Paris, 1865, III, p 465.
( ) Trousseau, *loc. cit.*, p. 466.

Pourtant, quelques praticiens audacieux bravèrent les préceptes formulés par le fondateur de la médecine physiologique. C'est ainsi qu'on vit Laënnec, Chomel et Franck employer les alcooliques dans la pneumonie des vieillards ; Petit et Pinel avaient, du reste, prescrit le vin dans les fièvres typhoïdes adynamiques.

Sauf ces rares exceptions, tous les auteurs, sous l'influence de la doctrine du Val-de-Grâce, étaient unanimes pour affirmer les inconvénients et les dangers dont les spiritueux pouvaient menacer l'organisme malade.

Nous ne citerons parmi eux que Pierron, qui, dans sa thèse soutenue en 1815, se montra l'adversaire déclaré de la médication alcoolique, et Lobstein (1), qui, dans un travail publié à Strasbourg, s'éleva contre l'emploi du vin dans quelques maladies où jusqu'alors il avait été considéré comme utile pour remplir certaines indications.

§ 2. — Il était naturel que ce fût du pays où Brown avait publié ses idées que partît la réaction qui devait se faire en faveur de la médication alcoolique et s'étendre dans toute l'Europe. Ce fut un médecin anglais, Carmichael Smith (2), qui, appelant l'attention sur l'utilité du vin et du quinquina à toutes les périodes du typhus, démontra le premier les avantages incontestables de l'alcool.

Après lui, Alison, imbu de cette idée que le type des maladies varie suivant les époques, attribua les succès des alcooliques, constatés par C. Smith, à ce que les affections présentaient le caractère *asthénique* au lieu du caractère *sthénique* qu'elles possédaient auparavant.

Il insista sur la nécessité de changer de médication, et reconnut l'utilité du vin dans les affections typhoïdes.

---

(1) Lobstein, *Traité sur l'usage et les effets des vins dans les maladies dangereuses et mortelles.* Strasbourg, 1817.

(2) C. Smith, *Description of the jail distemper among the prisoners of Winchester in* 1780. London, 1795.

Il fut suivi dans cette voie par Graves (1) et W. Stokes (2), qui, protestant contre la diète absolue généralement suivie dans une foule d'états morbides, appliquèrent la médication alcoolique dans le typhus, la fièvre typhoïde, les fièvres éruptives, le delirium tremens, la pneumonie typhoïde, etc.

Enfin R.-B. Todd (3), affirmant hautement les avantages de l'alcool dans les phlegmasies et les pyrexies en général, applique ce médicament sur une vaste échelle, formule les règles qui doivent présider à son emploi, précise ses principales indications, exalte ses heureux effets, et lui assigne dans la thérapeutique le rang qu'il n'aurait jamais dû perdre.

Les préceptes formulés par le hardi promoteur sont trop importants pour ne pas trouver place ici.

Ces préceptes étaient fondés sur les principes suivants :

1° L'idée si longtemps dominante dans les écoles, à savoir qu'une maladie aiguë peut être prévenue ou guérie par des moyens qui dépriment et réduisent les forces vitales et nerveuses, est tout à fait trompeuse.

2° Une maladie aiguë ne peut être guérie par l'influence directe d'aucune forme de médicament ou par aucun agent thérapeutique connu, sauf le cas où ceux-ci sont capables d'agir comme un antidote ou de neutraliser un poison dont la présence dans l'économie produit la maladie (*materies morbi*).

3° La maladie guérit par une évolution naturelle, pour le développement complet de laquelle le pouvoir vital doit être soutenu. Les remèdes, soit sous forme de médicaments exerçant une action physiologique spéciale sur l'économie, soit

(1) Graves, *Clinique médicale*.

(2) W. Stokes, *Researches on the state of the heart, and the use of wine in typhus fever*. (*The Dublin Journal of medical science*, 1839.)

(3) R.-B. Todd, *Clinical Lectures on certain acute diseases*. London, 1860.

sous toute autre forme, ne sont utiles qu'autant qu'ils peuvent exciter, assister ou provoquer cette évolution naturelle curative.

4° Le but du médecin (après avoir étudié soigneusement l'histoire clinique de la maladie et s'être rendu maître du diagnostic) doit être de rechercher minutieusement la nature intime de ces processus curateurs, — leur physiologie pour ainsi dire, — de découvrir les meilleurs moyens de les favoriser, de rechercher des antidotes pour les poisons morbides, et de déterminer les méthodes les meilleures et les plus convenables pour soutenir la force vitale.

Ainsi Todd, méconnaissant l'importance que Brown avait attribuée à la distinction des maladies en *sthéniques* et *asthéniques*, ne considère que deux termes dans la maladie : *l'individu malade et sa résistance plus ou moins grande à la maladie.*

Pour lui, la maladie a une évolution certaine, marquée d'avance ; elle arrive fatalement à la guérison en parcourant des phases successives et déterminées. Le rôle du médecin consiste donc à soutenir l'organisme malade, à lui faire supporter, sans danger et sans accident, cette évolution nécessaire ; un médicament ne peut être utile qu'autant qu'il peut exciter celle-ci, la seconder ou la provoquer, car, bien qu'elle soit morbide, elle est toujours curable.

Donc on peut négliger le germe et les effets de la maladie ; mais il faut s'occuper du terrain, le tenir prêt, le fortifier, le tonifier, pour ainsi dire, tandis que l'affection, suivant naturellement son cours, ne demande pour elle-même aucune intervention thérapeutique.

Nous n'avons pas besoin de faire ressortir les avantages de cette doctrine, qui, contrairement aux opinions qui avaient jusqu'alors prévalu dans la science, institua une médication nouvelle, dirigée beaucoup plus contre l'état de l'organisme malade que contre la nature de la maladie elle-même, et appropriant ses ressources et ses moyens aux caractères que présente l'économie, en se pliant à ses exigences et à ses besoins.

De plus, Todd insiste sur la grande quantité de force nerveuse que doit dépenser l'organisme pour réparer les désordres qui résultent fatalement de l'inflammation d'un organe important, du poumon par exemple; il faut, dit-il, un genre de nourriture qui soit à la fois facilement assimilable, capable de soutenir la force nerveuse, et suffisant pour maintenir la chaleur animale.

L'alcool, d'après lui, atteint ce triple but :

1° Il agit primitivement sur le système nerveux, pour lequel il possède, à un degré plus élevé encore que les autres substances hydrocarbonées, une affinité spéciale.

On peut distinguer dans son action deux degrés : dans le premier, il augmente la génération de la force nerveuse; dans le second, il ralentit et empêche la nutrition de la substance nerveuse. Le premier degré est favorable, le second nuisible à l'économie.

2° L'alcool ne produit jamais une véritable dépression secondaire des forces vitales, si ce n'est quand la dose ingérée est trop considérable; mais alors cet effet résulte du trouble des fonctions digestives.

3° L'alcool ne produit à aucune dose l'inflammation des poumons, du cœur, ni du foie. Les symptômes cérébraux ne dénotent ni inflammation ni congestion de l'encéphale; ils résultent de l'intoxication des cellules et des fibres nerveuses.

4° Administré avec précaution, l'alcool soutient la production de la chaleur animale; il fortifie l'action du cœur, tout en diminuant la fréquence du pouls.

En concourant à la calorification, il prévient l'oxydation des tissus nerveux et autres.

5° Dans la guérison des maladies, l'alcool soutient la force nerveuse et supplée les substances combustibles les plus assimilables.

6° Il peut être très-dangereux de suspendre l'action de l'alcool; on doit pourtant le faire quand on observe des troubles dans les fonctions digestives (flatulence, éructations, sécheresse de la langue et de la bouche), et quand on constate l'odeur alcoolique de l'haleine, qui démontre l'élimination de l'alcool sans qu'il ait subi de décomposition.

§ 3. — La pratique de l'illustre médecin anglais ne tarda pas à susciter de nombreuses critiques. On reprocha à Todd :

1° De donner les alcooliques hors de propos;

2° De les employer à une époque trop rapprochée du début de la maladie;

3° De les prescrire à trop fortes doses;

4° Enfin, il y a un précepte formulé par Todd, qui excita la réprobation du plus grand nombre : c'est que, lorsque l'action des préparations alcooliques semble mal réussir, il faut augmenter la dose, et qu'il y a plus à craindre de rester en deçà que d'aller au delà.

Parmi les élèves de Todd, quelques-uns (Anstie (1), Brinton (2), Beale (3), tout en adoptant en thèse générale la pratique suivie par leur maître et en acceptant les merveilleux résultats de la médication alcoolique, modifièrent le mode d'administration employé et recommandé par lui. D'autres acceptèrent des opinions théoriques différentes, pour expliquer l'action physiologique et thérapeutique de l'alcool.

Nous citerons entre autres :

Tweedie (4), qui croit que l'alcool ne doit être prescrit

(1) Anstie, *The alcohol question.* (*Lond. med. Review*, 1862.)

(2) Brinton, *Double pleuresy and pneumonia treated by diaphoretics, brandy, beeftea, and fish.* (*The Lancet*, 1857, t. I, p. 476.)

(3) Beale, *Remarks on depletion and stimulation*, etc. (*British med. journal*, 1863.)

(4) Tweedie, *On the use of stimulants*, etc. (*The Lancet*, juin 1860.)

que dans la prostration qui accompagne parfois l'état fébrile ;
Lyons (1), qui regarde les spiritueux comme rarement indiqués dans le typhus avant le deuxième septénaire, et qui
restreint leur emploi à certaines maladies : ainsi, il approuve
leur administration dans la pneumonie typhoïde, et la condamne dans la fièvre typhoïde; E. Smith (2), qui, expliquant
d'une façon toute différente l'action physiologique de l'alcool,
trace autrement que Todd les indications thérapeutiques de
cette substance.

Pour cet auteur, les effets de l'alcool sont :

1° *Directs* et *essentiels* (stimulation locale de l'estomac,
excitation du cœur et des fonctions cutanées);

2° *Accessoires* ou *secondaires* (rétention d'urée et des
principaux résidus de la nutrition, diminution de l'urine et
des sécrétions en général).

Partant de ces faits physiologiques, Smith vante les bons
effets des alcooliques dans les cas de débilité générale, d'épuisement par diverses causes, dans la convalescence, où
ils agissent en imprimant une activité plus grande à la circulation. Il croit que, grâce à cette action, ils empêchent les
congestions locales qui tendent à se produire dans les viscères
(poumons, foie, etc.). Ils excitent en même temps la nutrition et augmentent la résistance vitale.

Ainsi, l'élève de Todd distingue nettement, ce que n'avait
pas fait le médecin de l'hôpital du Collége du Roi, le double
rôle de l'alcool comme excitant et comme antidéperditeur,
et insiste sur l'influence qu'à ce dernier titre ce liquide
peut avoir sur la nutrition et sur la conservation des forces;
il détermine même quelques-unes de ses indications dans
les maladies consomptives et débilitantes, et entrevoit ses
heureux effets comme modérateur de la chaleur fébrile.

<hr>

(1) Lyons, *Treatise on fever*. London, 1861.
(2) E. Smith, *On the mode of action of alcohol in the treatment of diseases*
(*The Lancet*, 1861.)

Comme les auteurs précédents, Murchison (1) condamne les doses excessives employées et préconisées par Todd, et compare les résultats qu'il a obtenus lui-même en prescrivant l'alcool à doses modérées, avec ceux qu'a publiés son confrère. Il donne le tableau suivant :

CAS TRAITÉS PAR TODD.	CAS TRAITÉS PAR MURCHISON
(The King's collège Hospital.)	(Fever's Hospital.)
TYPHUS.	TYPHUS.
Au-dessous de 20 ans, 34 cas, 6 morts ou 17.64°/₀	1109 cas, 61 morts ou 5.05°/₀
Au-dessus de 20 — 74 — 22 — 29.73	2347 — 643 — 27.39
— de 30 — 41 — 15 — 36.58	1509 — 544 — 36.05
— de 40 — 25 — 10 — 40	916 — 400 — 43.66
FIÈVRE TYPHOÏDE.	FIÈVRE TYPHOÏDE.
Au-dessous de 20 ans, 63 cas, 11 morts ou 17.46°/₀	876 cas, 131 morts ou 14.95°/₀
Au-dessus de 20 — 67 — 16 — 23.88	896 — 199 — 22.21
— de 30 — 18 — 9 — 50	252 — 71 — 28.17
— de 40 — 7 — 5 — 71.42	99 — 27 — 28.14
— de 50 — 5 — 4 — 80	26 — 14 — 52.84

Il refuse toute qualité alimentaire à l'alcool, qu'il considère simplement comme un stimulant ; il lui attribue pourtant une certaine influence comme ralentissant les déperditions organiques.

On voit, d'après les chiffres donnés par Murchison, que les résultats pratiques sont loin d'être en faveur de la méthode de Todd ; malheureusement on sait combien il faut se défier des statistiques, surtout quand elles ne sont pas faites, comme celle-ci, avec toutes les précautions désirables.

Les malades traités par Todd et par Murchison étaient-ils soumis à la même hygiène ? Recevaient-ils les mêmes soins dans les hôpitaux différents où ils étaient traités par l'un et par l'autre ? Enfin, les épidémies de typhus et de fièvre typhoïde observées par les deux praticiens avaient-elles lieu en même temps, et offraient-elles la même intensité, la même malignité ? Nous n'en savons rien ; ce sont autant de raisons pour nous rendre réservé sur les conclusions que Murchison

(1) Murchison, *Treatise on the fevers of Great Britain.* London, 1862.

a tirées de l'examen comparatif des chiffres que nous avons cités plus haut.

De son côté, Bennett (1), comparant les résultats de sa pratique dans la pneumonie aux résultats obtenus par Todd dans le traitement de la même maladie, arrive à des conclusions conformes à celles de Murchison.

En effet, sur 129 pneumonies aiguës, dont 105 simples et 24 compliquées, traitées du 1er octobre 1858 au 31 janvier 1865, c'est-à-dire en six ans et trois mois, il constata 125 guérisons.

Or Todd avait eu une mortalité beaucoup plus considérable, représentée environ par 1 mort sur 9 malades.

§ 4. — En France, le professeur Béhier (2) fut un des plus ardents promoteurs de la doctrine de Todd; avant lui, Trousseau avait, il est vrai, appelé l'attention sur les bons effets du vin de Malaga dans certains cas de fièvre typhoïde; Aran avait même donné de l'eau-de-vie dans les fièvres et les pneumonies typhoïdes des vieillards; mais aucun d'eux n'avait employé la médication alcoolique suivant les préceptes de la médecine anglaise.

Tandis que Flint (3), en Amérique, administrait l'alcool dans la pneumonie aiguë et en obtenait les meilleurs résultats, dès 1862 Béhier appliquait la méthode de Todd sur 47 malades. Il prescrivait 80 à 120 grammes, ou même 150, 200, 300 grammes d'eau-de-vie ordinaire, étendus de 80 à 120 grammes d'eau édulcorée (une cuillerée à bouche toutes les deux heures).

Dans quelques cas, il ajoutait à cette préparation l'acétate d'ammoniaque, sous l'influence duquel il n'y eut aucun changement appréciable dans l'action de l'alcool.

(1) Bennett, *On the treatment of pneumonia by restoratives. (The Lancet*, 1865.)

(2) Béhier, *Conférences de clinique médicale.* Paris, 1864. — *Note sur l'emploi interne de l'alcool. (Bulletin général de thérapeutique*, 1865.)

(3) Flint, *Clinical reports on pneumonia. (North American medico-chirurgical Review*, 1861.)

Sur 36 pneumonies ainsi traitées, il obtint 29 guérisons. Quant aux 7 insuccès, ils ne doivent pas (Béhier le dit lui-même) être mis sur le compte de l'alcool, mais doivent être attribués à l'état déjà grave que présentaient les malades lors de leur entrée à l'hôpital.

Ces 7 malades se décomposaient de la manière suivante :

3 phthisiques.

1 bronchite capillaire généralisée.

3 pneumoniques parvenus au troisième degré.

Parmi les autres malades, 11 offraient surtout des formes ataxo-adynamiques.

Comme Todd, Béhier (1) a vu « l'alcool faire cesser le délire, faire tomber le pouls, abaisser la respiration et déterminer souvent une transpiration abondante, malgré laquelle les forces se relevaient ». Jamais il n'a observé le moindre signe d'ivresse.

La plupart des malades traités par le savant clinicien de la Pitié étaient d'un âge avancé; pourtant quelques-uns avaient de 21 à 30 ans. Aussi Béhier pense qu'il y a là encore matière à expérimentation, à laquelle il offre pour élément les faits qu'il a observés.

Il tire de ces observations les conclusions suivantes :

1° L'emploi des excitants n'est pas toujours aussi dangereux qu'on pourrait le croire;

2° Bien qu'il nuise lorsqu'il est pris avec abus et en grande quantité à la fois, l'alcool potable n'est pas nécessairement dangereux quand il est bien manié et prescrit à doses fractionnées;

3° Le soutien qu'il donne au système nerveux, très-notablement relevé par son emploi méthodique, fait très-rapidement cesser le délire qui existe dans les affections aiguës;

4° Nul effet grave ne résulte de cette pratique, laquelle,

______

(1) *Loc. cit.*, p. 367 et suiv.

au contraire, soutient les forces des malades, empêche l'amaigrissement et hâte la convalescence.

§ 5. — Sous l'empire des idées nouvelles, Monneret (1), suivant l'exemple de Stokes, avait employé le vin à hautes doses (1/2 litre à 1 litre en 24 heures) dans les fièvres typhoïdes adynamiques. Il s'en était bien trouvé et avait remarqué que, sous l'influence des spiritueux, les troubles abdominaux s'amendaient et diminuaient, et que les hémorrhagies, soit intestinales, soit nasales, devenaient moins fréquentes.

Béhier tenta le traitement de Todd dans la fièvre tyhoïde; il n'en obtint aucun succès. « Il est vrai, dit-il, que les formes étaient très-graves et la maladie déjà fort ancienne (2). » C'est pourquoi, sans doute, il a été beaucoup moins heureux que Tweedie (3).

Plus récemment, Terrier (4) justifia les doses énormes employées par les médecins anglais (50 à 100 grammes d'eau-de-vie ou de rhum par bouteille de Bordeaux, ou 1, 2 ou 3 bouteilles de Bordeaux en 24 heures), en montrant que les alcooliques ont beaucoup moins d'activité sur l'homme affaibli ou déprimé par la fièvre que sur l'homme sain.

D'après lui, les symptômes produits seraient bien différents dans les deux cas : tandis qu'à l'état normal se manifeste l'alcoolisme aigu avec tous ses dangers, on voit chez le fébricitant le délire s'apaiser, la céphalalgie disparaître, le pouls se ralentir, la langue, de sèche, devenir humide; à ces phénomènes se joint une augmentation des sécrétions rénales et cutanées.

Avec Stokes, Todd, Pursell et Beale, il signale les bons

(1) Monneret, *De l'emploi du vin dans le traitement de la fièvre typhoïde.* (*Revue de thérapeut. méd.-chir.*, t. X, 1862, p. 485.)

(2) *Loc. cit.*, p. 608,

(3) Voy. *The Lancet*, juin 1860.

(4) Terrier, *Emploi des alcooliques dans les maladies aiguës.* (*Revue de thérapeutique*, 1866, p. 369.)

effets de l'alcool dans tous les états typhiques, où ce médicament lutte énergiquement contre la dépression des forces.

Dans les commentaires thérapeutiques du Codex, Gubler (1), tout en insistant sur les mauvais effets de l'alcool dans la fièvre inflammatoire franche et intense, caractérisée par une combustion exagérée se traduisant dans les appareils et dans les sécrétions par une dénutrition rapide et une abondance d'urée, reconnaît toutefois à ce médicament une influence favorable sur les fièvres adynamiques caractérisées par l'enrayement dans les oxydations organiques et par le refroidissement. Il fait ressortir combien, dans ce cas, l'alcool peut rendre de services considérables, « soit en se comportant comme un aliment respiratoire et en ralentissant la dénutrition, soit en rendant agissantes des forces radicales à l'état latent, soit en rendant à chaque instant au système nerveux la force qui lui manque. »

Enfin Jaccoud (2), reconnaissant ce qu'il y a d'exagéré et d'exclusif dans les principes formulés par Todd, dans le traitement d'ailleurs si complexe et si variable de la pneumonie, et suivant l'exemple de son maître Béhier, n'admet d'abord qu'une seule indication véritable de l'alcool chez les pneumoniques : c'est l'*adynamie*.

« Donner de l'alcool dans l'adynamie fébrile, dit-il, c'est venir directement au secours du malade que la fièvre consume, c'est lui fournir un aliment excessivement combustible, à décomposition très-rapide, dont la combustion limite nécessairement la dépense de l'organisme fébricitant. En d'autres termes, la combustion exagérée qui est le fait de la fièvre est entretenue en partie aux dépens de l'alcool absorbé, au lieu d'être alimentée tout entière par la substance organique elle-même. »

Mais dans son traité de pathologie interne, le savant mé-

(1) *Loc. cit.*, p. 666 et suiv.
(2) S. Jaccoud, *Leçons de clinique médicale.* Paris, 1867, p. 73 et suiv.

decin de l'hôpital Lariboisière étend considérablement les
indications de la médication alcoolique dans divers états
morbides, où son utilité s'explique par l'action spéciale de
l'alcool, qui détermine souvent un abaissement momentané
de la température, qui stimule le système nerveux, qui présente à la combustion fébrile un élément facilement combustible, qui restreint par là la consomption organique et
devient un *agent d'épargne* (1).

Jaccoud préconise l'emploi des spiritueux, non-seulement
dans la pneumonie, mais encore dans la fièvre typhoïde,
dans la variole, dans la scarlatine, dans l'érysipèle, en un
mot, dans toutes les pyrexies à cycle continu et déterminé,
dans lesquelles le praticien se trouve en face des mêmes
indications.

Nous-même, dans notre travail (2), nous avons rangé l'alcool, d'après son double rôle physiologique comme anesthésique et comme antidéperditeur, parmi les principaux agents
de la médication antipyrétique. Nous avons même insisté sur
les avantages qu'il présente à ce titre sur les autres médicaments antifébriles qu'on a tort de lui préférer trop souvent.

D'abord, avons-nous dit, c'est un médicament usuel, qui
se trouve partout, qu'on peut se procurer facilement et d'une
administration commode, quand il est prescrit en potion ou
sous forme d'eau-de-vie ou de rhum. Il est parfaitement to-
léré par le malade; pas de vomissements, pas de nausées,
pas le moindre dégoût ou la plus légère répugnance à craindre : avantages considérables quand on le compare aux principaux antipyrétiques (digitale, veratrum, etc.).

Son ingestion n'offre pas le moindre danger. Il n'a pas
besoin, pour être administré, d'une surveillance et d'une attention nécessaires quand on prescrit ces derniers médica-

(1) Voy. Jaccoud, *Traité de pathologie interne*. 1871, t. II, p. 70.
(2) Voy. A. Marvaud, *l'Alcool, son action physiologique* etc., travail cité.

ments, qui, malgré leur pouvoir antifébrile incontestable et malgré les éloges qui leur ont été décernés, semblent devoir rester confinés dans les grands hôpitaux et n'être jamais utilisés d'une façon utile et efficace dans la pratique journalière.

Grâce à cette bénignité, les préparations alcooliques peuvent être prescrites, pendant toute la durée de la pyrexie, à doses croissantes et graduées, suivant l'élévation de la température et les symptômes plus ou moins graves présentés par le malade. Le praticien peut en outre varier ces préparations, les administrer soit en tisanes, soit en potions, leur associer, suivant les cas, des boissons excitantes et aromatiques (café, thé, coca, etc.), qui agissent dans le même sens.

Par leur emploi continu, on peut obtenir le maintien de l'abaissement de la température, avantage sur l'emploi des bains et des lotions froides, qui déterminent pendant une période très-courte une réfrigération de quelques degrés, presque aussitôt suivie d'une chaleur au moins égale et quelquefois supérieure à la chaleur morbide constatée par le thermomètre avant l'emploi de ces réfrigérants (Libermeister, Jergenssen, etc.). Enfin, l'alcool restreint les déperditions organiques en enrayant dans sa source même la combustion fébrile, propriété précieuse, qu'il partage du reste avec d'autres antipyrétiques (sulfate de quinine, arsenic).

Nous avons expérimenté depuis trois ans la médication alcoolique dans notre service du Val-de-Grâce, où nous avons administré les spiritueux dans un certain nombre d'affections fébriles (fièvres typhoïdes, varioles, pneumonies franches, rhumatismes articulaires aigus, etc.); nous espérons que les heureux résultats constatés à la suite de nos essais paraîtront suffisants pour faire entrer dans la pratique une méthode thérapeutique trop longtemps regardée comme peu efficace ou trop dangereuse, et dont l'importance et l'innocuité nous semblent aujourd'hui parfaitement démontrées.

CONCLUSIONS DE LA PREMIÈRE PARTIE

I. — L'alcool vinique, suffisamment dilué et ingéré à doses hygiéniques, exerce sur l'organisme des *effets physiologiques* qui dépendent :

A. — De sa présence à l'*état libre* dans le sang ;

B. — Des *altérations* (oxydation) qu'il subit dans l'économie.

A. — L'alcool *libre* dans le sang détermine :

a. Primitivement, une excitation du système cérébro-spinal, de la circulation et de la respiration ;

b. Secondairement, une excitation du système grand sympathique.

Il se distribue uniformément dans tous les tissus et s'élimine au bout d'un certain temps par les diverses sécrétions où l'on peut constater sa présence (gaz expirés, sueurs, urine).

Il enraye les oxydations intra-organiques et modère et ralentit la nutrition des éléments vivants :

1° En diminuant le courant endosmotique et par suite les échanges qui ont lieu entre les globules sanguins et le liquide réparateur (*plasma*), dans lequel ils tirent les matériaux et principalement l'oxygène nécessaire à leur entretien et à leur fonctionnement ;

2° En excitant le grand sympathique, dont les nerfs vaso-moteurs agissent comme modérateurs des combustions intra-organiques et de la dénutrition.

Il agit comme agent *frigorifique* dans l'économie : *a*, en augmentant la quantité de chaleur perdue par la surface cutanée et par l'évaporation pulmonaire (refroidissement du sang produit par l'accélération de la circulation et de la respiration et l'élimination de vapeurs alcooliques par l'appareil respiratoire) ; *b.* en diminuant la quantité de chaleur produite par les oxydations intra-organiques (puisqu'il enraye la nutrition) ; *c.* en transformant en chaleur latente une certaine quantité de chaleur sensible dans l'économie, par suite de l'excitation artificielle qu'il imprime au système nerveux et de l'augmentation de force animale ou organique que cette excitation détermine.

B. — La majeure partie de l'alcool absorbé subit des *altérations* dans l'économie (puisqu'on ne la retrouve pas dans les sécrétions).

Ces altérations encore peu connues consistent probablement dans une oxydation plus ou moins complète des éléments combustibles (carbone et hydrogène) qui entrent dans la constitution de ce liquide. Elles doivent donc s'accompagner de production de chaleur; à ce titre, l'alcool est un *aliment calorifique* ou *thermogène.*

En détournant à ainsi son profit une partie de l'oxygène contenu dans le sang, il diminue la combustion des tissus vivants et constitue un véritable *moyen* ou *agent d'épargne* pour l'organisme.

II. — Finalement, l'ingestion d'alcool vinique suffisamment dilué et à petite dose se traduit dans l'économie :

1° Par une excitation des fonctions animales, intellectuelles, sensitives et motrices, de la circulation et de la respiration, attribuable à l'alcool libre;

2° Par une diminution des fonctions végétatives (ralentissement de la nutrition, diminution d'urée et de matières extractives dans les urines, épargne des tissus vivants), effets attribuables en même temps à l'alcool libre et à l'alcoo altéré dans l'économie;

3° Par une diminution de la température animale, qui s'explique par ce fait : que le surcroît de chaleur produite par l'alcool qui disparaît dans l'organisme est insuffisant pour contre-balancer la perte et la dépense de calorique déterminée par l'alcool qui reste libre et inaltéré dans le sang.

L'alcool agit donc en même temps comme *dispensateur de force nerveuse* ou comme *agent dynamique* (partie libre) et comme source de chaleur ou comme *aliment calorifique* (partie transformée).

N. B. — Il est difficile de déterminer les effets physiologiques de l'alcool hydraté pur, car ce principe est associé, dans toutes les boissons fermentées et distillées où il figure, à une proportion plus ou moins grande de substances diverses, nécessairement mélangées avec lui pendant la préparation des nombreux esprits employés dans l'alimentation publique.

Parmi ces substances, les plus importantes sont sans contredit des huiles essentielles (alcool amylique, éthylique, etc.) et des éthers (ænanthique, citrique, malique, tartrique, racémique, caprylique, etc.), qui, bien que la plupart encore mal déterminés et peu étudiés par les physiologistes, ne révèlent pas moins leur présence et leur activité par une odeur et une saveur particulières, qu'ils communiquent aux liqueurs spiritueuses dans lesquelles ils figurent en proportion plus ou moins forte, et par une action physiologique spéciale, entrevue il est vrai depuis quelque temps, mais à laquelle on n'a pas fait une part suffisante dans l'explication des troubles et des désordres du système nerveux qui caractérisent l'ivresse alcoolique.

Malheureusement l'expérimentation physiologique n'a pas encore déterminé d'une façon nette et précise les effets sur l'organisme sain de chacun de ces divers principes, de façon à pouvoir leur rapporter les variétés qui s'observent dans le tableau de l'ivresse alcoolique, suivant la boisson spiritueuse qui a été ingérée. Cependant, si l'on tient compte des différences considérables qui se manifestent dans le pouvoir enivrant de l'alcool et dans les caractères de l'ébriété que ce liquide produit, suivant sa pureté, sa nature et sa provenance, c'est-à-dire suivant son association à tels ou tels principes plus ou moins actifs, on est bien forcé d'admettre que ces différences ne peuvent provenir de l'action même de l'alcool vinique, corps organique dont la composition chimique est bien définie ($C^4H^6O^2$), mais bien de l'action des substances étrangères (huiles essentielles et éthers) associées à ce principe et qui viennent, par leur présence et leur action spéciale, influencer, modifier ou masquer ses effets physiologiques.

Et comme l'influence de ces substances étrangères à l'alcool se manifeste principalement dans les effets que les liqueurs spiritueuses exercent sur les fonctions cérébrales et sur les facultés intellectuelles (effets céphaliques), c'est en grande partie à cette influence que nous croyons devoir attribuer les phénomènes plus ou moins marqués d'excitation ou de perturbation cérébrale, d'ébriosité et d'ivresse, si variables dans leur intensité et dans leur expression symptomatique, qui surgissent dans l'économie consécutivement à l'ingestion des diverses boissons alcooliques.

III. — L'alcool vinique, à doses antihygiéniques, peut déterminer dans l'organisme des *effets pathologiques* qui surviennent, les uns immédiatement après son ingestion immodérée, les autres progressivement et lentement, sous l'influence de sa consommation habituelle et prolongée.

1° Les premiers consistent dans des troubles du système nerveux, qui constituent l'alcoolisation aiguë et qui comprennent trois phases : *surexcitation*, *perturbation* et *destruction* des fonctions de l'axe cérébro-spinal; effets tout à fait comparables à ceux qui résultent de l'action de certains anesthésiques (chloroforme, éther, etc.).

L'alcoolisation aiguë doit être distinguée de l'*ivresse* qui urvient ordinairement à la suite de l'ingestion immodérée des boissons spiritueuses et qui affecte une allure variable et des caractères différents suivant la nature de la boisson incriminée et suivant les divers principes irritants (alcool amylique, huiles essentielles, etc.), ou anesthésiques (hydrocarbures, éthers, etc.) contenus dans les liqueurs fermentées et distillées employées par l'homme; le pouvoir enivrant de celles-ci dépendant non-seulement de leur richesse alcoolique, mais encore de leur provenance et de leur pureté, et des divers principes étrangers à l'alcool qu'elles peuvent renfermer.

L'alcool à hautes doses peut déterminer la mort; celle-ci a lieu tantôt par la paralysie progressive du système cérébrospinal, comme pour les anesthésiques (chloroforme, éther), tantôt par une sorte de sidération brusque et de commotion du système nerveux (quand l'alcool est ingéré à doses considérables et très-concentré).

2° Les effets pathologiques qui proviennent de l'usage prolongé et immodéré de l'alcool vinique, dont l'ensemble paraît être le résultat d'une intoxication lente et progressive, et qui constituent l'*alcoolisation chronique*, consistent dans un affaiblissement plus ou moins marqué des fonctions animales (intelligence, sensibilité, motilité) et dans un ralentissement des fonctions végétatives (paralysie du grand sympathique, difficulté du renouvellement du sang dans les organes et dans les tissus, ralentissement de la nutrition, dégénérescence graisseuse des éléments organiques).

FIN DE LA PREMIÈRE PARTIE.

DEUXIÈME PARTIE

CHAPITRE PREMIER

LE CAFÉ.

Le café est une infusion aqueuse qui se prépare avec la poudre de semences torréfiées du caféier (*Coffea arabica*, L.), arbrisseau des régions intertropicales et originaire de l'Arabie Heureuse.

§ 1. *Histoire botanique et commerciale.* — Le caféier pourrait atteindre une hauteur de 7 à 8 mètres, mais on a soin de l'écimer avant sa floraison : aussi, à Vénézuéla, sa croissance est arrêtée à $1^m,50$ du sol. Il ne fleurit que deux années après sa plantation. Le fruit ressemble beaucoup à une petite cerise; quand il mûrit, il présente à sa surface une couleur rouge; en même temps sa pulpe se ramollit. Dans l'intérieur de chaque cerise se trouvent deux graines; pour extraire celles-ci de la pulpe qui les entoure, on emploie les deux procédés suivants : généralement on fait passer les fruits dans un moulin à cylindre et on laisse tremper le café dans l'eau pendant vingt-quatre heures, pour le débarrasser de la substance mucilagineuse qui reste adhérente aux grains; puis on le fait sécher; quelquefois, comme

dans les plantations de Vénézuéla que Boussingault (1) a visi-
tées, on place les baies au soleil et on les étend sur une aire
légèrement inclinée ; ces baies éprouvent alors une fermentation, sous l'influence de laquelle se produit une odeur
vineuse caractéristique ; le suc s'écoule, les fruits se dessè-
chent et se racornissent ; alors deux triturations successives
servent à opérer le triage des grains et à débarrasser ceux-ci
de la pellicule qui les recouvre. Un hectolitre de cerises
rend habituellement 40 grammes de café marchand (2).

§ 2. *Composition chimique.* — La composition chimique
du café est aujourd'hui connue, grâce aux travaux de Runger,
Rochelder, Payen et Bibra.

Voici, d'après Payen (3), le tableau qui représente l'analyse des graines crues, pures et non avariées, en un mot, de
bonne qualité :

Cellulose	34
Eau	12
Matières grasses	10 à 13
Glycose, dextrine, acide	
Végétal indéterminé	15,5
Légumine	10
Matières azotées	3
Caféine libre	0,8
Chlorogénate de potasse et de caféine	3,5 à 5
Huile essentielle	0,001
Essence aromatique	0,002
Substances minérales	6.697
	100,000

§ 3. *Rôle physiologique des principaux éléments contenus
dans le café.* — Nous n'avons que peu de mots à dire de la
cellulose, qui se rencontre dans toutes les cellules végétales,

(1) Voy. Boussingault, *Économie rurale*, t. I, p. 459.
(2) Pendant la destruction de la matière sucrée contenue dans la pulpe du
fruit du caféier, il se développe une quantité considérable d'alcool. Ce fruit est
utilisé par les habitants de l'Arabie, qui prennent la peau qui enveloppe
la graine, la préparent comme le raisin, et en font une boisson dont ils se ra-
fraîchissent pendant l'été (Boussingault).
(3) A. Payen, *Précis des substances alimentaires*, 1865, p. 414.

dont elle forme pour ainsi dire la charpente et où elle présente une composition élémentaire toujours identique. Cette substance, complétement insoluble dans le tube digestif, n'est pas absorbée et son action physiologique est nulle.

Observons, en passant, la forte proportion de *matières grasses*, de *glycose* et de *dextrine*, en un mot, de principes combustibles contenus dans les graines de café.

Quant à la *légumine*, c'est la matière azotée, celle qui domine dans les semences reconnues comme très-nourrissantes, par exemple dans les pois, les fèves, les haricots, les entilles ; elle est associée, du reste, à une autre substance également azotée, mais dont la composition diffère et reste ndéterminée.

Le principe le plus important au point de vue physiologique est la *caféine*, sur laquelle nous devons insister.

La *caféine*, $C^{16}H^{10}Az^4O^4$, est un alcaloïde qui existe dans les graines de café, tantôt libre, tantôt combiné à un acide, l'*acide chlorogénique*. Ses cristaux forment des aiguilles très-longues et très-fines, rayonnant toutes d'un même point et représentant des prismes à six pans ; ils sont inodores et ont une saveur amère assez accentuée.

Ils sont solubles dans 98 parties d'eau chaude, dans 37 d'alcool et 194 d'éther, très-solubles dans l'eau bouillante, et brûlent sans laisser de résidu.

Voici comment, d'après H. Welter (1), on peut les obtenir :

« On fait macérer, pendant huit jours, dans la benzine, des fèves de café crues et pulvérisées, introduites dans un vase hermétiquement fermé et qu'on secoue fréquemment.

» On décante la dissolution, et après avoir, par distillation, chassé la benzine, on reprend le résidu avec de l'eau chaude, qui ne dissout pas la caféine et laisse les huiles grasses et essentielles mélangées avec elle. »

(1) H. Welter, *Histoire du café*. Paris, 1868, p. 246.

Découverte en 1820 par Runger, la caféine a été décrite par Pelletier et Robiquet en 1821 ; plus tard, elle a été découverte dans le thé de Chine par Oudry (1827), et par Mulder, en 1836, dans le maté ou thé du Paraguay, dans le guarana, enfin dans le chocolat (Stenhouse).

On peut doser la richesse en caféine des différentes espèces de café répandues dans le commerce, en traitant la poudre de café par le chloroforme et l'éther à froid, en produisant dans la macération des cristallisations successives, puis en évaporant le résidu ; tel est le moyen employé dans ces derniers temps par Aubert (1). D'après les expériences faites par ce savant, chaque grain de café jaune de Java contiendrait 0,709 à 0,849 p. 100 de caféine, chiffres qui, comme on le voit, se rapprochent beaucoup des évaluations données par Payen.

L'*acide chlorogénique*, appelé aussi *caféique* (Pfaff), *cafétannique* (Rochelder), très-facilement altérable, a des propriétés à peu près inconnues.

Quant à l'*huile essentielle* et à l'*essence aromatique* (*caféone*) (2), ces deux substances exhalent une odeur plus ou moins pénétrante qui constitue l'arome du café ; elles se volatilisent à 150°.

Les *substances minérales* sont représentées par la potasse, la soude, la magnésie, la chaux, etc.

§ 4. *Préparation de l'infusion.*—Le café s'emploie généralement sous forme d'infusion, quelquefois sous forme de décoction, mais les fèves ont besoin d'être préalablement soumises à la *torréfaction*. Cette opération s'effectue, comme on sait, dans des vases ouverts ou fermés (*brûloires*), chauffés

(1) Aubert, *Arch. f. Phys.*, t. XII, p. 583, juin 1872.

(2) La *caféone*, à laquelle l'infusion de café doit son arome, est une huile brune, plus lourde que l'eau (Boutron et Fremy), qui se produit au moment de la torréfaction et qu'on isole en distillant le café torréfié en présence de l'eau. D'après quelques chimistes, elle proviendrait de la transformation pyrogéné de l'acide cafétannique ; on a considéré également cette huile volatile comme provenant de la matière grasse contenue dans le café vert.

modérément au moyen de menu bois ou de charbon. En général, il ne faut pas laisser les fèves dans la brûloire jusqu'au moment où elles se mettent à *transpirer*, car l'enduit luisant qu'elles présentent alors et qui est dû à un excès d'huile aromatique, indique que la torréfaction a été poussée trop loin; il vaut beaucoup mieux suspendre l'opération dès que les fèves prennent une couleur foncée, et ne pas attendre qu'elles deviennent noires.

La *décoction* est la méthode la plus anciennement employée pour faire le café; elle est encore en usage dans les pays orientaux. On sait que les Turcs avalent le marc avec le liquide de la décoction, et utilisent ainsi tous les principes nutritifs contenus dans les graines de café; bien qu'à certaines époques quelques savants, et dans ces derniers temps Doyen (de Reims), aient essayé d'introduire dans nos contrées l'usage de la *méthode orientale*, l'influence de l'habitude, et bien certainement une certaine répugnance pour le mélange trouble et épais que présente le café ainsi préparé ont empêché jusqu'à ce jour cette innovation d'être admise chez les nations occidentales de l'Europe, où l'on préfère habituellement la préparation de café par *infusion* et par *filtration*, méthode qui fournit une boisson peut-être moins nutritive que le café préparé à l'orientale, mais ayant l'avantage, inestimable pour nous, d'être limpide et débarrassée de la poudre noirâtre dont elle retient les principes savoureux et aromatiques.

Chez les indigènes des îles de la Sonde, principalement dans l'île de Sumatra, on fait usage d'un thé de feuilles de caféier, préparé de la même manière que le thé de Chine. Les feuilles de caféier sont préalablement soumises à une sorte de torréfaction obtenue en exposant les rameaux entiers à un feu très-vif et en ayant soin de les préserver de l'action de la fumée. On en fait une infusion dans l'eau bouillante; le liquide ainsi obtenu est limpide, d'une teinte brun clair; absorbé avec du sucre et de la crème, il constitue une boisson des plus savoureuses, très-aromatique, et dont le goût tient en même temps de ceux du café et du thé.

Si l'on en croit H. Welter (1), la proportion de matières solubles que l'eau bouillante extrait des feuilles de caféier convenablement torréfiées serait de 10 pour 100 plus forte que celle qui se trouve ordinairement dans l'infusion préparée avec les grains de café.

§ 5. *Influence de la torréfaction.* — Il est intéressant de déterminer les modifications que la torréfaction fait subir aux grains de café. On sait que la plus importante de ces modifications consiste dans l'évaporation de l'huile essentielle et d'une proportion de l'essence aromatique variable suivant le degré de la torréfaction.

Les savantes analyses faites par Payen ont démontré qu'il reste dans les graines bien torréfiées les principes suivants : les matières grasses un peu modifiées, la caséine presque en totalité, l'essence aromatique, l'acide chlorogénique, une partie du glucose, enfin une faible quantité d'huile essentielle; toutes ces substances, à l'exception des corps gras, se retrouvent dans l'infusion, où leur proportion dépend non-seulement du degré de torréfaction auquel ont été soumis les grains, mais encore de la durée de l'infusion. Payen (2) a constaté, en effet, que tandis que par la filtration d'un litre d'eau bouillante sur 100 grammes de café torréfié jusqu'à la couleur rousse on peut dissoudre 25 grammes de substance dans l'infusion, quand la torréfaction est poussée plus loin, par exemple jusqu'à la couleur marron, la poudre de café ne cède à l'eau que 19 grammes de matières solubles. Dans le premier cas, un litre d'infusion contient jusqu'à 5 à 6 grammes de substance azotée; dans le second cas, il n'en renferme que 4^{gr},53. D'un autre côté, tandis que l'infusion,

<hr>

(1) H. Welter, *loc. cit.*, p. 44.
(2) A. Payen, *Précis des substances alimentaires*, travail cité.

telle qu'on la prépare habituellement, n'extrait que 10 à 12 pour 100 de substances solubles des fèves torréfiées, on peut dissoudre jusqu'à 39 pour 100 du poids de la poudre de café, quand on a soin d'épuiser celle-ci avec de l'eau bouillante.

Plus récemment, Aubert (1) a institué un certain nombre d'expériences pour déterminer l'influence de la torréfaction sur la proportion de caféine contenue dans les graines de café, et en même temps pour rechercher dans quelle proportion cet alcaloïde existe habituellement dans l'infusion ; il est utile de les mentionner dans ce travail.

Aubert commença par torréfier légèrement du café au-dessus d'une lampe à alcool, de façon à faire perdre aux grains environ un huitième de leur poids primitif; la vapeur qui s'échappa pendant ce commencement de torréfaction ne contenait pas de caféine.

Une nouvelle torréfaction, poussée de façon à faire subir au même café une nouvelle perte de un huitième de son poids, fut accompagnée de la volatilisation d'une certaine quantité de caféine, mais cette quantité resta toujours très-faible, malgré la chaleur à laquelle furent soumis ultérieurement les grains de café ; de telle sorte qu'Aubert ne remarqua que peu de différence entre les proportions de caféine contenues dans le café, que les grains fussent soumis légèrement ou fortement à la torréfaction (0,987 pour 100 dans le premier cas, 0,927 pour 100 dans le second).

Par conséquent, on peut considérer comme insignifiante l'influence de la torréfaction sur la proportion de caféine contenue dans les grains de café.

Restait à déterminer maintenant dans quelle proportion la caféine est contenue dans l'infusion. Pour cela, Aubert versa de l'eau distillée sur de la poudre de café; après filtration,

(1) Aubert, *Uber den Coffeingehalt des Kaffeegetränkes und die Wirkungen des Coffein. (Arch. f. Physiol.* t. XII, juin 1872, p. 589.)

il obtint un premier liquide qu'il désigna sous le nom de *liquide filtré*.

Le résidu, traité de nouveau par l'eau distillée et pendant plusieurs jours, donna lieu, après filtration, à un second liquide qu'Aubert appela *liquide du résidu*.

Dans ces deux liquides ainsi recueillis séparément, on versa de l'acétate de plomb ; il se produisit dans chacun un précipité ; le mélange fut alors filtré et traité par l'hydrogène sulfuré, puis par le chloroforme. De cette façon, Aubert put déterminer facilement les proportions de caféine contenues dans chacune des deux solutions.

Nous présentons ci-dessous le tableau suivant où l'auteur a indiqué les principaux résultats de ses intéressantes expériences :

	CAFÉ DE JAVA		LIQUIDE	LIQUIDE	QUANTITÉ DE CAFÉINE CONTENUE DANS	
	BRUT	TORRÉFIÉ	FILTRÉ	DU RÉSIDU	LE LIQUIDE filtré	LE LIQUIDE du résidu
	gr.	gr.	c. cube	c. cube	gr. %	gr. %
1	1000,00	877,00	3000	1200	0,592	0,117
2	500,00	441,25	2000	800	0,388	0,086
3	500,00	435,00	2450	1200	0,708	0,141
4	500,00	378,00	2700	850	0,656	0,049

D'après les chiffres qui figurent dans ce tableau, on peut voir qu'une simple infusion détermine le passage dans le liquide filtré de presque toute la caféine que renferment les grains de café ; il n'en reste tout au plus qu'un cinquième dans le résidu.

Il résulte donc des expériences d'Aubert :

1° Que la torréfaction n'a point d'influence appréciable sur la quantité de caféine contenue dans les fèves de café ;

2° Que l'infusion, quelle que soit sa durée, renferme toujours la presque totalité de cet alcaloïde.

I. — Effets physiologiques.

§ 1. *Action sur le système nerveux.* — Les physiologistes et les hygiénistes considèrent le café comme un stimulant du système nerveux, et principalement du cerveau; sous l'influence de cette boisson, les idées sont plus claires et plus rapides, la mémoire s'ouvre et les impressions sensorielles deviennent plus nettes. Ce qui caractérise surtout son action, c'est qu'il n'échauffe pas les centres nerveux sur lesquels se manifestent ses effets, et ne produit pas, comme les alcooliques, de modifications de la circulation cérébrale (Trousseau). On a dit avec raison que c'est la boisson intellectuelle par excellence, car il semble concentrer son action sur l'intelligence, qu'il excite, avant d'agir sur la sensibilité et la motilité.

L'*intelligence* éprouve une stimulation agréable qui produit l'insomnie. Les facultés intellectuelles excitées au plus haut degré sont l'imagination et la mémoire; l'attention est plus vive, la force du jugement est augmentée; il se produit un besoin d'activité créatrice, une vivacité de pensée et de conception, une mobilité et une ardeur dans les désirs plus favorables à l'expression colorée des idées déjà formées qu'à l'examen tranquille de nouvelles conceptions (Moleschott). Pourtant, pas de divagation, pas de bavardage, pas de fatigue ni de prostration à la suite de l'excitation produite.

La *sensibilité* est excitée secondairement. L'hyperesthésie se traduit, chez les personnes irritables ou chez celles qui font un usage considérable de café, par de l'anxiété épigastrique, par cet *aura* émanant du système nerveux viscéral, et sur lequel insiste Trousseau dans ses études sur la médication antispasmodique; quelquefois par des impressions cutanées, très-variables suivant les individus (démangeaisons, sensation de froid, frisson lombaire), comme nous l'avons observé souvent sur nous-même et chez quelques autres.

Enfin, sous l'influence d'une forte infusion de café prise à doses considérables, surtout par les personnes qui n'y sont pas habituées, la *motilité* est elle-même atteinte, et ses troubles se traduisent par des frémissements musculaires et des tremblements.

Mentionnons encore la propriété que possède le café d'exciter le sens génital ; bien que cette action aphrodisiaque ait été niée par Linné, Hecquet, Pauli, Willis, et, dans ces derniers temps, par Trousseau, elle a été affirmée par Rostan, Michel Lévy, Deltel (1) et Penilleau (2) ; ce dernier invoque même, à l'appui de son opinion, ce fait que les endroits où l'on consomme le plus de café, comme le Caire et l'Égypte, sont ceux qui sont les plus peuplés, preuve que nous regardons comme de peu de valeur, vu que la population d'un pays dépend d'une foule de causes bien plus importantes que l'alimentation des populations qui y séjournent.

Mais, pour que l'infusion de café produise les effets que nous avons énumérés plus haut, il faut qu'elle ait été préparée avec des fèves soumises préalablement à une torréfaction convenable ; l'expérience nous a démontré, en effet, que la décoction faite avec de la poudre de café cru ne détermine point cette excitation cérébrale et cette activité des facultés intellectuelles, qui suivent habituellement l'ingestion de l'infusion telle qu'elle est employée habituellement dans la consommation publique. Voilà pourquoi nous croyons devoir attribuer à l'essence aromatique ou caféone qui, comme nous l'avons vu, ne se développe que sous l'influence de la torréfaction, les effets cérébraux de la boisson dont nous avons à faire l'étude.

Quant aux effets que celle-ci détermine du côté de la sensibilité et de la motilité, ils doivent être rapportés selon nous à l'action de la caféine. On sait, en effet, que les observa-

<hr>

(1) Deltel, *Effets physiologiques et abus du café*. Thèse de Paris, 1851.
(2) Penilleau, *Étude sur le café*. Thèse de Paris, 1864.

leurs qui ont étudié expérimentalement sur les animaux l'action de cette substance sont unanimes pour constater que, tandis que le fonctionnement des facultés cérébrales n'éprouve que des modifications insignifiantes après son ingestion (1), la moelle épinière est au contraire vivement impressionnée par la caféine, qui exerce sur cet organe une influence convulsive et tétanique analogue à celle de la strychnine (2). D'après les expériences que nous avons faites sur les grenouilles, la caféine agirait non pas sur les nerfs moteurs, mais sur la moelle épinière, dont elle augmenterait le pouvoir excito-moteur et produirait consécutivement à cette excitation une sorte de tétanos (3).

Notons que Johamsen a remarqué que ce tétanos, comme celui qu'on détermine au moyen des divers poisons convulsivants, ne se produit pas quand on pratique la respiration artificielle. Tandis que, chez les lapins, cet auteur a constaté

(1) Il est certain que la caféine agit très-faiblement sur le cerveau; en nous soumettant à l'action de cet alcaloïde, nous n'avons guère ressenti, à la suite de son ingestion, qu'une légère céphalalgie avec sensation de vide dans la tête, trouble qui disparaissait au bout de 10 à 15 minutes.

(2) Ces phénomènes ont été bien observés par Leven (*Comptes rendus des séances de la Société de biologie*, 21 novembre 1868) sur les grenouilles, qui se prêtent merveilleusement à ces expériences. Leven a employé le citrate de caféine; voici les principaux résultats qu'il a obtenus :

0gr,015 de ce sel en solution, injectés sous la peau de ces animaux, déterminent les phénomènes suivants :

Au bout de 10 minutes, quelques mouvements involontaires ;

Au bout de 15 minutes, ralentissement de la respiration, s'accompagnant d'une exagération notable des mouvements réflexes, puis contraction tétanique des membres antérieurs ;

Au bout de 19 minutes, roideur complète de l'animal avec contraction des membres dans l'extension ;

Au bout de 20 minutes, abolition des mouvements réflexes, cessation de la respiration, continuation des battements du cœur.

0gr,02 de citrate de caféine appliqués sur le cœur mis à nu d'une grenouille déterminent des mouvements tétaniques au bout de 12 minutes et l'arrêt du cœur en diastole.

(3) Voici les résultats que nous avons obtenus dans nos expériences :

1re *expérience*. — On injecte sous la peau d'une grenouille de taille moyenne, au moyen de la seringue de Pravaz, 0gr,02 de caféine. Au bout de 10 minutes, quelques secousses dans les membres, roideur complète des membres antérieurs, puis des membres postérieurs, ralentissement des battements du cœur.

que 0^{gr},12 de caféine injectés dans la veine jugulaire, 0^{gr},15 de cette substance introduits dans le rectum, ou 0^{gr},60 injectés sous la peau suffisent pour déterminer la mort de l'animal mis en expérience, 3 grammes de caféine injectés dans la veine jugulaire d'un chien de 5 kilog., mais sur lequel il avait eu soin de pratiquer la respiration artificielle, furent insuffisants pour déterminer la mort.

§ 2. *Action sur la circulation.* — Un grand nombre d'observateurs ont cherché à déterminer les modifications que détermine le café dans la circulation. On peut citer entre autres : Magendie, qui, ayant injecté 8 grammes d'infusion de café dans la veine jugulaire d'un chien, vit monter l'hémodynamomètre de Poiseuille de 30 à 45, à 50, à 65 et même à 105^{mm}; Trousseau, qui, après l'ingestion d'un demi-litre de cette boisson constata une augmentation de ses pulsations de 75 à 82 par minute; Mantegazza (1), qui obtint à peu près les mêmes résultats; enfin, plus récemment, Moreno y Maïz (2) et Méplain (3), qui ne se sont pas contentés d'enregistrer le nombre des pulsations, mais qui ont indiqué, au moyen de tracés sphygmographi-

Au bout de 15 minutes, roideur complète de l'animal avec les membres dans l'extension. Cessation des battements du cœur, mort.

2e *expérience.* — Une grenouille de forte taille est liée par le milieu du corps par un fil fortement serré; la ligature ne comprend pas les nerfs lombaires, qui ont été mis à nu au moyen d'une petite incision faite en arrière, et par l'ablation de la partie inférieure du sacrum (suivant la méthode indiquée par Cl. Bernard). Injection dans la cuisse gauche de 0^{gr},03 de caféine; au bout de quelques instants, contractions tétaniques et roideur du train postérieur dans l'extension.

Aucun phénomène appréciable dans la partie antérieure du corps.

L'animal a vécu pendant deux jours dans cet état.

3e *expérience.* — Une grenouille de forte taille est préparée suivant la méthode de Cl. Bernard indiquée plus haut; on lui injecte 0^{gr},015 de caféine sous la peau de la partie supérieure du dos.

Au bout de 5 minutes, violentes contractions dans les membres, quelques sauts;

10 minutes après, roideur des membres antérieurs, qui deviennent durs comme du bois; les membres postérieurs conservent leur flexibilité et leur souplesse.

(1) P. Mantegazza, *Gaz. med. ital. Lombardia,* 1859.

(2) Moreno y Maïz. Thèse de Paris, 1868.

(3) Méplain, *Du café.* Thèse de Paris, 1868.

ques, les principaux caractères présentés par le pouls consécutivement à l'ingestion de café.

Ces deux derniers observateurs ont employé dans leurs expériences l'infusion de café froide, pour éviter l'élévation de température que l'ingestion de toute boisson chaude détermine naturellement dans l'économie. Nous avons suivi leur exemple, et les tracés sphygmographiques que nous présentons ci-dessous ont été recueillis sur un certain nombre d'individus, après l'ingestion d'infusion froide de café :

N° 1. — *Homme de 27 ans.*
Pouls normal.

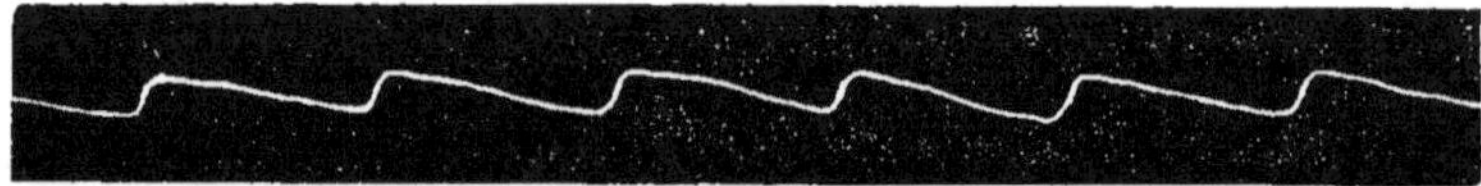

Pouls 10 minutes après l'ingestion de 60 gr. d'une forte infusion de café 75gr. de café en poudre dans 500 gr. d'eau.

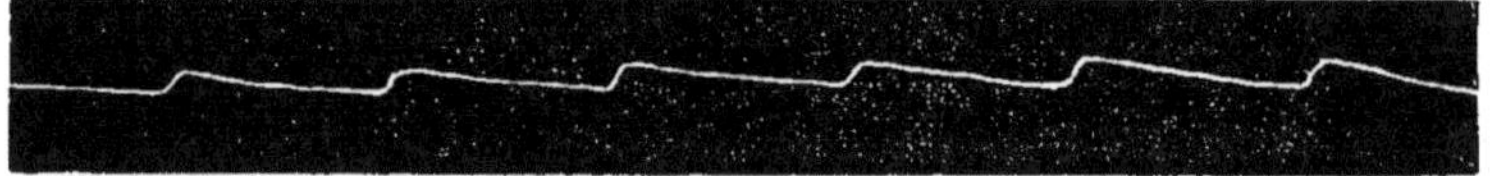

N° 2. — *Homme de 22 ans.*
Pouls normal.

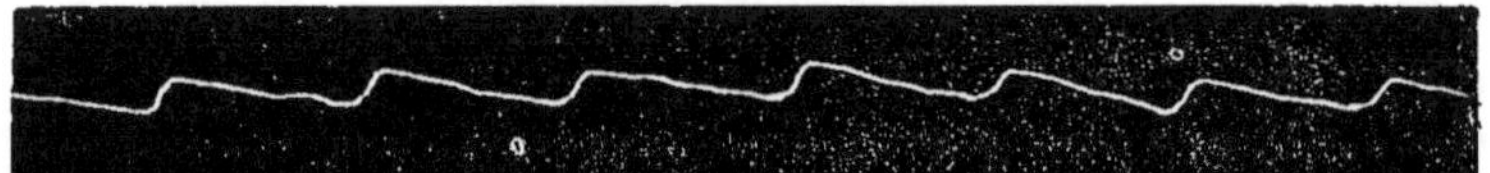

Pouls 10 minutes après l'ingestion de 60 gr. de la même infusion

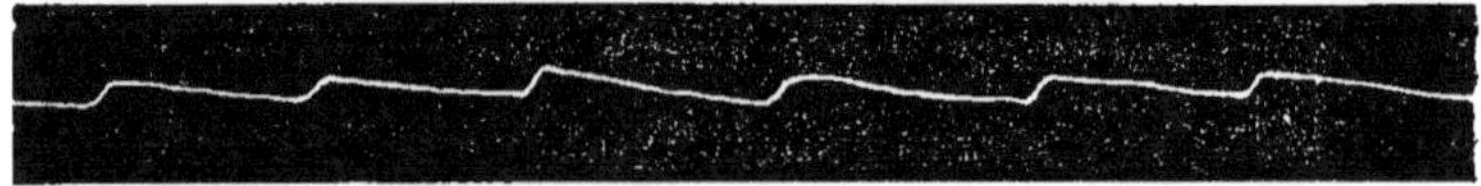

N° 3. — *Homme de 28 ans.*
Pouls normal.

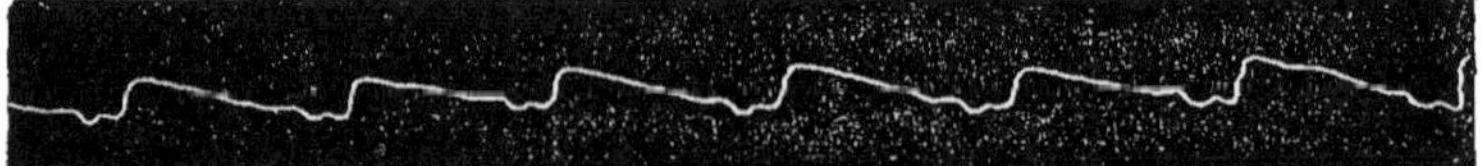

Pouls 15 minutes après l'ingestion de 60 gr. de la même infusion.

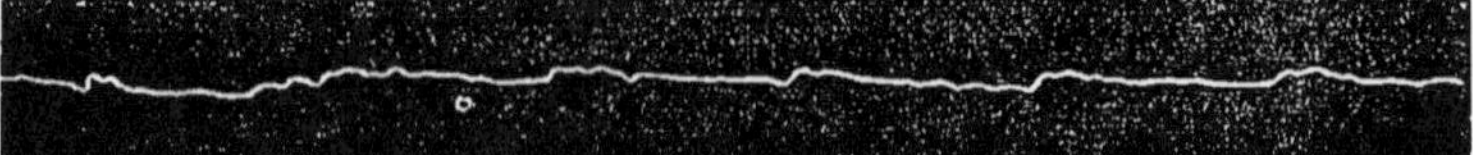

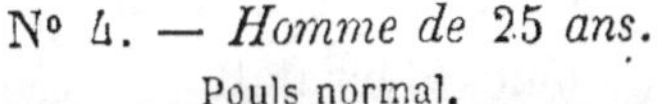

N° 4. — *Homme de 25 ans.*
Pouls normal.

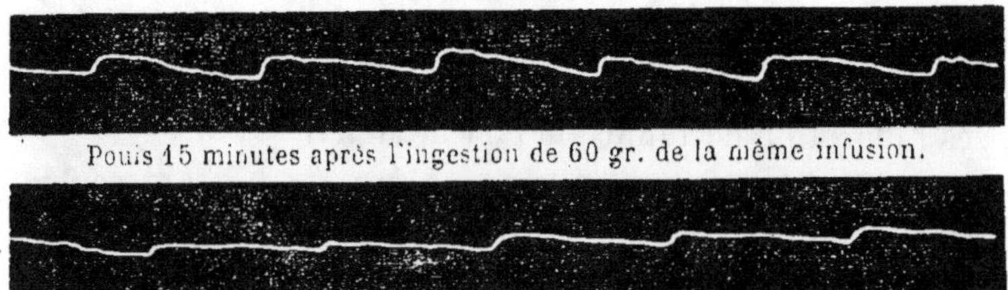

Pouls 15 minutes après l'ingestion de 60 gr. de la même infusion.

Les tracés précédents indiquent évidemment un ralentissement assez marqué des pulsations, avec diminution de l'amplitude des oscillations et par conséquent élévation de la tension artérielle. Telles sont les modifications signalées également par Méplain, et qui apparaissent environ 10 à 15 minutes après l'ingestion d'une infusion de café froide, mais qui sont encore plus manifestes sous l'influence d'une simple décoction de café cru et non torréfié.

Mais, quand on recueille les tracés sphygmographiques quelques instants après l'ingestion de l'infusion de café noir, surtout quand celui-ci est bien torréfié et présente une odeur fortement aromatique, les caractères du pouls sont tout opposés à ceux signalés précédemment. Ils indiquent alors une excitation plus ou moins vive de l'appareil circulatoire, excitation qui se traduit sur les tracés par une augmentation dans l'amplitude des oscillations, par une brusquerie et une hauteur plus grandes de la ligne ascendante, par l'acuité du sommet, par des saccades que présente la ligne descendante. Ce fait important, signalé pour la première fois par Méplain, a reçu de cet auteur l'explication suivante : Ayant soumis à la distillation un litre d'une forte infusion de café torréfié, et ayant obtenu par ce moyen environ 200 grammes d'un liquide qui joignait à l'odeur et à la saveur aromatiques du café une légère âcreté et une odeur empyreumatique assez prononcée, Méplain constata, après l'ingestion de cette boisson, une accélération du pouls de 64 à 72 pulsations par minute. Il crut donc devoir attribuer à la *caféone* les phénomènes d'excitation vasculaire (accélération de la circulation, diminution de la tension vasculaire, coloration de la face, etc.) qui apparaissent immédiatement après l'ingestion de l'infusion de café noir.

Nos recherches personnelles nous ont conduit à accepter complétement les idées de Méplain sur la part qui doit être attribuée à la caféone dans les effets primitifs qui apparaissent du côté de la circulation, après l'ingestion d'une forte infusion de café torréfié.

Comme nous avons pu nous en convaincre dans les expériences que nous avons instituées pour vérifier l'opinion de notre confrère, les modifications de la circulation qui surviennent sous l'influence du café dépendent, non-seulement du moment où sont prises les observations après l'ingestion de la boisson soumise à l'expérimentation, mais encore du degré de torréfaction plus ou moins avancé auquel ont été exposées les fèves de café. C'est ainsi que nous pouvons nous expliquer les divergences incroyables qui caractérisent les opinions des auteurs relativement à l'influence du café sur l'appareil circulatoire, et principalement sur le pouls, qui présente alors pour les uns (Trousseau, Deltel, Penilleau, Prompt) (1) une accélération, et pour les autres (Rognetta, Caron (2), Jomand) (3), un ralentissement.

Remarquons tout d'abord que les auteurs qui ont constaté une accélération de pouls à la suite de l'ingestion de l'infusion de café, ou bien ont employé l'infusion chaude ou additionnée de chicorée (Jomand a constaté que la chicorée possédait les propriétés d'un violent excitant vasculaire), ou bien ont fait leurs observations immédiatement après l'in-

---

(1) Prompt, *Recherches sur les variations physiologiques de la fréquence du pouls.* (Arch. gén. de médecine, 1867, p. 385 et 557.)

(2) Voy. *Répertoire de pharmacie*, 1846, t. II, p. 373.

(3) Jomand, *Du café.* Thèse de Paris, 1860, p. 32.

gestion de la boisson mise en expérience. Ceux, au contraire, qui ont constaté un ralentissement du pouls, ou bien ont employé principalement dans leurs recherches du café cru ou peu torréfié, ou bien ont recherché les caractères du pouls au moins 10 à 15 minutes après l'ingestion de cette boisson.

Nous avons pu facilement nous convaincre de l'exactitude des propositions précédentes en étudiant comparativement dans nos expériences l'action de la caféone et celle de la caféine, et en faisant agir isolément sur l'organisme l'une ou l'autre de ces deux substances si différentes par leur nature comme par leurs effets physiologiques.

Voici comment nous y sommes parvenu.

On sait qu'il est assez facile d'isoler l'essence aromatique contenue dans le café torréfié, et l'on connaît le procédé indiqué par Payen pour faire cette opération. Voici ce procédé :

« On distille dans un ballon en verre un litre d'une infusion préparée par filtration de l'eau chaude sur 100 grammes de café moka en poudre. La vapeur qui s'exhale du liquide, après une ébullition soutenue pendant deux heures, est dirigée successivement, à l'aide de tubes, dans quatre autres ballons semblables maintenus à des températures graduellement décroissantes ; le premier, à 90 degrés, retient un décilitre d'un liquide légèrement ambré, dépourvu de l'arome agréable du café, offrant au contraire une légère odeur analogue à celle des matières animales altérées par une longue décoction. Le deuxième récipient, dont la température oscille entre 25 et 30 degrés, contient un centilitre de liquide provenant de la vapeur qui a traversé le premier récipient ; dans ce liquide, dont le volume n'est que la centième partie de l'infusion primitive, réside cependant à peu près tout l'arome du café ; l'odeur en est tellement intense que quelques gouttes suffisent pour communiquer à une tasse de lait le parfum agréable du café. Les deux derniers récipients, dans lesquels se rend le peu de vapeur échappée à la condensation, sont environnés de glace ; ils ont retenu seulement quelques gouttes d'un liquide à odeur empyreumatique désagréable due à des traces de carbures d'hydrogène pyrogénés très-volatils, qui peuvent même se répandre au delà des réfrigérants et manifestent leur présence à l'aide de réactifs spéciaux. »

C'est donc par la distillation d'une certaine quantité de café bien torréfié en présence de l'eau que nous avons obtenu un premier liquide riche en caféone.

On peut, d'un autre côté, obtenir une préparation de café privée de caféone, mais riche en caféine, au moyen d'une simple décoction de café cru. (On sait que la torréfaction, tout en n'ayant pour ainsi dire pas d'influence sur la caféine contenue dans les fèves de café, est une opération nécessaire au développement de l'essence aromatique.)

En employant ces deux préparations de café, voici les résultats que nous avons obtenus et qui établissent définitivement l'action différente que présentent la caféone et la caféine sur la circulation et sur le pouls :

Homme de 26 ans, bien portant et bien constitué.

Pouls normal.

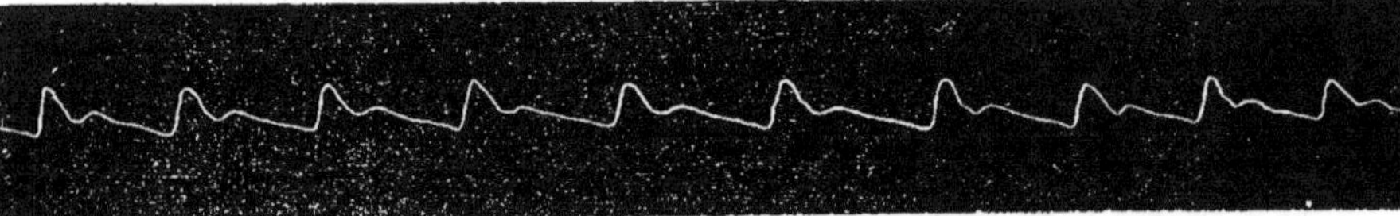

Pouls 5 minutes après l'ingestion du liquide chargé de caféone.

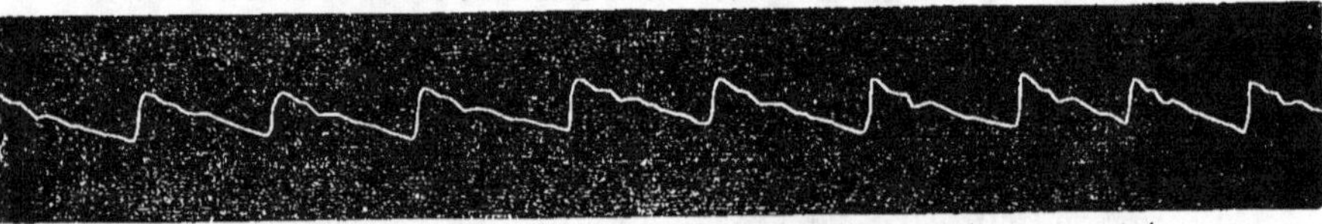

Pouls 15 minutes après l'ingestion de 300 gr. de décoction concentrée de café cru (action de la caféine).

On sait que les expériences faites avec la caféine ou avec ses principales préparations (citrate de caféine), en France et en Allemagne, par de nombreux observateurs (Méplain, Stuhlmann et Falck, Albers de Bonn, Voït (2), Aubert, etc.) tendent à faire attribuer à cet alcaloïde une influence sur la circulation tout à fait comparable à celle de la digitale et du sulfate de quinine. Les nombreux tracés sphygmographiques que nous avons pris nous-même sur l'homme sain soumis à l'action de la caféine, et dont nous nous contenterons de signaler le suivant, confirment les résultats constatés par les auteurs qui nous ont précédé dans cette voie :

Homme de 26 ans, bien portant et à jeun.

Pouls à l'état normal : 76 pulsations.

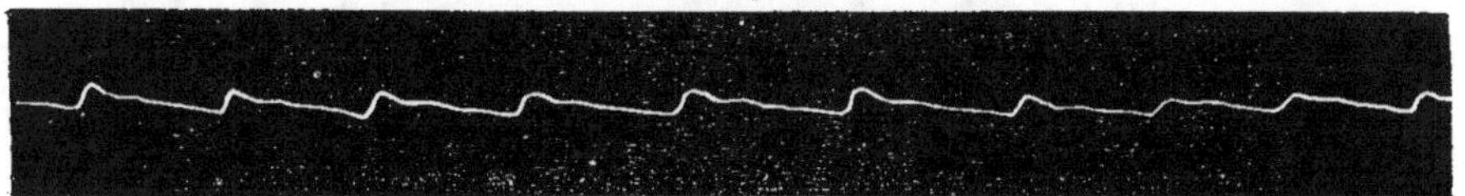

Injection sous-cutanée à la partie antérieure de la poitrine de 10 centigr. de caféine.
5 minutes après, 56 pulsations.

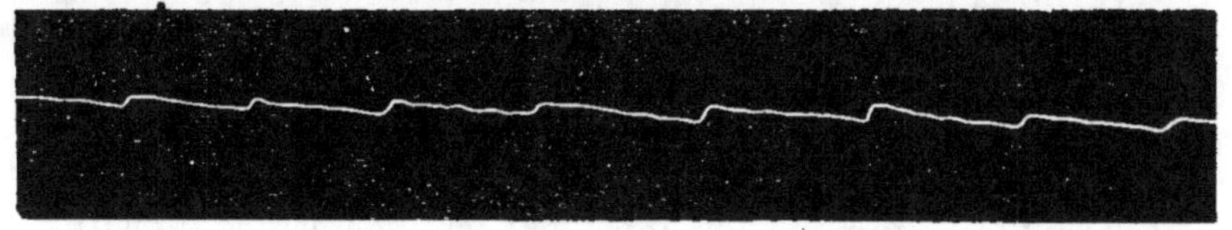

Du reste, quand on étudie les modifications présentées par le pouls sous l'influence de la caféine, on voit que celles-ci se rapprochent singulièrement de celles qui apparaissent après l'ingestion de la décoction de café cru ; seulement, elles sont naturellement plus accusées.

L'ischémie qui résulte de la contraction des vaisseaux, dans les différents points de l'organisme soumis à l'action de la caféine, peut facilement être constatée quand on examine les modifications présentées par la circulation, dans une patte de grenouille à laquelle on a inoculé une faible quantité de caféine ; quelques milligrammes de cet alcaloïde suffisent alors pour déterminer la contraction des vaisseaux et pour produire dans la partie examinée de la décoloration et le ralentissement du cours du sang; nous avons vérifié plusieurs fois ce fait dans nos expériences. On peut même s'expliquer, par cette ischémie qui résulte de la contraction des vaisseaux, la décoloration de la muqueuse digestive constatée par Stuhlmann et Falck dans leurs expériences sur les animaux, la pâleur de la peau et principalement de la face décrite par Trousseau, et cette tendance syncopale qui survient chez les individus sous l'influence de l'abus du café, et sur laquelle ont insisté Colet et Cellarier.

En même temps que cette contraction des artérioles, survient chez les animaux soumis à de fortes doses de caféine une dilatation très-apparente de la pupille, comme Stuhlmann et Falck et nous-même l'avons constaté dans nos expériences.

On conçoit que, par suite de la contraction des vaisseaux périphériques et de l'amoindrissement du champ circulatoire, le sang doive s'accumuler dans le cœur, et que cet organe ait de la difficulté à se contracter. C'est ce qui a lieu et explique la stase sanguine dans l'appareil veineux, la distension des oreillettes qui sont gorgées de sang, la congestion des poumons, du foie, de l'estomac et des intestins, qui surviennent alors : faits notés également par les observateurs précédents et vérifiés par nous-même. Quand la mort a lieu, l'arrêt du cœur se produit toujours en diastole.

§ 3. *Action sur la respiration.* — La respiration est peu influencée par le café; il n'y a guère qu'à la suite de l'ingestion de fortes doses de cette boisson que les mouvements respiratoires augmentent, deviennent irréguliers et peuvent s'accompagner d'oppression et d'anxiété, troubles que nous croyons devoir attribuer à l'action de la caféine (1).

(1) A doses modérées, la caféine n'a pas d'action appréciable sur la respiration (Méplain) ; fait qui, du reste, concorde avec les observations de Percival.

§ 4. *Action sur la température.* — On croit généralement que le café élève la température de l'organisme; c'est une grande erreur, qui provient de ce que l'on a eu recours, dans la plupart des expériences, à des infusions chaudes. Trousseau avait remarqué, longtemps avant nous, que malgré les entiment de chaleur intérieure qu'il éprouvait après l'ingestion d'une forte dose de café, sa propre température ne s'était nullement élevée.

Les expériences que nous avons faites en 1869 indiquent un abaissement de température de 0°,4 à 0°,6 après l'ingestion de l'infusion froide. Cette influence du café sur la chaleur organique doit être rapportée à l'action de la caféine, dont le pouvoir réfrigérant a été démontré par Stuhlmann et Falck. On sait que ces observateurs ont noté, chez des lapins auxquels ils faisaient absorber de fortes doses de cet alcaloïde, un abaissement de température de 37°,5 à 24°.

§ 5. *Action sur la nutrition.* — L'infusion de café noir facilite la digestion en augmentant la sécrétion du suc gastrique; cet effet est probablement dû à l'influence de l'essence aromatique; il faut tenir compte également de l'action de la caféine, qui, comme l'ont constaté Stuhlmann et Falck (1), Leven (2) et Méplain, dans leurs expériences,

de Colet et de Stokes, d'après lesquelles le café ne serait capable de produire de troubles dans les fonctions respiratoires qu'à doses assez élevées.

A doses toxiques, au contraire, elle détermine rapidement une accélération des mouvements respiratoires, avec anhélation, oppression, dyspnée. C'est donc à tort que Sée a prétendu que la caféine à hautes doses produisait le ralentissement de la respiration, opinion qui est en désaccord avec les faits observés sur les animaux par Stuhlmann et Falck et par Leven, et sur l'homme par Stokes et Percival.

Méplain a cru devoir rattacher ces troubles respiratoires à la congestion pulmonaire que produit la caféine, altération qui a été notée dans les autopsies des animaux soumis à l'action de cette substance par Stuhlmann et Falck et par Leven, et qui s'accompagnerait, dans certains cas, de la production de foyers hémorrhagiques dans les poumons.

(1) Voy. *Arch. für path. Anat. und Phys.*, t. II, nos 4 et 6.

(2) Leven, *Comptes rendus des séances de la Société de biologie*, 21 novembre 1868.

augmente la salivation, facilite la contraction des plans musculaires de l'estomac et de l'intestin, et peut même déterminer, quand elle est administrée à haute dose et à jeun, des coliques et de la diarrhée, quelquefois des nausées et des vomissements.

Les physiologistes et les hygiénistes s'accordent pour attribuer au café un rôle important dans l'alimentation ; mais leurs explications diffèrent quand il s'agit de déterminer à quelle principale cause il faut rapporter la valeur nutritive de cette substance.

Dans un travail remarquable, Payen (1) avait insisté sur la forte proportion de matières azotées que contient l'infusion de café, et avait déduit de la richesse de ce liquide en azote son pouvoir plastique et ses propriétés alimentaires. Cette opinion était acceptée par le monde savant, quand A. de Gasparin (2), frappé par certaines particularités qu'il avait observées dans le régime nutritif de certaines classes ouvrières, crut devoir présenter à l'Académie des sciences une explication nouvelle pour éclairer l'influence du café sur la nutrition.

« Un fait remarquable, disait-il, que j'ai rencontré sur notre frontière de Belgique, nous présente un mode d'économie exercé sur le régime, et qui porte sur la dose elle-même des substances alimentaires. La population des mineurs de Charleroi a résolu ce problème : Se nourrir complétement, conserver la santé, une grande vigueur de forces musculaires, avec une nourriture moitié moindre en principes nutritifs que celle qui est indiquée par l'observation dans le reste de l'Europe...

» L'analyse démontre que le régime de ces ouvriers ne

____

(1) Payen, *Mémoire sur le café.* (*Comptes rendus de l'Académie des sciences*, t. XXII et XXIII, 1846.)

(2) A. de Gasparin, *Sur le régime alimentaire des mineurs belges*, et *Dissertation académique sur le café.* (*Comptes rendus de l'Académie des sciences*, t. XXX, 0.)

renferme pas plus de 14^{gr},820 d'azote ; ce qui paraît le distinguer seulement des autres régimes, c'est l'usage habituel du café bu à tous les repas. » Ce régime est le suivant :

		gr.	
2 litres de café : pour café 30^{gr},59		0,222	d'azote.
pour chicorée 30^{gr},59		0,176	
pour lait $\frac{2}{10}$ de litre		0,114	
Pain, 1 kil.		12,500	
Beurre, 60 grammes		0,004	
Légumes verts, 750 grammes		0,037	
Viande, 73 grammes		1,767	
		14,820	

C'est donc à 15^{gr} d'azote (au lieu de 23) que se réduit la proportion de substances albuminoïdes qui entrent dans la ration des mineurs belges. Or cette nourriture est encore inférieure à celle que s'imposent par mortification les ordres religieux les plus austères, puisque, d'après de Gasparin, le régime des religieux de la Trappe, d'Aiguebelle (Drôme), contiendrait 15^{gr} d'azote et 402^{gr} de carbone ou d'hydrogène réduit à 6 équivalents de carbone.

Il faut noter que le mineur soumis au régime en apparence si pauvre, décrit plus haut, est un ouvrier des plus énergiques, et qui supporte les plus dures fatigues.

Aussi de Gasparin se demande si le café n'agirait pas comme aliment indirect, en empêchant l'organisme de *se dénourrir* trop vite sous l'influence des fatigues corporelles.

Cette explication si originale et si séduisante fut acceptée par quelques physiologistes, mais passa complétement inaperçue des hygiénistes, qui ne la mirent pas à profit autant qu'elle le méritait.

C'est ainsi que nous voyons Payen (1), dans le savant ouvrage qu'il a consacré à l'étude des substances alimentaires, négliger complétement les faits entrevus par de Gasparin et insister uniquement sur la forte proportion d'azote contenue

(1) Payen, *Des substances alimentaires*. Paris, 1853, p. 261.

dans l'infusion de café, pour apprécier le pouvoir nutritif de cette boisson.

Il démontre qu'un litre d'eau et 100 gr. de café fournissent une infusion qui contient 20 grammes de matières solides, et qu'un mélange formé de parties égales de café et de lait contient :

	Substances solides.	Substances azotées.	Matières grasses, salines et sucrées.
1,2 litre d'infusion de café.	9,5	4,53	4,97
1,2 litre de lait............	70	45	25
Sucre en moyenne........	75	»	75
	154,5	49,53	104,97

Le même auteur insiste en outre sur le pouvoir nutritif de cette préparation, qui contient 6 fois plus d'éléments solides et 3 fois plus de substance azotée que le bouillon.

Telle est également l'opinion de Bouchardat, qui, considérant la forte proportion d'azote contenue dans les graines de café, admet que l'infusion peut jouer le rôle d'aliment plastique.

Cette question importante du pouvoir antidénutritif du café avait besoin d'être résolue par l'expérimentation. C'est dans ce but que Bœker et Lehmann ont institué un grand nombre d'expériences, et les chiffres suivants obtenus par le premier de ces observateurs et confirmés du reste par les travaux du second, établissent définitivement le rôle qui doit être attribué au café comme modérateur de la dénutrition (1).

	Urines normales.	Urines rendues sous l'influence d'une alimentation au café.
	gr.	gr.
Quantité en 24 heures	1364,500	1739,750
Urée	22,275	12,585
Acide urique.......	0,578	0,402
Acide phosphorique.	1,291	0,854

En France, nous avons été un des premiers à démontrer

(2) Voy. H. Chaillou, *Du café au point de vue hygiénique et médical.* (*Journal de médecine et de chirurgie pratiques*, 1862, p. 459.)

le pouvoir antidéperditeur du café, et les expériences que nous avons faites en 1869, et qui figurent dans la première édition de ce travail ont mis pleinement en lumière l'influence qu'exerce cette boisson sur la dénutrition, et son utilité comme aliment d'épargne.

Enfin, dans ces derniers temps, Rabuteau (1) et Eustratiades (2) ont démontré que le rôle antidéperditeur du café devait être attribué à la caféine, dont la présence dans les urines, signalée par Aubert, s'accompagne d'une diminution assez notable dans la proportion d'urée éliminée dans les vingt-quatre heures (3).

Aussi est-ce avec raison que dans le savant travail qu'il consacre à l'étude du café, Jomand (4) a insisté sur les propriétés merveilleuses que présente cette boisson alimentaire au point de vue de l'activité musculaire et de la résistance à la fatigue qu'elle détermine chez les individus qui en font usage.

« Le café, dit-il, est un aliment à longue portée, dont l'action est durable; quand il est chargé pendant quelques jours de subvenir aux besoins de l'alimentation, il modère les dépenses et diminue les pertes. Il supprime l'appétit, il éteint la sensation importune de la faim; en même temps, il soutient le ton de la circulation, conserve la chaleur en

(1) Rabuteau, *Comptes rendus de l'Académie des sciences*, 1870, p. 426 et 732.

(2) Eustratiades, Thèse de Paris, 1870, n° 157.

(3) Voici les conclusions qui résultent des expériences instituées par Eustratiades :

1° La caféine diminue l'urée d'une quantité notable. En raisonnant sur les moyennes, on trouve une diminution de 14gr,100 sur la première semaine, sous l'influence de 15 centigrammes de caféine, et de 28gr,100 sur la deuxième semaine, sous l'influence de 30 centigrammes de cet alcaloïde.

2° Cette diminution se manifeste dès le premier jour de l'absoption de la caféine. Les jours suivants, elle est plus forte que le premier jour, mais elle reste égale à elle-même, d'où résulte ce fait important, que les effets de la caféine ne s'accumulent pas dans l'économie, comme ceux d'autres médicaments, de la digitaline par exemple.

(1) Jomand, *loc. cit.*, p. 42.

modérant la sécrétion cutanée, fait supporter l’abstinence et
le jeûne en fortifiant le système nerveux, et dissimule, par
l’énergie qu’il leur communique, l’affaiblissement des organes qu’il ne peut réparer. Associé en faible proportion à
une petite quantité d’aliments, il ralentit la digestion, prévient les pertes inutiles, jusqu’à ce qu’un exercice musculaire énergique, relevant lui-même la circulation, provoque
des excrétions plus abondantes, un travail élaborateur plus
actif; il prolonge l’action des aliments et permet à l’économie de mieux utiliser tous les sucs nutritifs. »

De son côté, voici comment Eustratiades (1) a expliqué
récemment la double influence que présente le café comme
excitateur du système nerveux et comme modérateur de la
nutrition.

« Ces deux résultats, dit-il, semblent impliquer un para-
doxe, car la chaleur et la force sont corrélatives, l’une pouvant se transformer en l’autre. Mais le café diminue la température, et c’est en se basant sur ce dernier fait que le pa-
radoxe peut s’expliquer. Pendant que l’homme travaille, il
brûle sans aucun doute davantage, et la chaleur provenant
des combustions disparaît à l’état de travail; mais pendant
le repos, auquel l’homme se livre au moins la moitié de la
journée, il combure moins sous l’influence du café que
celui qui ne fait pas usage de cette substance. Ce dernier
combure davantage pendant le repos, et cela en pure perte.
C’est pourquoi le café est beaucoup plus utile aux habitants
des pays chauds qu’à ceux des pays froids, les premiers
ayant beaucoup moins besoin de produire de la chaleur pour
conserver leur température normale, qui est même parfois
inférieure à la température de l’atmosphère. »

Nous ne nous occuperons pas plus, pour le moment, des différentes théories qui ont été avancées pour expliquer le pou-

<hr>

(1) Eustratiades, *Étude expérimentale sur les propriétés physiologiques de
la caféine et du café.* Thèse de Paris, 1870, n° 157, p. 27.

voir antidéperditeur du café ; nous les discuterons plus tard, quand nous aurons à déterminer le mode d'action des aliments d'épargne en général.

§ 6. *Conclusions.* — On voit, d'après l'étude précédente, combien le rôle du café dans l'organisme est complexe ; il peut agir en effet à trois titres comme boisson alimentaire :

1° Par l'excitation du système cérébro-spinal, d'où son *pouvoir dynamique ;*

2° Par le ralentissement de la dénutrition, d'où son *pouvoir antidéperditeur ;*

3° Enfin, par l'assimilation des principes azotés qu'il renferme, d'où son *pouvoir plastique* ou *réparateur.*

II. — Effets thérapeutiques.

Dans le remarquable article que Trousseau consacre au café dans son *Traité de matière médicale et de thérapeutique* (1), le savant professeur fait, en terminant, des vœux pour que les médecins aient plus souvent recours à ce précieux médicament.

Malheureusement, nous l'employons encore bien peu aujourd'hui, soit que ce conseil ait passé inaperçu ou ait été peu goûté des praticiens, soit que l'extension considérable qu'a prise dans ces derniers temps cette boisson, en s'introduisant dans le régime de toutes les classes de la société, ait contribué à éloigner de la thérapeutique une substance alimentaire trop usuelle et trop commune pour qu'on la prescrivît comme remède.

Pourtant le café possède, comme nous allons le voir, des propriétés thérapeutiques incontestables, et sans accorder trop de confiance aux succès plus ou moins exagérés qui lui ont été attribués dans une foule d'états morbides, nous men-

---

(1) Trousseau et Pidoux, *Traité de matière médicale et de thérapeutique,* 8ᵉ édition, t. II, p. 675.

tionnerons les affections où son emploi a été suivi d'une efficacité certaine.

1° Comme *excitant du système nerveux*, ce liquide a été prescrit contre certains troubles de l'appareil cérébro-spinal, contre la torpeur, la somnolence, la léthargie. Fonssagrives (1) considère même l'usage quotidien de la tasse de café comme un excellent préservatif contre l'apoplexie des vieillards. Il n'a fait, du reste, en cela que suivre l'exemple de H. Petit (1), de Château-Thierry, qui attribue avec enthousiasme à cette précieuse liqueur le pouvoir de prévenir les accidents apoplectiques chez les vieillards et de diminuer la congestion habituelle des centres nerveux.

Un état morbide bien commun, et contre lequel l'administration du café est suivie des effets les plus satisfaisants, c'est l'*adynamie*, qu'elle se manifeste dans le cours d'une affection typhoïde (Martin Solon, Fonssagrives), dans la période algide du choléra (Gueneau de Mussy, Trousseau et Pidoux), ou bien qu'elle résulte d'un empoisonnement par les narcotiques, opiacés (Giacomini, Percival, Carminati, Murrey), solanées (Orfila, Bouchardat), champignons (Bégin, O'Connor), ou par l'alcool, fait connu de tout le monde.

2° Comme *excitateur de la circulation*, le café a été employé dans l'aménorrhée, la dysménorrhée (Sparschuch, Gentil, Buchoz, etc.); il a été également prescrit avec succès pour rappeler l'écoulement hémorroïdaire (Sparschuch), pour hâter l'éruption de la petite vérole (Boerhaave), pour faciliter l'expectoration dans les bronchites chroniques (Andry, Roques, Offret).

On l'a encore préconisé contre un grand nombre d'états morbides caractérisés par la congestion ou la turgescence de

---

(1) Fonssagrives, *Hygiène alimentaire des malades, des convalescents et des valétudinaires*, 2e édition, 1867, p. 51.

(2) H. Petit, *De la prolongation de la vie humaine par le café* (*Gazette des hôpitaux*, p. 446 et 456, 2e édition, 1862, in-8°.)

certains organes; d'après quelques auteurs, ce serait contre
ces lésions pathologiques qu'agirait surtout la caféine (1).

Dans les hernies étranglées, si l'on en croit Durand,
Meyer, Czernicki, Lamare-Piquot, etc., l'absorption de plusieurs tasses de cette infusion aurait été suivie de la réduction de l'anse intestinale. Enfin, le café a été prescrit avec
succès contre la céphalalgie (Buchoz, Baglivi, Percival,
Trousseau et Pidoux).

3° Comme *ralentissant la désassimilation* et comme *diurétique* dans le traitement de la gravelle (Sparschuch), de la
goutte (Buchoz, Petit, etc.), de l'albuminurie et du diabète
sucré (Bouchardat), dans l'hydropisie (Ph. Dufour, Th. Zwinger, Bouchardat).

4° Comme *tonique*, dans les scrofules (Gardien), dans le
carreau (Grindel), dans le scorbut (Mollembrock, Etmüller
et Larrey).

5° Comme *antipériodique* (propriété qu'il doit à la caféine), le café a été employé dans les fièvres intermittentes,
et, dans ce cas, les auteurs sont unanimes pour témoigner
des bons effets de cette boisson comme succédanée du quinquina; tels sont Murrey, Rasori, Grindel, Bouchardat. Le
café est, du reste, d'un usage populaire en Russie contre les
fièvres d'accès.

C'est encore comme antipériodique que le café agit contre
la migraine (Sparschuch, Buchoz, Laudarrabilco), où son
association au jus de citron produit quelquefois des effets
merveilleux; et contre l'asthme périodique, qu'il combat avec
beaucoup de succès, d'après certains praticiens (Pringle,
Laënnec, Trousseau et Pidoux, etc.).

Enfin, nous terminerons cette rapide revue en mention-
nant quelques autres affections où le café a été prescrit,
sans que l'on ait été dirigé dans son administration par un
motif rationnel. Telles sont :

(1) Voy. Jomand, *Du café*. Thèse de Paris, 1860.

La blennorrhagie et principalement les érections qui l'accompagnent (Marchand) (1), la coqueluche (J. Guyot), les vomissements nerveux (Buchoz), le mal de mer (Larrey, Dethel), l'hypochondrie (Cullen), la nostalgie (Fonssagrives), le crétinisme (Chabrand) (2).

Il a été appliqué, mais rarement, à l'usage externe : ainsi, contre les ophthalmies chroniques, à l'état de vapeur ou en lotions; contre la gangrène, associé à la poudre de quinquina (3).

(1) Marchand, *Nouveau Dictionnaire de médecine et de chirurgie pratiques*, t. VI, art. CAFÉ.

(2) Voy. O. Laudarrabilco, *Du café envisagé au point de vue de ses applications : goutte, gravelle, colique néphrétique.* Thèse de Montpellier, 1866.

(3) Voy. Fonssagrives, *Dictionnaire encyclopédique des sciences médicales*, t. XI, IIe partie, art. CAFÉ.

CHAPITRE II

LE THÉ.

§ 1. — Le thé est une boisson qui résulte de la décoction des feuilles d'un arbrisseau de l'empire chinois et des contrées adjacentes de la Cochinchine, le *Thea sinensis*, Sims.

On en distingue deux variétés commerciales : le *thé vert* et le *thé noir*, que plusieurs botanistes rapportent, à tort selon nous, à deux espèces distinctes : *Thea viridis* et *Thea bohea*, Linné, et que l'on confond aujourd'hui sous le nom de *Thea sinensis*.

§ 2. *Composition chimique.* — L'analyse chimique du thé se rapproche de celle du café ; elle indique la présence d'une huile essentielle aromatique et d'un alcaloïde, la *théine*, dont la composition élémentaire et les propriétés physiologiques sont tout à fait semblables à celles de la caféine, si bien qu'on envisage ces deux alcaloïdes comme identiques.

Voici les résultats de l'analyse du thé faite par Mulder (1) :

	Thé vert.	Thé noir.
Huile essentielle	0,79	0,60
Chlorophylle	2,22	1,85
Cire	0,28	0,00
Résine	2,22	3,64
Gomme	8,56	7,28
Tannin	17,80	12,88
Théine	0,43	0,46
Matières extractives	22,80	21,36
Substances colorantes	22,60	19,19
Albumine (caséine de Péligot)	3,09	2,80
Cellulose	17,08	28,32
Matières minérales	5,56	5,24

(1) Voy. Payen, *Précis des substances alimentaires*, p. 425.

§ 3. *Rôle physiologique des principaux éléments contenus dans le thé.* — Le thé se consomme sous forme d'infusion ; celle-ci présente une couleur qui varie entre le jaune clair et le brun foncé, selon qu'elle est préparée avec du thé vert ou avec du thé noir. Elle tient en dissolution la plupart des éléments qui figurent dans l'infusion de café et dont nous avons étudié le rôle physiologique dans le chapitre qui se rapporte à cette dernière boisson. Parmi ces éléments, les plus importants sont :

1° Une *huile essentielle* (essence de thé), dont la proportion est plus considérable dans le thé vert que dans le thé noir, et à laquelle il faut attribuer, selon nous, l'excitation cérébrale et circulatoire que détermine si facilement la première variété de thé. Cette huile est la principale cause de la saveur du thé, qui diffère essentiellement de celle du café, malgré l'identité de la caféine et de la théine (Moleschott).

2° La *théine* $C^{16}H^{10}Az^4O^4$, alcaloïde analogue à la caféine, avec laquelle elle se confond par sa composition chimique, par ses caractères physiques comme par ses effets physiologiques ; nous avons pu nous convaincre de ce dernier point, grâce aux expériences que nous avons faites avec cette substance sur l'homme et sur les animaux. La théine est contenue en proportions très-variables dans les diverses espèces de thés livrées à la consommation publique. Aussi, les analyses faites par les auteurs donnent des résultats très-différents. Nous connaissons les chiffres trouvés par Mulder ; Stenhouse évalue la quantité de théine contenue dans 100 parties de thé de 0,98 à 1,27 ; Péligot, de 2,34 à 3, et même à 5,40 dans le thé hysyen ; il y aurait, en outre, dans le thé une grande quantité de caséine, qui en augmenterait les propriétés nutritives.

Voici, d'après Houssaye (1), les quantités d'azote contenues dans 100 parties de thé :

(1) Houssaye, *Monographie du thé.* Paris, 1843.

	Gr.
Pekao	6,58
Thé perlé ou poudre à canon	6,62
Lon-chong	6,15
Pekao d'assang	5,10

Cette proportion d'azote est considérable et plus forte que celle qui existe dans aucun des végétaux analysés jusqu'à ce jour, sans excepter les plantes fourragères et celles qui servent d'engrais (Boussingault) (1). Quand on pousse l'infusion de thé jusqu'à l'épuisement des principes solubles de la feuille, on obtient par évaporation un résidu qui contient 4,3 à 4,7 d'azote pour 100, quantité qui représente 6,5 à 7,4 de théine dans 100 parties de thé.

En se refroidissant, l'infusion de thé devient trouble et retient alors en suspension une poudre grisâtre formée par une combinaison de théine et de tannin, soluble dans l'eau chaude, mais insoluble dans l'eau froide; elle est insipide, formée de deux matières très-sapides, l'une astringente, le tannin, l'autre amère, la théine (Chevallier) (2).

I. — Effets physiologiques.

§ 1. *Action générale sur l'économie.* — L'action du thé se rapproche singulièrement de celle du café; cependant elle a besoin d'être étudiée séparément. Nous ferons ressortir plus loin la similitude des effets produits par ces deux boissons.

« L'infusion de thé, dit Michel Lévy (3), flatte singulièrement le goût par la finesse de sa saveur, par la netteté de son arome, et par un sentiment d'astringence fort agréable. Une fois ingérée, elle détermine des phénomènes immédiats

(1) Boussingault, *Analyses comparées des aliments consommés et des produits rendus. (Annales de chimie, 1839.)*

(2) Chevallier, *Dictionnaire des substances alimentaires,* 3ᵉ édition, t. II, p. 537.

(3) Michel Lévy, *Traité d'hygiène publique et privée,* 4ᵉ édition, t. II, p. 97

et secondaires; les premiers, dus au calorique, ne diffèrent pas de ceux que produit l'ingestion de l'eau chaude : accélération du pouls, réchauffement général, augmentation d'énergie vitale, aptitude plus grande aux mouvements de la vie animale et de la vie organique, et si la boisson a été prise en quantité notable, une sorte de fièvre qui se résout le plus souvent par une crise sudorale. »

Mais ces effets produits par le calorique disparaissent vite et sont remplacés par les effets mêmes du thé; comme le café, cette boisson a deux actions principales : l'une sur le système nerveux, sur la circulation et la respiration, l'autre sur la nutrition. Nous allons les étudier séparément.

§ 2. *Action sur le système nerveux.* — A peine les effets produits par le calorique se sont-ils dissipés, que l'action du thé se manifeste par une stimulation agréable, accompagnée d'un sentiment de bien-être; l'individu se sent heureux de vivre, les facultés de l'esprit s'épanouissent, et une quiétude douce et agréable s'empare de notre être; tout sourit ici-bas, on aime mieux chacun de ses hôtes ou de ses convives, on pardonne facilement les torts de ses semblables, comme on oublie volontiers ses propres fautes. On garde le silence et l'on ignore ses malheurs, ses contrariétés présentes ou passées.

C'est ce qu'a parfaitement indiqué J. Moleschott (1) : « Le thé, dit-il, augmente la force de s'occuper des impressions reçues. Il dispose à une méditation pensive, et, malgré une plus grande vivacité dans le mouvement des idées, l'attention s'arrête plus facilement sur un objet déterminé. On éprouve un sentiment de bien-être et de gaieté : l'activité créatrice du cerveau prend un essor qui se maintient dans les limites imposées à l'attention, au lieu de s'égarer à la poursuite d'idées étrangères. Réunis autour du thé, les

1) J. Moleschott, *De l'alimentation et du régime*, 1858, p. 169.

hommes instruits seront portés à entretenir une conversation réglée, à approfondir les questions, et la gaieté calme que le thé provoque les conduit d'ordinaire à des résultats satisfaisants. »

Le thé ne détermine ordinairement pas comme le café, à la suite de son action sur l'économie, de céphalalgie ni de malaise ; cependant, chez certaines personnes impressionnables se manifestent un ensemble de symptômes pénibles que Lettson a parfaitement indiqués. Une heure après l'ingestion du thé, succèdent alors aux sensations agréables que nous avons mentionnées des troubles du système nerveux qui donnent lieu à des bâillements, à des agacements, à une irritabilité insolite, à des pincements à l'épigastre, à des palpitations, à des tremblements dans les membres, à un sentiment de tristesse générale. A ces symptômes, peuvent se joindre une insomnie pénible et insupportable, et une excitation forte et prolongée du système nerveux, suivies de lassitude et de céphalalgie.

Aussi quelques personnes ne peuvent supporter l'usage du thé, et ne s'accoutument jamais à cette boisson, si agréable et si précieuse pour d'autres.

Il est à peu près démontré pour nous que c'est à l'huile volatile de thé qu'il faut rapporter les principaux effets que cette boisson détermine du côté de l'encéphale. Nous avons déjà appelé l'attention du lecteur sur ce fait connu de tout le monde, à savoir que c'est le thé vert qui produit les effets cérébraux les plus marqués ; or l'analyse chimique a reconnu qu'il contient beaucoup plus d'essence aromatique que le thé noir (1). D'un autre côté, on sait que la théine, dont les

(1) On sait que les deux variétés de thé, thé vert et thé noir, ne diffèrent entre elles que par la sécheresse plus ou moins grande à laquelle les feuilles sont soumises pendant la préparation qu'on leur fait subir avant d'être livrées à la consommation publique ; tandis que le thé vert, exposé simplement à la vapeur et séché ensuite dans des vases de fer, conserve presque toute son huile volatile, le thé noir, soumis à une chaleur beaucoup plus élevée, perd une grande

effets physiologiques sont identiques à ceux de la caféine (comme nous avons pu nous en convaincre personnellement en expérimentant sur les animaux et principalement sur les grenouilles), agit sur la moelle épinière, dont elle excite l'appareil sensitivo-moteur, et nullement sur le cerveau. Il faut donc conclure de ces considérations que, de même que nous l'avons démontré pour le café, l'influence du thé sur le système nerveux est due à l'essence aromatique et à la théine contenues dans cette boisson aromatique; à la première correspondent l'excitation cérébrale plus ou moins vive et l'insomnie; à la seconde correspondent l'activité et la vivacité dans les mouvements et le tremblement des membres; phénomènes qui suivent l'ingestion d'une forte infusion de thé.

§ 3. *Action sur la circulation, la respiration et la calorification.* — Dans la première édition de ce travail, nous avions cru devoir insister sur les variations constatées dans le pouls, suivant que l'on expérimente avec le café ou avec le thé, et le tableau suivant, où nous avions fait figurer les tracés sphygmographiques relevés sur le même individu, démontrait suffisamment l'antagonisme que semblaient présenter ces deux boissons aromatiques au point de vue de leurs effets sur la circulation :

partie de cette huile, qui se dégage sous l'influence de la coagulation de l'albumine qu'il contient. C'est pour cette raison qu'il est très-important de préparer l'infusion de thé avec de l'eau bouillante, qui dissout en même temps l'huile de thé et le tannate de caféine; mais il ne faut pas y laisser cuire les feuilles, car l'huile disparaîtrait (Moleschott).

Entre le thé noir et le thé vert existe donc une différence analogue à celle que nous avons signalée entre le café torréfié et le café cru.

ACTION COMPARÉE DU CAFÉ ET DU THÉ SUR LA CIRCULATION.

Homme de 26 ans, bien portant et à jeun.
Pouls normal.

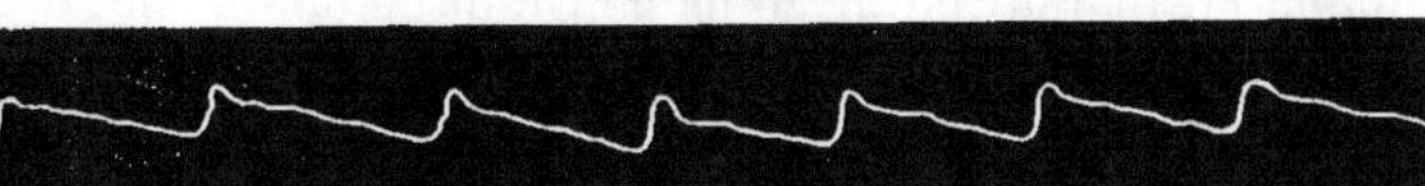

CAFÉ.

Pouls 10 minutes après l'ingestion de 60 gr. d'infusion de café
à 1 heure de l'après-midi.

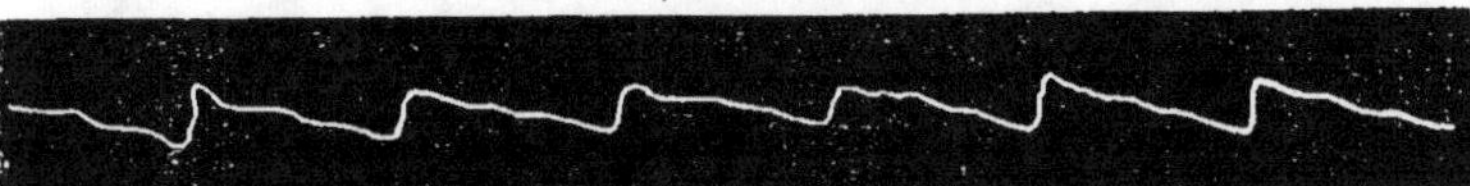

Pouls 15 minutes après.

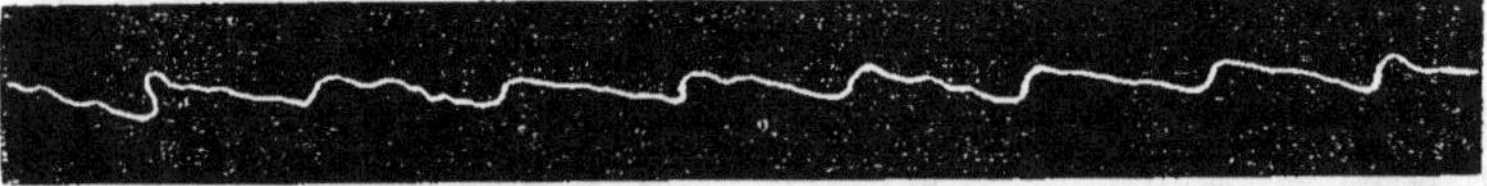

Pouls 20 minutes après.

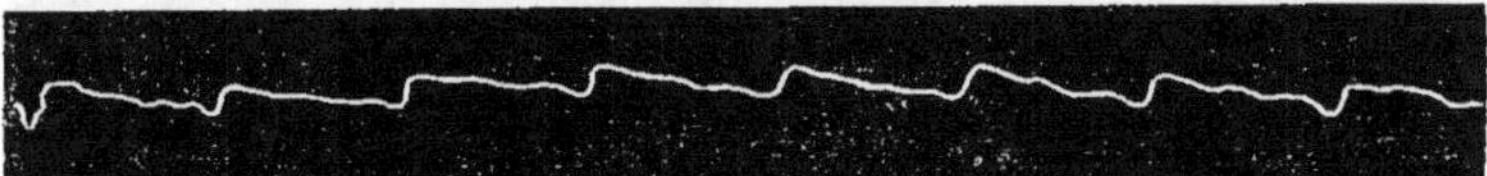

Pouls 25 minutes après.

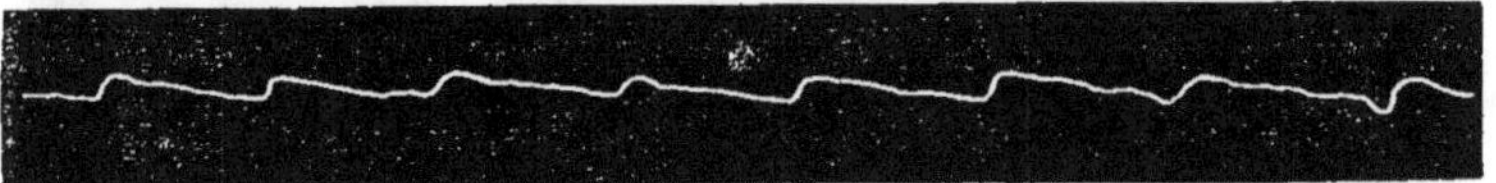

THÉ.

Pouls 10 minutes après l'ingestion de 60 gr. d'infusion de thé
à 6 heures du soir.

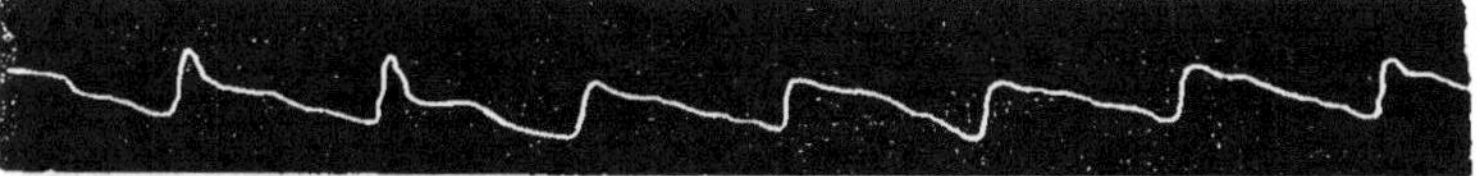

Pouls 15 minutes après.

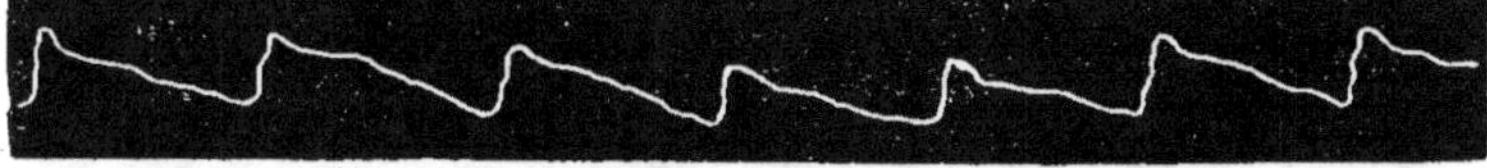

Pouls 20 minutes après.

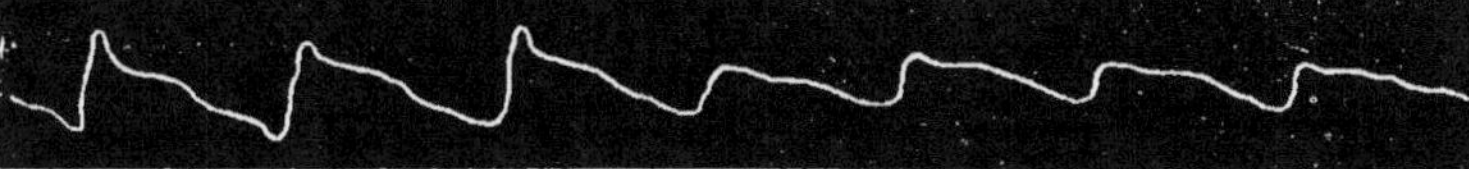

Pouls 25 minutes après.

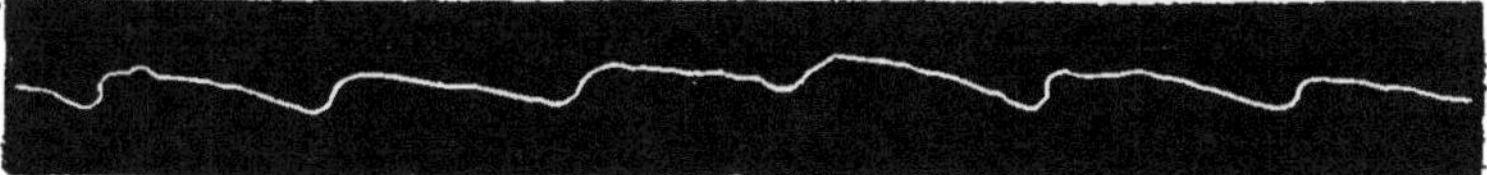

A cette époque, nous n'avions pu nous expliquer cette différence d'effets entre deux boissons dont le principe actif (caféine ou théine) devait agir pourtant de la même façon sur le cœur et sur le pouls. Nous avions signalé ce fait, indiqué par E. Smith, que tandis que le café détermine de l'anémie et de la sécheresse de la peau, le thé, au contraire, favorise la transpiration cutanée. Il nous est possible aujourd'hui d'attribuer cette différence d'action à l'*essence aromatique* que contient l'infusion de thé en proportion considérable et dont l'action sur l'appareil circulatoire, tout à fait comparable à celle de la caféone, prédomine sur les effets de la théine et se manifeste par une accélération des battements du cœur, par une augmentation de l'amplitude des oscillations et par une diminution de la tension artérielle : faits qui ressortent suffisamment de la comparaison des différents tracés sphygmographiques, que nous avons recueillis sur un certain nombre d'individus après l'ingestion d'une forte infusion de thé :

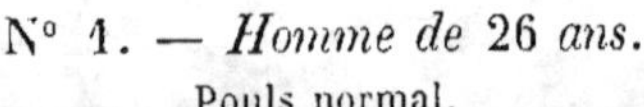

N° 1. — *Homme de 26 ans.*
Pouls normal.

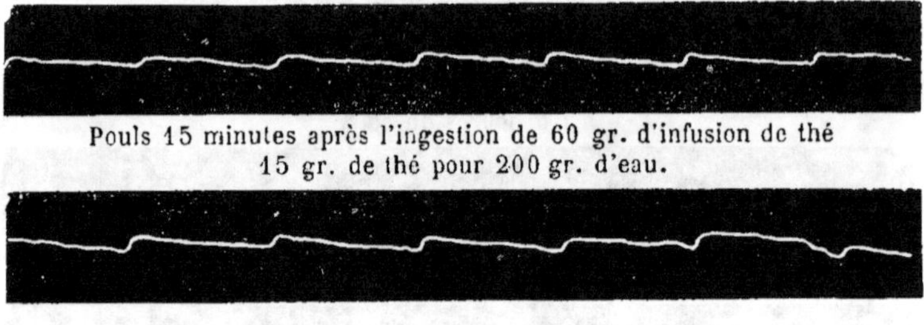

Pouls 15 minutes après l'ingestion de 60 gr. d'infusion de thé
15 gr. de thé pour 200 gr. d'eau.

N° 2. — *Homme de 27 ans.*
Pouls normal.

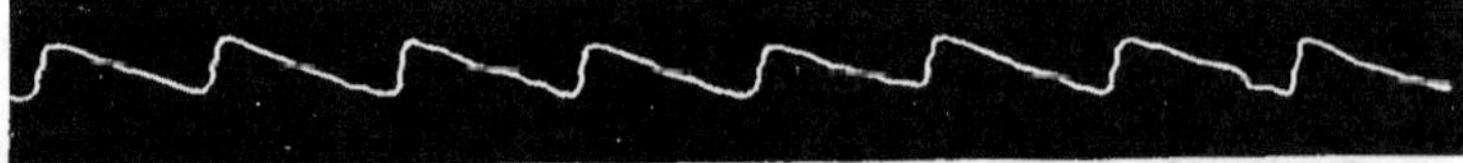

Pouls 15 minutes après l'ingestion de 60 gr de cette infusion.

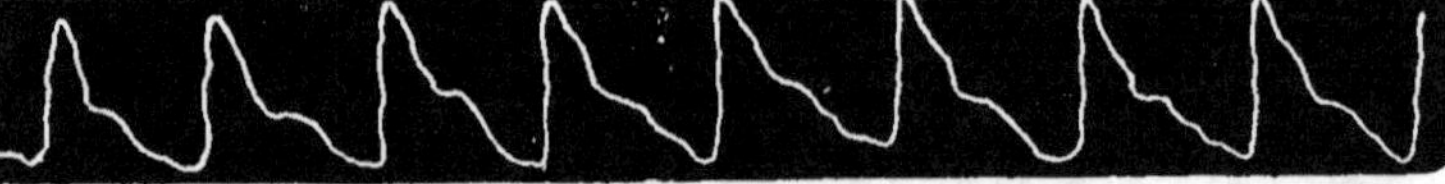

N° 3. — *Homme de 34 ans.*

Pouls normal.

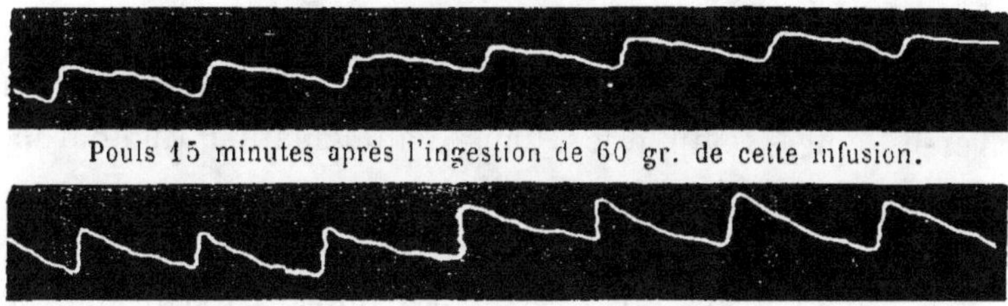

Pouls 15 minutes après l'ingestion de 60 gr. de cette infusion.

N° 4. — *Homme de 26 ans.*

Pouls normal.

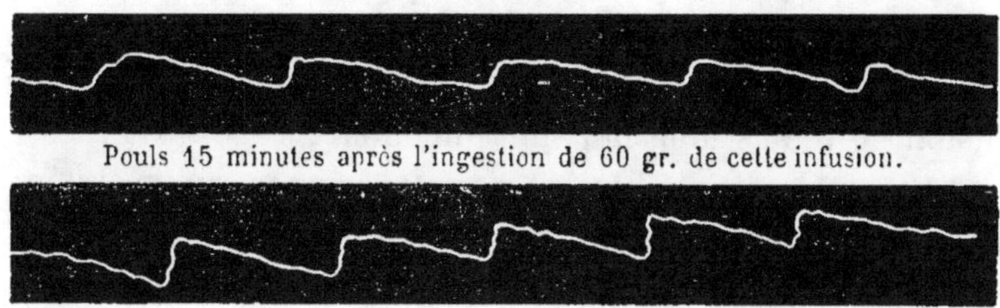

Pouls 15 minutes après l'ingestion de 60 gr. de cette infusion.

La respiration est fortement influencée par le thé, comme l'avaient démontré, du reste, les recherches d'E. Smith; les inspirations augmentent de fréquence et d'ampleur, et quand on soumet les individus à une dose assez forte d'infusion de thé vert, il peut se produire une oppression pénible et une sensation d'angoisse dans la région du cœur : troubles que l'on doit rapporter, selon nous, à l'action de l'huile volatile, et qui ne s'observent point sous l'influence du thé noir.

Quant au refroidissement périphérique, signalé par E. Smith et par nous-même, à la suite de l'ingestion d'infusion de thé à la température ordinaire, il s'explique, d'une part, par l'augmentation de l'expiration pulmonaire et de la transpiration cutanée qui se produit sous l'influence de l'essence de thé, d'une autre part, par l'influence frigorifique de la théine, dont l'action sur la chaleur organique est tout à fait comparable à celle de la caféine.

§ 4. *Action sur la nutrition.* — Le thé excite la digestion; il calme ce sentiment de tension et de plénitude qu

siége à la région stomacale après un repas indigeste ou co-
pieux. Ces effets sont dus très-probablement à son essence
aromatique, qui, en augmentant la sécrétion des glandes
digestives à la façon des huiles volatiles contenues dans les
diverses épices employées dans l'alimentation (moutarde,
cumin, poivre, girofle, cannelle, etc.), favorise la dissolution et l'absorption des aliments.

Pris à trop fortes doses, il peut troubler la digestion en
précipitant par son acide tannique les corps albumineux dissous (Moleschott).

Il y a une question qu'ont dû naturellement se poser les
physiologistes et les hygiénistes, c'est celle de savoir si l'infusion de thé est une boisson alimentaire.

Nous avons étudié l'action de cette boisson sur le système
nerveux, et, d'après cette étude, nous pouvons parfaitement
admettre qu'en excitant les centres nerveux elle peut agir
indirectement sur la nutrition. Dans tous les cas, cette action doit être passagère et momentanée.

On peut encore tenir compte, comme l'ont fait les chimistes,
de la forte proportion de substance azotée contenue dans
l'infusion de thé, pour expliquer son rôle dans la nutrition.
Mais si, comme l'a démontré Péligot, un litre d'infusion de
thé (20 grammes) sucrée fournit $31^{gr},65$ de matières solides,
celles-ci ne représentent que $0^{gr},3$ d'azote, tandis qu'un litre
de bouillon de la compagnie hollandaise, tout en ne contenant
que 24 grammes de matières solubles, renferme jusqu'à
$1^{gr},2$ d'azote. De son côté, Michel Lévy (1) insiste avec raison
sur l'alimentation substantielle des Anglais et sur la nourriture abondante dont ceux-ci font usage, malgré les
quantités de thé qu'ils absorbent. Dans les hôpitaux militaires anglais de Varna et de Scutari, il a vu servir le thé
à deux repas sur trois; les malades, les convalescents an-

____

(1) Michel Lévy, *loc. cit.*, t. II, p. 98.

glais le prennent matin et soir avec du pain, mais leur repas intermédiaire, le dîner (entre midi et une heure), est défrayé par une ration de viande et de légumes équivalente en quantité aux aliments que reçoivent nos militaires dans les deux repas réglementaires de leur journée à l'hôpital. Voici pourquoi nous voyons Fonssagrives (1), acceptant les idées du savant médecin inspecteur de l'armée d'Orient, admettre que « le thé agit bien plutôt à titre de condiment, c'est-à-dire de substance stimulant l'estomac et exaltant les facultés digestives, qu'à titre d'aliment proprement dit. »

Il est donc difficile d'attribuer à la quantité d'azote contenue dans l'infusion de thé les principaux effets que produit cette boisson comme substance alimentaire.

Mais, en dehors de l'excitation qu'il détermine du côté du système nerveux, il est démontré aujourd'hui que le thé joue un certain rôle comme aliment antidéperditeur et qu'il ralentit la désassimilation. C'est ce qui résulte des recherches entreprises par Schultz (de Berlin) et dont les résultats ont été confirmés par les expériences que nous avons instituées pour démontrer le pouvoir antidésassimilateur de cette boisson.

§ 5. *Conclusions.* — Ainsi le thé peut agir à trois titres l'économie :

1° Comme excitateur du système nerveux ou comme agent dynamique.

2° Comme ralentissant le mouvement de dénutrition ou comme agent antidéperditeur.

3° Comme renfermant une certaine proportion de principes azotés assimilables ou comme aliment plastique ou réparateur.

II. — Effets thérapeutiques.

Bien qu'on ait attribué au thé une foule de propriétés merveilleuses, on ne l'emploie guère journellement, en thé-

1. Fonssagrives. *Hygiène alimentaire des malades, des convalescents et des valétudinaires,* 2e édition.

rapeutique, que pour combattre l'indigestion, et encore quelques médecins attribuent-ils à l'eau chaude et sucrée qui lui sert de véhicule les bons effets constatés généralement à la suite de son administration. Cependant, quelques auteurs ont préconisé cette boisson dans diverses maladies et à différents titres :

1° Comme *excitant général du système nerveux*, contre la stupeur et le coma qui accompagnent les fièvres graves et adynamiques (Martin Solon), contre l'ivresse alcoolique et le narcotisme thébaïque (Graves, James Sewel, etc.).

Il est employé encore avantageusement dans certaines intoxications profondes, et offre un antidote préférable au café contre les poisons stupéfiants et les narcotico-àcres, tels que l'opium, les solanées vireuses, le tabac, la digitale.

Fonssagrives, à l'exemple de Boerhaave, qui l'employait, du reste, dans toutes les formes graves de la petite vérole, avec phlyctènes tendant à l'ulcération, en fait un usage constant dans la fièvre typhoïde adynamique, et en augmente la dose jusqu'à ce qu'il ait obtenu une stimulation suffisante.

2° Comme *diurétique*, le thé a été employé avec succès chez les malades dont les urines sont rares et chargées, dans la goutte, la gravelle, l'hydropisie (Gubler).

3° Comme *sédatif du système vasculaire*, il a été prescrit, à la façon de la digitale, dans certaines maladies fébriles et inflammatoires (Percival et Pereira).

4° Enfin, nous mentionnerons son emploi plus fréquent, comme *stimulant diffusible* et *sudorifique*, dans un certain nombre d'états morbides où il est utile de provoquer une sudation abondante.

CHAPITRE III

§ 1er. — Le *maté* ou *thé du Paraguay* est une boisson qui provient de l'infusion des feuilles et des extrémités des rameaux d'un arbrisseau élégant, qui pousse dans l'Amérique méridionale, principalement au Paraguay, dans la confédération argentine et au Brésil, l'*Ilex paraguayensis*, de la famille des aquifolaciées (Richard).

Il a été encore moins étudié que la coca en France et en Europe, où il est à peu près inconnu. Les Génois et les Espagnols seuls en font quelquefois usage. Aussi, l'étude physiologique et thérapeutique de cette substance active est encore à faire. Les auteurs de traités de matière médicale, qui rattachent le maté à l'étude du thé, considèrent, il est vrai, ces deux substances comme ayant les mêmes effets sur l'organisme sain et malade, parce que toutes les deux contiennent le même principe actif, la *théine* ; mais là se bornent les indications qu'ils nous fournissent.

Le maté, très-rare en France et introuvable dans les pharmacies (1), n'a point encore été appliqué au traitement de certaines affections dans les hôpitaux, pas plus qu'il n'a été expérimenté sur l'homme sain ou sur les animaux. C'est

---

(1) Le maté et la coca dont nous avons fait usage dans nos expériences nous ont été procurés par un de nos amis, M. J. Teilliet, pharmacien à Ivry-sur-Seine (près Paris).

dire que son étude a été complétement négligée par la clinique comme par l'expérimentation thérapeutique.

Nous avons dû faire un grand nombre d'expériences pour déterminer les effets physiologiques et la valeur médicinale d'une substance oubliée au milieu des nombreux agents de la thérapeutique, et presque inconnue du monde médical.

Nous empruntons au savant ouvrage de Martin de Moussy (1) et au mémoire de Mantegazza (2) les détails suivants sur l'histoire botanique et commerciale du maté, ainsi que sur la préparation de cette boisson aromatique.

§ 2. *Histoire botanique et commerciale.* — Le maté (*Ilex paraguayensis*, de Candolle ; *Ilex mate*, Auguste Saint-Hilaire ; *Psorulea glandulosa*, Linné) est un arbrisseau de la famille des Ilicinées, de la taille et du port de l'oranger, et très-élégant.

Ses feuilles sont ovales, oblongues et lancéolées, d'un vert foncé, d'un éclat métallique avec des nervures très-marquées. Les fleurs, peu apparentes, donnent naissance à des baies rougeâtres, pédiculées, réunies par bouquets axillaires et contenant de petites graines pourvues d'un albumen charnu.

On connaît encore le maté sous les noms divers de *thé du Paraguay, thé des jésuites ;* mais c'est à tort qu'on l'a rapporté si longtemps au *Cassica paragua*, à l'*Erytroxylum peruvianum* ou au *Boralea globulosa* (3).

Les Espagnols apprirent à connaître le maté par les naturels du pays, qui en absorbaient l'infusion très-chaude et sucrée au moyen d'un petit chalumeau.

Depuis l'époque de la conquête du Pérou, l'usage de cette boisson se répandit de plus en plus. Aujourd'hui, l'on con-

<hr>

(1) Martin de Moussy, *Description géographique et statistique de la confélé-ration argentine.* Paris, 1860, t. I, p. 128 et suiv.

(2) P. Mantegazza, *Gaz. med. ital. Lombardia*, 1859, n° 11.

(3) Merat et Delens, *Dictionnaire de matière médicale*, 1831, t. III. p. 590.

somme le maté dans le Paraguay, dans la confédération argentine, sur la côte orientale de l'Uruguay, un peu moins au Brésil, au Chili, au Pérou, dans la république de Bolivie, et peut-être aussi dans quelques autres États de l'Amérique centrale.

Tandis que l'importation de cette plante est presque nulle en Europe, sa consommation en Amérique s'élève à plusieurs millions. Le Paraguay seul vend chaque année pour cinq millions de maté et de tabac, et le maté entre pour la plus grande part dans cette somme considérable (Cervantès).

Voici, d'après Mantegazza, la manière dont on récolte et dont on prépare les feuilles de maté pour servir à l'alimentation :

« Dans le Paraguay, dit-il, le gouvernement, qui est le maître de tout, et qui a le droit d'autoriser toute espèce d'industrie, se réserve l'intérieur du pays, qui est garni de bois où l'on trouve beaucoup d'ilex. Là, au milieu de ces forêts épaisses, une petite troupe d'ouvriers se fraye un passage avec la hache et se met au travail. Ces hommes sont presque nus, exposés à une chaleur insupportable, aux piqûres des moustiques, aux morsures des serpents et aux attaques des jaguars.

» Les branches du maté sont abattues et hachées sans précaution, ce qui a peu d'inconvénient au point de vue de la récolte suivante, car la végétation est très-active et les arbrisseaux repoussent très-vite ; de plus, il existe des forêts vierges composées d'ilex, et qui s'étendent à plusieurs lieues.

» Les rameaux, garnis de leurs feuilles et souvent de leurs petites baies, sont placés sur un espace de six pieds carrés environ. On allume du feu dans le voisinage, de manière à leur faire subir une première torréfaction ; cette première opération se nomme *tatacica*.

» Non loin de là, un ouvrier, le *yerbatero* (récolteur de yerba), entasse mollement les fagots sur une sorte de cage en bambous (*tacuara*), haute de trois à quatre mètres, solidement construite et nommée *ramada*. On allume au-dessous un feu modéré, de façon à ce que la chaleur et la fumée sèchent graduellement la yerba qui y est entassée.

Dans cette seconde opération, qu'on appelle *barbacica*, les feuilles et les ramuscules, qui ont été séparés, dans la première opération, des rameaux plus forts, subissent une torréfaction particulière qui développe le principe aromatique du maté.

» Ces opérations se font d'une façon si grossière et si imparfaite que souvent les flammes atteignent les feuilles du maté et y mettent le feu : aussi faut-il éteindr
instant ce commencement d'incendie. »

D'après Martin de Moussy, il importe beaucoup que les menus bois et les herbes dont on alimente le feu soient d'une bonne qualité et renferment beaucoup de principes aromatiques, car la qualité de la yerba dépend en grande partie de la torréfaction qu'on lui fait subir.

Quand le maté présente un degré de dessiccation suffisant, les feuilles et les extrémités des branches sont réduites en poudre grossière au moyen d'un moulin broyeur constitué par une simple meule en pierre, placée de champ, qui tourne dans une auge pratiquée dans le sol et dont le fond présente une résistance suffisante.

La poudre une fois préparée est renfermée dans des sacs en peaux de bœuf taillées en forme de carrés et cousues sur les côtés. Ces peaux, ramollies d'avance dans l'eau, se laissent distendre par la yerba qu'on y empile fortement de manière à former une sorte de gros oreiller appelé *suron*, que l'on coud avec une forte lanière de cuir. En se séchant, la peau se contracte et exerce une pression extrêmement forte sur cette poudre, qui se trouve alors parfaitement tassée. Ces surons, séchés au soleil, presque aussi durs que la pierre, pèsent de 60 à 150 kilogrammes et même plus (6 à 10 arrobes); ils sont chargés soit à dos de mulet, soit sur des charrettes, suivant les localités, et expédiés vers les ports d'embarquement (Martin de Moussy).

Dans le commerce on trouve différentes variétés de yerba; celle du Paraguay est la meilleure de toutes; elle est très-aromatique, d'un goût amer, d'une couleur jaune-brun. Dans les ports de l'Atlantique, elle coûte de 2 à 4 francs la livre de 16 onces; dans les provinces, dans l'intérieur de la confédération argentine, son prix s'élève jusqu'à 7 francs.

On distingue encore l'*herbe de la mission*, qui se récolte dans les anciennes colonies jésuitiques, et le *maté en feuilles*, qui se consomme au Brésil et se prépare comme le thé.

Il en est du maté comme du vin, du café et des autres boissons alimentaires : il présente des goûts différents suivant les pays qui le produisent et suivant les individus qui en font usage. Les jésuites, qui s'étaient adonnés pendant longtemps à la culture de l'ilex, en avaient tellement perfectionné la qualité, que leur maté était préféré à tous les autres sur les marchés de Buenos-Ayres, auxquels ils fournissaient chaque année environ 40 000 roubles (le rouble valant 25 livres 15 onces). Mais les négociants de l'Assomption, capitale du Paraguay, réclamèrent, et un décret du roi d'Espagne limita la vente faite par les jésuites à 12 000 roubles (Mantegazza).

§ 3. *Préparation du maté.* — Le maté s'emploie sous forme d'infusion; celle-ci se prépare d'une façon fort singulière et qui diffère des procédés habituellement en usage pour la préparation des autres boissons aromatiques. On met une demi-once ou une once d'herbe dans une petite gourde ou calebasse qui porte le nom de *maté*, on y ajoute un peu de sucre, puis on y verse de l'eau bouillante.

Les vrais amateurs, à la campagne principalement, prennent le maté sans sucre, c'est le *maté cimarron*. En ville, on le prend avec du sucre en poudre ; les raffinés, les femmes ajoutent un peu de caramel, de zeste d'orange et de citron ; la boisson devient ainsi plus agréable (Martin de Moussy).

On aspire très-lentement cette infusion au moyen d'un petit chalumeau en argent (*bombilla*) dont l'extrémité renflée est percée de trous, de manière à ne pas laisser passer la poudre de maté qui reste au fond du vase.

Cette première infusion est généralement très-forte : aussi, quand le maté est de bonne qualité, on peut en faire cinq ou six autres. Si le maté est épuisé, on le remplace par d'autre poudre fraîche.

Dans toutes les maisons de l'Amérique, il y a toujours une cafetière d'eau au feu, et sur la table du maté qu'on offre aux amis et aux visiteurs. Le même vase et le même chalumeau servent à tout le monde ; on se les passe de main en main et de bouche en bouche. « Malheur à celui qui témoignerait le moindre dégoût, dit Mantegazza, il serait certain d'offenser son hôte ! »

Les poëtes ont chanté les vertus merveilleuses de cette boisson, et l'on possède en Amérique le langage du maté, comme nous avons en Europe le langage des fleurs. Le voici, d'après Mantegazza, dans toute sa simplicité :

Le maté amer signifie...............	Indifférence.
— doux......................	Amitié.
— mêlé avec de la limonade........	Dégoût.
— — de la cannelle.........	Tu occupes mes pensées.
— — du sucre.............	Sympathie.
— — de l'écorce d'orange....	Je désire que tu viennes me voir.
— — de la mélisse.........	Ta tristesse m'afflige.
— — du lait..............	Estime.
— — du café.............	Miséricorde.

§ 4. *Composition chimique.* — D'après Mantegazza, le maté contient un acide particulier, des substances aromatiques mal déterminées et de la caféine ; cette dernière substance y existerait en moins grande quantité que dans le café.

Nous avons eu recours à l'obligeance et à l'habileté de notre ami M. Lacour, pharmacien militaire à l'hôpital de Bordeaux, et l'avons prié de faire l'analyse du maté qui nous a servi pour faire nos expériences. Nous en transcrivons ici les résultats :

« Distillé avec de l'eau, le maté donne un hydrolat qui possède une saveur rappelant un peu celle de la menthe poivrée; son odeur est celle d'une faible infusion de thé. Comme l'eau distillée de menthe, il a un aspect opalin, et, après un certain temps, abandonne une très-petite quantité d'huile essentielle.

» Après avoir filtré le résidu de la distillation, pour séparer les feuilles d'avec le liquide, dit M. Lacour, je fis bouillir une seconde, puis une troisième fois ces feuilles avec de l'eau, je réunis les différents produits de la filtration et obtins ainsi une liqueur jaune verdâtre, que j'évaporai jusqu'à consistance sirupeuse; j'ajoutai alors de l'alcool à 85°, jusqu'à cessation du précipité, je filtrai, et obtins 27 pour 100 d'un extrait jaune foncé, très-amer, soluble en entier dans l'eau, un peu soluble dans l'alcool à 85°, insoluble dans l'éther. Cet extrait devait renfermer, entre autres produits actifs, la caféine, principal but de mes recherches. Pour extraire la caféine, on peut avoir recours au moyen suivant : on fait dissoudre l'extrait dans de l'eau bouillante, et l'on précipite par l'acétate tribasique de plomb; on sépare et on lave par décantation le précipité; on se débarrasse du plomb en excès par l'hydrogène sulfuré, puis on réduit le liquide à la consistance sirupeuse. La liqueur, en refroidissant, laisse déposer des cristaux de caféine sous forme d'aiguilles plus ou moins allongées et colorées en jaune foncé. Cette coloration est due aux matières empyreumatiques et aux sels que la solution peut encore contenir, malgré la précipitation par l'acétate tribasique de plomb. En suivant cette marche, j'ai obtenu 0,53 pour 100 de caféine cristallisée. Ne voulant pas m'arrêter à ce procédé d'extraction de la caféine, j'eus recours au moyen suivant : j'introduisis 100 grammes de maté réduiten poudre dans un appareil à déplacement, et je l'épuisai à plusieurs reprises par l'alcool à 85°. Je précipitai la teinture obtenue par le sous-acétate de plomb; il se forma un précipité jaune clair que je séparai par filtration. J'enlevai l'extrait du plomb en faisant arriver dans la liqueur un courant d'hydrogène sulfuré. J'évaporai au quart de son volume la liqueur ainsi débarrassée de plomb, et, après l'avoir neutralisée par la potasse, je l'abandonnai au repos pendant quatre jours.

» J'obtins ainsi de magnifiques aiguilles de caféine, beaucoup moins colorées que par la méthode précédente. Les eaux mères, concentrées de nouveau, fournirent une nouvelle quantité de cristaux, mais moins beaux que les précédents. Par ce procédé, j'ai obtenu 1^{gr},35 pour 100 de caféine, chiffre que me permettent de garantir les soins apportés dans les détails du manuel opératoire.

» *Examen d'une infusion de maté.* — L'infusion produite par l'action de 250 grammes d'eau bouillante sur 10 grammes de maté est jaune foncé; son odeur est tout à fait celle d'une forte infusion de thé; sa saveur est amère et très-astringente. L'alcool ne la précipite pas. Les acides donnent avec elle un précipité blanc grisâtre, et les alcalis la rembrunissent, surtout l'ammoniaque.

» Avec l'eau de chaux, elle donne un précipité vert. Les sels de protoxyde et de sesquioxyde de fer déterminent un abondant précipité vert foncé, qui se redissout lorsqu'on verse un acide dans la liqueur. Avec les sels de cuivre, on a un précipité vert peu sensible; mais dès qu'on ajoute à la liqueur de la potasse caustique au vingtième, il se forme un magnifique précipité vert-pomme. L'acétate tribasique de plomb détermine un précipité jaune clair, et les sels de zinc un précipité blanc grisâtre. La noix de galle et la gélatine ne fournissent aucun précipité. On doit remarquer que ces caractères ont la plus grande analogie avec ceux que présente l'infusion de café, ce qui porte à croire que le tannin, qui existe en assez forte proportion dans les feuilles de l'*Ilex paraguayensis*, est de la même nature que celui du café (1). »

I. — Effets physiologiques.

§ 1. *Action générale sur l'économie.* — Mantegazza nous dit peu de chose des effets physiologiques du maté. D'après lui, cette boisson exerce sur l'estomac une action particulière et toute spéciale, difficile à définir, mais que l'on peut qualifier « d'irritante ». Chez les personnes qui n'y sont pas habituées, elle détermine « un sentiment de faiblesse et de la douleur ». Du reste, cet auteur ne connaît pas d'autre boisson qui, prise après le repas, soit plus apte à troubler la digestion ; il n'y a que quelques estomacs privilégiés qui puissent la supporter facilement.

Le maté agit également sur l'intestin, dont il favorise les mouvements péristaltiques ; il combat la constipation.

Enfin, d'après Mantegazza, le maté exerce une action excitante sur le système nerveux ; il agit surtout sur l'intelligence, beaucoup plus que le café et le thé, et détermine de l'hyperesthésie. Grâce à la caféine qu'il contient, il pourrait, selon cet auteur, diminuer les oxydations et restreindre les pertes de l'organisme.

« Stimulant en même temps le cerveau et le grand sympathique, il repose de la fatigue et excite au travail. Bien des fois, ajoute Mantegazza, affaibli par de longues courses et par la chaleur accablante, je me suis immédiatement senti soulagé en avalant le maté que mon hôte m'offrait. En ce

(1) Voy. *Recueil de mémoires de médecine et de chirurgie militaires*, t. XXV, 3ᵉ série, juillet 1870, p. 80.

moment, aucune autre boisson ne m'aurait rétabli aussi promptement et aussi facilement que cette substance.

» Quand on a l'habitude de prendre du maté et qu'on en est privé pendant quelque temps, on éprouve du malaise, de la mélancolie et de la tristesse.

» Dans les marches forcées, les soldats qui manquent de maté remplissent d'eau chaude la gourde où ils portent leur liqueur privilégiée, aspirent cette eau avec un chalumeau, et trompent ainsi leur estomac par le léger goût que prend le. liquide en contact avec les parois de la gourde.

» Enfin, ajoute le même auteur, le maté excite le cœur beaucoup plus que les autres boissons aromatiques, telles que le café et le thé, et détermine une accélération assez considérable du pouls et de la respiration. »

Mantegazza ne nous dit rien, du reste, de l'influence de cette boisson sur la température et sur la nutrition, ainsi que sur les sécrétions.

Le maté dont nous nous sommes servi dans nos expériences présentait les caractères suivants :

Poudre grossière, mélangée à de petits morceaux de bois et à dès baies noirâtres de la grosseur des grains de poivre. Odeur aromatique forte et pénétrante, saveur amère et piquante, surtout prononcée dans les baies.

Infusion : coloration brune foncée, d'une odeur aromatique. Saveur très-amère, désagréable quand on n'y est pas habitué. Au bout de quelques jours, on prend cette boisson avec plaisir, surtout quand elle est sucrée; c'est, du moins, ce qui nous est arrivé.

§ 2. *Action sur le système nerveux.* — Nous avons étudié à plusieurs reprises les effets du maté sur nous-même, et nous ne pouvons mieux comparer son action qu'à celle du thé. Seulement, son amertume prononcée, les tiraillements qu'il détermine dans l'estomac aussitôt son ingestion (quand on n'y est pas habitué), en font une liqueur moins agréable à prendre que la précédente.

Ajoutons que les effets qu'il produit du côté de l'intelligence sont beaucoup plus accentués, et nos résultats sont à ce point de vue complétement d'accord avec ceux de Mantegazza.

Cette satisfaction et ce contentement de toutes choses, ce sentiment de bien-être et de bonheur calme et tranquille, sont beaucoup plus marqués avec le maté, dont l'action peut être comparée, à certains moments, à la première période de l'ivresse chez les gens qui ont le *vin gai*.

EXPÉRIENCES.

20 juillet 1869. Ingestion de 150 grammes d'infusion de maté (20 gr. de maté pour 250 gr. d'eau) le soir à jeun.

Au bout de quelques minutes, excitation violente; léger mal de tête; sentiment de froid aux extrémités et dans la région lombaire; crampes d'estomac assez douloureuses; tension du ventre; borborygmes.

Quinze minutes après, je suis beaucoup plus calme et éprouve un certain bien-être. Je m'étends sur mon lit; je me sens heureux et suis satisfait de tout ici-bas.

Je reste plusieurs heures calme, immobile, agité de mille pensées agréables, sans pouvoir m'endormir, mais sans éprouver le malaise qui accompagne toujours l'absence de sommeil.

Enfin, à ces impressions plus ou moins vives, succède un sommeil très-paisible, et je me réveille le lendemain matin sans éprouver le plus léger mal de tête ni le moindre accablement...

Au bout de quelques jours, je n'ai plus éprouvé de troubles digestifs à la suite de l'ingestion du maté que je supportais facilement et que je buvais même avec un certain plaisir.

Mais j'ai toujours constaté chez moi cet état de satisfaction et de contentement de toutes choses, en l'absence de toute idée délirante, qui caractérise l'action du maté.

On ne peut point attribuer ces effets produits par l'infusion de maté à l'influence de la caféine contenue dans cette boisson et dont la proportion est assez faible; il vaut mieux, croyons-nous, en rechercher la cause dans les essences aromatiques que contient le liquide, et qui révèlent leur présence par l'odeur et la saveur spéciales qu'elles communiquent au maté, et par lesquelles on peut distinguer facilement cette dernière boisson de l'infusion de thé.

§ 3. *Action sur la circulation, la respiration et la calorification.* — Les effets du maté sur l'appareil circulatoire se rapprochent singulièrement de ceux du thé et indiquent, comme pour celui-ci, une prédominance marquée de l'action des essences aromatiques contenues dans cette boisson sur les effets de la caféine qu'elle renferme. Les tracés sphygmographiques suivants présentent, en effet, après l'ingestion de l'infusion de maté, une accélération des battements du cœur, une augmentation de l'amplitude des oscillations et une diminution de la tension artérielle.

N° 1. — *Homme de 35 ans.*
Pouls normal.

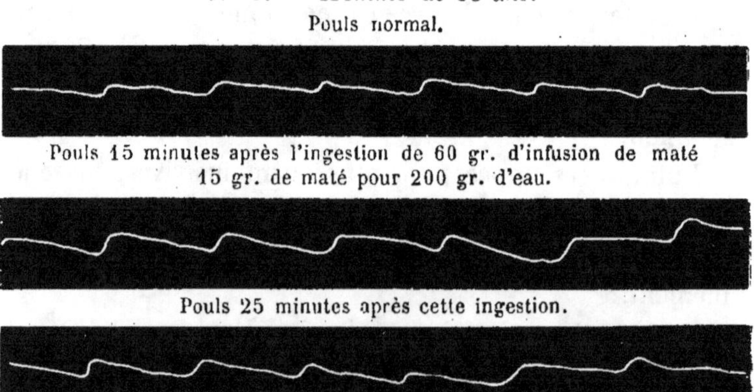

Pouls 15 minutes après l'ingestion de 60 gr. d'infusion de maté
15 gr. de maté pour 200 gr. d'eau.

Pouls 25 minutes après cette ingestion.

N° 2. — *Homme de 30 ans.*
Pouls normal.

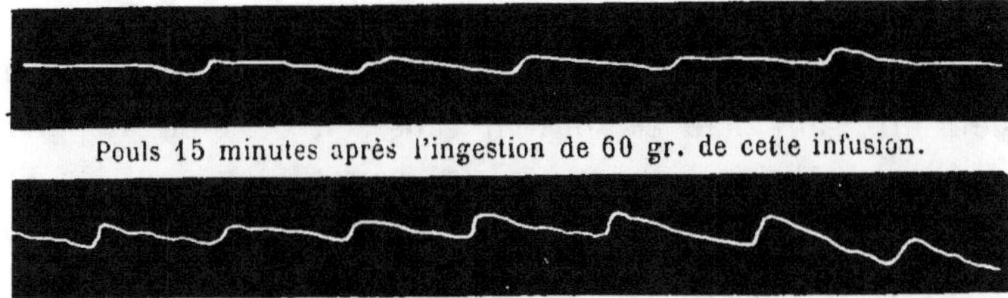

Pouls 15 minutes après l'ingestion de 60 gr. de cette infusion.

N° 3. — *Homme de 25 ans.*
Pouls normal.

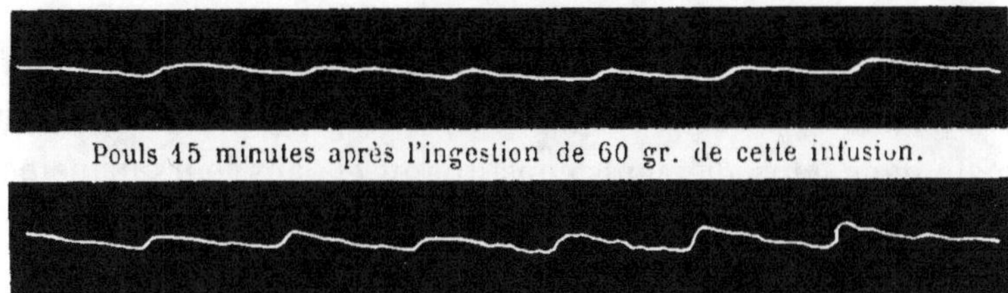

Pouls 15 minutes après l'ingestion de 60 gr. de cette infusion.

La respiration éprouve, sous l'influence du maté, une excitation manifeste, qui se traduit par l'accélération des mouvements respiratoires. La calorification est également influencée par cette boisson, si l'on tient compte du léger refroidissement qui se traduit à la périphérie par l'abaissement du thermomètre, après l'ingestion de l'infusion froide, et que nous rapportons, comme pour le thé, à l'augmentation de l'expiration pulmonaire et à l'action frigorifique de la caféine.

§ 4. *Action sur la nutrition.* — La plupart des auteurs qui ont écrit sur le maté se sont enthousiasmés pour l'influence que posséderait cette substance sur la nutrition et sur son utilité dans l'alimentation des ouvriers. Nous avons vu l'éloge que Mantegazza fait de cette boisson, comme moyen de supporter la fatigue et d'entretenir les forces musculaires. Martin de Moussy n'est pas moins explicite à cet égard : si l'on en croit cet auteur (1), l'infusion de maté aide

____

(1) Martin de Moussy, *loc. cit.*, t. I, p. 565.

singulièrcment le paysan ou le journalier argentin à supporter facilement, malgré les travaux continuels auxquels il se livre, le régime très-insuffisant et faiblement réparateur auquel il est habitué. Un morceau de viande rôtie en plein air, sans pain et souvent sans sel, ou bien du maïs bouilli dans l'eau avec un peu de graisse, tels sont les aliments qui constituent l'unique repas que prend le *péon* (journalier) chaque soir avant de se coucher; pendant la journée, quelques calebasses de maté suffisent à son alimentation.

§ 5. *Conclusions.* — Nous n'avons point fait d'expériences pour déterminer la valeur de ces allégations, mais si nous considérons, d'une part l'analogie que présentent le thé et le maté dans leurs éléments constituants et dans leurs principes actifs, d'une autre part la richesse que présente la dernière de ces boissons en essences aromatiques, enfin si nous tenons compte des résultats de nos expériences faites en 1869 et qui démontrent son rôle antidéperditeur, nous croyons devoir rattacher l'influence du maté sur la nutrition :

1° A l'excitation du système nerveux, d'où son *pouvoir dynamique;*

2° Au ralentissement de la dénutrition, d'où son *pouvoir antidéperditeur;*

3° A l'assimilation des principes azotés qu'il renferme, d'où son *pouvoir plastique* ou *réparateur.*

II. — Effets thérapeutiques.

Nous ne connaissons à peu près rien des effets thérapeutiques du maté, et il n'y a guère que Mantegazza qui nous ait fourni quelques renseignements sur les vertus curatives attribuées à cette substance.

D'après Mérat et Delens (1), les Indiens du sud de l'Union

(1) *Dictionnaire de matière médicale,* t. III, p. 591.

font le plus grand cas des feuilles grillées prises en infusion, et s'en servent comme d'un puissant diurétique contre
les calculs, la colique néphrétique, la goutte, etc. Mantegazza (1), tout en refusant au maté cette propriété, pense
que ce médicament n'est utile que comme excitant du système nerveux. A ce point de vue, il en a constaté souvent
les heureux effets dans la convalescence de la fièvre typhoïde
et dans d'autres états morbides caractérisés par la torpeur
ou l'inertie de l'appareil cérébro-spinal.

Quant à son emploi comme succédané de la noix vomique,
dans les paralysies, il n'en a obtenu aucun résultat satisfaisant. Mais c'est un purgatif léger, qui agit en favorisant
le mouvement péristaltique de l'intestin.

Enfin, il dissipe facilement l'insomnie déterminée chez
certaines personnes par l'usage prolongé et l'abus du café.

(1) Mantegazza, *Écho médical suisse*, 1859, p. 588.

CHAPITRE IV

§ 1. — Le cacao forme la base de la préparation alimentaire connue sous le nom de chocolat. Il provient de la semence du cacaotier (*Theobroma cacao*), arbre qui croît dans les forêts de l'Amérique méridionale et du Mexique, dans les districts de Caracas et de Vénézuéla.

Ses fruits offrent dix côtes mamelonnées, et contiennent dans une seule loge centrale, à l'époque de la maturité, les graines ovoïdes un peu déprimées, groupées au nombre de 25 à 40, présentant chacune un dur tégument ou l'enveloppe crustacée qui renferme l'amande brune aromatique (Payen).

§ 2. *Composition chimique.* — Voici quels ont été les résultats de l'analyse faite par Boussingault (1) sur une espèce de cacao dite *cacao Montaraz*, découverte dans la Nouvelle-Grenade :

Matière grasse (beurre de cacao)	44
Albumine	20
Théobromine	2
Gomme, acide et traces de matière très-amère	6
Cellulose et ligneux	13
Substances minérales	4
Eau	11
	100

A côté de ces résultats, on peut présenter l'analyse suivante faite par Payen :

(1) Boussingault, *Économie rurale*, t. I, p. 469.

Composition des amandes de cacao mondées de leur enveloppe, mais non sou-mises à la torréfaction.

Substance grasse (beurre de cacao)...............	48 à	50
Albumine, fibrine et autre matière azotée...........	21	20
Théobromine..................................	4	2
Amidon (plus traces de matières sucrées)..........	11	10
Cellulose...................................	3	2
Matière colorante, essence aromatique.............		traces.
Substances minérales...........................	3	4
Eau hygroscopique.............................	10	12
	100	100

§ 3. *Rôle physiologique des principaux éléments contenus dans le cacao.* — Grâce aux résultats des analyses précédentes, nous n'aurons pas beaucoup de peine à faire ressortir les propriétés nutritives du cacao.

Dabord, il présente une proportion considérable de *matière grasse* (42 à 50 pour 100). C'est une huile concrète, désignée sous le nom de *beurre de cacao*, et qui, comme on le sait, a de nombreux emplois en pharmacie et dans la parfumerie. Sa consistance est celle du suif; sa densité est de 0,91; elle est insoluble dans l'eau et complétement soluble dans l'éther. Elle se ramollit à 25°, fond à 29° et est complétement liquide à 40°.

Cette forte proportion de matière grasse, vingt-cinq fois plus considérable que celle que contient la farine de froment (Payen), révèle dans le cacao une substance trèsfavorable à la calorification et doit le faire considérer comme un aliment essentiellement *thermogène.* Notons qu'une notable quantité d'amidon jointe à cette matière grasse doit intervenir également comme agent calorifique.

La matière azotée (*albumine, fibrine*) est assez considérable et s'élève à une proportion double de celle qui existe dans les principales céréales, et en particulier dans la farine de froment.

Quant à la *théobromine*, qui a été découverte par A. Woskrenski dans les fèves de cacao, elle présente la même com-

position chimique que la caféine et que la théine. D'après
Boutigny (d'Évreux) (1), elle contiendrait pourtant plus d'a-
zote que ces derniers alcoloïdes. C''est une poudre cristalline dont la saveur rappelle celle du cacao. Chauffée à 160°,
elle perd de son poids; à 250°, elle commence à brunir, et
à une température encore plus élevée, elle se volatilise et se
condense sous forme cristalline, en laissant un faible résidu
de charbon. Peu soluble dans l'eau bouillante ainsi que dans
l'éther et dans l'alcool, elle se dissout seulement dans l'alcool
bouillant; elle cristallise par le refroidissement de la solution.

Voici le procédé employé par M. Fischer, pharmacien aide-
major au Val-de-Grâce, pour la préparation de la théobromine
qui a servi à nos expériences.

On réduit en poudre les graines de cacao, et on fait infuser
la poudre dans dix fois son poids d'eau pendant une heure;
on laisse refroidir, et l'on décante la couche de beurre qui
s'est réunie à la partie supérieure du liquide; — puis on
passe le liquide et on exprime le résidu. Le liquide ainsi
obtenu est traité par l'acétate neutre de plomb. On filtre
pour enlever le précipité formé, et dans la liqueur filtrée
on fait passer un courant d'hydrogène sulfuré pour préci-
piter l'excès de sel de plomb. On filtre de nouveau, et dans
la liqueur filtrée se trouve la théobromine à l'état d'acétate;
mais la liqueur étant très-acide et la théobromine ne pouvant
guère cristalliser, on traite le mélange par la potasse, qui
s'empare de l'acide acétique, et par l'éther, qui dissout la
théobromine; on décante alors la solution éthérée avec une
pipette et on l'abandonne à une évaporation spontanée. —
Il se forme des cristaux de théobromine qu'on purifie par
plusieurs traitements au moyen de l'éther.

Enfin il existe dans le cacao une *essence aromatique* spé-

<hr>

(1) Boutigny (d'Évreux), *Note sur la théobromine.* (*Revue médicale française
et étrangère*, 1843, t. III, p. 226.)

ciale, à laquelle le chocolat doit son parfum et à laquelle il faut attribuer un certain rôle, au point de vue des propriétés toniques et organoleptiques de cette substance alimentaire.

§ 4. *Préparation du cacao.* — Après la récolte des fruits du cacaotier, on les tasse sous des hangars, on brise leur écorce, on les ouvre avec de larges couteaux, et on en retire les amandes qu'on dépose dans un magasin fermé, nommé dégorgeoir (*desbaradero*), pour les débarrasser de la substance visqueuse qui les entoure. On les sèche ensuite au soleil, en les exposant sur des séchoirs.

C'est alors qu'on leur fait subir une véritable fermentation (*ressuage*) en les abritant dans un magasin pendant quatre à cinq jours; les amandes se couvrent d'une espèce de moisissure grisâtre et laissent écouler une quantité considérable de suc. On expose de nouveau les graines au soleil en ayant soin de les remuer continuellement. Lorsque la dessiccation est achevée, leur poids a diminué de 45 à 50 pour 100.

Ces préparations terminées, le cacao est livré au commerce; les graines, d'une couleur noirâtre ou brun foncé, répandent un arome caractéristique; à l'intérieur, elles offrent la couleur du raisin de Corinthe, et l'on y voit les traces de la matière grasse qu'elles contiennent en si forte proportion (1).

§ 5. *Torréfaction du cacao; préparation du chocolat.* — Le cacao, comme le café, a besoin de subir une torréfaction plus ou moins complète avant de pouvoir être introduit dans l'alimentation. Cette opération lui fait perdre une partie de ses principes âcres et amers, tout en développant ses principes aromatiques. D'après Parkes (2), l'amidon se transformerait alors en dextrine, l'acide margarique augmenterait en proportions assez notables, et il se formerait dans les

(1) Voy. E. et A. Pelletier, *le Thé et le Chocolat dans l'alimentation publique.* Paris, 1861, p. 35 et suiv.

(2) Parkes, *Practical Hygiène.* London, p. 280.

grains des produits empyreumatiques. Il est très-important que cette torréfaction se fasse graduellement, car si elle est trop rapide, la chaleur détruit les substances grasses, et l'on obtient un chocolat d'un brun noirâtre, peu nutritif, mais très-excitant; si, au contraire, elle n'est pas suffisante, l'amande n'a point perdu de ses principes nutritifs, mais les principes aromatiques ne se développent pas et restent perdus dans la masse; le chocolat se digère alors difficilement.

Quand le cacao est retiré de la brûloire, on l'étend sur des claies et on le débarrasse de son enveloppe au moyen de deux cylindres concasseurs armés de broches. Il peut alors servir à la préparation du chocolat. Voici en quoi consiste cette préparation : on broie les amandes, on les convertit en pâte liquide; on y incorpore du sucre et des aromates, puis on continue la trituration jusqu'à ce qu'on obtienne une pâte suffisamment fine et homogène. C'est cette pâte qui, introduite dans des moules et se durcissant ensuite dans de vastes caves nommées *refroidissoirs*, constitue le chocolat tel qu'il est livré à la consommation publique.

I. — Effets physiologiques.

§ 1. — On sait que le cacao fut importé en Europe par F. Cortez, après la conquête du Mexique. Chez les peuplades d'Amérique, cette substance constituait un des éléments principaux de l'alimentation; grillées dans des vases en terre et écrasées entre deux pierres, les amandes étaient mélangées avec de l'eau froide; le peuple y ajoutait de la fécule de manioc; les grands les sucraient avec le suc de l'agave ou le miel parfumé que fournissaient les innombrables essaims des forêts du nouveau monde. Les guerriers avaient seuls le droit de se nourrir de certaines espèces considérées comme plus propres à ranimer la vigueur corporelle et à réparer les forces.

Les Espagnols ne virent d'abord dans le cacao qu'une source de jouissances nouvelles et non une substance utile au point de vue de l'alimentation publique ; des lois sévères en prohibèrent donc l'exportation, mais les Hollandais, s'étant emparés de vaisseaux chargés des premières amandes, reconnurent vite leurs propriétés nutritives et introduisirent l'usage du cacao dans les Pays-Bas, d'où il se répandit en Angleterre, en Allemagne, en Italie, enfin en France, où il fut en honneur à la cour de Louis XIV.

A cette époque, le chocolat était l'aliment de prédilection de la reine Marie-Thérèse et de son entourage, et madame de Sévigné, dont la santé était fort délicate, et qui était très-friande de la nouvelle boisson, cherchait en vain à expliquer l'influence de ce breuvage dans le régime. « Je pris du chocolat avant-hier pour digérer mon dîner, écrit-elle, afin de bien souper, et j'en ai pris hier pour me nourrir et pour jeûner jusqu'au soir ; voilà de quoi je le trouve plaisant, c'est qu'il agit selon l'intention. »

Il ne fallut rien moins que l'introduction du chocolat dans l'alimentation du peuple, en même temps que la découverte par l'analyse chimique des principes nutritifs contenus dans cette préparation, pour établir d'une façon évidente et indiscutable l'importance du cacao comme substance alimentaire et son utilité dans le régime des classes pauvres et laborieuses.

Le cacao et le chocolat, dit Payen (1), en raison de leur composition élémentaire et de l'addition de sucre directement ou indirectement faite avant leur consommation, constituent des aliments respiratoires par l'amidon, le sucre, la dextrine, la matière grasse qu'ils contiennent ; ce sont aussi

____

(1) Payen, *loc. cit.*, p. 410.

des substances favorables à l'entretien ou au développement des sécrétions adipeuses, en raison de la matière grasse (beurre de cacao) qui leur est propre; enfin ils doivent concourir à l'entretien et à l'accroissement de nos tissus par les substances azotées ou congénères susceptibles de s'y assimiler. »

De son côté, Boussingault (1) explique les propriétés nutritives du cacao par l'abondance de l'albumine et de la matière grasse qu'il contient. « C'est sans aucun doute, dit-il, un des aliments les plus sains et les plus réparateurs que l'on connaisse. »

Dans les excursions entreprises dans les forêts inhabitées, quand il est d'une impérieuse nécessité de réduire le poids et le volume des rations alimentaires, cet auteur reconnaît que le chocolat présente des avantages réels et incontestables, qu'il a eu plus d'une fois occasion d'apprécier lui-même.

§ 2. *Action sur le système nerveux de la décoction de fèves de cacao.* — Pour déterminer l'action sur le système nerveux et sur les appareils qui en dépendent, des principes actifs (essences aromatiques et théobromine) contenus dans le cacao, il était nécessaire de séparer autant que possible ces principes des substances grasses (beurre de cacao) que renferment les fèves en proportion si considérable.

C'est dans ce but que nous nous sommes fait préparer une décoction dans l'eau bouillante de poudre de cacao, et c'est avec ce liquide que nous avons fait nos expériences.

En nous soumettant nous-même à l'action d'une décoction fortement chargée de principes aromatiques et préparée au moyen de poudre de cacao bien torréfié, nous avons constaté que cette boisson produit une excitation du système nerveux analogue à celle que détermine une forte infusion de café

(1) Boussingault, *loc. cit.*, t. I, p. 470.

noir; comme ces effets sont insignifiants quand on emploie une décoction préparée avec des fèves crues, il est naturel de les attribuer aux essences aromatiques qui se développent dans le cacao sous l'influence de la torréfaction.

§ 3. *Action sur la circulation.* — Une différence encore plus grande se remarque, quand on compare les effets déterminés dans la circulation par la décoction de poudre de cacao torréfié et par la décoction de poudre de cacao cru. Dans le premier cas, le tracé sphygmographique indique, en effet, une excitation de l'appareil circulatoire qui se manifeste par de l'accélération du pouls, une augmentation de l'amplitude des pulsations, une diminution de la tension artérielle.

Quand, au contraire, on emploie l'infusion de poudre de fèves crues, l'action de la théobromine prédomine et l'on obtient des effets tout opposés dans les caractères du pouls, comme on peut s'en assurer en examinant les tracés sphygmographiques suivants recueillis sur le même individu :

Homme de 28 *ans.*

Pouls normal.

Pouls 5 minutes après l'ingestion de décoction de poudre de fèves torréfiées (action des essences aromatiques).

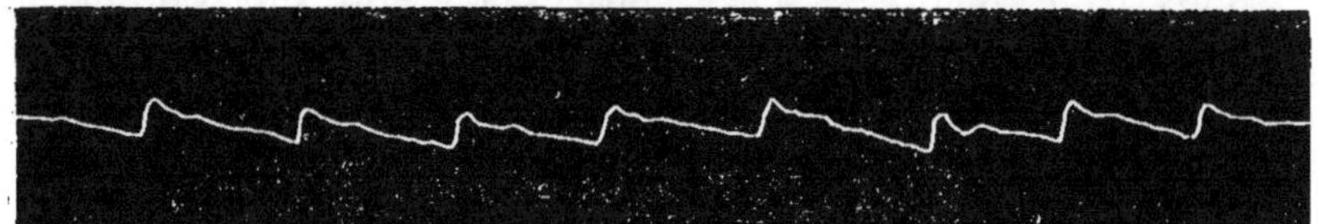

Pouls 15 minutes après l'ingestion de décoction de poudre de fèves crues (action de la théobromine).

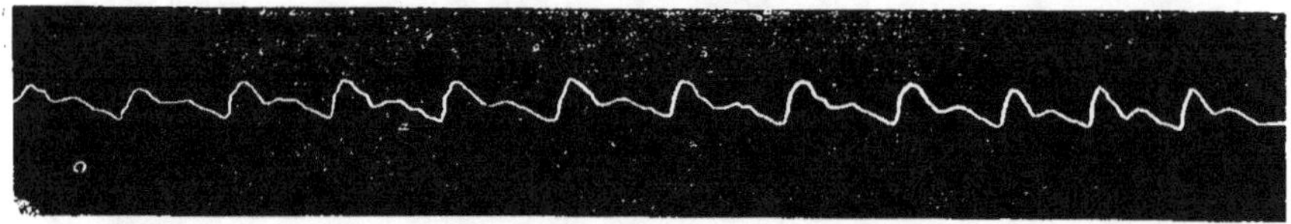

§ 4. *Action sur la nutrition.* — C'est avec raison qu'on s'accorde généralement pour considérer le chocolat comme étant la plus nourrissante des boissons aromatiques dont nous avons à faire l'étude. Sa richesse en albumine (20 à 25 pour 100) explique suffisamment la valeur plastique de cette préparation alimentaire.

Ses principes aromatiques favorisent la digestion en excitant les sécrétions gastriques et intestinales, et peuvent jouer en même temps un certain rôle comme stimulants des centres nerveux. Mais les corps gras qu'il renferme en proportion assez notable, tout en faisant du cacao une substance éminemment *thermogène* ou *calorifique*, rendent quelquefois son absorption difficile et expliquent les indigestions que le chocolat provoque chez les personnes qui n'y sont pas habituées.

Il faut tenir compte en même temps, pour s'expliquer la valeur nutritive du cacao, de la présence dans cette substance d'un alcaloïde spécial, la *théobromine*, dont les effets physiologiques sont identiques à ceux de la caféine et de la théine, (comme nous l'ont prouvé les nombreuses expériences que nous avons instituées à cet égard) (1), et qui, enrayant de la

(1) Voici les résultats de quelques-unes de nos expériences :

1re *expérience.* — On injecte sous la peau d'une grenouille de taille moyenne, au moyen de la seringue de Pravaz 0gr,02 de théobromine (solution au 100e dans l'eau distillée).

Au bout de 10 minutes, secousses musculaires ; au bout de 15 minutes, roideur dans les membres antérieurs, puis postérieurs.

Au bout de 20 minutes, ralentissement considérable des battements du cœur.

Au bout de 25 minutes, mort.

2e *expérience.* — Une grenouille bien vivace et de forte taille est liée par le milieu du corps par un fil très-serré, de façon à ce que la ligature ne comprenne pas les nerfs lombaires.

Injection dans la cuisse droite de 0gr,05 de théobromine.

Au bout de 10 minutes, quelques convulsions, puis roideur dans le train postérieur qui reste dans l'extension la plus complète.

Aucun phénomène dans la partie antérieure du corps. La grenouille continua à vivre, et à se traîner sur le ventre au moyen de ses pattes antérieures non paralysées.

même façon que les principes actifs du café et du thé la dénutrition organique, assigne au cacao un rang important parmi les aliments d'épargne ou antidéperditeurs.

§ 5. *Conclusions.* — En résumé, nous croyons devoir attribuer la valeur du cacao dans l'alimentation :

1° A sa richesse en substance grasse, d'où son *pouvoir thermogène ;*

2° A sa richesse en albumine, d'où son *pouvoir plastique ;*

3° A la présence de la théobromine, d'où son pouvoir *antidéperditeur.*

On peut expliquer en outre par les principes aromatiques que renferme le cacao la valeur digestive de cet aliment et l'excitation qu'il détermine du côté des centres nerveux.

II. — Action thérapeutique.

Le chocolat n'est guère employé en thérapeutique que pour servir de base à un grand nombre de médicaments dont l'administration devient par ce moyen très-commode et même agréable (*chocolats médicinaux*).

Il entre également dans un certain nombre de préparations reconstituantes et analeptiques (1).

Quant à la théobromine, elle n'a point été employée en médecine, sans doute à cause de son prix élevé, de sa préparation difficile et de son identité presque complète avec la caféine ; on ne la trouve dans certains laboratoires qu'à titre de curiosité.

(1) Voy. L. Marchand, art. CACAO. (*Nouveau Dictionnaire de médecine et de chirurgie pratiques*, t. VI, p. 5.)

CHAPITRE V

§ 1. — La *coca*, dont le nom paraît dériver de *l'aymara khoka*, qui signifie plante par excellence, est la feuille d'un arbuste de la Bolivie et du Pérou, nommé *Erythroxylum coca*, appartenant à la famille des érythroxylées (Linné).

Elle a joui d'une faveur considérable parmi les Incas, qui lui attribuaient des propriétés miraculeuses et la considéraient comme la représentation de la divinité.

Plus tard, les conquérants du versant oriental des Andes, ayant reconnu dans cette feuille un certain pouvoir nutritif, en firent un très-grand usage; elle est devenue aujourd'hui un aliment journalier au Pérou et en Bolivie, parmi les ouvriers qui travaillent à l'exploitation des mines.

Sa célébrité thérapeutique s'est étendue de l'Amérique du Sud jusqu'en Europe, où, dans ces derniers temps, quelques expérimentateurs ont étudié les propriétés physiologiques de la merveilleuse feuille péruvienne. Plusieurs travaux ont été publiés sur la coca en Amérique, en Italie, en Allemagne et en France, comme l'atteste la bibliographie de l'excellente thèse de Moreno y Maïz (1).

§ 2. *Étude botanique et commerciale.* — L'Erythroxylum coca est cultivé principalement au Pérou et en Bolivie, où il est une précieuse ressource pour les populations; on le

(1) Moreno y Maïz, *Recherches chimiques et physiologiques sur l'Erythroxylum coca du Pérou et la cocaïne.* Thèse de Paris, 1868.

rencontre également dans l'Équateur, la Nouvelle-Grenade et dans l'empire du Brésil.

La croissance de cet arbrisseau est rapide; généralement la plante commence à donner sa première récolte au bout d'un an et demi, et à partir de cette époque elle continue à fournir des feuilles jusqu'à l'âge de quarante à cinquante ans (Moreno y Maïz). Une fois la cueillette des feuilles terminée, celles-ci sont mises à l'abri sous un hangar, puis desséchées et emballées. Il faut que la dessiccation, tout en étant rapide, ne soit pas portée trop loin; autrement la coca se décolore, perd son goût et son arome, et se réduit en poussière (Lippmann).

Les feuilles de coca desséchées sont d'un gris verdâtre, très-légères (dix feuilles pèsent 1 gramme, d'après Lippmann), et présentent une odeur aromatique analogue à celle du thé, mais plus pénétrante.

La coca se consomme presque exclusivement au Pérou, en Bolivie et dans les contrées voisines. Dans la province argentine de Salta, elle se vend ordinairement 7 francs la livre de seize onces.

§ 3. *Composition chimique. — Cocaïne.* — L'analyse des feuilles de coca a été faite pour la première fois en 1794, par Unanué (de Lima), puis par Pœppig et Fremy, enfin par Niemann, élève de Wœhler (de Göttingen), en 1859. Ce dernier parvint à en isoler le principe actif, la *cocaïne.*

Cet alcaloïde a pour formule $C^{32}H^{20}AzO^8$ (Niemann); sa composition se rapproche singulièrement, comme on voit, de celle de la caféine, $C^{16}H^{10}Az^4O^4$, avec laquelle elle présente du reste beaucoup d'analogie, tant au point de vue de ses caractères physiques et chimiques qu'au point de vue de son action physiologique et thérapeutique.

C'est une substance d'un blanc jaunâtre, presque insoluble dans l'eau froide, très-peu soluble dans l'eau bouillante, assez facilement soluble dans l'alcool et très-soluble dans l'éther. Elle cristallise sous forme de petits prismes soyeux disposés en rayons, comme la caféine et la théobromine.

Sa solution présente une amertume assez prononcée.

On peut isoler la cocaïne par plusieurs procédés; le meilleur est celui qui a été indiqué par Moreno y Maïz (1), et qui a été employé pour préparer la cocaïne dont nous nous sommes servi dans nos expériences.

On mélange intimement les feuilles de coca pulvérisées avec de la chaux délitée. Au bout de vingt-quatre à trente-six heures, on lessive le tout avec de l'alcool à 40°. Le liquide ainsi obtenu renferme la cocaïne, dont la présence se révèle par une odeur fétide très-forte, analogue à celle qui se fait sentir quand les Indiens chiquent les feuilles avec la jlipta, et qui est remplacée par l'odeur suave de la poudre de coca quand, après, avoir distillé l'alcool, on traite le résidu par l'acide sulfurique dilué.

On fait évaporer et cristalliser plusieurs fois la solution, qu'on précipite par le carbonate de soude; on traite alors le précipité par l'éther sulfurique à 62°, et une nouvelle cristallisation isole la cocaïne.

La cocaïne a été expérimentée seulement dans ces dernières années par un petit nombre d'observateurs, par Moreno y Maïz (2), par Lippmann (3) et par nous-même sur les animaux. Nous avons étudié sur l'homme sain et malade l'action de cet alcaloïde. Moreno y Maïz avait employé l'acétate de cocaïne, qui offre l'avantage d'être très-soluble dans l'eau et de cristalliser facilement. Quant à nous, à l'exemple de Lippmann, nous avons eu recours à une solution aqueuse au 1/100° de cocaïne légèrement acidulée et que nous administrions à l'aide de la seringue à injection sous-cutanée de

(1) *Loc. cit.*, p. 19.
(2) *Loc. cit.*, p. 17.
(3) Lippmann, *Étude sur la coca du Pérou.* Thèse de Strasbourg, 1868.

Pravaz. Les résultats de nos expériences concordent avec ceux qui ont été obtenus par les observateurs qui nous ont précédé dans cette étude.

Il existe en même temps dans la coca certains *principes aromatiques* de l'influence desquels nous aurons soin de tenir compte quand nous déterminerons les effets physiologiques de cette substance.

§ 4. *Préparation et usages.* — Au Pérou et en Bolivie, la coca ne s'emploie en infusion qu'exceptionnellement, dans le cas, par exemple, où elle est administrée comme médicament contre les dyspepsies et les coliques.

Le mode d'ingestion habituel est la mastication. L'Indien chique la coca comme l'Européen chique le tabac; il introduit une à une dans sa bouche les feuilles qui doivent former la chique, a soin de séparer avec ses dents et ses lèvres les nervures et les pétioles, et quand il trouve la chique assez grosse et assez humectée, il introduit à l'intérieur, à l'aide d'un petit bois pointu, une certaine quantité de *llipta*. C'est une poudre grisâtre, obtenue par l'incinération des tiges sèches de diverses plantes, telles que le *Chenopodium quinoa*, les pétioles des feuilles du bananier (Moreno y Maïz); elle est quelquefois remplacée par de la chaux vive ou de la terre argileuse (Demarle, Lippmann). Elle est inusitée dans la république de l'Équateur. On ignore encore le véritable rôle de cette substance; les auteurs en ont donné des explications différentes.

N'est-elle qu'un simple correctif, servant à masquer l'amertume de la coca et à diminuer la sécheresse de la gorge (Rossier)? Faut-il la considérer comme un adjuvant efficace qui contribue à exagérer les effets de la coca, soit en favorisant la dissolution des principes actifs de la plante (Wedell), soit en isolant la cocaïne (Demarle), soit enfin en développant le goût aromatique spécial de la coca (Moreno y Maïz)? Nous n'en savons rien; et malgré les expériences intéressantes de Demarle (1), de nouvelles recherches sont nécessaires à ce sujet. Cette question est pourtant assez importante, car on conçoit combien l'addition d'une substance étrangère aussi complexe et aussi peu connue que la *llipta*, peut influencer et faire varier les résultats des expériences entreprises pour déterminer les effets physiologiques de la coca.

Quant à nous, ce qui nous a frappé dans l'histoire de cette plante, c'est la différence des faits observés chez les Indiens par les voyageurs avec ceux qui ont été constatés par les expérimentateurs en Europe. Nous ne serions pas éloigné d'attribuer cette différence à l'influence de la llipta, dont les physiologistes européens n'ont presque jamais tenu compte dans leurs recherches et dans leurs expériences.

La coca se chique partout, dans les mines, dans les champs, dans les ateliers; l'Indien n'entreprend aucun travail pénible et ne fait aucune course à travers les Andes sans sa provision de coca.

La durée moyenne d'une chique est d'environ deux heures; un homme consomme en moyenne 28 à 42 grammes de coca dans une journée. L'usage de cette feuille est devenu un besoin impérieux pour les races indiennes. Plus le travail est long, plus la fatigue est considérable, et plus la consommation est grande. Un travailleur employé par Tschudy chiquait toutes les deux heures environ une once espagnole (14 grammes) de coca (2).

1. — Effets physiologiques.

§ 1. *Action sur le tube digestif.* — Mâchées, les feuilles de coca ont une saveur astringente et faiblement amère, elles excitent la sécrétion de la salive et produisent, au bout

(1) Demarle, *Essai sur la coca du Pérou.* Thèse de Paris, 1862.
(2) Moreno y Maïz, *loc. cit.*, p. 13.

d'un certain temps, de la sécheresse de la gorge et de la
soif. Après quelques minutes de mastication, le résidu ne
contient plus que la partie fibreuse des feuilles.

Il en est de la coca comme du tabac; quand on n'y est pas
habitué et quand on la chique à dose suffisante, elle peut
produire des nausées, des vomissements, des défaillances
(Moreno y Maïz).

Pendant la mastication, le goût est aboli et demeure obtus
pendant un temps plus ou moins considérable (Demarle).

Dans l'estomac, la coca développe un sentiment de chaleur et de plénitude qui semble diminuer la faim (Von Martius) (1), une sorte de bien-être qui dure tout le temps de
la mastication (Rossier) (2), une augmentation de l'appétit
(Demarle).

Quant à nous, après avoir mâché les feuilles de coca,
nous avons toujours ressenti une impression désagréable,
un dégoût pour les aliments, un sentiment de plénitude et
de pesanteur dans l'estomac, accompagné de sécheresse et
même de douleur de gorge.

Ces effets ont été tout autres quand nous ingérions, comme
nous l'avons fait plus souvent, l'infusion assez concentrée de
feuilles de coca; nous avons éprouvé alors le bien-être et les
sensations agréables que Rossier mentionne dans son travail.

Il faut, d'après nous, faire une grande distinction entre
les effets produits par la mastication des feuilles et ceux déterminés par l'ingestion de l'infusion; tandis que la mastication des feuilles ne déterminait guère chez nous que
de la salivation et une saveur assez repoussante, l'infusion
chaude et concentrée nous a toujours laissé une impression
agréable, comparable à celle que détermine dans l'estomac
l'ingestion d'un mélange de café et d'eau-de-vie.

(1) Von Martius, *Systema materiæ medicæ brasiliensis.* Broch. in-8°, 1843.
(2) Rossier, *Sur l'action physiologique des feuilles de coca.* (*Écho médical
suisse,* avril 1861.)

Nous avons remarqué également que la coca facilitait beaucoup l'évacuation des selles et déterminait souvent de la diarrhée, parfois quelques coliques.

On constate l'odeur de la plante dans les urines et dans les matières fécales.

§ 2. *Action sur le système nerveux.* — La coca a une action incontestable sur le système nerveux. Tous les auteurs le reconnaissent, mais les descriptions qu'ils en ont faites varient suivant chacun d'eux. Nous ne pouvons expliquer les différences et les contradictions qu'elles présentent, qu'en les rapportant à l'emploi de substances différentes dans les expériences instituées dans le but de déterminer les principaux effets de la plante péruvienne. Mantegazza (1) a décrit dans les termes les plus enthousiastes l'action merveilleuse de la coca sur le système nerveux, et le tableau qu'il a tracé des troubles suscités par l'ingestion de cette substance a paru tellement étrange et tellement exagéré, que certains observateurs (2) ont douté de la véracité des faits avancés par le médecin italien. Quelques-uns même, ayant voulu vérifier ses résultats par l'expérimentation physiologique, sont arrivés à des résultats tout différents.

Nous avons lu avec attention les principales descriptions des auteurs concernant les effets de la coca sur le système nerveux. Nous avons essayé de déterminer les points principaux sur lesquels toutes s'accordent, et nous avons présenté dans le tableau suivant les effets les plus constants observés par les expérimentateurs, aussi bien chez l'homme que chez les animaux.

(1) P. Mantegazza, *Sulle virtu igieniche e medicinali della coca.* Milano, 1859. (Extrait des *Ann. univ. di Medicina*, mars 1859.)

(2) Wœlher, Rossier, Gosse, Demarle, Reiss, Lippmann, Moreno y Maïz, etc., etc.

TABLEAU des principaux résultats de l'observation et de l'expérimentation concernant les effets de la coca sur le système nerveux.

MODES d'administration.	P. MANTEGAZZA, 1859.	ROSSIER, 1861.	DEMARLE, 1862.	REISS, 1866.	MORENO Y MAIZ.	LIPPMANN, 1868.
Mastication des feuilles : 1° à petites doses (6 à 12 gr.)	*Intelligence :* Au début, sentiment de bien-être; conscience d'un accroissement de vitalité; surexcitation mentale; vivacité de la parole; béatitude, puis paresse, torpeur. Sommeil. *Sensibilité :* Au début, sensation de chaleur sur tout le corps, mais jamais d'hyperesthésie. *Motilité :* Au début, immobilité complète due à l'état de paresse qui domine, puis à certains moments accès brusques dus à une sorte de surexcitation vitale. — Mouvements désordonnés, trépidations, sauts qui interrompent un état d'engourdissement et de bien-être dans lequel on se complait immobile et satisfait.	Sentiment de bien-être et résistance à la fatigue. — Indolence et paresse. — Sommeil calme.	Sensation comparable à celle qu'on éprouve quand, s'étant mis à table sans faim, on sent l'appétit venir, sous l'influence de l'aliment qui le sollicite. — Besoin de mouvement.			
2° à hautes doses [15 à 60 gr.].	*Ivresse cocaïne :* Jouissances supérieures à toutes celles qui nous sont connues dans l'ordre physique; sentiment de légèreté; hallucination; images fantasmagoriques; cauchemars. Anesthésie et immobilité complète.		Désir d'immobilité et de repos vers le soir, insomnie la nuit.			
Ingestion de poudre ou de pastilles de coca.				Légère pointe d'ivresse, sans somnolence, sans congestion du cerveau; sentiment de bien-être et de satisfaction; élocution vive et facile; stimulation notable du système musculaire.	Excitation intellectuelle qui permet de veiller toute une nuit consacrée au travail. Pas de fatigues consécutives; pas de douleur frontale ni de céphalalgie.	
Ingestion froide (10 à 45 gr. sur 60 gr. d'eau).						A faibles doses, légèreté dans les mouvements, sensation de bien-être. A hautes doses, pesanteur de tête, troubles viscéraux, paresse.
Extrait de coca (2 à 4 gr.).						Effets peu sensibles. — Excitation légère.

Un simple coup d'œil jeté sur le tableau précédent suffit pour se faire une idée de l'action de la coca sur le système nerveux ; elle consiste :

1° Quand la substance est prise à petite dose, dans une excitation vive de l'appareil cérébro-spinal : augmentation de l'activité et de l'énergie des mouvements musculaires et stimulation des facultés intellectuelles ;

2° A haute dose, dans le désordre et l'irrégularité de la locomotion, dans la perturbation des fonctions cérébro-spinales, dans un délire calme, heureux et tranquille, et enfin dans une paralysie et une anesthésie plus ou moins complètes.

Tels sont, du reste, les effets que nous avons éprouvés nous-même en nous soumettant à plusieurs reprises, et dans des conditions différentes, à l'influence de la coca. Nous transcrivons ici les résultats d'une expérience faite sur nous-même.

12 juillet 1869. Ingestion de 150 grammes d'une infusion de coca, à jeun et dans l'après-midi. Pas d'effets notables.

Dix minutes après, nouvelle ingestion de 150 grammes de la même infusion : excitation générale du système nerveux, offrant beaucoup d'analogie avec celle que détermine l'absorption d'un mélange de café et d'eau-de-vie. Stimulation des facultés cérébrales, disposition au travail et surtout à la fatigue corporelle, impatience et promptitude dans les mouvements, rapidité dans l'écriture. Je ne puis rester à la même place ; je sens le besoin de sortir de mon cabinet, de marcher, de courir.

Dix minutes après, nouvelle ingestion de 100 grammes : excitation violente de l'imagination. Le besoin d'exercice augmente encore. Je m'aperçois que ma main tremble et que j'ai de la peine à écrire. J'éprouve des tremblements dans les jambes, des frissonnements dans le dos, et je ne puis rester immobile. Il m'est arrivé plusieurs fois de prendre l'infusion de coca le soir, avant de me coucher, et j'ai toujours remarqué, une fois dans mon lit, un certain malaise produit par le désir de me mouvoir. Ainsi, je trouve dans mes notes les lignes suivantes : « 15 juillet, onze heures du soir. Je me tourne, je me retourne sans cesse ; je suis mal à l'aise sur le côté gauche comme sur le côté droit... A certains moments, je crains de manquer d'équilibre et je crois être transporté dans l'espace... Je me lève, je marche à grands pas dans ma chambre ; il me semble que je pourrais courir pendant longtemps... Je ressens dans toute ma personne une légèreté et une souplesse indéfinissables. »

Un quart d'heure après, ces impressions étaient ordinairement remplacées par de la lourdeur de tête, de la somnolence, de la tendance au repos et à l'immobilité. J'ai parfaitement constaté, comme Rossier, que « ce n'est pas alors la faculté de se mouvoir qui fait défaut, mais que c'est le besoin de vouloir qui manque ».

A quoi faut-il attribuer cette action énergique que l'infusion de coca exerce sur le système nerveux? Une grande partie de ces effets doivent être rapportés certainement à la cocaïne ; tels sont particulièrement les troubles que cette boisson détermine du côté de l'appareil sensitivo-moteur, comme l'ont démontré les expériences instituées avec cet alcaloïde sur les animaux, par Moreno y Maïz et par Lippmann (1). Mais si l'on rapproche de ces troubles médullaires le tableau des phénomènes qui résultent chez l'homme de l'ingestion d'infusion de coca et dans lequel prédomine

(1) Voici les faits qui résultent de ces expériences et que nous avons constatés également :

A petites doses (0gr,005 à 0gr,015 en injection sous-cutanée), la cocaïne détermine une excitation de la motilité, produit des secousses dans les membres, de véritables convulsions cloniques et un peu d'exagération de la sensibilité.

A doses élevées (0gr,05), elle produit des tremblements convulsifs des mâchoires, de violentes convulsions tétaniques dans les quatre membres ; tandis que la motricité persiste, comme on peut s'en assurer en soumettant les muscles de l'animal mis en expérience à l'influence de l'excitation électrique, la sensibilité est abolie. L'anesthésie peut être complète et la mort se produire après un ralentissement considérable des battements du cœur. A ce point de vue, la cocaïne présente une certaine analogie avec la strychnine (Lippmann).

prédomine une excitation plus ou moins violente des fonctions cérébrales et des facultés intellectuelles, on ne peut expliquer ces phénomènes uniquement par l'influence de la cocaïne, qui n'agit point ou très-faiblement sur le cerveau, mais en les rapportant aux principes aromatiques contenus dans l'infusion.

§ 3. *Action sur la circulation, la respiration et la calorification.* — Nous avons vu que les descriptions des auteurs contenaient les contradictions les plus étranges concernant l'action de la coca sur le système nerveux; nous ne nous étonnerons donc pas de retrouver ces mêmes contradictions dans l'étude des effets de la feuille péruvienne sur les principales fonctions qui dépendent de ce système.

En effet, tandis que, d'après Mantegazza, la coca produirait des palpitations de cœur et une accélération du pouls (134 pulsations par minute, le chiffre normal étant de 65), pour Rossier, cette accélération ne serait que temporaire et serait toujours suivie d'un ralentissement appréciable au bout de 5 minutes, d'autres fois au bout de 10 ou 15 minutes; de son côté, Reiss (1) soutient que le pouls reste invariable après la mastication des feuilles.

Pour résoudre ce problème, Demarle a institué des expériences qui confirment l'opinion de Rossier; sur un sujet qui présentait 80 pulsations par minute, le pouls tomba à 72 sous l'influence de la coca, au bout de 40 minutes; à 68 au bout de 1 heure 1/2.

Le pouls de l'auteur présenta les modifications suivantes sous l'influence de 10 grammes de coca, pris en infusion froide dans 200 grammes d'eau :

Pouls normal................................... 76
Après 20 minutes.............................. 64
Après 1 heure................................. 60
Durant 2 heures............................... 68
Pendant toute la journée...................... 72

(1) Reiss, *Note sur l'emploi de la coca.* (*Bulletin de thérapeutique*, 1866.)

D'un autre côté, Lippmann insiste avec raison sur l'influence que possède toute boisson chaude sur l'accélération du pouls, et dont il faut tenir compte quand on prend l'infusion de coca à une température élevée. Il a lui-même remarqué que, tandis que l'infusion chaude produit une accélération du pouls, l'infusion froide n'agit aucunement sur celui-ci, fait qui a été également noté par Moreno y Maïz.

Nous avons dû vérifier ces résultats; les tracés sphygmographiques suivants, que nous avons pris sur plusieurs individus soumis à l'action de la coca (infusion froide), nous ont démontré, à la suite de l'ingestion de cette boisson aromatique, un certain ralentissement du pouls avec augmentation de la tension artérielle :

N° 1. — *Homme de 28 ans.*
Pouls normal.

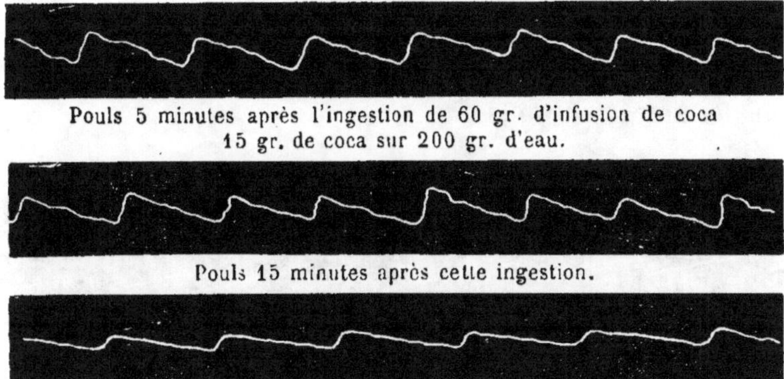

Pouls 5 minutes après l'ingestion de 60 gr. d'infusion de coca
15 gr. de coca sur 200 gr. d'eau.

Pouls 15 minutes après cette ingestion.

N° 2. — *Homme de 28 ans.*
Pouls normal.

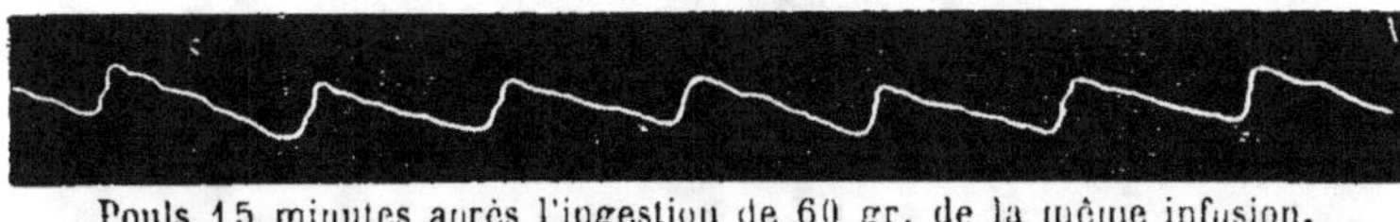

Pouls 15 minutes après l'ingestion de 60 gr. de la même infusion.

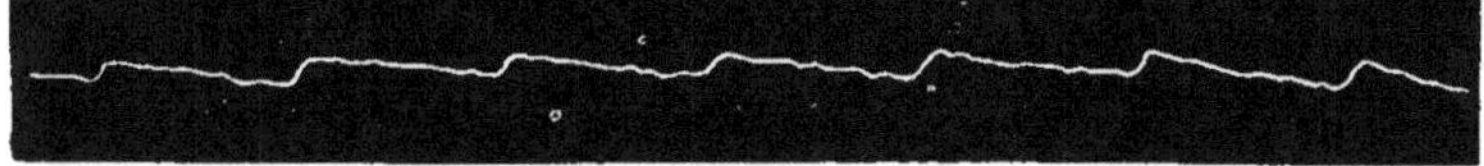

N° 3. — *Homme de 35 ans.*
Pouls normal.

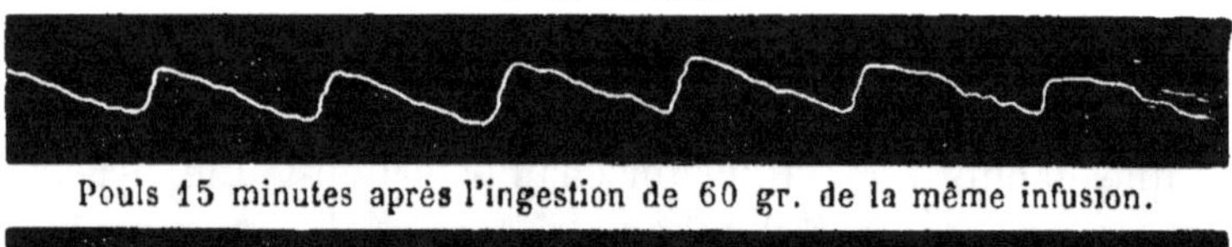

Pouls 15 minutes après l'ingestion de 60 gr. de la même infusion.

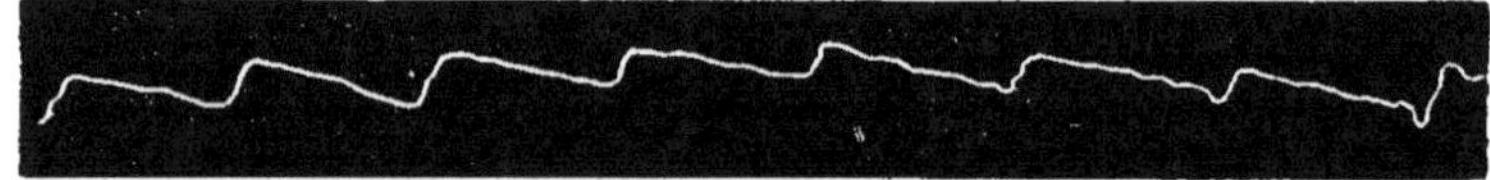

Il nous a été facile de démontrer que cette action de l'infusion de coca sur la circulation doit être rapportée à l'influence de la cocaïne que ce liquide contient. Comme nous avons pu nous en convaincre en employant cet alcaloïde sous forme d'injection sous-cutanée et à la dose de 1 à 5 millig., il détermine des effets tout à fait comparables à ceux de la caféine; environ dix minutes après son introduction dans l'organisme, il se produit une diminution du nombre des pulsations, de la petitesse du pouls, avec augmentation de la tension artérielle, comme on peut le constater par l'inspection des tracés suivants :

1° Pouls normal : 60 pulsations.

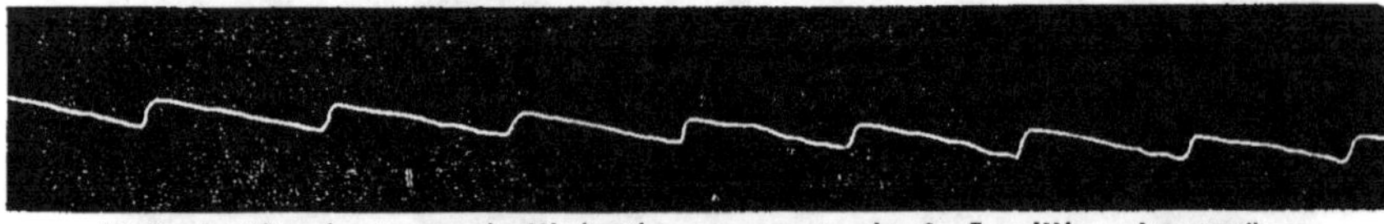

2° Pouls 15 minutes après l'injection sous-cutanée de 5 milligr. de cocaïne.
56 pulsations

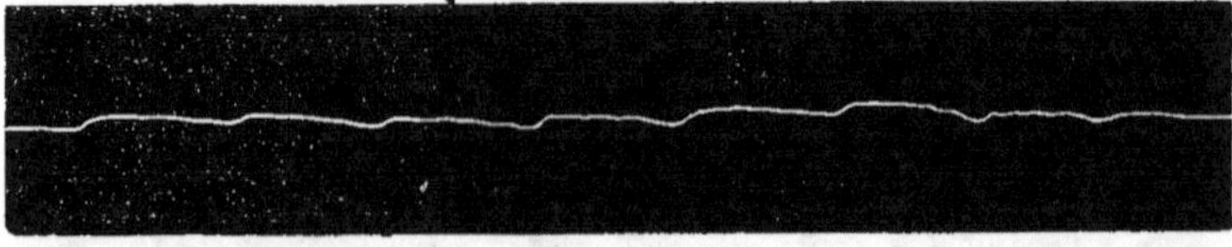

L'action de la coca sur la respiration a été peu étudiée. Quant à nous, ce qui nous a frappé le plus dans nos expériences, c'est l'irrégularité des mouvements respiratoires. Rarement nous avons trouvé la respiration accélérée : elle est plus souvent ralentie; conclusion qui résulte également des observations de Demarle.

C'est à tort que Mantegazza a prétendu que de fortes doses de coca déterminaient une fièvre passagère avec augmentation de la chaleur et accélération des mouvements respiratoires.

Il est vrai qu'il a constaté chez un sujet, après l'absorption de cette boisson, 37°,5 à la paume de la main et 38°,5 sous la langue. Mais on peut attribuer cette élévation de chaleur à ce que l'auteur a fait usage d'infusions chaudes... Quoi qu'il en soit, il est permis de douter de la valeur de ces résultats, quand on les compare à ceux qu'ont obtenus Demarle et Moreno y Maïz dans leurs expériences.

Quant à nous, employant l'infusion de coca à la température ordinaire, nous avons toujours noté, quelque temps après l'ingestion, un faible abaissement de la chaleur organique.

§ 4. *Action sur l'appareil de la génération.* — C'est à la tradition, autant qu'aux résultats de l'expérience, qu'il faut attribuer la réputation d'aphrodisiaque attribuée à la coca.

Cette plante, si préconisée à cause de cette propriété chez les anciens habitants du Pérou, où Vénus était représentée dans les figurines avec une feuille de coca dans la main, exerce pourtant une action réelle sur l'appareil génital. Nous nous en rapportons peu, il est vrai, aux faits cités par Unanué (1), de « coqueros arrivés à quatre-vingts ans, et cependant capables de prouesses que ne renieraient pas les jeunes gens dans la vigueur de l'âge ». Mais les expériences que nous avons faites nous ont démontré l'influence de la coca sur les organes génitaux, qu'elle excite à la façon du café, et plus que cette dernière boisson. Et c'est à tort, croyons-nous, que Moreno y Maïz (2) a mis en doute cette propriété aphrodisiaque.

---

(1) H. Unanué, *Disertacio sobre ei aspecto, cultivo, comercio y virtudes della famosa planta del Peru nombrada Coca.* Lima, 1794.

(2) *Loc. cit.*, p. 65.

§ 5. *Action sur la nutrition*. — Il serait beaucoup trop long de rapporter ici les récits étranges qui ont été publiés par les voyageurs, et où sont longuement décrits les effets merveilleux de la coca sur la nutrition. Nous nous bornerons donc seulement à exposer les faits les plus remarquables qui tendent à démontrer le pouvoir alimentaire de cette plante, nous réservant ensuite de les discuter et de les comparer aux résultats de nos propres expériences, pour en tirer quelques conclusions utiles.

Ce sont surtout les explorateurs du Pérou qui ont exalté les propriétés nutritives et reconstituantes de la coca. C'est Tschudy (1) qui raconte qu'un Indien fit un travail pénible, pendant cinq jours et cinq nuits, en ne dormant que deux heures par nuit, sans prendre d'autre nourriture qu'une 1/2 once espagnole (14 grammes) de feuilles de coca qu'il chiquait toutes les deux ou trois heures. D'après cet auteur, le même Indien aurait fait ensuite 23 lieues à pied, en chiquant la coca, et ne se serait arrêté que pour préparer sa chique.

C'est Unanué qui cite un autre Indien, courrier de Chiquisaco à la Paz (dont la distance est de plus de 100 lieues), qui n'emportait chaque fois, pour toute nourriture, qu'un kilogramme de maïs torréfié ou de pommes de terre gelées et séchées, et sa provision de coca. Aussi, pour cet auteur, la coca « est la plante la plus tonique du règne végétal ».

« Les Indiens qui en font usage, dit Valdez y Palacios (2), peuvent résister aux travaux les plus forts des mines, non moins qu'aux exhalaisons métalliques pernicieuses, sans repos et sans aucune précaution contre les intempéries du climat; soutenus par la coca, ils font des centaines de lieues à pied, courant aussi vite qu'un cheval. »

(1) Tschudy, *Reiseskizzen aus Peru, in den Jahren* 1838-42, t. II. Saint-Gallen, 1846.

(2) Cité par Moreno y Maïz.

D'après Stevenson, avec une bonne provision de coca, les naturels peuvent rester quatre à cinq jours sans prendre d'autre nourriture, même en travaillant sans interruption.

Enfin, Pœppig, Scherzer, Angrand, etc., citent des faits analogues.

Plusieurs auteurs attribuent uniquement à l'action excitante de la coca sur le système nerveux son influence sur la nutrition.

Ainsi, Angrand (1) la considère « comme une occupation pour les nerfs » ; Weddell (2), « comme un excitant spécial dont l'action, au lieu d'être localisée, comme celle du café et du thé, est diffuse et se porte sur le système nerveux en général, où se produit une stimulation soutenue, très-propre à donner, à ceux qui en sont l'objet, cette résistance attribuée à tort à des propriétés nutritives particulières. » Reiss croit qu'elle ne peut pas remplacer la nourriture, mais « qu'elle en atténue parfaitement la privation, en soutenant l'activité et les forces musculaires ».

Enfin, Moreno y Maïz restreint encore le rôle de la coca en l'envisageant comme un trompe-la-faim et non comme un aliment capable de la satisfaire (3).

Il est certain que sous l'influence de cette boisson se manifeste une excitation du système nerveux que nous avons, du reste, étudiée plus haut. À ce titre, elle peut donc agir indirectement sur la nutrition.

Mais si cette excitation peut tout au plus expliquer une énergie momentanée dans les mouvements, elle est complétement insuffisante pour rendre compte de cette résistance prolongée à la fatigue et à la marche, sur laquelle les auteurs ont tant insisté.

---

(1) Angrand, *Note sur la coca, dans le Pérou, avant la conquête espagnole.* Paris, 1858.
(2) Weddell, *Voyage dans le nord de la Bolivie, etc.,* 1853.
(3) *Loc. cit.,* p. 59 et suiv.

Quant aux principes nutritifs contenus dans la coca, on ne peut nier leur importance; l'analyse démontre, en effet, dans les feuilles et surtout dans la cocaïne, une forte proportion d'azote unie à des substances hydrocarbonées assimilables. Mais quand on envisage la faible quantité de feuilles de coca qui servent à l'alimentation des Indiens, on voit qu'il n'est pas possible de prendre uniquement en considération la proportion de matières azotées contenue dans ces feuilles pour expliquer le pouvoir nutritif qu'elles possèdent.

Les résultats des expériences entreprises par les physiologistes sont tout à fait contraires à cette explication. En effet, Cl. Bernard, dans le but de déterminer expérimentalement la valeur alimentaire de la coca, laissa à jeun, pendant deux jours, deux jeunes lapins d'environ six semaines, de même force et de même grosseur.

Il fit absorber au premier 2 grammes d'extrait de coca; au second 2 grammes d'extrait de réglisse.

Les deux lapins moururent en même temps, deux jours après cette ingestion, c'est-à-dire quatre jours après avoir été privés de nourriture.

Demarle fit la même expérience avec deux jeunes chats de la même portée, sevrés de leur mère et nourris depuis plusieurs jours avec du lait ordinaire bouilli. Il leur donna la coca en poudre à doses croissantes (3 grammes le premier jour pour les deux, en augmentant de 50 centigrammes pour chacun tous les deux jours), dans de la colle d'amidon mêlée d'abord avec du lait et du sucre, mais dans laquelle on diminua successivement le lait et le sucre, de manière à constituer, au bout de peu de temps, une alimentation composée presque exclusivement de coca.

Dès la fin de la première semaine, ils présentèrent tous les deux de la torpeur et de l'affaiblissement, ainsi que de la répugnance pour la coca, qu'on était obligé de leur faire avaler à l'aide d'une cuiller.

Ils moururent, l'un le treizième, l'autre le dix-septième jour; le premier avait consommé 36 à 40 grammes de coca; le second, environ 70 grammes (en moyenne 4 gr. par jour).

Demarle observa les mêmes phénomènes sur une poule et sur un lapin de forte taille, soumis à la coca; ces deux animaux étaient sur le point de mourir d'inanition quand ils furent rendus à leur alimentation habituelle.

« S'il faut faire de la coca un aliment, ajoute Demarle, j'en ferai un aliment respiratoire, que je placerai à côté du café et du thé, quoique beaucoup au-dessus d'eux, et je croirai être dans le vrai en disant qu'elle est, comme eux, un aliment insuffisant. »

Moreno y Maïz arrive aux mêmes résultats, et ses expériences démontrent que l'alimentation par la coca, loin de prolonger la vie, semble au contraire hâter la mort.

1° Deux pigeons sont soumis à la même heure à la diète; on donne à l'un une pilule de $0^{gr},05$ d'extrait de coca, à l'autre une pilule d'extrait de réglisse qu'il ne mange qu'en partie. Tous les deux meurent trente-trois heures après le début de l'expérience : ils avaient perdu une égale quantité de poids; celui qui était soumis au régime de la coca succombe un quart d'heure avant le second, dans les convulsions et avec un opisthotonos marqué.

2° Deux rats blancs sont soumis au régime journalier suivant :

Le premier.		Le second.	
Fromage.........	5 grammes.	Fromage......	7 grammes.
Extrait de coca...	2 —		

Le premier meurt 5 jours après le commencement de l'expérience; le second lui survit. Le premier perd 61 grammes de son poids; l'autre n'en perd que 44 grammes, c'est-à-dire 17 de moins.

Tous ces faits nous semblent suffisants pour démontrer que la coca ne possède pas de valeur bien appréciable comme aliment plastique ou réparateur.

Enfin la coca peut agir sur la nutrition à un dernier point de vue, c'est comme aliment d'épargne.

Cette propriété a été affirmée par Gosse (1), d'après lequel la coca prévient les pertes matérielles incessantes que subit l'organisme, de manière à rendre moins nécessaire sa réparation immédiate et absolue. « Cette réparation, dit-il, n'ayant pas besoin d'être aussi considérable, on conçoit que la portion de la matière extractive soluble des feuilles, toute faible qu'elle soit, une fois assimilée, puisse suffire jusqu'à un certain point, et pour un temps limité, à maintenir l'équilibre. »

Demarle, plaçant la coca à côté du café et du thé, l'envisage comme un aliment d'épargne, mais, de même que ces dernières boissons, insuffisant à la nutrition.

Telle est également l'opinion de Lippmann, qui considère cette substance « comme ralentissant les décompositions organiques et rendant moins fréquent le besoin d'assimiler ».

Nos expériences confirment ces derniers faits, et l'influence que nous a semblé exercer la coca sur la composition des urines démontre suffisamment son rôle antidéperditeur. Elles ont de plus démontré que cette influence doit être rapportée à la cocaïne, qui passe inaltérée dans les urines, comme l'a constaté Moreno y Maïz, et dont l'ingestion s'accompagne, ainsi que nous l'avons reconnu sur nous-même, de la diminution de l'urée et des matières extractives éliminées par la sécrétion rénale (2).

____

(1) Gosse, *Monographie de l'Erythroxylum coca.* Bruxelles, 1862.

(2) Dans une thèse soutenue en 1850 devant la faculté de médecine de Paris, Gazeau (voy. *Comptes rendus de l'Académie des sciences*, 1870, p. 801) a rapporté quelques expériences faites sur lui-même et d'après lesquelles la coca, loin de ralentir et d'entraver la dénutrition, augmenterait au contraire les oxydations organiques et activerait la désassimilation des tissus. A la suite de l'ingestion de cette substance, cet observateur aurait constaté, en effet, sur lui-même une augmentation dans la proportion d'urée éliminée par les urines, une certaine élévation de la température et de l'accélération du pouls.

Malgré ces résultats contraires aux nôtres et à ceux de Demarle et de

§ 6. — En résumé, nous croyons devoir attribuer l'influence de la coca dans la nutrition :

1° A l'excitation qu'elle détermine du côté du système nerveux cérébro-spinal, grâce à la cocaïne qu'elle renferme et qui agit spécialement sur le pouvoir excito-moteur de la moelle et qui augmente principalement la motilité, et grâce aux essences aromatiques développées dans l'infusion et auxquelles on peut rapporter les effets céphaliques qui surviennent à la suite de son ingestion (pouvoir dynamique);

2° Aux principes azotés que cette boisson contient et qui expliquent son pouvoir réparateur ou plastique;

3° Au ralentissement de la dénutrition, dû à l'influence de la cocaïne (pouvoir antidéperditeur).

II. — Effets thérapeutiques.

Malgré la réputation considérable dont jouit la coca en Amérique comme substance médicamenteuse ; bien que cette plante soit devenue une sorte de panacée universelle au Pérou et en Bolivie, où elle est préconisée aussi bien en application externe contre les plaies, les ulcères et les fractures, qu'à l'intérieur, sous forme d'infusion, contre les maladies les plus dissemblables, il faut avouer qu'elle n'a encore été que bien

---

Lippmann, il est disposé à attribuer à la coca un pouvoir alimentaire considérable, en s'appuyant sur ce fait qu'il put lui-même, grâce à l'ingestion de 10 à 20 grammes de poudre de cette substance, supporter facilement une diète de trois jours. Il pense que l'influence remarquable que présente la coca chez les individus soumis à l'abstinence ou à un régime alimentaire insuffisant, peut s'expliquer en admettant qu'elle favorise les phénomènes de l'autophagisme et peut aider puissamment l'organisme à subsister alors aux dépens de sa propre substance.

Il nous est impossible d'admettre une semblable explication si contraire aux lois physiologiques, et qui ne tendrait à rien moins qu'à faire considérer l'augmentation du mouvement de dénutrition comme une condition favorable à l'entretien des tissus vivants et au maintien de leur activité et de leur fonctionnement.

peu employée en Europe, et que son usage est aujourd'hui exceptionnel dans les hôpitaux.

Pourtant, quelques vulgarisateurs, parmi lesquels nous citerons Unanué et Bolognesi en Amérique, Mantegazza en Italie, Martius et Reiss en Allemagne, Demarle en France, ont étudié l'influence de cette plante dans plusieurs affections (1).

Bien que ces essais thérapeutiques soient encore trop peu nombreux pour qu'on puisse juger de la valeur médicamenteuse de la coca, ils doivent suffire cependant pour placer cette substance dans le cadre de la matière médicale.

Nous savons trop combien il faut se tenir en garde contre l'engouement et l'admiration qui accueillent presque toujours un médicament nouveau, pour nous arrêter longtemps aux affections contre lesquelles la coca a été préconisée.

Nous ne ferons donc que mentionner : les résultats heureux obtenus par le docteur Schwalk, par l'emploi de cette substance dans la pneumonie; les publications de Mantegazza, sur ses effets merveilleux dans les cas d'irritation spinale, de convulsions idiopathiques, d'hypochondrie, d'aliénation mentale; son influence favorable, signalée par les médecins américains, contre le rhumatisme et les fièvres intermittentes, etc.

Il résulte de l'examen minutieux que nous avons fait des publications qui signalent les principaux effets thérapeutiques de la coca, que cette substance peut être employée :

1° Comme *stomachique;* c'est à ce titre qu'elle est utile dans les dyspepsies, contre les gastralgies les plus rebelles (Unanué), contre la gastrodynie, le pyrosis (Frankl, Walter, Bolognesi, Demarle) (ce dernier, atteint de pyrosis depuis longtemps, dut sa guérison à la mastication de feuilles de coca); contre les indigestions, l'hypochondrie (Martin de Moussy, von Martius, Mantegazza);

2° Comme *excitant du système nerveux*, la coca a été l'objet de quelques essais à l'hospice de Bicêtre, de la part de Gosse, qui l'a employée avec succès contre les paralysies musculaires ;

3° Comme *médicament antidésassimilateur*, elle a une utilité incontestable, signalée depuis quelque temps, dans tous les états morbides où l'économie est débilitée, où il y a allanguissement des fonctions, affaiblissement des organes, atonie des appareils et des éléments organiques, en un mot, diminution de la vitalité.

Aussi ne faut-il pas s'étonner de voir cette substance préconisée par les auteurs contre la chlorose avec ses accidents variés (leucorrhée, hystérie, troubles névralgiques), contre les pertes séminales, les incontinences d'urine, et contre certains états diathésiques ou cachectiques (scrofule, syphilis, tuberculose, cachexie palustre), où, d'après Mantegazza, Reiss, Demarle et autres, elle aurait eu quelques succès. .

Mentionnons encore l'emploi de la coca comme *dentifrice*. D'après Juliani, Unanué, Mantegazza, elle conserverait les dents en prévenant et en calmant les douleurs, et combattrait l'engorgement des gencives, surtout l'engorgement scorbutique et la stomatite aphtheuse. Elle est, de plus, *diaphorétique* et laxative. Enfin, elle favoriserait la sécrétion du lait, si nous en croyons Reiss, qui prétend que les nourrices en sont très-friandes au Pérou.

CHAPITRE VI

§ 1. — Un certain nombre de faits ressortent de l'étude précédente des boissons aromatiques (et spécialement de nos recherches), concernant l'action spéciale exercée dans l'organisme sain par chacun de leurs principes actifs.

Un premier point sur lequel nous devons appeler l'attention du lecteur, c'est la nécessité de la *torréfaction*, opération préliminaire à laquelle sont soumises, comme nous l'avons vu, toutes les substances employées à la préparation des boissons aromatiques, et qui est indispensable, puisque, comme l'ont démontré nos expériences, elle est une condition nécessaire au développement des *essences aromatiques* qui interviennent si utilement et si puissamment dans la production des effets intellectuels exercés par ces boissons artificielles. D'un autre côté, il est établi maintenant que malgré les modifications que subissent alors ces substances, la torréfaction n'a point d'influence sur la proportion des alcaloïdes qu'elles renferment et qui persistent dans les boissons aromatiques.

D'après ces considérations, il serait inutile d'insister longuement sur l'importance qu'il faut attribuer à une torréfaction convenable, au point de vue des propriétés physiologiques et excitantes des boissons dont nous avons à faire l'étude, fait parfaitement connu dans la pratique, mais qu'on ne s'expliquait pas suffisamment avant les recherches que nous avons mentionnées.

De plus, l'étude précédente, en établissant que les effets cérébraux et l'influence sur les facultés intellectuelles des boissons aromatiques doivent être attribués principalement aux *essences volatiles* contenues dans chacune de ces boissons, nous permettent de signaler ce fait intéressant que parmi ces dernières, celles qui contiennent ces essences en proportion la plus forte doivent être, en même temps, celles qui agissent avec le plus d'intensité sur l'encéphale et qui déterminent les troubles intellectuels les plus marqués. C'est, en effet, ce qu'indiquent l'observation et la pratique, quand on compare, au point de vue de leur influence sur les facultés cérébrales, les boissons aromatiques dont nous avons à faire l'étude. A ce point de vue, on peut les classer dans l'ordre suivant, qui exprime en même temps leur richesse en essences aromatiques et leur *pouvoir céphalique :*

1° Maté ;
2° Café ; .
3° Thé ;
4° Coca ;
5° Cacao ;

D'un autre côté, nous avons vu que toutes les boissons aromatiques dont nous avons présenté l'étude dans ce travail contiennent un alcaloïde particulier (caféine ou cocaïne) dont l'influence sur le pouvoir excito-moteur de la moelle est manifeste et se traduit, d'un côté par une augmentation de la motilité, surtout sensible pour la cocaïne, d'un autre côté par un certain ralentissement de la dénutrition. Au point de vue de leur *rôle antidéperditeur,* on peut donc les classer dans l'ordre suivant, qui indique en même temps l'intensité plus ou moins grande de leurs effets médullaires :

1° Coca ;
2° Thé ;
3° Café ;

4° Maté ;

5° Cacao ;

Au point de vue de leur *pouvoir plastique*, qui dépend évidemment de leur richesse en substances azotées, on peut ranger ces boissons dans l'ordre suivant :

1° Cacao ;
2° Thé ;
3° Maté ;
4° Coca ;
5° Café ;

Enfin, leur *pouvoir calorifique* résulte nécessairement des substances grasses qu'elles renferment ; à ce point de vue, il n'y a guère que le cacao qui, parmi ces boissons, grâce à la proportion considérable de corps gras qu'il contient, puisse jouer un certain rôle comme source de chaleur dans l'économie ; quant aux autres boissons, la quantité de graisse contenue dans quelques-unes, dans le café par exemple, est trop insignifiante pour qu'on puisse leur attribuer la moindre valeur comme aliments thermogènes.

§ 2. — Telles sont les propriétés physiologiques que présentent comme substances alimentaires les boissons aromatiques dont nous venons de faire l'étude. Mais à côté de ces effets bienfaisants et utiles qu'elles déterminent dans l'organisme, il est intéressant de signaler ici les inconvénients et les dangers que peuvent présenter leur usage immodéré et leur consommation abusive.

On sait, en effet, que l'ingestion d'une grande quantité d'une forte infusion de café ou de thé peut occasionner, chez les personnes nerveuses et qui ne sont pas habituées à ces boissons, des accidents qui constituent une véritable intoxication aiguë et qui se rapprochent singulièrement de ceux qui résultent de l'ivresse alcoolique. Ces accidents, signalés par Michel Lévy, par J. Col (1) et par d'autres observateurs, consistent dans un état passager d'exaltation cérébrale, avec délire, insomnie, céphalalgie, troubles de la vue, hallucinations, gêne de la respiration, palpitations de cœur, tremblement des mains et des pieds, etc.

On peut donc admettre une *ivresse caféique* tout à fait comparable à l'ivresse alcoolique, et dont les troubles s'expliquent suffisamment par l'action de la caféine ou de la théine, substances qui, comme nous l'avons vu, constituent de véritables poisons pour les animaux soumis à leur influence.

Si l'on tient compte de la richesse en caféine de certaines espèces de thé, on s'étonnera moins des quelques cas d'empoisonnement déterminés par l'ingestion immodérée de cette boisson aromatique et cités par le docteur Isnard.

Dans l'observation recueillie par ce médecin (2), c'était un homme de quarante ans auquel on avait administré 1 litre 1/2 d'infusion de thé contenant 50 gr. de thé noir. Le malade présenta les symptômes suivants :

Exaltation cérébrale furieuse, violentes souffrances, crampes très-douloureuses ayant envahi successivement les mollets, les cuisses, les bras, les avant-bras, les mains et l'estomac; accélération du pouls et élévation de la température.

Ces symptômes ne s'améliorèrent qu'au bout de deux ou trois heures, à la suite de l'ingestion d'une potion opiacée, et disparurent complétement le lendemain après une transpiration excessive.

Nous n'avons pas trouvé de cas d'empoisonnement analogue déterminé par le café; ce qui s'explique naturellement par la faible proportion de caféine que renferme cette der-

---

(1) J. Col, *Des effets funestes du café et du thé pris en quantité considérable.* (*Gazette médicale de Paris*, 1833, p. 439.)

(2) Isnard, *Effets toxiques du thé à hautes doses, sa valeur thérapeutique.* (*France médicale*, 1865, p. 652.)

nière boisson, comparativement à la richesse en théine que présente le thé.

On sait cependant que Payen, en tenant compte du poids de l'homme, a calculé qu'il ne faudrait pas moins de 1 kilogramme de thé en substance pour produire des accidents toxiques. Nous ne partageons pas complétement les opinions de cet auteur sur la complète innocuité que présenterait l'ingestion à haute dose d'une forte infusion de thé, et d'après les résultats de l'analyse chimique qui indique dans certaines espèces de thé une richesse en caféine qui peut aller jusqu'à 5 pour 100, comme d'après les expériences auxquelles nous nous sommes livré nous-même et qui nous ont révélé que 50 centig. de cet alcaloïde suffisaient pour produire chez l'homme des effets sensibles sur les grandes fonctions de l'organisme, nous pensons qu'on peut parfaitement admettre l'influence toxique reconnue par Isnard, dans le cas que nous avons signalé plus haut.

Quant au maté, dont l'action nous a paru se rapprocher singulièrement de celle du thé, nous n'avons guère constaté de dérangement des facultés intellectuelles sous l'influence des doses auxquelles nous nous sommes soumis; la boisson prise à forte dose nous inspirait toujours une certaine répugnance et s'accompagnait, dans certains cas, de douleur à la région épigastrique, de nausées et de diarrhée. A la suite de l'ingestion immodérée de cette boisson, les symptômes digestifs nous ont toujours semblé prédominants, tandis que les troubles déterminés du côté du système nerveux n'étaient que secondaires.

La coca peut déterminer des effets analogues; l'*ivresse cocaïque* a été signalée par la plupart des auteurs qui se sont occupés de l'étude de cette plante, et principalement par Pœppig et par Tschudy. Nous l'avons éprouvée nous-même, sous l'influence d'une forte infusion de coca prise le soir à jeun et avant de nous coucher; et nous avons pu nous convaincre que les impressions que l'on éprouve alors sont tout à fait comparables à celles que détermine l'ivresse alcoolique chez les individus qui ont le *vin gai;* beaucoup d'insomnie, grande tendance au déplacement et à la marche, hallucinations agréables, pas de céphalalgie ni de courbature, une fois l'ivresse passée, tels sont, comme on sait, les troubles que nous avons constatés dans les expériences que nous avons faites sur nous-même.

§ 3. — A côté de cette intoxication aiguë déterminée par chacune des boissons aromatiques dont nous présentons l'étude, nous devons signaler une véritable intoxication chronique, qui survient lentement et progressivement chez les individus qui font un usage immodéré de ces diverses boissons, et qui se révèle par des désordres comparables à ceux qui constituent l'alcoolisme chronique.

On connaît les accusations plus ou moins fondées qui ont été dirigées contre le café. Sans partager la répugnance de Mᵐᵉ de Sévigné pour cette boisson qu'elle accusait d'échauffer, de mettre le sang en mouvement et de produire l'amaigrissement; sans approuver le reproche que Tissot faisait à cette liqueur d'user rapidement les facultés intellectuelles et de produire une vieillesse prématurée et une mort rapide; enfin, sans accepter la croyance d'Hahnemann, qui lui attribuait la fâcheuse influence d'exciter l'imagination aux dépens du jugement et de la mémoire, résultats que, disait-il, il avait observés chez ses compatriotes allemands, nous croyons pourtant que l'abus du café, comme de toutes les meilleures choses ici-bas, peut être suivi d'accidents capables de compromettre la santé et assez sérieux pour être rangés sous le titre de *caféisme.*

Ces accidents, sur lesquels J. Col a insisté dans son intéressant travail, sont les suivants : céphalalgie intense et opiniâtre, troubles de la vue, fourmillements du cuir chevelu, palpitations de cœur, tremblements, hypochondrie, amaigrissement, marasme.

Ils s'observent du reste assez rarement. Beaucoup plus communs sont les troubles qui résultent de l'usage immodéré du thé; c'est la Chine qui nous offre les cas de *théisme* les plus nombreux et les mieux accusés, et qui sont caractérisés par les symptômes suivants :

Pincement et pesanteur à l'estomac, renvois, vomissements, constipation habituelle, amaigrissement, faiblesse, pâleur des téguments; troubles du système nerveux : insomnie, convulsions, tremblements, imbécillité, narcotisme, etc.

Quant au maté, dont la composition chimique et l'action physiologique se rapprochent de celles du thé, les accidents que l'abus de cette boisson détermine doivent être comparés au théisme.

Nous n'avons, il est vrai, comme renseignements sur ses effets pernicieux, que les lettres de Mantegazza, mais celles-ci suffisent pour nous éclairer à ce sujet.

Dans la confédération argentine, l'abus du maté détermine, d'après cet auteur, une sorte de gastralgie qu'il décrit longuement dans une de ses lettres, sous le nom de *gastralgia matica* (gastralgie du maté).

Mantegazza affirme même avoir connu beaucoup de personnes, en Amérique, qui, à la suite de l'usage immodéré du maté (30 à 40 grammes en infusion par jour), étaient plongées dans un état d'abattement, de prostration et d'abrutissement tel qu'elles ne pouvaient faire que trois choses : absorber du maté, manger et dormir.

Restent à étudier les accidents que détermine l'abus de la coca chez les Indiens; ils ont été décrits par Pœppig, sous le nom de *cachexie cocalienne,* et par Moreno y Maïz, sous la dénomination plus heureuse de *cocaïsme;* peut-être Tschudy les a-t-il un peu exagérés.

Quoi qu'il en soit, les *coqueros* ou personnes qui font une grande consommation de coca présentent les symptômes suivants :

Dyspepsie, amaigrissement, insomnie et anémie incurables, vieillesse prématurée, hallucinations passagères, hypochondrie, affaiblissement, œdème, ascite, douleurs des membres et marasme qui conduit à la mort.

« On les reconnaît à première vue, dit Tschudy, à leur teint terreux, à leurs yeux ternes et caves, à leurs dents verdâtres et encroûtées, à la fétidité de leur haleine, à leur caractère méfiant et irrésolu. »

D'après le récit de la plupart des auteurs qui se sont occupés de la question, dit Moreno y Maïz (1), la coca à haute dose semble à la longue affaiblir les facultés intellectuelles et diminuer l'énergie vitale, probablement par une espèce d'épuisement consécutif aux excitations trop nombreuses et trop répétées qu'elle leur fait subir. On trouve, il est vrai, des faits contradictoires à ceux que nous venons de citer. Ainsi Tschudy, Mantegazza et Unanué rapportent plusieurs exemples de longévité observés chez les Indiens qui mâchent la coca ; il est probable que ces individus s'étaient tenus à un usage modéré de cette substance et avaient ainsi évité les inconvénients qui résultent de son abus. »

Nous n'aurons pas de peine à démontrer combien, dans leur expression symptomatique, le caféisme et le cocaïsme se rapprochent de l'alcoolisme chronique. Ils présentent comme ce dernier deux catégories d'accidents :

1° Les uns, qui résultent des troubles apportés à la digestion et à la nutrition, par suite de l'abus d'une substance plus ou moins active sur l'appareil gastro-intestinal et sur les sucs digestifs ; d'où gastralgie, nausées, vomissements, dyspepsie, et consécutivement amaigrissement plus ou moins considérable ;

2° Les autres, qui se manifestent du côté du système nerveux et qui accusent une débilité, une sorte d'atonie plus ou moins marquée de l'excitabilité, et dus à l'excitation trop vive

(1) *Loc. cit.*, p. 50.

et trop soutenue des éléments vivants, d'après cette grande
loi de la physiologie que toute stimulation immodérée ou prolongée du système nerveux est suivie inévitablement, et au
bout d'un certain temps, de la dépression ou de l'affaiblissement de ce système ; c'est ainsi qu'on explique ce fait intéressant et qui se remarque pour tous les modificateurs nervins,
dont l'action est différente et même contraire suivant l'intensité et la durée de leur action sur les éléments nerveux impressionnés ; si bien qu'un de nos maîtres a pu dire avec
raison : « Le vin qui éveille le cerveau à doses modérées est le
même qui, avec quelques verres de plus, jette l'homme ivre-
mort, et la foudre qui paralyse le mouvement est la même
chose que l'électricité qui guérit la paralysie ! » (1).

(1. Hirtz, art. DIGITALE, *Nouveau Dictionnaire de médecine et de chirurgie
pratiques*, t. XI, p. 536.

CONCLUSIONS DE LA DEUXIÈME PARTIE.

I. — Les boissons aromatiques (café, thé, maté, cacao, coca) exercent dans l'organisme sain les effets suivants :

A. *Système nerveux cérébro-spinal :* excitation plus ou moins vive des fonctions cérébrales et des facultés intellectuelles, de la sensibilité (hyperesthésie) et de la motilité (spasmes, tremblements).

B. *Système grand sympathique :* excitation des nerfs vaso-moteurs, d'où constriction des petits vaisseaux, anémie et refroidissement des organes et des tissus, ralentissement de la dénutrition.

C. *Circulation :* Primitivement, excitation du cœur, d'où accélération du pouls et augmentation de l'amplitude des pulsations ; et secondairement, par suite de l'excitation du système vaso-moteur, diminution de l'amplitude des oscillations, augmentation de la tension artérielle et ralentissement du pouls.

D. *Chaleur organique :* abaissement de la température périphérique.

E. *Nutrition :* ralentissement de la dénutrition et diminution des déperditions organiques azotées, et principalement de l'urée éliminée par les urines.

II. — Cette action complexe dépend de la présence dans chacune de ces boissons :

1° D'*essences aromatiques,* qui y prennent naissance sous l'influence de la *torréfaction,* et qui, bien que malheureusement trop peu connues des chimistes et trop peu étudiées par les physiologistes, se révèlent cependant par des caractères propres (odeur et saveur) qui ne peuvent laisser le moindre doute sur leur existence et sur leur action physiologique ;

2° D'un *alcaloïde spécial* qui, sous différents noms (caféine, théine, théobromine, cocaïne), existe tout formé avant la torréfaction ;

3° De *substances azotées* (albumine, légumine, etc.) et de

principes inorganiques (chlore, acides phosphorique et sulfurique, potasse, chaux, fer, etc.);

4° De *substances amylacées* ou *sucrées* (amidon, dextrine, glycose) et de *corps gras* (oléine, palmitine, beurre de cacao, etc.).

A. — A la présence des essences aromatiques doit être rapportée l'influence de ces boissons sur les facultés intellectuelles, dont elles augmentent l'activité et dont elles favorisent le fonctionnement (*effets céphaliques*).

B. — A la présence de l'alcaloïde doivent être rapportés :

a. Leur influence sur la moelle épinière (*effets médullaires*), dont elles augmentent le pouvoir excito-moteur et par l'intermédiaire de laquelle elles agissent sur les nerfs sensitifs (hyperesthésie) et sur les nerfs moteurs (secousses musculaires et tremblements), ainsi qu'on le remarque après leur ingestion immodérée;

b. Leur influence sur le grand sympathique, qu'elles excitent, et par suite de cette excitation, sur la circulation (contraction de l'appareil vasculaire, anémie des téguments et des tisuss, augmentation de la tension artérielle, ralentissement des battements du cœur), sur la calorification (abaissement de la température périphérique), et sur la nutrition (diminution des oxydations intra-organiques, ralentissementde la dénutrition et amoindrissement des résidus éliminés par les sécrétions).

C. — A la présence des principes azotés et inorganiques doit être attribué leur pouvoir *plastique* et *réparateur*.

D. — Aux substances amylacées et sucrées et aux corps gras doit être attribué leur pouvoir *thermogène* ou *calorifique*.

III. — L'abus de ces boissons aromatiques peut déterminer certains effets pathologiques qui consistent :

1° Dans des troubles (dyspepsie, nausées, etc.) des fonctions digestives ;

2° Dans des désordres (affaiblissement et débilité) du système nerveux.

FIN DE LA DEUXIÈME PARTIE.

TROISIÈME PARTIE

APPLICATIONS A LA PHYSIOLOGIE ET A L'HYGIÈNE

CHAPITRE PREMIER.

ANALOGIE REMARQUABLE QUE PRÉSENTENT LES BOISSONS SPIRITUEUSES ET LES BOISSONS AROMATIQUES, TANT AU POINT DE VUE DE LEUR COMPOSITION CHIMIQUE QUE DE LEUR RÔLE PHYSIOLOGIQUE.

§ 1. — Grâce à l'étude à laquelle nous nous sommes livré dans les deux premières parties de ce travail, il nous est possible maintenant d'expliquer les analogies intéressantes entrevues depuis longtemps, mais non suffisamment démontrées, entre les boissons spiritueuses et les boissons aromatiques, tant au point de vue de leur composition chimique que de leur rôle physiologique.

D'abord il faut tenir compte de la présence dans les unes comme dans les autres d'un principe actif (*alcool, caféine* ou *cocaïne*), auquel on attribue généralement le rôle prédominant dans les effets que ces liquides déterminent sur l'économie. Or, quand on compare l'alcool, principe actif des boissons spiritueuses, à la caféine ou à la cocaïne, principes actifs des boissons aromatiques (café, thé, maté, cacao, coca), on arrive à découvrir entre les effets physiologiques de ces substances une analogie très-curieuse, comme le lecteur peut s'en convaincre en jetant les yeux sur le tableau suivant :

TABLEAU comparatif des principaux effets de l'Alcool, de la Caféine ou Théine et de la Cocaïne.

ALCOOL.	CAFÉINE ou THÉINE (contenue dans le café, le thé, le maté.)	COCAÏNE. (contenue dans le coca.)
ACTION SUR LE SYSTÈME NERVEUX.		
1° Chez l'homme. — Excitation du système cérébro-spinal. Hallucinations, vertiges, dérangement des facultés intellectuelles ; hyperesthésie. Impressionnabilité considéra'le. Titubation, tremblement musculaire, puis somnolence, engourdissement ; anesthésie, tendance au repos. Coma.	1° Chez l'homme. — (a) à faible dose (0 gr. 10). Léger assoupissement, suivi d'une stimulation circulatoire favorable à l'exercice des fonctions animales et principalement au travail intellectuel. (GUBLER.) — (b) à haute dose (0 gr. 30 à 0 gr. 50). Violente excitation des systèmes nerveux et vasculaire, douleurs de tête, troubles des sens, bruissement d'oreilles, scintillation devant les yeux, délire. (LEHMANN.)	1° Chez l'homme. Dose 0 gr. 010 à 0 gr. 030. Excitation des systèmes nerveux et vasculaire ; Hallucination, vertige, hyperesthésie, impressionnabilité excessive. Tremblements musculaires. Violent désir de mouvement.
2° Chez les animaux. — Léger assoupissement, démarche incertaine et vacillante, engourdissement. Paralysie commençant par les membres inférieurs et envahissant successivement tout l'appareil musculaire ; anesthésie consécutive.	2° Chez les animaux. Excitation des mouvements, puis hyperesthésie, contractions toniques, cataleptiques et tétaniques, anesthésie et paralysie. (STULMANN et FALCK, A. MARVAUD.)	2° Chez les animaux. Ingestion sous-cutanée de 0 gr. 005 à 0 gr. 015. Excitation des mouvements puis diminution de la motilité. de 0 gr. 05. Tremblements convulsifs des mâchoires ; violentes convulsions tétaniques dans les quatre membres, spontanées ou survenues à la moindre excitation. Opisthotonos. (MORENO Y MAIZ, A. MARVAUD.)
ACTION SUR LE CŒUR, LA CIRCULATION ET LA TEMPÉRATURE.		
Accélération du pouls, qui présente un maximum de 216 pulsations chez les chiens, et qui devient large et bondissant. (L. LALLEMAND, PERRIN et DUROY.) Ralentissement consécutif ; le pouls peut n'être pas perceptible. Augmentation de la tension artérielle. (A. MARVAUD.)	Excitation du système vasculaire. Palpitations avec fréquence, irrégularité et intermittence du pouls. Puis diminution du nombre de pulsations. (JACCOUD.) Diminution du nombre des pulsations et augmentation de la tension artérielle. (A. MARVAUD.)	Excitation du système vasculaire, palpitations, puis, au bout de peu de temps, diminution du nombre des pulsations (de 48 à 34 en une demi-heure). (MORENO Y MAIZ) Diminution du nombre de pulsations et augmentation de la tension artérielle. (A. MARVAUD.)
ACTION SUR LA NUTRITION.		
Existe inaltéré dans le sang, dans les principaux parenchymes (foie, cerveau, rein), puis est éliminé par les urines, par les sueurs, par les poumons. (L. LALLEMAND, PERRIN et DUROY.) Abaisse la température, diminue la proportion d'urée dans les urines.	Existe inaltérée dans le sang et passe dans les urines. (LEHMANN, AUBERT.) Abaisse la température, diminue la proportion d'urée dans les urines. (EUSTRATIADÈS, RABUTEAU, A. MARVAUD.)	Elle s'élimine, au moins en partie, par les urines. (MORENO Y MAIZ.) Abaisse la température, diminue la proportion d'urée dans les urines. (A. MARVAUD).

L'alcool, la caféine et la cocaïne constituent donc au plus haut degré des stimulants du système nerveux, dont ils activent les principales fonctions. Ils agissent principalement sur le pouvoir excito-moteur de la moelle et, par son intermédiaire, sur la sensibilité et sur la motilité, comme l'indiquent les phénomènes qui accompagnent leur ingestion à doses modérées chez l'homme : accroissement de l'activité cérébrale, de l'aptitude au mouvement et à la marche, et de la résistance contre la fatigue.

Leur influence est surtout *médullaire*. Ils augmentent la force et l'activité du cœur, excitent le grand sympathique et les nerfs vaso-moteurs, diminuent le calibre des vaisseaux et élèvent le degré de pression du sang dans le système artériel. En même temps, ils restreignent les déperditions organiques, diminuent la proportion d'urée et de matières extractives dans les urines, et produisent un abaissement de la température organique.

Nous croyons devoir attribuer à ces agents une influence *cérébrale* beaucoup plus restreinte que celle qu'on leur reconnaît habituellement, bien que ne leur refusant pas une certaine part dans les modifications du fonctionnement de l'intelligence, qui suivent l'ingestion des boissons spiritueuses et des boissons aromatiques ; d'une part, l'étude de la physiologie pathologique de l'ivresse que nous avons présentée plus haut, d'une autre part, les résultats des expériences que nous avons faites avec la caféine et la cocaïne, nous ont conduit à rattacher en grande partie les effets cérébraux des boissons alcooliques et des boissons aromatiques à certaines substances étrangères dont l'analyse chimique indique la présence dans ces liquides et dont l'expérimentation sur l'homme et sur les animaux nous a démontré l'activité physiologique. A ce point de vue, certains éthers (œnanthique, citrique, tartrique, racémique, acétique, butyrique, etc.) associés à l'alcool dans les boissons fermentées et distillées, paraissent avoir une influence cérébrale tout à fait comparable à celle des essences volatiles (caféone, essences de thé, de coca et de maté) contenues dans les boissons aromatiques.

Enfin, la présence de matières azotées et de substances salines dans les boissons artificielles explique leur pouvoir plastique ou réparateur.

Voilà pourquoi l'influence générale qu'exercent les boissons spiritueuses et aromatiques dans l'économie nous permet d'envisager les unes et les autres :

1° Comme des *aliments dynamiques* ou *nervosiques*, grâce à la stimulation cérébrale déterminée par les substances volatiles (éthers ou essences) qu'elles renferment généralement, et grâce à l'excitation de la moelle épinière sous l'influence de leur principe actif (alcool, caféine ou cocaïne);

2° Comme des *aliments d'épargne* ou *antidéperditeurs*, grâce à l'excitation du grand sympathique produite par l'alcool pour les premières, par la caféine ou la cocaïne pour les secondes;

3° Comme des *aliments plastiques* ou *réparateurs*, grâce à la présence dans les unes et les autres de substances azotées et de principes inorganiques assimilables.

La facile destruction de l'alcool dans l'économie et son oxydation partielle dans le sang assurent, de plus, aux boissons spiritueuses une place importante parmi les *aliments thermogènes* ou *calorifiques;* quant aux boissons aromatiques, il n'y a guère que le cacao qui, grâce à sa richesse en substances grasses, figure à ce titre dans le régime alimentaire.

§ 2. — Telles sont les analogies remarquables que présentent entre elles les boissons spiritueuses et les boissons aromatiques, et sur lesquelles nous avons cru devoir appeler l'attention du lecteur. Il y a pourtant quelques différences à signaler entre ces boissons, lorsqu'on considère particulièrement les effets qu'elles déterminent du côté du système nerveux. Ainsi, quand on étudie soigneusement ces effets, on ne tarde pas à s'apercevoir que, tout en ayant une influence commune sur l'appareil cérébral, chacune de ces boissons possède une sorte de spécialité d'action vis-à-vis des diverses parties du système nerveux et s'adapte pour ainsi dire à l'excitation artificielle de l'une ou de l'autre des trois grandes fonctions cérébrales (*sensibilité, intelligence, volonté*).

Nous savons que l'alcool agit principalement sur la sensibilité, fait qui ressort aussi bien que l'examen des troubles qui constituent l'ivresse, que de la comparaison de ce dernier état avec les effets des principaux anesthésiques (éther, chloroforme). Nous avons cité ailleurs les conclusions du travail de Lallemand, Perrin et Duroy, d'après lesquelles l'alcool doit être considéré comme un véritable anesthésique, et nous avons vu que Cl. Bernard a démontré que la physiologie pathologique de l'ivresse était aussi celle de l'anesthésie. D'un autre côté, nous avons démontré que l'alcool porte primitivement son action sur l'appareil sensitif de la moelle, et que les diverses fonctions de celles-ci sont toujours atteintes dans l'ordre suivant :

1° *Sensibilité ; 2° motricité ; 3° pouvoir excito-moteur.*

Hyperesthésie, puis anesthésie, tels sont les deux principaux phénomènes que détermine l'administration de l'alcool ; tels sont les deux stades de son action physiologique.

Quant au café et au thé, grâce à la forte proportion d'essences aromatiques que ces boissons renferment et dont les effets céphaliques nous semblent aujourd'hui bien démontrés, ce sont des stimulants de l'intelligence, comme l'indique le titre de *boissons intellectuelles* qui leur a été donné depuis longtemps.

Nous ne pouvons mieux distinguer l'action de ces deux boissons sur nous-même, qu'en disant que l'ingestion de la première produit chez nous le désir de la vie active, tandis que l'ingestion de la seconde détermine plutôt le goût de la vie contemplative.

L'action du maté sur le système nerveux se rapproche singulièrement de celles des boissons précédentes; grâce à sa richesse en essences aromatiques, ce liquide agit puissamment sur les facultés cérébrales et même encore plus que le café et le thé, si bien que, comme le remarque Mantegazza, un cerveau qui ne répond plus à l'action de ces deux dernières boissons s'éveille habituellement sous l'influence du maté.

Reste la coca, qui, grâce à la présence de la cocaïne, alcaloïde dont l'influence sur le pouvoir excito-moteur de la moelle et sur la motilité est considérable, agit puissamment sur le système musculaire et dispose singulièrement, comme nous l'avons vu, à la marche et au travail corporel. Ces faits permettent donc d'entrevoir suffisamment le rôle spécial qu'on peut attribuer à cette boisson comme *aliment musculaire*, comparativement à l'alcool, *aliment de l'impressionnabilité et de la sensibilité*, comparativement au café, au thé et au maté, *aliments essentiellement cérébraux et intellectuels*. Aussi, comme nous le verrons bientôt, tandis que ces dernières boissons interviennent efficacement dans l'alimentation du savant et de l'homme de cabinet, la coca semble devoir être principalement utilisée dans le régime du manœuvre et de l'ouvrier. Elle augmente la force musculaire, comme le café, le thé et le maté augmentent l'activité intellectuelle.

CHAPITRE II

§ 1. — Bien que l'importance dans le régime alimentaire
des boissons spiritueuses et des boissons alcooliques ait été
reconnue par la plupart des hygiénistes, aucune question
n'est encore aujourd'hui plus obscure et plus discutée en
physiologie que le rôle de ces liquides dans la nutrition et
dans l'alimentation. Cette indécision dans la science tient
à ce que l'on est peu d'accord sur l'action physiologique
de l'alcool, principe actif des boissons spiritueuses, comme
sur l'action physiologique des alcaloïdes (caféine, théine ou
cocaïne), principes actifs des boissons aromatiques.

Conformément à la théorie et à la distinction qu'il avait
établie entre les aliments réparateurs du sang et des tissus
ou *plastiques*, réparateurs de la chaleur animale ou *respiratoires*, et réparateurs du fluide nerveux ou *nervins*, Liebig,
ainsi que nous l'avons vu, considérant l'alcool comme susceptible d'être brûlé dans l'économie, avait classé ce liquide
parmi les aliments respiratoires et avait été conduit à attribuer aux boissons spiritueuses un rôle important comme
agents de calorification dans l'économie.

Quant aux boissons aromatiques, la présence dans ces
liquides de principes azotés (caféine, théine), auxquels le
grand chimiste rapportait l'excitation du système cérébro-
spinal consécutive à l'ingestion des principales d'entre elles

(café, thé), voici le double rôle qu'il leur fit jouer dans l'organisme :

Considérant la facilité avec laquelle la caféine et la théine, d'une part, pouvaient se transformer en *taurine*, principe azoté de la bile, il attribua à ces deux alcaloïdes une influence directe sur la sécrétion biliaire, et expliqua en partie le rôle alimentaire du café et du thé par l'augmentation de la digestion et par la facilité d'absorption des autres aliments, grâce à cette exagération de la sécrétion biliaire. A ce point de vue, ces alcaloïdes n'agiraient pas autrement que de véritables condiments. D'une autre part, admettant que les substances qui portent spécialement leur action sur le système nerveux ne président à l'entretien et au fonctionnement du cerveau et des nerfs que directement, en assimilant et en substituant leurs principes azotés aux éléments nerveux eux-mêmes, il attribua à la caféine et à la théine, comme à la morphine, à la codéine, à la quinine, etc., la propriété d'intervenir chimiquement dans la constitution, dans la nutrition et dans les transformations de la substance propre de l'encéphale, de la moelle et des cordons nerveux.

Telles sont les considérations qu'a fait valoir Liebig pour séparer complétement les boissons aromatiques des boissons spiritueuses, en faisant figurer les premières parmi les aliments respiratoires ou calorifiques, et les secondes parmi les aliments réparateurs de la force et de l'activité nerveuse, c'est-à-dire parmi les aliments d'innervation (1).

Malgré cette distinction établie par le chimiste allemand entre ces deux groupes de boissons artificielles, les physiologistes et les hygiénistes, tenant compte surtout du rôle commun que semblent remplir les boissons spiritueuses et aromatiques dans le régime alimentaire, où elles peuvent se suppléer facilement les unes aux autres, et ayant égard en

____

(1) Voy. J. Liebig, *Chimie organique appliquée à la physiologie animale et à la pathologie*, trad. par Gerhardt, p. 192.

même temps à l'excitation du système nerveux consécutive à leur ingestion, n'en ont pas moins continué à présenter l'étude de ces divers liquides sous le titre de *boissons excitantes* ou *stimulantes*.

§ 2. — Du reste, comme nous l'avons vu (1), la doctrine de Liebig avait rencontré dès 1831, en Allemagne, un contradicteur dans un savant physiologiste de Berlin, Schultz, qui, considérant la vie de l'être organisé comme consistant dans un double mouvement de réparation et de destruction, et qui, admettant que l'activité de ce travail incessant, comparable à une sorte de *mue* (*mauser*) ou à un véritable *rajeunissement* (*verjüngung*) des éléments vivants, peut être déterminée par la mensuration des déchets et des résidus éliminés par les appareils sécrétoires, crut devoir distinguer les substances alimentaires en deux grandes classes, suivant qu'elles activent ou suivant qu'elles retardent la dénutrition. Malheureusement la classification de Schultz, ainsi que les principes sur lesquels reposait sa doctrine, passèrent à peu près inaperçus en France. Ce ne fut que plusieurs années après, qu'un important ouvrage publié par un de ses élèves, Friedr. Wilh. Böcker (2), consacré à l'étude de l'influence produite par certains ingesta sur la dénutrition des tissus, et dans lequel était exposée tout au long la classification des aliments adoptée par Schultz, fit connaître au monde savant de notre pays les principes fondamentaux de la théorie de la nutrition et de l'alimentation, tels que les avait formulés, dix-huit ans auparavant, le savant physiologiste prussien.

Acceptant la doctrine de Schultz, envisageant comme lui dans les éléments organisés deux forces opposées, l'une de

____

(1) Voy. p. 55.

(2) Fried. Wilh. Böcker, *Beitrage zur Heilkunde, insbesondere zur Krankheits Genusmittel und Arzneiwirkungs-Lehre, nach eigenen Untersuchungen.* I Band *Genussmittel.* Crefeld, 1849.

décomposition, l'autre de réparation, qui en régissent la nutrition, et considérant les produits contenus dans les excrétions comme représentant fidèlement la mesure de la prédominance de l'une ou de l'autre de ces deux forces, W. Böcker chercha le premier à déterminer l'influence sur la dénutrition et sur l'usure des éléments vivants, de certaines substances alimentaires dont le rôle nutritif n'avait pu jusqu'à ce moment être suffisamment expliqué.

Il reconnut alors qu'un certain nombre de ces substances agissent comme *moyens d'épargne (sparmittel)*, dénomination, comme nous le savons, déjà appliquée par Schultz aux agents qui ralentissent et enrayent la dénutrition, et insista sur l'arrêt ou l'obstacle qu'elles peuvent apporter à la mue organique. C'est ainsi que W. Böcker constata que le sucre, loin d'augmenter la quantité d'acide carbonique contenu dans les gaz expirés, comme tendrait à le faire croire le titre d'aliment respiratoire ou calorifique que lui accordait Liebig, diminuerait au contraire ce gaz dans la proportion de 571,35 à 540,38. Cette diminution d'acide carbonique coïnciderait, du reste, avec une déperdition moindre des divers principes éliminés par les urines, et principalement du phosphate de chaux, dont la proportion serait sensiblement réduite. Le même effet aurait lieu également après l'ingestion de l'alcool, des boissons spiritueuses (vin, bière) et de l'infusion de café, que, comme nous l'avons vu (1), W. Böcker range avec le sucre dans une même classe d'aliments, sous le nom à peu près intraduisible de *genuss-mittel (moyens d'agrément)* (2).

(1) Voy. p. 55.

(2) Malgré son importance et son originalité, l'ouvrage de **W.** Böcker a été peu connu en France, et nous avons vu récemment, dans une savante discussion sur l'arséniate d'antimoine à l'Académie de médecine, à propos de l'origine de la théorie des *moyens d'épargne*, deux professeurs de la faculté de médecine de Paris, MM. Gubler et G. Sée, ne pouvoir s'entendre sur le véritable auteur auquel on devait attribuer l'ouvrage que nous venons d'analyser. M. Sée avait tort

Malgré l'importance de la distinction des substances alimentaires établie par Schultz et par W. Böcker, d'après le
rôle exercé par elles sur les deux actes de la nutrition, elle
n'a point été acceptée en France, où la doctrine de Liebig est
encore en honneur. Parmi les savants français, il n'y a guère
que Littré et Robin qui, dans l'intéressante étude qu'ils ont
consacrée aux *aliments* dans le *Dictionnaire de médecine*,
après avoir considéré, comme nous l'avons vu, la nutrition
comme se composant essentiellement de deux actes élémen-
taires simultanés, l'*assimilation* et la *désassimilation*, aient
distingué les aliments en deux classes, comprenant, la première,
ceux qui interviennent dans l'assimilation ou *réparateurs*, et
la seconde, ceux qui interviennent dans la désassimilation en
la ralentissant et en l'enrayant, ou *antidéperditeurs* (1).

Cette distinction importante a été également acceptée par
G. Sée, dans les leçons de thérapeutique et de pathologie
expérimentale que le savant professeur de la faculté de Paris
a consacrées à l'étude des principaux agents antidéperditeurs
(alcool, café, acide arsénieux, etc.)

§3.— Il est certainement regrettable que la théorie des agents
d'épargne ait eu si peu de succès en France, malgré les intéressantes recherches de de Gasparin sur l'influence du café comme
modérateur de la dénutrition, malgré les conclusions de Lallemand et Perrin sur le rôle physiologique de l'alcool envisagé
comme moyen qui empêche l'organisme de se dénourrir,
malgré enfin les expériences physiologiques et thérapeutiques
faites sur un certain nombre de substances médicamenteuses, et principalement sur l'acide arsénieux, dont l'influence
sur la désassimilation ne fait plus de doute pour personne.

évidemment ; l'ouvrage n'est pas signé Franz von Böcker, comme il le prétendait,
mais bien Friedr. Wilhem Böcker, comme le soutenait son savant collègue
M. Gubler. (Voy. *Bulletin de l'Académie de médecine*, 1870, t. XXXV, p 956
et suiv.)

(1) Voy. *Dictionnaire de médecine* par Littré et Robin, 13ᵉ édition. Paris, 1873,
p. 45.

Le plus grand reproche qui ait été fait à cette explication, c'est d'être en opposition avec la théorie mécanique de la chaleur. On a dit, par exemple : Puisque la force musculaire est une transformation du calorique, et puisque la calorification dépend d'actions chimiques qui se passent soit dans les éléments organiques, soit dans les aliments ingérés dans l'économie, il est impossible de concilier ensemble l'action dynamique ou motrice et l'épargne des tissus. Qui dit développement de travail dit consommation de chaleur.

Par conséquent, puisque les agents dits d'épargne déterminent dans l'économie une exagération de la force, ils doivent produire en même temps une certaine dépense de chaleur, et cette dépense exagérée doit se traduire à l'extérieur par une augmentation des résidus et des scories qui proviennent de la combustion des éléments organiques ou des aliments. Et si, à la suite de la force et de l'activité intellectuelle, sensitive ou motrice, que l'organisme manifeste sous l'influence des agents antidéperditeurs, les produits de combustion et de désassimilation diminuent dans les urines, c'est qu'ils sont excrétés par ailleurs; de telle sorte, qu'au lieu d'être éliminés par l'appareil rénal sous forme d'urée et d'acide urique, ils seraient excrétés par les fèces ou par les transpirations sous une autre forme qu'il s'agirait de déterminer (1).

Voilà la principale raison pour laquelle certains auteurs, repoussant la théorie de l'épargne, ont cru devoir expliquer le rôle alimentaire des agents antidéperditeurs par une action comparable à celle des condiments, et en admettant que, tout en n'étant point capables de produire directement de la force, ils auraient cependant le pouvoir de faire employer d'une façon plus utile et plus profitable pour l'organisme la force dont celui-ci dispose. Telle est l'explication donnée par

____

(1) Voy. *Union médicale*, 3ᵉ série, t. XIII, 1872, p. 224.

Voït (1) : « Il y a des condiments, dit-il, qui ne sont point locaux et leur action ne se fait sentir que quand ils ont été absorbés ; ils agissent alors sur le système nerveux central. (Ex. : café, thé, boissons alcooliques.) On a cru qu'il s'agissait d'une épargne des matériaux nutritifs ; il y a seulement un autre mode d'arrangement ou de mutation dans les phénomènes intimes. A mutations nutritives égales et pour une égale production de force vive, l'homme qui aborde un travail dans de bonnes conditions morales l'exécutera plus facilement que celui qui sera accablé ou opprimé par une douleur quelconque. Un coup de fouet fait qu'un cheval surmonte un obstacle devant lequel il serait resté impuissant sans ce coup de fouet qui ne lui communique cependant pas de la force. Seulement le cheval emploie alors mieux celle dont il dispose. Ainsi, le condiment agit sur certaines parties déterminées de notre centre nerveux et nous met en état de mieux atteindre le but de nos efforts. »

Dans ces dernières années, une autre opinion s'est produite en France pour expliquer les effets physiologiques des agents antidéperditeurs ; elle est due à Gubler (2), et consiste comme nous l'avons dit (3), à attribuer à ces agents le pouvoir spécial d'intégrer directement de la force dans le système nerveux, comme le fait un courant électrique pour le système musculaire. Ces agents *dynamophores* ou *dynamisants*, dont l'action serait comparable à celle des fulminates, ne sauraient pourtant, d'après Gubler, tenir lieu des aliments plastiques, mais ils pourraient suppléer momentanément les principes combustibles qui proviennent de la désassimilation et dont la combinaison avec l'oxygène constituerait, suivant

____

(1) Voït, *Ueber die Unterscheide der animalischen und vegetabilischen, die Bedentung der Nuhrsalze und Genusmittel.* (*Compte rendu dans la Revue des cours scientifiques,* 2e série, 1871, p. 1020.)

(3) **A.** Gubler, *Commentaires thérapeutiques du Codex.* Paris, 1867, préface p. XV.

(3) Voy. p. 58.

le même auteur, la source à peu près exclusive de toute chaleur et de toute force dans l'économie. A cette théorie Jeannel (1) a objecté avec raison que les fulminates étant des composés qui, dans certaines conditions, se transforment brusquement, avec explosion, en composés plus simples et plus stables, on ne peut leur comparer les aliments dynamophores, qui, dès qu'ils sont dans les conditions d'une transformation lente, rentrent tout au plus dans la catégorie des composés chimiques ordinaires, susceptibles de transformations, pouvant toujours produire soit du calorique, soit de la force, et laissant de nouveaux composés saisissables.

Enfin, à défaut d'idées nettes et de connaissances précises, d'autres auteurs se sont contentés de comparaisons, comme celle de Carpenter, qui rapproche l'action de l'alcool sur le système nerveux de celle de *l'éperon sur le cheval;* ou bien comme celle de Miller (de Glasgow), qui résume assez spirituellement son opinion sur la stimulation alcoolique, en disant que l'eau-de-vie agit à la façon de l'aiguille avec laquelle le paysan soulève la mèche de sa lampe pour obtenir plus de lumière, augmentant ainsi la combustion sans lui fournir de nouveaux matériaux.

Telles sont les principales explications qui ont été émises pour rendre compte du mode d'action des substances dont nous avons à faire l'étude.

§ 4. — Nous-même, dans la première édition de ce travail, nous avons cru devoir formuler une nouvelle théorie qui, malgré les critiques dont elle a été l'objet (2), nous paraît cependant encore aujourd'hui la plus satisfaisante pour expliquer le rôle physiologique des ingesta à l'étude desquels est consacré ce travail.

(1) Voy. *Union médicale*, 3e série, t. XIII, 1872, p. 224.
(2) Voy. *Union médicale*, 1872, 3o série, p. 223 et 521, et *Gazette médicale de Paris*, 1872.

D'abord, un des points les mieux démontrés dans l'étude de ces agents, c'est certainement, comme nous l'avons vu, l'excitation qu'ils déterminent sur le système nerveux et la suractivité qu'ils impriment aux fonctions intellectuelles, sensitives et motrices. Or comment peut-on expliquer ces phénomènes?

On sait que le système nerveux est doué d'une activité propre, inconnue dans son essence, et à laquelle les physiologistes ont donné le nom de *neurilité* (Lewes et Vulpian). Elle se manifeste dans chaque partie de ce système par des phénomènes variables suivant le mode de fonctionnement des éléments auxquels elle s'applique: dans les cellules cérébrales, par des actes intellectuels, sensoriaux ou psychiques; dans les nerfs centripètes, par de la sensibilité; dans les nerfs centrifuges, par des mouvements et des contractions musculaires.

Quoi qu'il en soit, le degré d'intensité de cette force dépend d'un certain nombre de conditions qu'il est intéressant d'examiner pour bien comprendre l'action sur le système nerveux des substances dont nous avons à faire; l'étude.

D'abord, la neurilité est intimement liée à l'*intégrité* de l'élément anatomique (fibre ou cellule nerveuse), dont elle peut être considérée comme l'attribut essentiel et indépendant. On comprend alors l'influence que présentent les aliments organisables ou réparateurs du système nerveux au point de vue du fonctionnement de ce système, dont l'entretien ne peut être entravé ou interrompu sans menace pour son activité et ses manifestations physiologiques. Nous avons vu que, comme tous les organes de l'économie, le système nerveux est le siége d'un travail d'assimilation et de désassimilation; il se nourrit aux dépens du liquide sanguin qui lui apporte les matériaux nécessaires à son entretien et à son développement; et il perd son activité du moment où il cess de recevoir du sang artériel (Sténon, Flourens, Brown-Sequard, etc.) (1).

Ensuite, la neurilité peut être singulièrement accrue sous l'influence de certains agents, dits *excitants* ou *stimulants*, appliqués aux éléments nerveux. En général, ce sont des agents impondérables, de véritables forces physiques ou chimiques, comme la *chaleur*, l'*électricité*, la *lumière;* parmi ces forces, celle dont l'influence semble la plus importante, peut-être parce qu'elle est la plus évidente et la mieux démontrée, est sans contredit la *chaleur*, pourvu qu'elle ne dépasse point certaines limites; car, lorsqu'elle est portée, comme on sait, à un degré excessif, loin d'être un excitant du système nerveux, elle devient un dépresseur énergique des fonctions de ce système. C'est ainsi que l'on explique comment, chez les animaux inférieurs et chez les mammifères hibernants, l'activité des manifestations vitales diminue avec la température extérieure, et comment le froid détermine chez ces êtres une sorte de *torpeur* et d'*engourdissement* pendant lesquels les grandes fonctions de l'économie (circulation, respiration, nutrition) éprouvent un ralentissement notable.

En dehors de l'excitation déterminée par la chaleur, l'électricité et la lumière dans le fonctionnement du système nerveux, l'activité de ce système peut être singulièrement accrue sous l'influence d'agents pondérables, étrangers à l'économie, introduits dans l'organisme sous forme d'*ingesta*, et qui, une fois entraînés dans le sang, peuvent manifester leur présence par la stimulation des fonctions intellectuelles, sensitives et motrices. Mais, de même que nous l'avons vu pour les agents naturels d'excitation (chaleur, électricité, etc.), avec lesquels ils présentent l'analogie la plus frappante et les relations les plus étroites, leur emploi a besoin d'être sur-

(1) Voy. Vulpian, *Leçons sur la physiologie générale et comparée du système nerveux*, p. 455.

veillé, car leur action trop vive ou trop prolongée, loin d'être suivie de la suractivité de la force nerveuse, peut produire une dépression des fonctions cérébro-spinales et même déterminer leur anéantissement.

Parmi ces ingesta figurent au premier rang les substances généralement dites *excitantes* ou *stimulantes*, introduites soit dans le régime alimentaire, soit dans la thérapeutique médicale, pour augmenter l'activité du système nerveux cérébro-spinal ou pour réveiller les fonctions animales engourdies.

Ainsi la production de l'activité nerveuse chez l'animal est habituellement subordonnée à trois conditions principales :

1° A l'intégrité des éléments nerveux eux-mêmes;

2° A l'apport continu et régulier du sang artériel vers ces éléments;

3° Au maintien dans les centres et dans les filets nerveux d'une température suffisamment élevée et comprise dans des limites plus ou moins étroites, suivant l'espèce et la série zoologiques que l'on considère.

Il faut y joindre, pour l'homme, l'influence produite par certains agents d'excitation artificielle, dont un grand nombre figurent parmi les ingesta qui lui sont habituels (boissons spiritueuses et aromatiques) et qui sont l'objet d'une consommation d'autant plus considérable que son système nerveux a besoin d'être plus énergiquement impressionné ou stimulé. Tel est, comme nous allons le voir, un des principaux rôles des boissons artificielles; telle est une des causes de leur consommation considérable et de leur extension progressive au milieu des classes pauvres et laborieuses.

Mais comment expliquer ce développement considérable et souvent instantané de force que détermine dans l'organisme l'ingestion à faibles doses de substances excitantes telles que l'alcool, la caféine, la cocaïne, etc.? Par quel privilége ces agents d'excitation artificielle peuvent-ils imprimer au système nerveux un fonctionnement exagéré ou anormal, et le faire sortir de la torpeur et de l'inertie qu'il présente quand il est placé dans des conditions impropres à son activité et à son exercice habituels? Ici, nous nous trouvons bien embarrassé pour répondre à cette question, et nous ne pouvons guère fournir qu'une explication hypothétique.

On admet aujourd'hui que dans les êtres vivants, comme dans les corps inertes et passifs de la nature inorganique, la *force* se manifeste sous trois formes principales, et l'on distingue habituellement :

1° La *force en tension* ou *en réserve;*

2° La *force vive;*

3° La *force de dégagement* (cette dernière détermine les forces en tension à passer à l'état de forces vives) (1).

Or on peut se figurer l'appareil cérébro-spinal comme un réservoir où s'accumulent les *forces en tension* pendant le repos et grâce à la nutrition, et dont les éléments nerveux n'entrent en activité que sous l'influence d'une provocation quelconque (*force de dégagement*); alors les forces en tension passent à l'état de *forces vives*, qui se manifestent sous forme de phénomènes physico-chimiques ou vitaux (Hermann).

On peut donc considérer comme forces de dégagement les agents qualifiés d'excitants, soit dynamiques (*chaleur*, *électricité*, etc.), soit matériels (*aliments* et *médicaments stimulants, strychnine, alcool, caféine, cocaïne*, etc.), qui impressionnent le système nerveux, quand ils sont appliqués directement sur l'appareil cérébro-spinal ou bien seulement sur les filets ou les conducteurs nerveux qui aboutissent à cet appareil.

Par quel privilége le système nerveux a-t-il le pouvoir d'accumuler et de retenir, comme une sorte de pile élec-

____

(1) Voy. Onimus, *Des forces en tension et des forces vives dans l'organisme animal.* (*Revue des cours scientifiques*, 1870 p. 173.)

trique, la force qu'il manifeste et qu'il laisse échapper à certains moments et sous l'influence de certaines conditions? Nous l'ignorons complétement. Quant à expliquer comment les agents excitants peuvent déterminer le dégagement de cette force, nous ne le pouvons pas, de même qu'il ne nous est pas permis de connaître la raison pour laquelle un courant électrique détermine ici une sensation et de la douleur, là des contractions musculaires et des mouvements.

Tout ce que nous pouvons affirmer aujourd'hui relativement à l'influence nerveuse des ingesta qualifiés d'*excitants* ou de dynamogènes comme relativement aux effets qui résultent de l'application de l'électricité, c'est que de leur action particulière résulte une dépense plus ou moins grande de force et par conséquent (d'après la théorie mécanique de la chaleur) une consommation plus ou moins considérable de calorique.

Reste à déterminer maintenant quelles sont les sources de cette consommation exagérée de chaleur, qui a lieu sous l'influence de ces ingesta.

Cette chaleur peut provenir de trois causes : 1° de la combustion des aliments dynamogènes eux-mêmes ; 2° de la combustion des éléments vivants ; 3° de la combustion des aliments calorifiques associés dans le régime aux aliments dynamogènes.

1° La combustion des aliments dynamogènes ne peut expliquer le grand déploiement de force qu'ils produisent dans l'économie ; car, comme nous l'avons vu, ces divers agents (nous en exceptons l'alcool, qui peut constituer, comme on sait, une importante source de chaleur), tout en restant inaltérés dans l'économie, sont loin de présenter dans leur composition élémentaire les caractères des aliments thermogènes, riches en hydrocarbone et pauvres en oxygène.

2° La diminution d'urée et de matières extractives que nous avons constatée, dans nos expériences, à la suite de l'ingestion des aliments dynamogènes, rendrait inadmissible le fait que le développement de la force et la consommation de la chaleur, qui se manifestent sous leur influence, se produisent aux dépens des éléments vivants, s'il n'était pas démontré suffisamment combien a eu tort Liebig en faisant dériver la force vitale de la destruction de la matière organisée.

3° Reste la troisième source de chaleur, la combustion des aliments calorifiques ; elle seule paraît subvenir à la consommation nécessitée par la suractivité artificielle que les aliments dynamogènes impriment aux organes et aux fonctions. On comprend ainsi l'importance que présente tout régime alimentaire riche en substances thermogènes (amylacés, corps gras), au point de vue de l'action physiologique de ces aliments, et nous aurons soin d'insister bientôt sur les nombreuses conséquences pratiques et hygiéniques qui résultent de ce fait important.

Mais, à côté de cette action excitante ou dynamique qu'exercent les aliments dont nous avons fait l'étude, sur le système nerveux cérébro-spinal, et par conséquent sur les fonctions animales (intellectuelles, sensitives et motrices), ils possèdent, comme nous l'avons démontré un des premiers, et comme cela résulte de nos observations publiées dans notre travail en 1869, une influence évidente sur la désassimilation ou la dénutrition, ainsi que l'indiquent la diminution d'urée et de matière extractives constatée dans nos expériences, à la suite de l'ingestion des principaux d'entre eux.

Comme à l'époque de la publication de la première édition de ce travail, nous n'hésitons pas à rattacher la seconde influence à la première, en tenant compte du mode d'action du système nerveux, dont la partie qui préside aux fonctions végétatives (grand sympathique) est sous la dépendance de l'axe cérébro-spinal, qui préside aux fonctions animales. C'est ce qu'avaient pressenti bon nombre de physiologistes et ce qu'ont démontré les expériences de Cl. Bernard, que nous avons mentionnées au commencement de ce travail (1). Dans le chapitre où nous avons étudié l'influence des aliments sur le travail musculaire, nous avons vu que tandis que l'urée éliminée par les urines éprouve, sous l'influence de l'exercice corporel, une augmentation insignifiante et qui est même niée par plusieurs physiologistes, le chiffre de l'acide carbonique contenu dans les gaz expirés présente toujours dans ce cas une élévation considérable, constatée par tous les observateurs; ce qui indique, d'une part, une usure assez faible des éléments contractiles eux-mêmes, d'une autre part, une oxydation plus active et plus rapide des corps gras et des hydrocarbures provenant de l'alimentation ou déposés au sein des tissus vivants (graisse). Nous croyons devoir expliquer ces deux phénomènes en admettant que la majeure partie de l'oxygène introduit dans l'économie étant employée alors à la combustion des ingesta et des éléments calorifiques, principales sources de la chaleur qui doit subvenir à la consommation du travail musculaire, la partie de ce gaz qui reste disponible dans le sang peut *seule* agir sur les éléments organiques. C'est ainsi qu'on peut se rendre compte non-seulement de l'action antidé-nutritive des agents dynamiques dont nous faisons l'étude, mais encore de l'exagération des déperditions azotées et de l'atrophie que ne manque pas d'éprouver la fibre muscu-

(1) Ces expériences expliquent l'antagonisme qui semblait exister entre l'appareil sympathique et l'appareil cérébro-spinal, de telle sorte que l'on considérait l'activité de l'un comme étant régulièrement et, pour ainsi dire, en raison inverse de celle de l'autre. Avant les travaux de Cl. Bernard, nous-même avions appelé l'attention sur ce fait, que plus les fonctions cérébro-spinales s'exercent avec énergie, plus les fonctions végétatives languissent et paraissent engourdies. « Chez l'enfant, disions-nous, où le développement de l'organisme nécessite une activité si considérable de la nutrition et de l'assimilation, le système cérébro-spinal reste pendant plusieurs années dans un état de torpeur qui contraste singulièrement avec la rapidité et l'énergie des actes de la vie végétative. Chez l'homme adulte, au contraire, alors que la croissance est arrêtée, qu'il se produit une

laire sous l'influence de l'inaction ou du repos trop prolongé.

§ 5. — Il nous reste maintenant à justifier la dénomination d'*aliments d'épargne* que nous avons cru, malgré les critiques qui nous ont été adressées à ce sujet, devoir maintenir comme titre de ce travail, et que nous appliquons en même temps aux aliments thermogènes et aux aliments dynamogènes, parce que les uns et les autres, tout en agissant d'une façon bien différente dans l'économie, peuvent cependant être considérés, au point de vue hygiénique, comme des moyens d'économie pour les organes et les tissus vivants.

Cette façon d'envisager les aliments thermogènes ne soulève plus guère aujourd'hui d'objection et est admise généralement dans la science ; on comprend facilement, en effet, que ces aliments, en servant de combustibles aux lieu et place des éléments organisés (qui sans eux devraient être rapidement détruits et employés à la production de la chaleur dont l'organisme a besoin pour son entretien et pour son fonctionnement), doivent naturellement *économiser* ou *épargner* les tissus vivants. Ainsi peut s'expliquer le pouvoir antidéperditeur de l'alcool, des corps gras, du beurre de cacao, etc., substances dont la combustion est capable de produire une certaine quantité de chaleur. Mais quand on applique, comme nous l'avons fait, cette dénomination d'aliments d'épargne à des substances qui, tout en ne pouvant pas elles-mêmes être considérées comme combustibles en

sorte d'équilibre trophique et que les recettes restent proportionnelles aux dépenses, c'est l'époque où les facultés intellectuelles, sensitives et motrices se manifestent avec le plus d'éclat et dominent toute la scène biologique. »

Telles sont les considérations pour lesquelles nous croyons devoir maintenir l'explication que nous avons donnée en 1870, pour rendre compte de l'influence des aliments dynamogènes comme *antidéperditeurs* ou comme *antidésassimilateurs;* influence qui nous semble confirmée par la physiologie et qui s'explique naturellement, puisque toute cause d'excitation sur l'appareil cérébro-spinal semble se propager vers le grand sympathique et vers les nerfs vaso-moteurs, où elle se manifeste par une diminution des oxydations organiques et par un ralentissement de la dénutrition.

vertu même de leur composition chimique (caféine, théobromine, cocaïne), augmentent cependant la consommation de
chaleur et la dépense de force dans l'économie, *sans exagérer les déperditions organiques et les résidus*, on rencontre
quelques objections qui se réduisent en définitive à la suivante : On ne peut appliquer, dit-on, la dénomination d'aliments d'épargne à des substances qui déterminent une augmentation de la force dans l'économie, car qui dit production
de force dit consommation de chaleur ; qui dit consommation
de chaleur dit augmentation des déperditions organiques.
« Chaleur, force, dépense, transformations chimiques sont
corrélatifs ; chaleur, force et épargne des tissus sont contradictoires (1). »

Si l'on admet avec Liebig que la force ne se produit
dans l'économie qu'aux dépens de l'usure des organes, la
dénomination d'aliments d'épargne appliquée aux aliments
nervosiques ou dynamiques est impropre et doit être
repoussée de la science, car, d'après la théorie du savant
chimiste allemand, les agents qui stimulent le système nerveux devraient naturellement augmenter la consommation
de la matière et la dépense des éléments vivants. Mais si,
comme nous croyons l'avoir démontré, la force qui se développe dans l'organisme résulte, non point de la combustion
des éléments vivants eux-mêmes, mais bien de la combustion
des substances étrangères (ingesta) et principalement des
substances calorifiques (corps gras, amylacés, sucrés, etc.),
introduites dans l'alimentation, si l'on peut admettre aujour-
d'hui qu'il puisse se produire dans l'économie *une augmentation de force sans usure des organes et sans augmentation
des résidus azotés*, pourquoi refuser la qualification d'aliments
d'épargne à des agents qui, tout en excitant le système nerveux, qui commande et règle l'effort, rendent en même

(1) Voy. *Union médicale*, 3ᵉ série, 1872, p. 524.

temps plus stables les éléments organiques, puisque sous
leur influence l'urée, représentant l'élément principal des
scories qui proviennent de la destruction des éléments vivants ou de la désassimilation, éprouve, tant d'après nos
expériences que d'après celles qui ont été instituées par divers observateurs, une diminution manifeste.

Ainsi se justifient, suivant nous, la théorie de l'épargne
introduite dans l'étude de l'alimentation, et la dénomination
d'aliments d'épargne que nous avons cru devoir appliquer
avec quelques auteurs aux agents modérateurs de la dénutrition ou antidéperditeurs, dénomination qui offre à nos
yeux le grand avantage de faire comprendre l'utilité de certaines substances alimentaires dont l'influence dans la nutrition a été jusqu'ici habituellement contestée ou méconnue,
et de faire entrevoir les précieuses ressources que peuvent
offrir leur emploi modéré et leur consommation journalière,
dans les cas où l'organisme, tout en étant faiblement et insuffisamment pourvu de matériaux *plastiques* ou *réparateurs*, est astreint à un travail plus ou moins pénible auquel
doit subvenir une alimentation faiblement azotée. C'est ainsi
que nous allons pouvoir expliquer naturellement pourquoi
certaines substances alimentaires, graisses, féculents, comme
aliments thermogènes; boissons spiritueuses et aromatiques,
comme aliments dynamogènes, figurent si ordinairement et
en si grande proportion dans le régime quotidien des classes
pauvres et laborieuses.

CHAPITRE III

UTILITÉ DES BOISSONS SPIRITUEUSES ET AROMATIQUES DANS LE RÉGIME
ALIMENTAIRE.

Un des plus puissants arguments allégués par les dé-
fenseurs de l'usage des boissons spiritueuses et aromatiques, c'est l'universalité de leur emploi. Il est difficile d'admettre, en effet, que la plus grande partie de l'espèce humaine puisse commettre une erreur aussi grossière que
celle d'attribuer une certaine valeur hygiénique à des substances qui n'auraient aucune utilité, prises à doses modérées, et dont la plupart, absorbées à doses un peu élevées,
seraient nuisibles et préjudiciables au plus haut degré à la
santé des individus.

Nous avons appelé l'attention du lecteur sur cette tendance
de tous les peuples à introduire dans leur régime une boisson artificielle, tendance qui ne fait qu'augmenter et se généraliser, à mesure que grandissent et se répandent cette
activité incroyable et cette agitation incessante que présente
la société moderne, sous l'influence des occupations multipliées que nécessitent ses nouveaux besoins. Nous espérons,
dans l'étude suivante, pouvoir expliquer cette tendance, en
insistant sur l'utilité des boissons spiritueuses et aromatiques
dans le régime alimentaire.

I. — **Utilité des boissons spiritueuses et aromatiques comme aliments dynamogènes; excitation à la veille et au travail intellectuel.**

§ 1. — Dans l'introduction qui précède ce travail, nous avons vu que dans le cerveau comme dans les nerfs, comme dans les muscles, l'aptitude à agir et à fonctionner est essentiellement subordonnée à l'influence du sang oxygéné sur l'élément vivant, et que cette influence s'arrête dès que le sang ne se renouvelle plus, soit qu'il cesse de parvenir aux centres nerveux, d'où *anémie;* soit qu'il stagne dans le cerveau, d'où *congestion* de cet organe. Nous avons démontré ensuite que c'était aux excitants de la circulation qu'il fallait recourir quand on cherchait à combattre le sommeil, à prolonger la veille et à activer les facultés intellectuelles.

Ainsi s'explique en grande partie l'influence cérébrale de l'alcool et des boissons aromatiques, qui, comme nous l'avons vu, en accélérant la circulation, et par conséquent en augmentant l'afflux du sang vers les centres nerveux, procurent à ces organes une quantité plus grande de matériaux réparateurs, et les débarrassent des déchets qui résultent de leur fonctionnement.

Mais en dehors de l'influence cérébrale exercée par l'alcool et les boissons aromatiques, par suite des modifications que ces agents déterminent dans la circulation, il faut tenir compte également des principes volatils qu'ils renferment et qui impressionnent plus ou moins vivement les centres nerveux. Si le café et le thé ont été qualifiés de *boissons intellectuelles,* ce n'est pas seulement parce-qu'ils agissent sur le cerveau plus que les liqueurs alcooliques, mais encore et surtout parce que l'excitation intellectuelle qu'ils déterminent est plus douce, plus régulière, plus calme, plus en rapport avec les conditions normales de notre existence et habituelles à la vie, que celle qui est consécutive à l'ingestion des boissons spiritueuses. Ces dernières boissons exercent bien également, comme on sait, une stimulation cérébrale qui, ainsi que nous l'avons démontré, est d'autant plus marquée que celles-ci renferment une plus forte proportion de principes essentiels et volatils (éthers), mais cette stimulation est ordinairement très-passagère; et quand leur ingestion dépasse certaines limites, elle est suivie de désordre et d'engourdissement des facultés intellectuelles; d'où l'absence de vivacité dans les conceptions et de justesse dans les raisonnements. Enfin, tandis qu'à l'excitation produite par les boissons spiritueuses succède une certaine prostration physique et morale dans laquelle l'organisme tombe et pendant laquelle il ne lui est plus possible de faire un emploi satisfaisant de ses facultés affaiblies, les boissons aromatiques (café, thé, coca, maté) ne déterminent point, consécutivement à leur action, de torpeur ni d'affaissement des fonctions cérébrales.

§ 2. — Nous n'avons point voulu attribuer à la caféine, pas plus qu'à la cocaïne, l'influence cérébrale exercée par les boissons aromatiques; car, outre que nos expériences ont suffisamment démontré que ces alcaloïdes n'ont point d'action sur le cerveau, on sait depuis longtemps qu'entre les effets céphaliques déterminés par le café et le thé existent des différences nombreuses qui ne peuvent être attribuées évidemment à leur alcaloïde, puisque celui-ci est le même pour ces deux boissons aromatiques.

On a appelé le café une boisson *catholique* et le thé une boisson *protestante*, distinction qui ne repose pas seulement sur ce fait que le premier de ces liquides est recherché surtout par les Français et les Italiens, tandis que le second est préféré par les Anglais et les Hollandais, mais encore sur la spécialité d'action cérébrale qu'ils présentent l'un et l'autre, le café agissant principalement sur *l'imagination*, le thé excitant surtout le *jugement*. Et si nous nous reportons aux expériences que nous avons faites, il semble que la coca agirait encore plus que le café sur l'imagination, tandis que l'influence cérébrale du maté se rapprocherait beaucoup de celle du thé, différences qui, pour ces dernières boissons comme pour le café et le thé, proviennent, ainsi que nous l'avons démontré, de la spécialité d'action qu'exercent sur les centres nerveux les diverses essences aromatiques contenues dans chacune d'elles.

Mais quelle que soit l'explication que l'on adopte pour rendre compte de l'exaltation des fonctions cérébrales qui suit l'ingestion des boissons spiritueuses et aromatiques, ce phénomène est évident et suffit pour justifier l'énorme consommation de ces boissons, qui a lieu aujourd'hui plus qu'à toute autre époque parmi les différentes classes de la société.

On connaît l'influence exercée par les boissons spiritueuses sur les facultés intellectuelles : « Le vin réjouit le cœur, dit Rœsch (1), il ranime le vieillard, il relève l'âme de l'homme abattu par les soucis, il rend le courage à celui qui désespérait de tout, il déploie l'esprit, il allume le feu du sentiment dans la poitrine du poëte. Plus d'une heure de jouissance, plus d'une pensée joyeuse, plus d'une noble résolution, plus d'une action généreuse, plus d'un poëme éclatant lui doivent incontestablement naissance. »

> Impetus ille sacer qui vatum pectora nutrit,
> Qui prius in nobis esse solebat, abest.   (OVIDE.)

On sait de plus que les boissons aromatiques ne le cèdent en rien aux boissons spiritueuses, au point de vue de leur influence sur les conceptions, sur les pensées et sur les travaux de l'intelligence.

Aussi n'est-il plus rare aujourd'hui de voir l'homme de cabinet, le philosophe, recourir aux infusions aromatiques

______

(1) Rœsch, *De l'abus des boissons spiritueuses, considéré sous le point de vue de la police médéciale et de la médecine légale.* (*Annales d'hygiène*, 1838, t. XX, p. 270.)

(café, thé) pour consacrer au travail de la pensée de nombreuses veilles et même de longues nuits.

Et si, de nos jours, nous voulions invoquer des exemples à l'appui de ces faits, nous n'aurions pas de peine à citer tel grand auteur dramatique ou tel célèbre compositeur qui demande aux liqueurs spiritueuses ou aux boissons stimulantes l'excitation de l'intelligence, la facilité des pensées, la rapidité et l'originalité des conceptions.

A la suite d'expériences longues et minutieuses et d'observations faites sur lui-même, en se soumettant pendant plusieurs mois à une nourriture constituée exclusivement de pain arrosé alternativement de vin, de café et de thé, Rambosson (1) fit jouer un très-grand rôle au genre d'alimentation et à la nature des ingesta employés par l'homme, dans le développement de ses facultés morales et de ses qualités physiques. Il fut ainsi conduit à considérer les boissons spiritueuses, et principalement le vin, comme favorisant en nous l'explosion des sentiments généreux, l'expansion, la bienveillance, tandis que le café pousserait au contraire à des sentiments froids, maussades, égoïstes. Les recherches de Rambosson reposent sur des impressions beaucoup trop vagues et sur des sensations trop individuelles pour qu'on puisse en tirer des conclusions pratiques et véritablement scientifiques.

II. — Utilité des boissons spiritueuses et aromatiques comme aliments d'épargne.

Après ce que nous avons dit de l'action si évidente exercée par l'alcool, la caféine et la cocaïne, comme modérateurs de la désassimilation, nous n'aurons pas de peine à faire com-

---

(1) Rambosson, *Influence des aliments sur le système nerveux. (Comptes rendus de l'Académie des sciences,* 1866 et 1867.) — *Les Lois de la vie et l'art de prolonger ses jours.* Paris, 1871.

prendre leur utilité et le rôle important qui leur est assigné en hygiène, comme aliments d'épargne ou antidéperditeurs.

C'est à juste titre qu'ils ont leur place marquée dans les nombreux approvisionnements destinés aux armées en campagne, aux populations exposées à la disette ou à la famine, et surtout aux places fortes menacées d'un long siége et d'un cruel investissement.

Tout en faisant la part de la pernicieuse influence que l'alcool possède certainement quand il est distribué sans précaution et sans mesure, au milieu des armées et des populations assiégées, toujours trop enclines à un usage immodéré des boissons excitantes (1), nous ne pouvons méconnaître son utilité et les services importants qu'il peut rendre en qualité d'antidéperditeur.

On s'est beaucoup ému, surtout dans ces derniers temps, des pernicieux effets causés par l'abus des boissons alcooliques; on a surtout insisté sur les nombreux cas d'alcoolisme qui ont été relevés dans les hôpitaux pendant le siége de Paris. C'est à l'usage immodéré des spiritueux qu'on a rapporté en partie la mortalité excessive qui a frappé la population et l'armée investies dans la capitale, pendant cinq mois d'un hiver rigoureux et terrible et au milieu des plus dures privations. On a même été jusqu'à attribuer à l'alcoolisme le grand nombre d'insuccès enregistrés par la plupart des chirurgiens dans leurs opérations, à la suite de blessures légères et peu graves (2). Nous nous demandons si la mortalité d'une population en proie au froid, à la faim, au découragement et aux émotions les plus douloureuses et les plus accablantes, n'aurait pas été encore plus grande, si cette agglomération de soldats campés dans la neige, sous les

(1) Jeannel, *Sur les moyens de répression de l'ivrognerie dans l'armée.* (*Bulletin de l'Académie de médecine,* 1871.)

(2) Verneuil, *De la gravité des lésions traumatiques et des opérations chirurgicales chez les alcooliques.* (*Bulletin de l'Académie de médecine,* Paris, 1871.)

murs de Paris, mal vêtus et mal nourris; si la population civile elle-même, composée en grande partie de vieillards, de femmes et d'enfants engourdis par le froid et soumis à une alimentation considérablement réduite (300 grammes de pain, 20 à 30 grammes de viande de cheval par jour), avaient été privés de toute liqueur spiritueuse et de toute boisson aromatique (café, thé).

Tout en déplorant les nombreux cas d'ivresse dont nous avons eu l'exemple sous nos yeux, et l'abus des boissons spiritueuses auquel se livraient certains individus, au milieu des privations et des souffrances communes, nous n'avons pas ressenti aussi complétement, nous l'avouons, ce sentiment d'horreur et d'indignation qui a poussé la plupart des médecins et des hygiénistes à une guerre acharnée contre l'alcool, pendant les tristes phases du siége de Paris.

Comme on le verra plus loin, dans la partie de notre travail consacrée aux applications thérapeutiques de l'alcool et des boissons aromatiques, les nombreuses observations que nous avons prises à cette époque sur les malades auxquels nous avons administré largement les spiritueux et les excitants, montrent les résultats satisfaisants que nous avons alors obtenus de leur emploi dans certaines affections morbides.

Ajoutons que ces boissons, qui n'ont jamais manqué à la population parisienne pendant le siége de 1870-71, ont été une précieuse ressource, principalement dans la dernière période de l'investissement. Combien de personnes, surtout dans la classe pauvre, réduites alors à un régime indigeste et insuffisant, composé de pain grossier et malsain et de poisson salé ou de conserves dégoûtantes, ont pu résister à la maladie et à la famine, grâce aux vins généreux et aux boissons aromatiques (café, thé) dont elles faisaient usage! Combien d'estomacs délicats ne pouvaient alors supporter d'autre nourriture! Nous connaissons une pauvre mère qui put sauver son nouveau-né et l'allaiter pendant les cinq dernières semaines du siége, tout en ne se nourrissant que de vin chaud. Pour bien des vieillards, cette boisson constituait toute l'alimentation, c'était la principale pour tout le monde.

III. — Utilité des boissons spiritueuses et des boissons aromatiques dans les classes pauvres et laborieuses, comme moyens de suppléer à l'insuffisance de l'alimentation et comme agents d'excitation au travail musculaire.

§ 1. — Nous vivons à une époque de concurrence vitale effrénée et dans laquelle l'activité humaine se dépense avec une prodigalité incroyable; grâce aux découvertes de la science et aux progrès de l'industrie, la machine animale doit aujourd'hui lutter, pour ainsi dire, de force, de vitesse et d'énergie avec les machines innombrables qui fonctionnent dans les manufactures et dans les ateliers, où c'est à peine si l'on donne à l'organisme le temps de se développer et d'acquérir cette vigueur et cette résistance contre la fatigue, nécessaires au maintien et à la conservation de la santé. Avant que son corps ait achevé sa croissance, avant que ses os soient complétement consolidés, avant que ses muscles aient atteint ce degré de développement et de puissance nécessaire à leur fonctionnement, l'ouvrier est astreint chaque jour à un travail de plusieurs heures, qui souvent épuise et ruine sa constitution; plus tard, ses fatigues augmentent, à mesure que son corps acquiert de nouvelles forces et une plus grande vigueur.

Nous connaissons l'alimentation qui doit subvenir à cette dépense exagérée de force; dans l'introduction qui précède ce travail, nous avons vu combien elle est habituellement insuffisante et combien surtout elle est pauvre en matériaux plastiques et réparateurs. Réduits le plus souvent à prendre leur nourriture dans des restaurants à vil prix, où les aliments de mauvaise qualité leur sont délivrés avec parci-

monie, comme on le voit dans les grandes villes manufacturières, certains ouvriers présentent les traces les plus
manifestes de cette détérioration organique particulière qui
résulte de toute alimentation imparfaite ou insuffisante et à
laquelle Bouchardat a appliqué avec tant de raison la qualification de *misère physiologique*. Et cependant leur organisme peut paraître délabré, leur constitution peut sembler
épuisée, il ne faut pas moins que leurs faibles ressources
subviennent au travail corporel auquel ils sont soumis.
Quel est donc l'agent qui impressionne si merveilleusement
ces organismes dont les recettes sont si faibles comparativement à leurs dépenses ; qui leur permet de subvenir aux
pertes de chaleur et de force qui, comme nous le savons,
sont nécessaires à tout travail corporel et à tout effort musculaire? Nous répondrons : C'est l'alcool, sous ses formes
innombrables et variées, ce sont les boissons spiritueuses,
ce sont leurs congénères, c'est-à-dire les boissons aromatiques, qui figurent ensemble dans les cafés et les débits
qui se multiplient avec tant de rapidité dans les villes industrielles et commerçantes de toutes les nations civilisées.
Certes nous ne doutons pas, et en cela nous sommes d'accord avec les hygiénistes modernes, que l'usage immodéré
des boissons spiritueuses est nuisible à l'économie, et qu'il
faut réprimer cet abus dont les suites sont aussi redoutables
pour la société que préjudiciables pour la santé. Mais, comme
le faisait remarquer dès 1838 et avec tant de raison le docteur Ch. Rœsch (1), une question beaucoup plus importante
est de savoir « si le pauvre journalier qui, dans l'*état actuel
des choses*, manque des moyens nécessaires pour se procurer du vin, de la bière ou du cidre, ne peut pas recourir
à une gorgée d'eau-de-vie pour se réchauffer, se ranimer,
s'égayer un peu ou du moins étourdir sa faim... Ce pro-

(1) Ch. Rœsch, *De l'abus des boissons spiritueuses. (Ann. d'hygiène et de
médecine légale*, 1839, t. XX, p. 283.)

blème, ajoute le savant hygiéniste, mérite tout l'attention de ceux qui, par un excès de zèle pour le bien physique et moral de leurs frères, voudraient que l'eau-de-vie fût bannie *sur-le-champ* du régime des gens du peuple et reléguée dans les pharmacies. »

A côté de cette question vient s'en placer une autre non moins intéressante et que Liebig (1) avait tort sans doute de considérer comme insoluble, c'est d'expliquer comment les hommes ayant eu l'idée de s'administrer l'infusion de feuilles de certains arbrisseaux ou la décoction de certaines graines torréfiées, l'usage de ces |boissons ainsi préparées est devenu un besoin si général pour les populations de tous les pays.

Tel est le double problème que nous allons maintenant chercher à résoudre.

§ 2. — Les moyens par lesquels l'homme peut suppléer à l'insuffisance de son alimentation sont assez nombreux : il en est un connu depuis longtemps et employé par des tribus entières, principalement dans les pays méridionaux et en Orient, et notamment par les Espagnols, les Italiens, les Arabes et les musulmans, c'est le repos, l'oisiveté, la somnolence, sorte d'hibernation continuelle, véritable engourdissement qui fait subsister l'individu soumis à un régime qui serait incompatible avec le travail auquel sont astreints les classes ouvrières des autres nations européennes. Il y en a deux autres et qui offrent sur le précédent ce précieux avantage, c'est qu'ils permettent à l'organisme de se livrer au travail, tout en étant mal nourri ou entretenu d'une façon insuffisante :

1° C'est d'exciter le système nerveux qui commande et règle l'effort, qui préside à toute activité intellectuelle ou musculaire ; 2° ou bien d'augmenter la résistance des éléments

____

(1) J. Liebig, *Chimie organique appliquée à la physiologie.* Paris, 1848, p. 18.

de l'organisme contre la fatigue, en les rendant plus stables, en ralentissant leur usure et en diminuant leurs pertes.

Nous avons vu que l'alcool (principe actif des boissons spiritueuses), que la caféine et la cocaïne (principes actifs des boissons aromatiques) remplissaient précisément ce double rôle.

Quoi de plus naturel alors que l'extension prodigieuse, que la consommation immense de ces précieux agents qui, tout en déterminant dans le système nerveux de la vie animale une excitation vive et soudaine, mais passagère et momentanée, font sentir également leur influence du côté du système végétatif, en enrayant la décomposition des organes et des tissus, en diminuant leurs déperditions et leurs déchets : sortes de serre-freins appliqués au tourbillon dans lequel sont entraînés les éléments vivants !

Ce qui prouve que c'est bien là une nécessité et non une coutume imposée par le plaisir, la mode ou l'oisiveté, c'est que, comme nous l'avons dit, nous trouvons ce moyen employé partout où sont accouplés le travail et la misère, ces deux compagnons qui vont si bien ensemble; il y a toujours un aliment antidéperditeur, une boisson d'épargne introduite dans l'alimentation des individus; seulement elle diffère : parmi nos ouvriers européens, c'est l'alcool sous ses différentes formes (eau-de-vie, vins, bières, etc.), le café, le thé; parmi les Indiens qui travaillent jour et nuit dans les mines du Pérou et de la Bolivie, c'est la coca; parmi les naturels exposés à des fatigues excessives dans l'Amérique centrale, c'est le maté.

Qu'on nous permette d'ajouter : sur le but commun de l'emploi de ces substances, nous ne nous trompons pas, car elles agissent toutes de la même façon sur l'organisme. Toutes, aussi bien que l'alcool, méritent le titre d'*antidé-nourrissantes;* nous les avons expérimentées sur nous-même, et d'après les analyses d'urines que nous avons faites après leur ingestion, suivant la méthode indiquée plus haut, nous avons déterminé leur pouvoir antidéperditeur dans l'ordre suivant, établi sur la diminution plus ou moins grande des principes urinaires (urée, acide urique, matières solides, etc. (1) :

Alcool ;

Coca ;

Café ;

Thé ;

Maté ;

S'il fallait invoquer des exemples tirés de l'hygiène à l'appui de nos idées, nous rappellerions des faits cités plus haut : ces pauvres mineurs belges, dont l'alimentation peu substantielle et peu abondante en apparence, bien insuffisante en azote et presque exclusivement végétale, composée d'une faible quantité de pain et de pommes de terre, soutient l'organisme pendant les rudes travaux auxquels ils sont

(1) Voici les résultats des expériences que nous avons instituées en 1869, dans le but de résoudre cette question :

	JOURS	QUANTITÉ d'urine excrétée en 24 h. (en centim. cubes)	URÉE	ACIDE URIQUE	SUBSTANCES SOLIDES
	(1869)		gr.	gr.	gr.
Composition normale (régime ordinaire).	Moyenne de 5 jours.	1531	38.44	0.40	53.84
1,2 litre d'une forte infusion de café prise l'après-midi.	13 juin. 16 » 17 »	1592 1595 1520	35.25 33.14 36.24	0.30 0.22 0.45	49.50 47.65 55.34
1,2 litre d'une forte infusion de thé prise l'après-midi.	20 juin. 23 » 25 »	1552 1528 1500	35.60 35.28 39.64	0.40 0.35 0.65	50.65 50.25 56.10
1,2 litre d'infusion de coca faite avec 15 gr. de coca.	27 juin. 28 »	1570 1540	32.65 33.60	0.35 0.21	48.50 48.62
1,2 litre d'infusion de maté faite avec 15 gr. de maté.	29 juin. 30 »	1520 1525	35.68 36.25	0.35 0.52	52.25 50.51

soumis, grâce à l'infusion de café ajoutée chaque jour à leur régime (de Gasparin); nous rapporterions les observations faites par des voyageurs dignes de foi (Unanué, Tschudy, Moreno y Maïz, etc.), sur les Indiens de l'Amérique méridionale, qui, grâce à leur ration de coca, exécutent les voyages les plus longs et les plus pénibles, et se livrent dans les mines à des travaux presque continuels.

Et sans aller si loin, ne voyons-nous pas chez nous ces ouvriers pâles et amaigris, dont les types sont si communs dans les ateliers? Leur constitution est délabrée; leur organisme souffreteux et malingre semble être près de succomber à la peine, bien qu'il doive supporter longtemps encore les plus grandes fatigues et les plus rudes épreuves. Et pourtant, l'alimentation habituelle de ces gens est bien insuffisante et bien misérable; souvent elle ne se compose que de végétaux; quelquefois c'est un peu de fromage, un fruit quelconque, un peu d'ail et un morceau de pain; presque jamais de viande.

Combien y en a-t-il qui doivent à la goutte d'eau-de-vie du matin l'ardeur avec laquelle ils se mettent à l'ouvrage interrompu la veille, quand le soir amène cet accablement et cette lassitude qu'un sommeil tranquille et réparateur a quelquefois de la peine à dissiper! combien doivent au verre de vin qu'ils prennent à leur repas ce soulagement et ce sentiment de bien-être et d'énergie qui suivent l'ingestion des boissons alcooliques, et qui ont pour effet, chez le travailleur, de dissiper cette courbature et ce brisement des membres que la fatigue corporelle entraîne avec elle!

Cette heureuse influence, les boissons spiritueuses et aromatiques ne la doivent pas seulement à leur action dans l'économie comme aliments d'épargne ou antidéperditeurs; il faut la rapporter en même temps à ce qu'elles constituent des boissons essentiellement favorables au travail musculaire, comme nous allons le démontrer dans les lignes suivantes.

§ 3. — Si nous nous reportons, en effet, à l'étude que nous avons présentée sur les sources et les déchets du travail corporel et sur les causes qui produisent la fatigue des muscles (voyez p. 64 et suiv.), on comprendra facilement l'influence complexe qu'exercent l'alcool et les boissons aromatiques comme agents favorables au développement de la force musculaire.

1° On conçoit, d'abord, qu'à titre d'excitants des nerfs moteurs, l'alcool et les principes actifs (caféine et cocaïne) contenus dans les boissons aromatiques activent la contraction musculaire.

2° De plus, en agissant comme antidéperditeurs, c'est-à-dire en diminuant la proportion d'urée éliminée par la sécrétion rénale, ils rendent plus stables et plus durables les éléments azotés des muscles, les empêchent de s'user aussi rapidement et de se décomposer aussi vite ; il en résulte que la ration d'azote qui serait nécessaire à l'entretien et à la réparation des fibres contractiles, peut être diminuée et restreinte.

3° L'alcool et le cacao agissent encore à un autre titre (et c'est ce qui les rend sans doute encore plus utiles aux manœuvres et aux ouvriers) : en qualité d'aliments thermogènes, ils fournissent à la fibre musculaire le calorique dont elle a besoin pour son fonctionnement.

4° Quant à la facilité bien connue avec laquelle ces boissons font disparaître la fatigue musculaire, cette influence s'explique par l'accélération de la circulation que ces ingesta déterminent ; d'une part, il se produit un apport plus rapide à la fibre musculaire de ses éléments de consommation ; d'une autre part, un départ plus prompt des déchets et des résidus accumulés à la suite de son travail exagéré.

Mais ce qu'il y a de plus remarquable dans l'influence de ces boissons artificielles sur la fatigue corporelle, c'est la rapidité avec laquelle l'ingestion d'un petit verre d'eau-de-vie ou d'une tasse d'une bonne infusion de café, de thé ou de coca, réveille l'activité musculaire; si bien que les effets réconfortants qui suivent l'emploi de ces liquides se manifestent beaucoup plus rapidement qu'à la suite du repos naturel ou du sommeil, qui après un travail prolongé exigent toujours, comme on sait, au moins une période de quelques heures pour rendre à l'organisme l'aptitude à la veille et aux efforts corporels, que la fatigue lui avait momentanément fait perdre.

À ce point de vue, les boissons spiritueuses et aromatiques présentent une utilité évidente pour l'homme de peine et le travailleur, pourvu, bien entendu, qu'elles soient consommées dans certaines limites; car, comme Parkes l'a constaté dans une expérience faite sur un homme adulte et bien portant, l'ingestion d'une dose trop forte d'alcool, loin de faciliter le travail musculaire, s'oppose à tout effort corporel, soit en déterminant une dépression manifeste du système nerveux, d'où affaiblissement et diminution des forces, soit en accélérant les battements du cœur, d'où palpitations et oppression. Il en est de même, mais à un moindre degré, des boissons aromatiques, dont l'usage immodéré peut déterminer, comme nous l'avons vu, des troubles analogues aux précédents.

IV. — La consommation des boissons spiritueuses et aromatiques dépend surtout du travail plus ou moins pénible et de l'alimentation plus ou moins défectueuse auxquels sont soumis les individus.

§ 1. — Après l'étude précédente, nous ne nous étonnerons pas de voir la consommation des boissons artificielles subordonnée essentiellement à l'activité que présentent les populations; si bien que les nations les plus civilisées, les plus industrielles, les plus commerçantes, sont également celles où l'emploi de ces boissons a lieu sur une plus vaste échelle. C'est en Angleterre et en Amérique que cette consommation atteint le chiffre le plus considérable ; c'est chez les mahométans et chez les Hindous qu'elle est réduite à sa plus simple expression !

De plus, parmi les différentes classes d'une même nation, ce sont les ouvriers, et parmi, ces derniers, ce sont ceux qui sont astreints aux travaux les plus fatigants, qui présentent dans leur régime la proportion de boissons alcooliques ou aromatiques la plus considérable ; chez ceux qui travaillent dans les usines, dans les manufactures, dans les mines, ces boissons semblent avoir pour effets principaux, non-seulement d'activer leur digestion, de rendre leur circulation plus active, d'exciter leur système nerveux, mais encore de restreindre les pertes organiques que tout développement exagéré de force ou de travail entraîne nécessairement dans l'économie.

Si nous consultons, en effet, les tableaux qui figurent dans l'introduction de cet ouvrage, et dans lesquels nous avons relevé, d'après Le Play, la composition du régime alimentaire auquel sont soumises les différentes classes ouvrières en Europe, nous voyons prédominer l'usage des boissons artificielles parmi les manœuvres et les artisans qui fournissent la plus grande somme de travail.

La consommation des liqueurs fortes a lieu parmi les ouvriers russes, norwégiens, allemands, anglais et français exposés aux plus durs travaux, soit dans les manufactures, soit dans les fonderies, soit dans les mines, où elle s'accompagne généralement de l'emploi de boissons fermentées (braga et kwass en Russie, bière en Allemagne et en Angleterre, vin en France) et paraît plus considérable dans les pays où ces derniers liquides font défaut, en Suède, en Norwége et dans certaines parties de l'empire autrichien.

Il ressort également de nos études que la consommation des liqueurs spiritueuses devient de plus en plus restreinte à mesure que s'introduit dans le régime des classes ouvrières l'usage des boissons aromatiques. C'est ce qu'on remarque principalement en Autriche, en Allemagne et en Angleterre, dans les villes industrielles et manufacturières, où l'usage des boissons fermentées (vins, bières) et surtout des liqueurs fortes est d'autant plus restreint que la consommation du café et du thé devient plus importante (1). Fait intéressant à constater ici et qui démontre les nombreux rapports qui unissent entre elles les boissons spiritueuses et les boissons aromatiques ou mieux leurs principes actifs (alcool et caféine), puisque ces boissons se suppléent les unes et les autres dans l'alimentation du travailleur, et sur lequel nous insisterons bientôt quand nous chercherons les différents moyens utilement applicables à la prophylaxie de l'ivresse alcoolique et de l'alcoolisme chronique.

§ 2. — Ce n'est pas seulement parmi les populations civiles que s'est répandue la consommation des boissons artificielles (spiritueuses ou aromatiques). On voit aujourd'hui figurer la plupart de ces boissons dans l'alimentation des armées. C'est surtout en temps de guerre que les boissons spiritueuses sont introduites dans le régime alimentaire des troupes. On sait que le soldat français reçoit alors 25 centilitres de vin et 6 centilitres d'eau-de-vie. Quel que soit le point de vue auquel on se place, on ne peut certes pas dire

(1) D'après un journal de Glasgow :

L'année 1851, comparée à 1836, présente pour le Royaume-Uni une augmentation de près de 28 millions de livres de thé, de chocolat et de café, tandis que les boissons spiritueuses (bière, vin, liqueurs) présentent une diminution de 40 millions de gallons (1 800 000 hectolitres) dans leur consommation.

On sera surtout frappé de l'importance de ces chiffres, si l'on réfléchit que de 1836 à 1852, la population du Royaume-Uni a augmenté de plus de 4 millions d'âmes. Il en résulte que si, en 1850, la consommation moyenne par individu, de chaque sorte de boisson, avait été la même qu'en 1836, la population surajoutée aurait consommé 10 millions de livres en plus de thé, café et chocolat, tandis que l'augmentation réelle est de 27 millions ; et par contre, la consommation des boissons enivrantes, bière, vin et liqueurs, aurait dû augmenter de 100 millions de gallons (4 500 000 hectolitres), tandis qu'au lieu de cela, elle a diminué de 40 millions de gallons (1 800 000 hectolitres). »

que cette proportion soit considérable, car en admettant même les chiffres obtenus par Parkes pour exprimer le maximum de consommation qui ne doit pas être dépassé pour l'alcool, on voit que la quantité d'alcool absolu contenu dans la ration du soldat français égale au plus 6 centilitres.

Malheureusement voici ce qui arrive habituellement : Le soldat, en temps de paix comme en temps de guerre, se plie difficilement aux exigences du régime militaire, à cette privation complète de boissons spiritueuses en temps de paix, à la légère quantité de vin ou d'eau-de-vie qui lui est délivrée en temps de guerre ; une grande partie de sa solde et de ses ressources personnelles est donc dépensée au cabaret, dans les cantines ou chez les nombreux débitants qui suivent les armées. D'où l'ivresse avec ses conséquences déplorables au point de vue de la discipline militaire et de la santé des troupes ; d'où cette remarque, qui a été faite par les commandants d'armée et par les hygiénistes, que les opérations militaires, comme l'état sanitaire des soldats, ont été bien souvent compromis par l'usage immodéré des liqueurs spiritueuses, et qu'il vaut beaucoup mieux pour le soldat en campagne être complétement privé de toute boisson alcoolique que d'en avoir à profusion. Telle est aujourd'hui l'opinion des médecins de l'armée anglaise, où l'on avait l'habitude de délivrer une certaine quantité d'eau-de-vie aux troupes qui séjournaient dans les colonies ; tous reconnaissent maintenant non-seulement l'inutilité, mais encore les inconvénients de cette mesure aujourd'hui abandonnée ; tous s'accordent pour considérer les liqueurs fortes comme un des éléments qui doivent être proscrits dans la ration alimentaire des soldats. On peut voir dans les nombreux rapports, qui figurent dans l'excellent traité d'hygiène de Parkes, que les médecins et les officiers de l'armée anglaise sont unanimes pour remarquer que les troupes présentent surtout un état sanitaire satisfaisant quand elles sont privées complétement de liqueurs fortes (1).

Il n'y a sans doute qu'un seul cas où l'ingestion de ces liqueurs à doses modérées puisse être avantageuse pour le soldat en campagne ; c'est quand, après une longue marche, accablé de fatigue et l'estomac vide, il rencontre l'ennemi et lui livre bataille ; rien n'est alors plus propre à dissiper sa fatigue, à réveiller ses forces musculaires, à lui donner cet élan nécessaire pour l'attaque et à exciter son courage, qu'un petit verre d'eau-de-vie, de rhum ou de toute autre liqueur spiritueuse. A part cette circonstance, sur laquelle Parkes lui-même a soin d'insister dans son ouvrage, nous croyons devoir condamner l'emploi des liqueurs fortes en campagne. Il n'en est pas de même des boissons fermentées, dans lesquelles l'alcool figure en proportion toujours très-faible (vins, bières, cidres, etc.) et qui, grâce aux différents principes nutritifs et réparateurs qu'elles renferment, constituent de précieuses ressources dans le régime alimentaire des troupes. Telles sont les raisons pour lesquelles on devrait en recommander l'usage dans les armées en campagne, si l'on n'avait pas à sa disposition les boissons aromatiques (café et thé), qui, tout en présentant les mêmes avantages que l'alcool, n'offrent pas les mêmes inconvénients. C'est donc avec raison que la plupart des puissances militaires ont introduit dans le régime de leurs armées ces utiles et précieuses boissons.

On sait que ce fut pendant la campagne d'Égypte et sur les conseils de Larrey que le café apparut pour la première fois dans la ration alimentaire des troupes françaises. Le chirurgien en chef de l'armée avait pu apprécier chez les indigènes les avantages de cette boisson qu'il considérait même, employée à la mode orientale, comme un moyen préventif

(1) Voyez notamment les rapports de Mann, de J. Hall, de Neill et de Wolseley.

contre les fièvres paludéennes. Plus tard, pendant les premières années de l'occupation de l'Algérie, il en recommanda vivement l'usage pour les troupes ; ce n'est réellement qu'à partir de cette époque que le café fit partie de la ration alimentaire du soldat français en temps de guerre (1). Nos médecins militaires sont unanimes pour reconnaître les avantages que le soldat en campagne retire de cette boisson sous le rapport de l'hygiène alimentaire. Baudens en a fait ressortir les heureux effets dans l'armée de Crimée en 1855 et 1856 ; H. Larrey en a reconnu l'utilité dans le régime de l'armée, au camp de Châlons en 1858, et en Italie un an après. Enfin, dans la dernière guerre, nos soldats n'ont souvent eu que du café pour toute nourriture ; c'était la seule distribution qui se fît régulièrement.

Le café se fait le matin en campagne ; le soldat en prépare habituellement une infusion dans laquelle il trempe son pain ou son biscuit ; c'est ce qui constitue la *soupe au café*. « Pendant les marches, il est dans l'habitude de le prendre avant le départ, et les plus prévoyants se réservent toujours une petit quantité de cette boisson pour la prendre chaude à la suite du repas qui se fait à la grande halte » (Didiot).

Bien qu'en temps de paix, comme nous l'avons vu, le café ne figure pas dans la ration alimentaire, on en a continué la distribution à la garnison de Paris et aux troupes qui occupent les camps ; les médecins des régiments ont été unanimes pour en constater les heureux effets (2).

Il y a quelque temps, le docteur Doyen (de Reims) a préconisé pour les troupes l'emploi de diverses préparations dans lesquelles la poudre de café peut être absorbée à la mode orientale, et qui semblaient offrir le précieux avantage de faire servir à l'alimentation des hommes tous les principes

(1) Voy. Voizard, *Étude sur l'alimentation du soldat*. Thèse de Paris, 1873.

(2) Voy. A. Marvaud, *Étude sur les casernes et les camps permanents*. (*Annales d'hygiène publique et de médecine légale*. Paris, 1873.)

nutritifs contenus dans les grains du cacaoyer; ces préparations ingénieuses présentent le café soit sous forme de
poudre impalpable, soit sous forme de biscuits (formés par
l'association de poudre de sucre et de poudre de café). Malheureusement, nous devons avouer que les expériences auxquelles nous nous sommes livré, dans certains corps de la
garnison de Paris, et notamment sur une compagnie du
90ᵉ de ligne, n'ont point été favorables à l'adoption de ce
nouveau mode d'emploi du café pour les troupes; tout en
constatant la répugnance avec laquelle les hommes absorbaient le breuvage formé par la poudre en suspension dans
l'eau et qui formait au fond des vases un dépôt plus ou
moins épais et désagréable au goût, nous avons cru remarquer que la pulvérisation à laquelle étaient soumises les
graines de café privait nécessairement et au bout de peu de
temps celles-ci des principes aromatiques qui donnent à
l'infusion ses principales propriétés sapides et stimulantes.

Aussi, bien que le procédé (infusion) habituellement suivi
en Europe pour préparer le café présente l'inconvénient de
soustraire à l'alimentation une forte proportion de principes
nutritifs contenus dans le *marc*, nous le considérons cependant comme préférable aux préparations préconisées par le
docteur Doyen, pourvu que le café soit de bonne qualité,
qu'il ait été convenablement torréfié, qu'il soit récemment
pulvérisé, conditions nécessaires au développement des essences auxquelles le breuvage ainsi obtenu doit son arome,
son parfum et ses propriétés organoleptiques.

V. — Utilité des boissons spiritueuses et aromatiques suivant les climats.

§ 1. — On a constaté depuis longtemps que, tandis que dans
les pays froids la consommation des boissons spiritueuses l'emporte sur celle des boissons aromatiques, le contraire s'observe dans les pays chauds, où ces dernières figurent géné-

ralement et en proportion notable dans le régime alimentaire des populations. On avait conclu de ce fait que l'alcool, comme aliment respiratoire et partant comme source de chaleur pour l'organisme, pouvait être utile aux habitants des contrées septentrionales, en augmentant la résistance de l'économie contre le froid extérieur. C'était une erreur ; après avoir rappelé les expériences instituées sur les animaux et dont il résulte que l'intoxication alcoolique aiguë, tout en s'accompagnant d'un abaissement notable de la température animale, survient plus facilement sous l'influence du froid extérieur (effet qu'on a attribué avec raison, suivant nous, à la difficulté de l'élimination de l'alcool absorbé), il ne nous sera pas difficile de montrer que tous les observateurs sont unanimes pour condamner l'usage des liqueurs fortes dans les pays froids, où c'est à tort que ces boissons sont absorbées dans le but de déterminer une excitation du système nerveux favorable contre les atteintes du froid extérieur ; car cette excitation est facilement suivie d'une dépression toujours dangereuse, souvent fatale, et d'autant plus profonde que l'alcool a été absorbé à doses plus élevées. Telle était l'opinion de Carpenter ; elle a été partagée par tous les navigateurs anglais, par J. Richardson, par King, par Kennedy, par Rol, par Hayes, etc. Dans les marches auxquelles est soumise l'armée russe pendant les temps froids, il est de règle d'interdire l'usage des liqueurs fortes aux soldats ; quand un homme en a absorbé, les médecins ne lui permettent pas de se mettre en route.

§ 2. — L'utilité de l'alcool dans les pays chauds semblerait, il est vrai, mieux démontrée ; l'ingestion modérée de ce liquide suffisamment dilué calme la soif, modère la transpiration, abaisse la température et rend la chaleur moins énervante et moins insupportable. Mais il faut également, dans ces climats, craindre les inconvénients des liqueurs fortes ; il est démontré, en effet, que leur consommation immodérée peut non-seulement prédisposer à l'insolation et à certaines maladies endémiques, mais encore produire facilement une sorte d'abattement ou de prostration qui s'oppose à tout exercice ou à toute activité; c'est ce qui résulte des observations faites par les Anglais dans les régions tropicales, et notamment par Robert Jackson, par Ranald Martin, par Henry Marshall, etc. (1).

Les boissons aromatiques, tout en présentant les avantages des boissons spiritueuses, n'ont point leurs inconvénients. Voilà pourquoi, sans doute, l'usage des premières tend de plus en plus à se répandre, dans les pays du nord de l'Europe (Angleterre, Norwége, Allemagne), parmi les classes laborieuses, où nous voyons le café et le thé remplacer presque complétement les liqueurs fortes dans le régime alimentaire de certaines corporations ouvrières. Telle est également la raison qui explique la consommation croissante des boissons aromatiques parmi les troupes européennes qui séjournent dans les colonies et qui sont exposées aux chaleurs des climats tropicaux.

Tout en signalant les avantages que notre armée recueille journellement de l'emploi du café en Algérie, nous rappellerons le profit que semble retirer l'armée anglaise dans les colonies de l'usage de cette infusion, et principalement du thé, que Parkes considère comme la boisson par excellence du soldat en campagne.

(1) Voy. Parkes, *Hygiène* p 279

CHAPITRE IV

§ 1. — D'après les considérations précédentes, on voit que la consommation croissante et prodigieuse des boissons spiritueuses peut être attribuée à deux causes principales :

1° A cette activité incroyable, à cette sorte de concurrence vitale effrénée, qui se manifeste aujourd'hui, plus qu'à toute autre époque, dans toutes les classes de la société, et qui pousse l'homme à l'usage et à l'abus des agents propres à entretenir et à augmenter l'excitation de son système nerveux ;

2° A l'insuffisance de l'alimentation dans les classes pauvres, insuffisance qui peut être suppléée, pendant un temps limité et dans une certaine mesure, par les aliments d'épargne, parmi lesquels figure au premier rang l'alcool (1).

Il y a donc un moyen que la science indique tout d'abord aux économistes pour restreindre et même prévenir les terribles effets de l'alcoolisme au sein des classes populaires, c'est d'améliorer le régime du pauvre et de l'ouvrier et de faciliter à ceux-ci l'acquisition des aliments plastiques et vé-

(1) Nous sommes heureux de voir notre opinion à cet égard conforme aux idées de Liebig :

« Dans beaucoup de pays, dit le savant chimiste, on attribue la pauvreté et la misère à la consommation croissante et exagérée de l'eau-de-vie : c'est là une erreur.

» L'usage de l'eau-de-vie n'est pas la cause, mais l'effet de la misère. C'est une exception à la règle quand un homme bien nourri devient buveur d'eau-de-vie. Mais lorsque l'ouvrier gagne moins par son travail qu'il ne lui faut pour se procurer la quantité d'aliments nécessaire à son entretien, un besoin impé-

ritablement réparateurs. La diminution du prix des denrées de première nécessité (viande, lard) serait nécessairement suivie, croyons-nous, d'un emploi plus restreint dans le régime alimentaire des aliments d'épargne dont l'organisme, insuffisamment nourri et entretenu, sentirait alors beaucoup moins la nécessité. Nous savons, en effet, que parmi les habitants des pays vignobles la consommation de l'eau-de-vie et des liqueurs fortes est excessivement faible; ce qui tient évidemment à l'aisance de ces populations habituées à une alimentation saine et réconfortante. Nous avons présenté les résultats d'observations nombreuses qui démontrent, dans chaque contrée et dans chaque pays, que la consommation de l'alcool est d'autant plus considérable et plus répandue que la population est plus misérable et plus mal nourrie. Malheureusement ce moyen est difficilement applicable dans l'état actuel de notre société, vu l'insuffisance de production en viande et en comestibles, vu la cherté toujours croissante. des substances alimentaires de première nécessité.

Il est possible pourtant de restreindre la consommation des boissons spiritueuses par l'introduction dans le régime des classes pauvres, des boissons aromatiques (café, thé), qui, comme nous l'avons démontré, tout en présentant la même action bienfaisante pour l'organisme insuffisamment nourri, n'offrent pas les inconvénients des boissons enivrantes. A ce point de vue, les heureux résultats qu'a obtenus dans ces dernières années l'Angleterre, où un accroissement constant

rieux, inexorable, le force à recourir à l'eau-de-vie. Comment veut-on qu'il travaille, si l'insuffisance de sa nourriture lui enlève tous les jours une certaine quantité de force?

» L'eau-de-vie, par son action sur les nerfs, lui permet de réparer, *aux dépens de son corps*, la force qui lui manque, de dépenser aujourd'hui la force qui, dans l'ordre naturel des choses, ne devrait s'employer que demain. C'est comme une lettre de change tirée sur sa santé, et qu'il lui faut toujours renouveler, ne pouvant l'acquitter faute de ressources. Il consomme son capital au lieu des intérêts; de là, inévitablement, la banqueroute de son corps. » (*Nouvelles lettres sur la chimie*. Paris, 1852, p. 244 et suiv.)

dans le chiffre de consommation du café, du thé et du chocolat a coïncidé, malgré l'augmentation de la population, avec une diminution notable dans la consommation des boissons spiritueuses (bière, vin, liqueurs), doivent nous engager à suivre l'exemple de nos voisins de l'autre côté de la Manche et à faire tous nos efforts pour favoriser et généraliser parmi les agriculteurs et les ouvriers français l'usage des boissons aromatiques.

En dehors des influences précédemment mentionnées pour expliquer l'alcoolisme, nous avons dû faire intervenir, dans une large part, la mauvaise qualité et la provenance suspecte des nombreux esprits qui figurent dans le régime alimentaire du pauvre et de l'ouvrier.

On sait, en effet, quel rôle considérable et éminemment nuisible et pernicieux pour la santé des consommateurs, nous avons cru devoir attribuer aux divers éléments : aldéhydes, éthers, huiles essentielles de mauvaise nature, alcools amylique et butylique, etc., contenus dans les boissons imparfaites qui servent à l'alimentation publique. Nous avons démontré que leurs effets nuisibles consistaient principalement :

1° Dans la provocation chez le consommateur d'une soif artificielle, due à l'âcreté et à la sécheresse de la gorge, que déterminent les boissons spiritueuses de mauvaise qualité, et qui ne se produit pas après l'absorption d'une boisson parfaite; fait connu de tout le monde;

2° Dans la prolongation de leur séjour dans l'organisme, prolongation due très-probablement à l'affinité prononcée de ces principes pernicieux pour la graisse, l'albumine et la gélatine, qui constituent la trame des tissus de l'organisme, et à l'imprégnation par ces principes malfaisants des éléments du système nerveux, du système glandulaire et du système musculaire; fait avancé par Hœck, d'après des inductions tirées de la fréquence de l'alcoolisme au sein des classes populaires,

où se consomment presque exclusivement des esprits de
mauvaise qualité, mais qui aurait besoin d'être démontré
par l'expérimentation physiologique ;

3° Dans la présence, dans beaucoup de liqueurs spiritueuses
(absinthe, bitter, etc.), de certaines huiles essentielles de
mauvaise nature, provenant de la distillation de certains végétaux dont on extrait les substances aromatiques pour les
associer à l'alcool ; fait démontré dans ces derniers temps par
les recherches expérimentales de Motet et de Magnan.

Or, si le lecteur admet les faits précédents, dont des
travaux récents, et principalement les importantes recherches instituées par Hæck, tendent à démontrer la réalité, il
comprendra comme nous le tort qu'ont eu les hygiénistes, à
l'exemple des physiologistes, de voir dans l'alcool le seul
agent coupable et responsable des maux engendrés par l'alcoolisme, et de chercher à restreindre et à combattre par tous
les moyens possibles et d'une manière absolue la consommation de toutes les boissons alcooliques, sans s'occuper de
leurs qualités plus ou moins bienfaisantes ou pernicieuses,
de leur origine, de leur provenance et de leur pureté. Il verra
facilement que le but à poursuivre par tous ceux qui veulent
la disparition du fléau si improprement appelé *alcoolisme*, est
de procurer aux consommateurs, dans toutes les classes de la
société, des boissons spiritueuses débarrassées de tous les
éléments nuisibles pour l'économie. Malheureusement, ainsi
que le fait remarquer F. Hæck (1), tel n'a point été jusqu'ici
l'objectif des économistes et des hygiénistes. Dans leur con-
viction profonde que l'alcool était la cause essentielle de
l'intempérance progressive des buveurs, c'est contre la consommation, d'une manière absolue, des boissons alcooliques,
qu'ils ont dirigé leurs principaux efforts. L'idée de donner à
la tempérance sa vraie base, sa plus grande garantie, en pro-

____

(1) F. Hæck, *la Solution industrielle de la question de l'alcoolisme.* Bruxelles,
1873.

curant à toutes les classes de consommateurs indistinctement des boissons parfaites, bienfaisantes, exclusivement consommées par les classes riches, ne leur est point venue... C'est dans l'établissement de nouveaux impôts qu'on a cru trouver surtout un remède contre l'ivrognerie et l'alcoolisme; mais, comme nous l'avons répété ailleurs (1), les impôts que l'on frappe sur les boissons enivrantes n'ont jamais eu le pouvoir d'en restreindre la consommation; leur effet le mieux démontré a toujours été de pousser aux falsifications les plus désastreuses pour la santé des populations, les fabricants et les distillateurs.

Ceux-ci, en effet, achètent à bas prix des alcools mal rectifiés de marc, de grains, de betteraves, de mélasses, de pommes de terre, de riz, etc., qui abondent sur les marchés, et s'en servent pour les mélanger aux boissons jeunes, afin d'en diminuer le prix de revient... Par ce moyen, le fraudeur peut donc abaisser de plusieurs degrés le titre alcoolique de la boisson, sans qu'il y paraisse au moment de la consommation. Ainsi, le vinage des vins par l'adjonction d'esprits de provenance suspecte (grains, mélasse, etc.), le coupage des eaux-de-vie au moyen d'alcools de qualité inférieure, l'emploi si général de ces alcools pour la fabrication des innombrables liqueurs débitées chez les distillateurs : bitter, absinthe, punch, vermout, curaçao, etc., constituent, à nos yeux, autant de pratiques frauduleuses qui ont leur encouragement dans l'augmentation des impôts qui grèvent le commerce des boissons spiritueuses, mais qui présentent l'influence la plus malfaisante et la plus désastreuse pour la santé des consommateurs, et principalement pour les ouvriers et les soldats, auxquels sont réservées spécialement, à cause de leur bas prix, ces liqueurs de qualité inférieure (1).

Que faut-il donc pour empêcher l'abus des boissons spiri-

---

(1) Voy. *l'Alcool, son action physiologique*. Mémoire cité, p. 5.

tueuses et pour combattre les pernicieux effets de l'ivrognerie
et de l'alcoolisme au sein des classes populaires?

On prétend punir l'ivresse dès qu'elle conduit au trouble
de l'ordre et à la violence. Mais qui frappe-t-on ainsi? Est-ce
l'ivrogne, l'individu qui se livre habituellement à l'abus des
boissons spiritueuses? Certes non, car l'habitude lui fait supporter facilement, sans que son intelligence soit beaucoup
dérangée, des doses énormes de boisson enivrante. Souvent
c'est chez l'homme ordinairement sobre et frugal, que se
manifeste l'ivresse avec son cortége de symptòmes les plus
épouvantables et les plus dangereux (délire furieux, tendance à la violence et à l'homicide, etc.). Quelquefois même,
au milieu de l'affreuse scène qui se déroule chez l'homme
ivre et qui conduit celui-ci à des actes criminels ou répré-
hensibles, on doit tenir compte, ainsi que nous l'avons vu
(voy. p. 199 et suiv.), pour apprécier le pouvoir enivrant de
la boisson incriminée, autant de sa nature et de sa qualité que
de la quantité de liquide absorbée, si bien qu'il faudrait souvent rendre responsable le distillateur ou le fabricant de la
boisson ingérée, qui dans un but de lucre ou de spéculation
ne craint pas de se livrer à des falsifications pernicieuses pour
la santé des consommateurs.

Que dire des sociétés de tempérance, sinon que dans les
pays où elles ont fonctionné avec le plus de succès, elles
n'ont pu arriver jusqu'ici à déraciner le vice de l'ivrognerie?

D'autres moyens ont encore été proposés dans ces derniers temps; mais nous craignons fort qu'ils ne soient pas
plus efficaces que les précédents pour réprimer l'alcoolisme
sous les différentes formes qu'il présente.

Un *avis au public* sur les dangers qu'entraîne l'abus des
boissons spiritueuses (1) aurait eu certainement une grande
utilité pour les gens instruits, mais serait resté malheureuse-

(1) Bergeron, *Avis sur les dangers qu'entraîne l'abus des boissons spiritueuses*
(*Bulletin de l'Académie de médecine*, t. XXXIII, p. 528.)

ment lettre morte en présence de l'ignorance ou de l'indifférence des masses populaires. Quels que soient les infirmités désolantes et les accidents affreux dont elle aurait menacé ceux qui abusent de l'alcool, une simple affiche placardée à la porte des tavernes et des estaminets n'aurait constitué que bien difficilement un épouvantail pour les ivrognes attirés vers ces établissements par les couleurs et les émanations séduisantes des liqueurs spiritueuses.

La *ligue contre l'alcoolisme* (1), préconisée par A. Foville, aurait pu trouver des partisans parmi les gens sérieux qui peuvent se passer facilement des cafés et des estaminets, mais elle n'aurait pas empêché l'ouvrier de s'exposer à l'alcoolisme dans les restaurants où il prend journellement ses repas, et dans les cabarets où il passe la plus grande partie de ses moments de loisir.

Nous dirons donc aux hygiénistes comme aux législateurs :

Voulez-vous lutter avec chance de succès contre l'alcoolisme et combattre ce mal sous toutes ses formes?

Améliorez la condition des classes pauvres; donnez-leur une alimentation plus saine, plus réparatrice, plus réconfortante. Fondez des établissements populaires où l'ouvrier sera certain de trouver à peu de frais des aliments fortifiants et nutritifs. Abandonnez cette funeste habitude du *laisser-passer* et du *laisser-faire*, grâce à laquelle les liqueurs les plus variées sont exemptes de tout contrôle scientifique et se débitent journellement à des prix infimes, malgré l'élévation croissante et progressive des impôts auxquels elles sont soumises, mais toujours aux dépens de la santé du consommateur. Surveillez la fabrication et la vente de ces liqueurs innombrables, dont la liste déjà considérable grossit de jour en jour, et qui, sous les noms les plus divers (bitter,

---

(1) A. Foville, *Moyens pratiques de combattre l'ivrognerie, proposés ou appliqués en France, en Angleterre et en Amérique.* (*Annal. d'hygiène et de médecine légale,* 2ᵉ série, t. XXXVII.)

punch, absinthe, gin, vermout, etc.), figurent dans le régime journalier du pauvre et de l'ouvrier. Assurez-vous non-seulement de la pureté et de l'origine des divers esprits employés pour leur fabrication, mais encore des nombreuses substances qui souvent leur sont associées par infusion ou par distillation, et dont l'influence se traduit dans l'organisme par des troubles sérieux et préjudiciables pour la santé.

Au nom de la physiologie qui entrevoit, si elle n'explique pas encore, l'action malfaisante de ces principes étrangers à l'alcool, au nom de l'hygiène qui commence à se préoccuper de la part considérable qui doit revenir à la consommation des esprits de qualité inférieure et de provenance suspecte, et des boissons chargées de principes aromatiques nuisibles à l'économie, dans l'extension croissante de l'ivrognerie au sein des classes pauvres et laborieuses, enfin au nom de l'intérêt social pour lequel se produisent tôt ou tard les améliorations nécessaires au bien-être physique et moral de l'humanité, nous croyons devoir demander, comme mesure véritablement efficace pour combattre avec chance de succès le fléau de l'alcoolisme, l'organisation dans chaque pays d'une police scientifique chargée de surveiller la fabrication et le débit des boissons spiritueuses et d'en contrôler l'origine, la composition et la qualité. Lorsque ces boissons ne seront plus composées que d'alcool de provenance vinique ou du moins préalablement soumis à une purification suffisante ; quand elles ne contiendront plus les substances nuisibles trop souvent mélangées avec elles dans un regrettable esprit de spéculation, quand les distillateurs seront soumis à une surveillance régulière et permanente, et que les falsificateurs seront punis comme portant préjudice à la santé publique, les maux, rapportés journellement à l'alcoolisme, et malheureusement si fréquents parmi le peuple, diminueront de fréquence et de gravité, et deviendront aussi rares qu'ils le sont actuellement au sein des classes riches et privilégiées.

FIN DE LA TROISIÈME PARTIE.

QUATRIÈME PARTIE

APPLICATIONS A LA THÉRAPEUTIQUE.

CHAPITRE PREMIER

FONDEMENTS DE LA THÉRAPEUTIQUE.

§ 1. — Un philosophe du XVIe siècle, Montaigne, disait, en parlant des médecins de son temps : « Le choix de la plupart de leurs drogues est aucunement mystérieux et divin : le pied gauche d'une tortue, l'urine d'un lézard, la fiente d'un éléphant, le foie d'une taupe, du sang tiré sous l'aile d'un pigeon blanc, et, pour nous autres coliqueux (tant ils abusent dédaigneusement de notre misère), des crottes de rat pulvérisées, et telles autres singeries qui ont plus le visage d'un enchantement magicien que de science solide. Je laisse à part le nombre impair de leurs pilules, la destination de certains jours et fêtes de l'année, la distinction des heures à cueillir les herbes de leurs ingrédients, et cette grimace rébarbative et prudente de leur port et contenance. »

Tel était, en effet, le triste tableau que présentait à cette époque la thérapeutique, remplie des pratiques les plus absurdes, et dirigée tantôt par la croyance aux sortiléges et aux amulettes, tantôt par la doctrine des signatures.

Nous chercherions en vain des principes rationnels acceptés et suivis par nos ancêtres dans la prescription des remèdes et dans l'administration des médicaments. Quand on fouille leurs pharmacopées nombreuses et leurs formulaires volumineux, où sont contenus les moyens curatifs les plus bizarres et les plus illusoires, on se demande s'il ne faut pas attribuer à la superstition ou à la supercherie l'introduction de ceux-ci dans la matière médicale et leur emploi dans les maladies.

L'art médical et le charlatanisme étant confondus, les prescriptions des médecins et des sorciers étaient les mêmes.

Aujourd'hui, le temps des pratiques mystérieuses et des guérisons surnaturelles est à peu près passé, et il ne reste plus que quelques empiriques, charlatans ou guérisseurs, qui excitent encore, à certains moments et dans certains lieux, l'engouement parmi les crédules et les imbéciles, et dont la secte nous rappelle les superstitions, les préjugés, la sotte confiance et les abus du passé.

Il n'y a pourtant que trente-cinq ans que l'audacieux Broussais, en définissant la médecine *la physiologie de l'homme malade*, a doté la thérapeutique d'une méthode nouvelle qui devait en diriger l'étude et les applications. Du moment que, suivant la doctrine du Val-de-Grâce, on rapportait maintenant tous les phénomènes morbides à des lois propres à l'organisation, il était nécessaire de connaître ces lois, dont l'étude avait été si négligée, et qui devaient gouverner désormais la pathologie. Il fallait constituer la *physiologie*, cette science qui n'avait été jusqu'alors que le roman de la médecine et qui devait en être le fondement.

On ne s'étonnera donc pas du grand mouvement qui se fit dans la science et qui se continue encore aujourd'hui parmi les esprits désireux d'arriver, par l'observation et par l'expérience, à la découverte des phénomènes biologiques.

L'étude du fonctionnement normal des éléments organiques fut suivie de l'étude des troubles et des désordres que ce fonctionnement présente à l'état morbide : la *physiologie pathologique* grandit et progressa à côté de la *physiologie normale*.

Mais la physiologie ne devait pas se borner à éclairer le diagnostic, l'étiologie et la symptomatologie des maladies; elle devait en déterminer le traitement. Elle n'avait plus qu'un pas à faire pour dominer toute la médecine : elle mit le pied sur le domaine de la thérapeutique.

Ainsi fut fondée la *physiologie thérapeutique*, qui, bien que nouvelle venue dans la science, a déjà rendu des services immenses à l'art médical, grâce à sa méthode rationnelle et à ses procédés rigoureux d'investigation. En effet, aux inconcevables théories, aux mystérieuses croyances et aux étranges pratiques des médicastres et des pharmacologues, elle a substitué avec succès les recherches précises, les observations consciencieuses et les découvertes fécondes des expérimentateurs et des cliniciens.

La science a ses préférences, suivant chaque époque, pour telle ou telle branche de la médecine. Anciennement la séméiologie constituait son principal objet d'études. Nos prédécesseurs et nos contemporains ont dirigé leurs recherches vers l'anatomie pathologique ; préoccupés surtout de la lésion dans chaque état morbide, ils en ont presque complétement négligé le traitement. C'est à peine si, depuis quelques années, nous commençons à nous occuper de physiologie thérapeutique ; mais dans cette voie si longtemps déserte et à peine inexplorée, nos successeurs marcheront inévitablement et atteindront ainsi le véritable but que se propose le médecin, celui de soulager et de guérir.

Déjà, parmi les innombrables remèdes qui encombrent les formulaires, et dont l'emploi thérapeutique ne repose que sur l'empirisme le plus grossier et sur la routine la plus invétérée, quelques-uns ont été tirés de ce chaos par la physiologie expérimentale, qui, les soumettant à son contrôle et en déterminant l'action sur l'organisme sain, a étudié leur rôle et précisé leurs applications sur l'organisme malade.

Un des agents médicamenteux qui ont été, dans ces derniers temps, soumis le plus souvent à ce contrôle, est sans contredit l'alcool, dont le triple rôle en hygiène, en pathologie et en thérapeutique, comme boisson alimentaire, comme substance toxique et comme médicament, était bien propre à fixer l'attention des savants, et offrait assez d'intérêt pour mériter de nombreuses recherches et de nouvelles expériences.

Quant au café et au thé, nous avons vu que préconisés et employés presque au hasard par quelques praticiens dans certains états morbides, ils ont été délaissés par le plus grand nombre. Pourtant, comme le constate Fonssagrives, ils occupent un rang distingué dans la catégorie de ces médicaments familiers que nous avons partout sous la main; « on les voit, on les touche, on vit avec eux, et on les dédaigne parce qu'on n'a pas appris à connaître ce qu'ils valent comme médicaments et ce qu'on pourrait en faire (1). »

En Amérique, la coca, cette panacée universelle des Indiens, est restée chez nous sans applications thérapeutiques. Enfin, nous ne savons à peu près rien des propriétés médicinales du maté.

§ 2. — Mais, avant d'entrer en matière, nous croyons utile de faire une simple profession de foi sur la méthode qui nous semble préférable dans l'étude d'une substance médicamenteuse.

Il y a deux assises sur lesquelles l'action thérapeutique d'un médicament doit être établie :

1° *L'expérimentation physiologique;*

2° *L'observation clinique.*

(1) Voyez *Dictionnaire encyclopédique des sciences médicales*, t. XI, IIe partie, art. CAFÉ.

La première, l'*expérimentation physiologique*, doit précéder tout essai thérapeutique ; elle doit partout et toujours renverser et remplacer l'*empirisme*, qui a dominé si longtemps la pratique médicale et dont nous trouvons encore des traces dans l'application des substances médicamenteuses que nous soumettons maintenant au contrôle expérimental.

En faisant connaître les effets de ces substances sur l'organisme sain, elle a acquis, il faut le reconnaître, dans ces derniers temps, une importance bien considérable. Ses principes sont les suivants :

A. Le médicament agit de la même manière sur l'organisme sain et sur l'organisme malade.

B. L'action curative de telle ou telle substance résulte de son action physiologique (1).

Quant à la seconde, l'*observation clinique*, elle contrôle les résultats de la première, elle les met en pratique et les utilise sur l'homme malade ; elle les approprie aux besoins et aux exigences de tel ou tel organe atteint dans son fonctionnement, ou les dirige contre les atteintes et les ravages de tel ou tel élément morbide qui frappe l'économie.

Toutes les deux sont utiles et indispensables, et nous croyons que c'est d'elles que dépend l'avenir de la thérapeutique.

Il résulte des expériences physiologiques que nous avons instituées pour déterminer le rôle dans l'organisme de l'alcool et des boissons aromatiques, que ces liquides agissent sur l'homme sain :

1° Comme excitants du système nerveux cérébro-spinal ;

2° Comme antipyrétiques ;

3° Comme antidésassimilateurs.

C'est à ces trois points de vue que nous allons maintenant étudier leur action sur l'homme malade.

(1) Voy. Gubler, *Commentaires thérapeutiques du Codex*, 2ᵉ édition, 1874, et Cl. Bernard, *Leçons de pathologie expérimentale*, 1872.

CHAPITRE II

I. — Utilité contre l'adynamie et certaines formes de délire.

§ 1. — C'est principalement comme excitants généraux du système nerveux que l'alcool et les boissons aromatiques (café, thé) sont préconisés habituellement en thérapeutique. À ce titre, tous les cliniciens vantent leurs heureux effets pour combattre cette série de troubles divers que Brown rapportait à l'*asthénie* et Pinel à l'*adynamie*, et que Trousseau considérait comme représentant l'affaiblissement uniforme et simultané de tous les systèmes de l'économie (1).

Grâce à l'excitation prompte, vive et instantanée que ces boissons déterminent vers le système cérébro-spinal, et que personne ne peut mettre en doute, résulte une influence plus grande de ce système sur les appareils qu'il anime.

On s'accorde donc à reconnaître leur utilité dans certains états torpides où leur ingestion est rapidement suivie d'un réveil soudain des forces vitales et d'un surcroît d'exaltation et d'énergie des diverses fonctions animales. D'où leurs indications généralement acceptées dans les syncopes, les pertes de connaissance qui résultent d'un affaiblissement général de l'organisme ou qui surviennent à la suite d'une forte hémorrhagie ou d'une perturbation violente du système nerveux (commotion, état de torpeur ou de som-

____

(1) Trousseau et Pidoux, *Traité de matière médicale et de thérapeutique*, t. II, 7ᵉ édit., p. 706.

nolence); dans tous les états d'atonie, de langueur et d'épuisement, dans les affections *a frigore*, dans la période de dépression ou de concentration (Gubler); dans l'algidité, soit consécutive à l'action prolongée du froid, soit due à un arrêt subit dans les oxydations organiques et dans les échanges respiratoires (choléra), enfin dans l'adynamie survenant pendant le cours ou le déclin d'une affection longue et profondément débilitante (pneumonie, fièvre typhoïde, etc.).

Outre l'adynamie, Trousseau admet qu'un autre état peut être avantageusement combattu surtout par les alcooliques : nous voulons parler de l'*ataxie*, caractérisée dans certaines maladies par du délire, de l'agitation, de l'insomnie, des troubles nerveux plus ou moins intenses, et qui dans d'autres se rapproche singulièrement de la *malignité*, si bien que, pour l'illustre clinicien de l'Hôtel-Dieu, ces deux états peuvent être confondus ensemble.

Il est vrai qu'avant Trousseau, les auteurs avaient insisté sur la valeur de l'alcool contre le délire de la pneumonie et avaient noté que ce symptôme si grave pouvait, dans certains cas, se dissiper sous l'influence d'une simple dose d'eau-de-vie ; mais on ne s'expliquait pas nettement cet effet surprenant.

Van Swieten et Chomel avaient donné le précepte de donner de l'alcool aux ivrognes atteints de maladies aiguës, pour combattre le délire si commun chez eux. Cette pratique avait été suivie par leurs successeurs, et on en avait reconnu les excellents résultats, sans déterminer nettement la tolérance et les effets de l'eau-de-vie dans ces cas.

Il n'y a guère que dans ces derniers temps que des recherches nouvelles, ayant déterminé les conditions étiologiques du délire, ont montré que l'on devait attribuer cet état à des lésions organiques différentes et même opposées des centres nerveux. On sait, en effet, que le délire n'a pas nécessairement pour cause un état congestif ou inflammatoire des organes centraux de l'innervation, mais qu'il peut être dû à l'anémie cérébrale.

C'est ainsi que Trousseau (1) put considérer dans la pneumonie plusieurs sortes de délires, dont quelques-uns sont, d'après lui, justiciables de la médication stimulante.

Il fut un des premiers à insister sur l'utilité du musc, des toniques et des excitants dans le délire ataxique ou nerveux, cas où, le cerveau étant privé de la quantité de sang nécessaire à son fonctionnement normal, l'alcool rend des services incontestables par l'afflux sanguin qu'il détermine vers l'encéphale.

Après lui, Béhier appela l'attention sur le délire nerveux de l'érysipèle et sur l'action curative déterminée par les spiritueux contre cette complication.

Plus récemment, Gubler (2), tout en signalant comme dangereuse l'administration des alcooliques, quand on soupçonne une phlegmasie ou une congestion cérébrale, par exemple dans le délire qui s'accompagne de rougeur de la face, de diminution des pupilles, d'injection des sclérotiques, indique leur utilité, au contraire, dans le délire nerveux, où la face est pâle, la pupille moyenne ou largement dilatée.

Aussi, l'on s'accorde aujourd'hui, pour prescrire ou défendre les alcooliques dans les maladies aiguës, à tenir compte de l'état général, de l'excitation circulatoire, et surtout de la chaleur morbide que le malade présente. Lorsque avec le délire on constate un pouls petit et faible, une respiration lente et difficile, la dépression des forces, le refroidissement de la peau, on recourt aux spiritueux avec confiance, car dans ces cas ils remplissent une double indication en faisant cesser du même coup le délire et l'adynamie. Quant à « la fièvre inflammatoire franche et intense, caractérisée, non-

(1) *Loc. cit.*, p. 248.
(2) Gubler, *Commentaires thérapeutiques du Codex*, 2ᵉ édition, 1874.

seulement par l'accélération du pouls et l'exaltation de la
température, mais encore par l'excès de la combustion respiratoire, la dénutrition rapide et l'extrême abondance de
l'urée et des produits de la dénutrition dans la sécrétion rénale » (Gubler), on la considère comme une contre-indication formelle de l'emploi des préparations alcooliques. Nous
comptons bientôt démontrer au lecteur combien sont peu
fondées les terreurs et les préventions que suscite encore dans
l'esprit de la plupart des cliniciens l'administration des agents
stimulants chez les malades atteints d'affections phlegmasi-
ques et fébriles.

L'utilité des boissons spiritueuses et aromatiques contre
l'adynamie et contre le délire nerveux est trop évidente
pour qu'on puisse la mettre en doute. A titre de stimulants
généraux, elles rencontrent dans une foule de maladies des
indications certaines que nous sommes le premier à reconnaître et à utiliser.

Mais nous croyons que la médication stimulante comporte
d'autres indications, sur lesquelles nous nous faisons un
devoir d'appeler ici l'attention des praticiens.

§ 2. — Il y a un fait qui nous a frappé depuis longtemps à
propos des propriétés que l'on attribue généralement aux
agents excitants, c'est que l'on considère l'excitation déterminée à la suite de leur application sur l'organisme ou de leur
introduction dans l'économie comme s'étendant non-seulement aux fonctions animales (sensibilité, intelligence, volonté), mais encore aux fonctions organiques (nutrition, calorification, circulation, etc.).

Ainsi, Barbier (d'Amiens) (1) considère les stimulants
comme déterminant l'excitation de toutes les fonctions,
même de la nutrition (augmentation de la masse du sang,
plénitude du pouls, rougeur de la face, complexion plétho-

____

(1) Barbier, *Traité de matière médicale et de thérapeutique*, 2ᵉ édit., 1824,
t. I, p. 235.

rique, tendance aux maladies inflammatoires et aux hémorrhagies).

Les médicaments excitants sont, d'après Trousseau (1),
« des agents capables de susciter une sorte de fièvre caractérisée par un surcroît d'énergie dans l'impulsion du cœur
et par la fréquence de ses battements, par l'augmentation de
la chaleur de la peau et par les modifications nombreuses
dans les phénomènes intimes de la nutrition, qui accompagnent ordinairement ce que, dans le langage pathologique,
on est convenu d'appeler fièvre inflammatoire éphémère. »

Pour le savant clinicien de l'Hôtel-Dieu, toute la question
de la médication excitante se réduit à ceci : apprécier les
circonstances dans lesquelles il est bon de stimuler le système nerveux et de susciter la fièvre vasculaire ou angéiolé-
nique (2).

« Jamais, dit-il, quand une fièvre vasculaire se montre avec
énergie, que le pouls est plein, que les sécrétions se font
régulièrement, jamais il ne nous viendra à l'esprit de recourir à des médications excit antes, quand bien même il
nous serait possible de ne découvrir aucune lésion locale
importante ; et, au contraire, nous n'hésiterions jamais à
donner des excitants énergiques, si en même temps que
l'auscultation nous permettait de constater une péripneu-
monie fort étendue, nous voyions le pouls petit et faible, la
respiration lente, la peau refroidie et les forces musculaires
déprimées. »

Nous n'aurons pas de peine à faire ressortir combien cette
façon d'envisager les excitants, adoptée par les thérapeutistes les plus éminents, est en désaccord avec les faits physiologiques. Nous avons vu que l'alcool (et il partage cette
propriété avec toutes les substances stimulantes), tout en
excitant les fonctions animales, déprime les fonctions orga-

(1) *Loc. cit.*, p. 706.
(2) *Loc. cit.*, p. 886.

niques, et les nombreux faits que nous avons invoqués pour expliquer cette influence opposée des spiritueux sur les deux systèmes de la vie de relation et de la vie végétative ont dû paraître suffisants au lecteur (nous l'espérons du moins) pour lui montrer l'erreur qui, depuis plusieurs années, s'est enracinée dans la thérapeutique à propos de la médication excitante, parce que dans l'appréciation des effets médicamenteux des agents stimulants, on a négligé de prendre continuellement pour guides leurs effets physiologiques.

Il faut considérer avant tout, dans les stimulants, des *nervins*, des *hypersthénisants céphalo-rachidiens* (Giacomini) (1), c'est-à-dire des agents qui impressionnent spécialement le système cérébro-spinal, qui n'interviennent dans le fonctionnement des actes végétatifs qu'indirectement, par leur action sur les nerfs vaso-moteurs sympathiques, et qui, loin d'exciter la nutrition, de favoriser les oxydations organiques, d'augmenter la combustion fébrile, déterminent la contraction du système vasculaire, produisent l'anémie et le refroidissement des organes, restreignent la production du calorique dans l'économie.

On nous objectera sans doute que l'alcool en particulier peut déterminer la fièvre, que son ingestion à dose modérée est suivie de toutes les apparences d'une fièvre légère, artificielle et passagère (accélération de la circulation, coloration des téguments); si bien qu'un certain nombre d'auteurs (2) ont cru devoir recourir à certaines théories pour expliquer la *fièvre alcoolique*.

Mais nous allons voir que ce qui constitue la fièvre, ce n'est point la stimulation du système cérébro-spinal, pas

____

(1) Giacomini, *Traité philosophique et expérimental de matière médicale et de thérapeutique*. Traduit de l'italien. Paris, 1842.

(2) Barrel de Pontevès, *Des nerfs vaso-moteurs et de la circulation capillaire*. Thèse de Paris, 1864.

plus que l'excitation des grandes fonctions de l'économie (circulation, respiration, etc.) ; c'est l'élévation de la température, qui se lie intimement à la combustion plus active, à la transformation plus complète des éléments organiques.

L'alcool n'est pas un agent *pyrogène* (*fiebererregen*), puisque, comme nous l'avons vu, il ne détermine pas dans l'économie d'élévation de température. Il en est de même des principes actifs (caféine, cocaïne) des boissons aromatiques. Il n'y a pas plus de fièvre alcoolique que de fièvre caféique ou cocaïque, mais il y a une *excitation alcoolique*, il y a une *excitation caféique*, une *excitation cocaïque*, ce qui est bien différent.

II. — Utilité dans le choléra.

Ce n'est pas seulement à titre d'excitants généraux, mais à titre d'agents échauffants ou calorifiques, que l'alcool et les boissons aromatiques (café, thé, etc.) ont été préconisés, de 1832 à 1866, dans la période algide du choléra. On sait que l'administration de ces boissons coïncidait dans ce cas avec l'emploi de moyens de calorification externes (application de draps chauds et de couvertures, vapeur d'eau, frictions énergiques avec le vinaigre, l'ammoniaque, bains sinapisés, etc.), destinés à ramener la chaleur qui semblait abandonner le malade. Or nous savons aujourd'hui que cette pratique du réchauffement des cholériques n'a point eu le succès qu'on semblait en droit d'en attendre, et que la pratique inverse (application de glace en permanence, douches froides sur le rachis) a fourni dans certains cas des résultats au moins aussi satisfaisants que ceux obtenus par l'ingestion des boissons spiritueuses (rhum, eau-de-vie) et aromatiques portées à une certaine température.

Nous nous expliquons facilement cet insuccès : nous avons vu, en effet, que l'alcool à petites doses et que les boissons excitantes ne peuvent guère transmettre par eux-mêmes de la chaleur au corps refroidi du cholérique, dont ils n'élèvent la température que lorsque ces liquides ont été soumis préalablement à un chauffage suffisant; à ce point de vue, ils n'agissent pas autrement que toute espèce de boisson chaude.

Au contraire, s'ils sont administrés à doses trop fortes, leur emploi peut être dangereux, puisque loin de déterminer une élévation de la chaleur organique, ils doivent tendre au contraire à augmenter le refroidissement périphérique.

L'utilité de l'administration des boissons spiritueuses et aromatiques dans le choléra peut donc être attribuée d'abord à l'action générale que ces liquides exercent sur le système nerveux, dont ils réveillent les fonctions languissantes ou engourdies, pourvu que, comme nous l'avons dit, leur emploi soit sagement restreint dans des limites assez limitées qu'il serait toujours imprudent et souvent dangereux de dépasser; mais elle dépend surtout de l'excitation que ces agents déterminent, à petites doses, du côté de la circulation. Quand le cœur se contracte avec peine, quand ses battements sont à peine sensibles et que le tracé sphygmographique se traduit par une ligne presque continue et horizontale, l'emploi des spiritueux et des boissons aromatiques chaudes trouve son indication naturelle et précise, pour réveiller l'activité cardiaque, pour empêcher la stagnation du sang dans les parties profondes, pour rétablir la circulation à la périphérie et pour augmenter la force et l'ampleur des pulsations; effets d'autant plus précieux, qu'ils suivent rapidement l'administration des agents médicamenteux qui leur donnent naissance.

III. — Utilité dans les maladies du cœur.

Nul auteur mieux que S. Jaccoud n'a démontré l'utilité des boissons spiritueuses et aromatiques dans certaines affections du cœur, alors que la faiblesse des battements cardiaques et l'apparition des accidents qui constituent l'asystolie (abaissements de la tension artérielle, diminution ou suppression de la sécrétion urinaire, vertiges, éblouissements, bouffées de chaleur) indiquent une compensation ventriculaire insuffisante ou imparfaite. Dans ces cas, comme l'a constaté le savant clinicien de l'hôpital Lariboisière, les spiritueux, les boissons aromatiques (café, thé), les stimulants diffusibles (éther, acétate d'ammoniaque, etc.), dont l'action est prompte et énergique, peuvent rendre d'importants services par l'action excitante qu'ils exercent sur le système nerveux et par l'hyperkinésie qu'ils déterminent dans le fonctionnement du cœur (1).

On sait que le même auteur a insisté également sur les heureux effets que présente, dans ces cas, l'administration de la caféine, qui, tout en augmentant l'impulsion et la force du cœur, en régularisant les battements de cet organe et en augmentant la sécrétion de l'urine, possède une action analogue à celle de la digitale, comme l'indiquent les tracés sphygmographiques qui figurent dans son travail.

Les résultats que nous avons obtenus nous-même dans notre service du Val-de-Grâce, où nous avons employé l'alcool, la caféine et la cocaïne sur un grand nombre de sujets atteints de maladies du cœur, confirment les importants résultats signalés par Jaccoud à la suite de l'emploi de la médication stimulante dans certaines formes d'asystolie.

Les tracés sphygmographiques suivants ont été pris sur un homme de 28 ans, atteint de rétrécissement et d'insuffisance aortiques, avec troubles de la circulation : faiblesse, irrégularité des battements du cœur, anasarque surtout prononcée aux membres inférieurs, œdème pulmonaire, diminution de la sécrétion urinaire, hypertrophie et contraction ventriculaire insuffisante, accidents d'asystolie.

(1) Voy. S. Jaccoud, *Leçons de clinique médicale*. Paris, 1867, p. 207 et suiv.

Homme de 28 ans, atteint de rétrécissement et d'insuffisance aortiques.

Tracé du pouls le jour de l'entrée du malade à l'hôpital (23 octobre 1873).

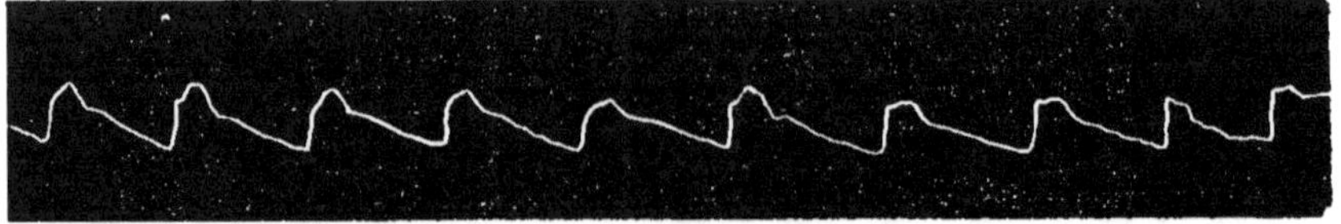

Tracé du pouls trois jours après. Le malade a été soumis chaque jour à l'action de 2 décigr. de caféine (injection sous-cutanée).

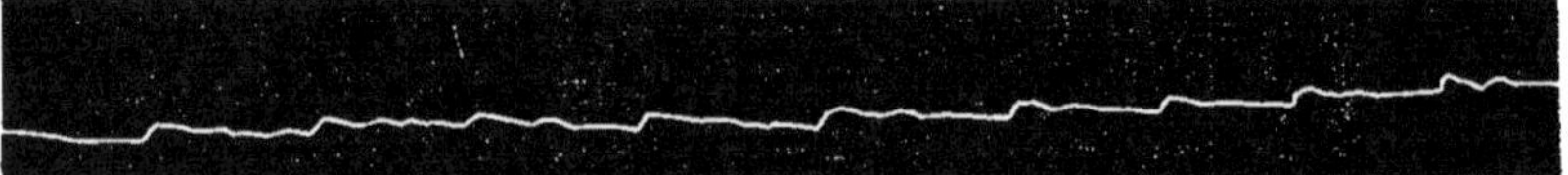

Le second tracé indique les modifications constatées dans la forme et dans les caractères du pouls, à la suite de l'administration pendant trois jours de 2 décigrammes de caféine (injection sous-cutanée au moyen de la seringue de Pravaz) : augmentation dans la force du cœur et dans l'énergie des battements de cet organe ; accroissement de la tension sanguine dans les artères.

Notons en même temps qu'à la suite de ces modifications dans le fonctionnement du cœur, survient naturellement une amélioration notable dans l'état général du malade, grâce au rétablissement de la circulation, de l'augmentation de la sécrétion urinaire, etc., et à la diminution de l'anasarque.

Nous avons obtenu des résultats analogues en employant l'alcool et la cocaïne dans certains accidents d'asystolie, si communs chez les malades atteints d'affections organiques du cœur ; l'emploi de ces médicaments nous a semblé d'autant plus utile dans ces cas que, tout en ayant une action souvent comparable à celle de la digitale, ils offrent sur cette substance ce grand avantage que leurs effets thérapeutiques apparaissent avec beaucoup plus de certitude et de rapidité.

CHAPITRE III

INDICATIONS COMME ANTIPYRÉTIQUES.

On sait que la fièvre consiste essentiellement dans une augmentation de la chaleur organique, qui se traduit ordinairement par une élévation de la température animale, par des modifications de la circulation et par des troubles plus ou moins marqués du système nerveux (délire, hallucinations, insomnie, torpeur, coma, etc.) (1).

A. *Élévation de température.* — Celle-ci est constante ; elle oscille entre 37° et 42°. Elle explique en grande partie les autres phénomènes fébriles, qui, comme nous allons le voir, peuvent être considérés comme étant sous sa dépendance. Un point sur lequel nous devons appeler l'attention du lecteur et dont on n'a pas tenu suffisamment compte à nos yeux dans l'étude de la chaleur fébrile, c'est que cette élévation de température propre aux pyrexies doit être rapportée beaucoup moins à l'exagération des oxydations intra-organiques et moléculaires qu'à la combustion des matières grasses, soit introduites parmi les ingesta au sein de l'économie, soit contenues au sein des éléments vivants, et dont la consommation exagérée coïncide toujours avec l'augmentation de la chaleur organique.

Ainsi peut-on s'expliquer sans doute ces faits bien démontrés par l'observation clinique, à savoir, d'une part,

(1) Voy. *Nouveau Dictionnaire de médecine et de chirurgie pratiques*, t. XIV, art. FIÈVRE, par Hirtz.

que dans les maladies fébriles où la température présente
l'élévation la plus considérable, cette élévation ne persiste
que peu de temps et cesse quand il ne reste plus pour l'ali-
menter dans l'organisme une provision suffisante de corps
gras ; d'une autre part, que rien n'est plus propre à augmenter cette chaleur fébrile que de nourrir le malade,
comme rien n'est plus propre à enrayer cette chaleur que
de soumettre le fébricitant à une diète rationnellement et
sagement instituée.

Et ce qui tend encore à confirmer l'opinion que nous
émettons ici, c'est qu'il est impossible d'établir une corrélation entre l'élévation de la température et l'activité des
déperditions azotées qui se manifestent dans le cours des
pyrexies ; on sait même aujourd'hui qu'il existe certains
états pathologiques dans lesquels, alors que la température
reste au-dessous de la normale, on constate une élimination
considérable de matières azotées (*azoturie*) ; c'est ce qui a
lieu, en effet, dans le diabète sucré, dans le choléra, dans certaines formes de polyurie.

B. *Modifications de la circulation.* — Ces modifications
consistent, ainsi que l'a démontré parfaitement Marey (1) :

1° Dans la rapidité avec laquelle le cœur chasse le sang dans
le système vasculaire ;

2° Dans la diminution de la pression sanguine dans le
système artériel, due à l'augmentation de calibre des artérioles.

On pourrait rattacher le premier phénomène à la diminution d'action du grand sympathique, dont la section a pour
effet, comme on sait, d'augmenter l'activité du cœur et d'ac-
célérer les battements de cet organe, si Marey n'avait pas
démontré, dans ses laborieuses et intéressantes expériences,
que l'action du cœur est sous la dépendance du système vaso-

(1) Voy. Marey, *Physiologie médicale de la circulation du sang.* Paris, 1863.

moteur, qui, en diminuant ou en augmentant le calibre du réseau artériel, entrave ou facilite le travail de cet organe, dont les battements sont d'autant plus nombreux qu'il éprouve moins de peine à se contracter.

Quant au second phénomène, il dépend, ainsi que cela résulte des recherches du même auteur, de la paralysie des nerfs vaso-moteurs (qui tiennent, comme nous l'avons vu, sous leur dépendance le calibre des petites artères, et par conséquent les modifications qu'éprouve la pression sanguine dans le système artériel); paralysie qui se traduit par la dilatation des vaisseaux périphériques, la rougeur des téguments, la congestion des parenchymes, la diminution de la tension artérielle.

Une modification intéressante de la forme du pouls et qui manque rarement dans la plupart des pyrexies, où elle coïncide généralement avec l'élévation de la température, c'est le *dicrotisme*. On sait que ce phénomène, attribué à tort par les anciens à une double contraction cardiaque, et qui consiste dans la succession de deux pulsations pour un seul battement du cœur, dépend d'une double cause :

1° De la vitesse avec laquelle la colonne sanguine est lancée dans les vaisseaux ;

2° De la diminution de la contractilité des artérioles et de la prédominance sur cette dernière de leur élasticité, qui fait alors osciller facilement la colonne liquide dans une direction alternativement centripète et centrifuge (Marey).

Ainsi le dicrotisme, loin d'être le résultat d'une excitation exagérée du cœur, d'une suractivité imprimée à cet organe par la chaleur fébrile ou l'agent pyrogène, exprime au contraire le degré de paralysie ou d'atonie plus ou moins élevé du système vaso-moteur.

On ne peut donc plus aujourd'hui considérer la fièvre comme étant due à l'action augmentée du cœur irrité par une cause morbifique et chassant plus vivement l'ondée sanguine dans les artères, ainsi que le croyait Boerhaave. D'après la théorie de Marey, qui est maintenant adoptée dans la science, il y a dans l'état fébrile dilatation primitive des capillaires par paralysie des filets vaso-moteurs du grand sympathique; cette dilatation, facilitant le passage d'une plus forte quantité de sang, produit une plus grande fréquence des battements cardiaques, d'après ce principe formulé par le savant professeur du collége de France, savoir que « le cœur bat d'autant plus vite qu'il éprouve moins de peine à se vider ». Ici donc l'hypersthénie du cœur n'est que consécutive à l'asthénie des artères (1).

C. *Troubles du système nerveux.* — Il nous semble que les pathologistes ont commis une erreur manifeste et qui a eu les conséquences les plus fâcheuses au point de vue de la thérapeutique, c'est d'avoir considéré la fièvre comme une *excitation générale* de l'économie; d'où la contre-indication, nettement formulée par la plupart des auteurs, entre la prescription des agents excitants et l'emploi de la médication antipyrétique; d'où, au contraire, l'indication nécessaire et précise, établie par eux dans les maladies fébriles, de tous les moyens capables d'affaiblir et de débiliter l'économie (diète, saignées, purgatifs, altérants, etc.). Telles sont encore aujourd'hui les principales règles qui gouvernent la thérapeutique et contre lesquelles nous croyons devoir protester, au nom des découvertes de la physiologie.

Il est un fait cependant qui est admis par tout le monde, c'est que la fièvre s'accompagne tantôt d'*excitation*, tantôt de *dépression* du système nerveux cérébro-spinal et partant des grandes fonctions de l'économie; d'où la grande distinction en *fièvres ataxiques* et *fièvres adynamiques*, établie depuis longtemps et dont nous ne tenons peut-être pas assez de compte.

(1) Voy. *Nouveau Dictionnaire de médecine et de chirurgie pratiques*, t XIV, art. FIÈVRE, par Hirtz.

La surexcitation des fonctions nerveuses, l'*ataxie*, est généralement transitoire ; elle n'apparaît guère qu'au début de l'accès fébrile, au moment du frisson et de l'élévation de la température initiale, et se manifeste avec d'autant plus de violence qu'elle frappe un organisme plus facilement excitable ou plus profondément affaibli. Mais, en général, elle disparaît au bout de quelque temps, et si la fièvre se prolonge, elle est bientôt et rapidement remplacée par de la dépression, qui dure jusqu'à la terminaison de la maladie et qui se manifeste par de la prostration, de l'abattement, et par l'affaiblissement des facultés intellectuelles, sensitives et motrices.

On peut objecter, il est vrai, que le calorique étant envisagé par les thérapeutistes comme le type des agents stimulants, puisque dans la fièvre il y a élévation de chaleur, augmentation des combustions, il doit se produire une excitation, une suractivité des actions nerveuses. Mais peut-on admettre que la chaleur doive être envisagée continuellement et fatalement comme un agent de stimulation ? Ne sait-on pas que, comme l'enseignent les physiciens et les hygiénistes, la chaleur n'est un stimulant que dans une certaine mesure, et que, portée à un certain degré, loin de produire une excitation des fonctions animales et organiques, elle détermine au contraire de la dépression de ces mêmes fonctions ?

On connaît, en effet, l'influence de la température extérieure sur l'indolence, sur la torpeur intellectuelle et sur l'apathie des peuples qui vivent dans les pays chauds. C'est un fait parfaitement constaté et admis par tout le monde. Ne savons-nous pas nous-mêmes combien notre activité motrice, sensitive et intellectuelle est enrayée pendant les chaudes journées de l'été, quand sous l'influence de la chaleur extérieure la température de notre sang s'élève à peine de quelques dixièmes de degré ?

Mais cette chaleur anormale dont dépendent principalement les troubles de l'appareil cérébro-spinal qui surviennent pendant l'accès fébrile, est également cause de la dépression du système vaso-moteur et des phénomènes (dilatation du réseau vasculaire et diminution de la tension sanguine) qui constituent l'état de fièvre; elle produit sur le grand sympathique une asthénie semblable à celle qui survient chez les animaux auxquels les filets de ce nerf ont été sectionnés.

D. *Indications thérapeutiques.* — Ainsi, entre ces deux phénomènes, élévation de la température et dépression du système nerveux cérébro-spinal et végétatif, existe un rapport direct; le second peut être considéré comme l'effet du premier.

C'est ainsi que contre l'état fébrile nous sommes conduit à formuler deux principales indications thérapeutiques :

1° *Agir contre la chaleur morbide*, en enrayant ses principales sources de production : les oxydations intra-organiques et les réactions chimiques qui se passent dans l'intimité des éléments et dans la profondeur des tissus; ou bien en favorisant et en augmentant sa déperdition.

C'est ce que ne manque pas de faire un praticien judicieux, par l'emploi des divers moyens ou agents *antipyrétiques* dont l'influence anticalorifique peut être attribuée soit à des modifications chimiques qu'ils éprouvent eux-mêmes au sein de l'économie en s'accompagnant de l'absorption d'une certaine quantité de chaleur (ex. : acide oxalique se dédoublant en acide carbonique et hydrogène, d'après Berthelot); soit au ralentissement et à la diminution des oxydations organiques, que leur présence dans le sang ou dans les tissus imprime aux éléments vivants par une sorte d'influence catalytique (ex. : acide arsénieux, peut-être alcool, caféine et autres agents antidéperditeurs); soit à leur influence sur les centres nerveux et sur les appareils d'innervation des grandes fonctions organiques : circulation, respiration (digitale, sulfate de quinine, veratrum, etc.); soit enfin à une action purement physique (froid, bains, lotions, douches).

2° *Exciter le système nerveux*, de façon non-seulement à réveiller l'activité des fonctions cérébro-spinales plus ou moins émoussées et engourdies, mais encore à ranimer l'excitabilité des vaso-moteurs, à déterminer la contractilité des éléments vasculaires, à ramener à son degré habituel et à son état normal la tension artérielle diminuée, à régulariser et à modérer la progression du sang dans l'appareil circulatoire.

Tels sont les effets que déterminent chez le fébricitant les agents connus sous le nom d'*excitants* ou de *stimulants* et que nous n'hésitons pas à ranger parmi les antipyrétiques circulatoires, à côté de certaines substances qui n'agissent sans doute pas différemment, comme la digitale, le veratrum viride, etc.

Telle est la pratique que nous avons suivie avec succès et que nous croyons devoir recommander dans un certain nombre de pyrexies où nous avons constaté l'utilité des agents thérapeutiques (alcool, café, thé, coca), dont nous avons à faire l'étude.

CHAPITRE IV

EMPLOI DE L'ALCOOL ET DES BOISSONS AROMATIQUES DANS QUELQUES PYREXIES.

I. — Fièvre typhoïde.

Parmi les praticiens qui ont administré, en France, les spiritueux dans la fièvre typhoïde, nous avons cité Béhier, Gingeot, Godfrin et Sée. Mais aucun, croyons-nous, n'a indiqué avec autant de talent que S. Jaccoud les importantes et nombreuses indications de la médication alcoolique dans cette maladie.

Nous avons été heureux de voir la méthode que nous suivons depuis quelques années recommandée par ce distingué confrère (1).

On sait que la fièvre typhoïde est une maladie à cycle défini et continu, parcourant toutes ses phases, quel que soit le traitement institué dans le but de la combattre ou de l'enrayer. Nous n'avons point à lui opposer pour le moment de traitement spécifique; la médication ne peut être que symptomatique.

La mort n'arrive presque toujours qu'à la suite de complications redoutables et qui sont de deux sortes :

1° Les unes résultent de lésions organiques apparaissant soudainement, souvent à l'improviste; telles sont les perforations intestinales, la péritonite, les entérorrhagies abon-

____

(1) Jaccoud, *Traité de pathologie interne*, 1871, t. II, p. 778 et suiv.

dantes, contre lesquelles le médecin reste presque toujours impuissant.

2° Les autres sont constituées par une exagération menaçante de certains troubles fonctionnels; ce sont des désordres du système nerveux (adynamie, ataxie, délire), ou de la nutrition (élévation considérable de la température, combustion fébrile excessive). C'est contre ces dernières complications que le médecin peut lutter avec avantage; ce sont elles qu'il doit s'efforcer de prévenir ou de combattre. Il trouve pour cela, dans l'arsenal thérapeutique, des médicaments d'autant plus utiles qu'ils peuvent agir en même temps comme stimulants et comme antipyrétiques.

L'alcool, nous l'avons démontré, est un de ces médicaments. Les bons effets que nous avons recueillis de son administration dans ces cas sont tels que nous croyons devoir y insister spécialement, en examinant les principales indications que présente alors ce précieux agent.

A. *Action contre l'adynamie.* — C'est là le triomphe de la médication alcoolique. Les nombreuses observations que nous avons prises et dont on trouvera les principales dans la thèse d'un de nos élèves (1), démontrent suffisamment l'importance qu'il faut attribuer à l'administration des spiritueux dans tous ces cas de fièvres typhoïdes rappelant la fièvre lente nerveuse d'Huxham, s'accompagnant de stupeur et de dépression des forces, et qui, d'après ce que nous avons constaté dans nos salles, s'accompagnent plus habituellement que les autres formes de dothiénentérie, d'engouement pulmonaire et de broncho-pneumonies souvent tenaces et durables.

Nous nous sommes bien trouvé alors de l'emploi des boissons excitantes (alcool, café, thé, vins généreux) et des douches appliquées à la surface du corps.

(1) Voy. Autellet, *De l'action antipyrétique de l'alcool employé dans la fièvre typhoïde.* Thèse de Paris, 1871.

Nous n'avons pas besoin de faire ressortir l'utilité des spiritueux dans une maladie longue, profondément dé-bilitante, comme la fièvre typhoïde, dans laquelle l'organisme doit pouvoir subvenir aux pertes considérables qu'il supporte. Ici, les indications des excitants sont admises par tout le monde, et Trousseau lui-même a insisté spécialement sur le degré d'énergie que doit déployer l'économie pour que les maladies aiguës se terminent naturellement et heureusement.

Mais nous croyons devoir appeler l'attention du lecteur sur les heureux effets que nous avons obtenus de l'emploi des agents excitants (alcool, caféine, cocaïne) pour combattre la paralysie du système vaso-moteur, ramener la tension du sang dans les artères à son degré normal, et faire disparaître le dicrotisme, accident qui, comme nous l'avons constaté, est en rapport avec l'adynamie. C'est ce qui explique sa fréquence dans la dothiénentérie, où il coïncide tantôt avec la force et la lenteur des battements du cœur, tantôt avec la faiblesse et la rapidité du pouls; dans ce dernier cas, il peut être difficile, même sur le tracé sphygmographique, de distinguer la seconde pulsation de la première, qui, comme nous l'avons vu, correspond seule au battement du cœur; car toutes deux présentent la même amplitude, la même élévation et les mêmes caractères; c'est ce qui constitue le *pouls ondulant*.

Les tracés suivants ont été pris sur deux hommes atteints de fièvre typhoïde adynamique; le second tracé indique les modifications produites par la caféine sur le pouls de l'un, qui présentait un dicrotisme très-marqué, lors de l'entrée du malade à l'hôpital.

Chez l'autre malade, le tracé sphygmographique, qui offrait les caractères du pouls ondulant, se modifia également sous l'influence de l'administration des boissons stimulantes (potion de Todd, café et thé alcoolisés) continuée pendant quelques jours.

Homme de 26 ans.

Tracé pris lors de l'entrée du malade à l'hôpital (19 octobre 1871).

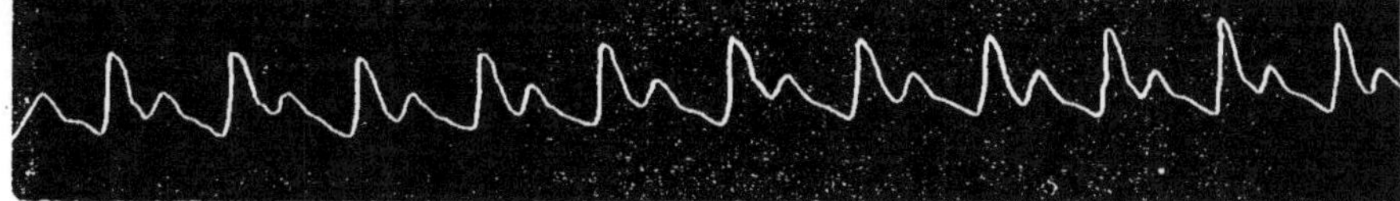

Tracé pris 3 jours après. Le malade a été soumis chaque jour à l'action
de 5 décigr. de caféine (injection sous-cutanée).

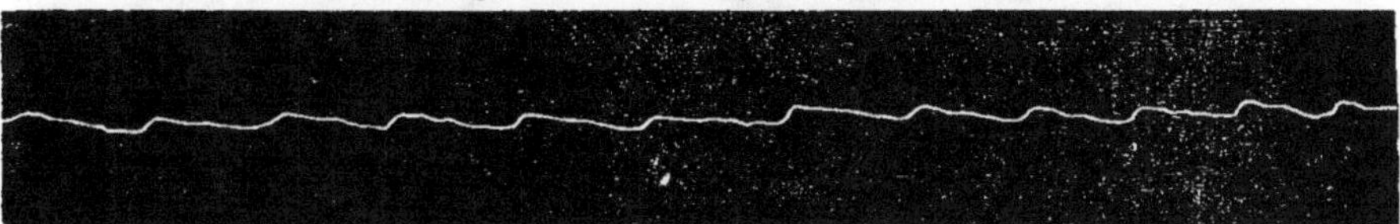

Homme de 22 ans.

Tracé pris le 5 avril 1872.

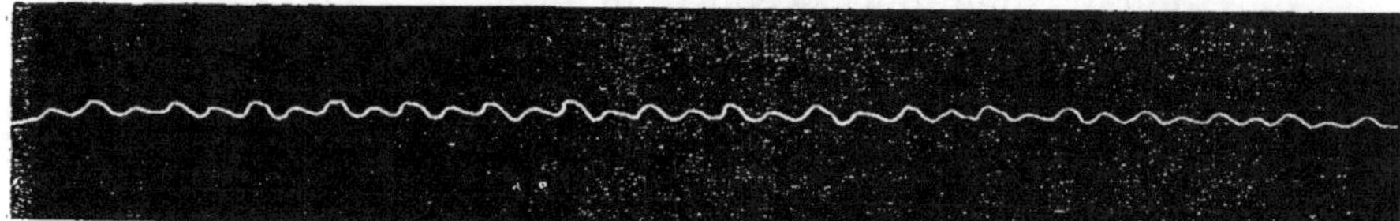

Tracé pris trois jours après l'emploi de la médication stimulante.

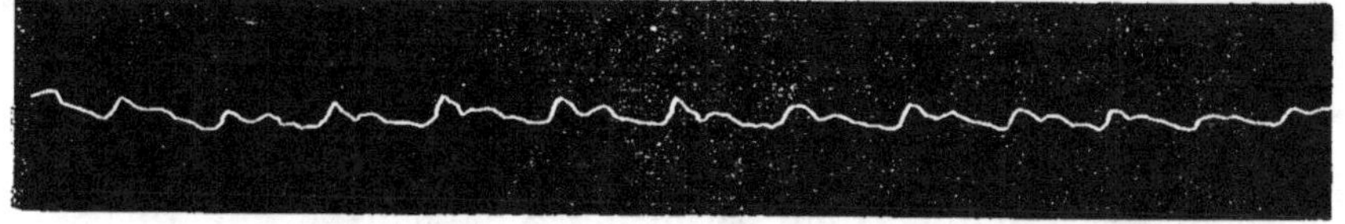

Un autre accident que nous avons avantageusement combattu par les alcooliques, c'est le *délire anémique* ou *nerveux*,
qui se lie parfois à l'adynamie et qui indique toujours un épuisement considérable du système cérébral.

L'alcool peut faire disparaître ce délire, par suite de l'hypérémie qu'il détermine vers le cerveau, et de la stimulation
rapide qu'il produit.

Quant au *délire alcoolique*, qui est si fréquemment mis
en cause par la plupart des médecins de notre époque, nous
avouons que nous ne l'avons que très-rarement constaté dans
nos salles. La plupart de nos observations ont été prises sur
de jeunes soldats arrivés depuis peu de temps dans la capi-

tale, ayant conservé encore leurs habitudes de frugalité de la
vie des champs, et pas encore livrés aux pernicieuses atteintes
de l'alcoolisme.

B. *Action contre la chaleur fébrile.*— Le tracé thermométrique de la fièvre typhoïde régulière, suivant son cours
normal, parcourant ses phases successives sans complications
et sans accidents, et traitée par l'expectation, tel qu'il a été
donné par les divers partisans de la thermométrie clinique
(Thomas, Wunderlich, Hirtz, etc.), et tel que nous l'avons
relevé maintes fois nous-même, soit quand nous étions interne
à l'hôpital de Strasbourg, soit depuis quelques années dans
nos salles du Val-de-Grâce, éprouve, sous l'influence de la
médication alcoolique, des modifications importantes, presque toujours identiques et consistant principalement :

1° Dans une irrégularité bien marquée de la courbe, dont
les trois parties principales (oscillations ascendantes, stationnaires et descendantes) sont beaucoup moins nettement
accusées.

Cette irrégularité est due à un abaissement de 0°,5 à 2°,5
que subit la température, sous l'influence de l'alcool, abaissement se continuant pendant 2 ou 3 jours, puis généralement suivi d'une faible ascension survenant le soir, mais
momentanée; car, dès le lendemain matin, surtout si l'on
a eu soin d'augmenter la dose d'alcool administrée, et si ce
médicament a été pris pendant la nuit, on constate une descente quelquefois considérable de la chaleur morbide;

2° Dans une élévation toujours moindre du fastigium, qui
ne dépasse presque jamais 39°. (Voy. tableau I.)

Quant au *délire fébrile* dû à l'élévation considérable de
la température et qui survient quand celle-ci atteint 40° à
40°,5, nous l'avons combattu et arrêté plusieurs fois par l'administration de fortes doses de spiritueux, et sa disparition
a toujours été consécutive à un abaissement notable de la
chaleur morbide.

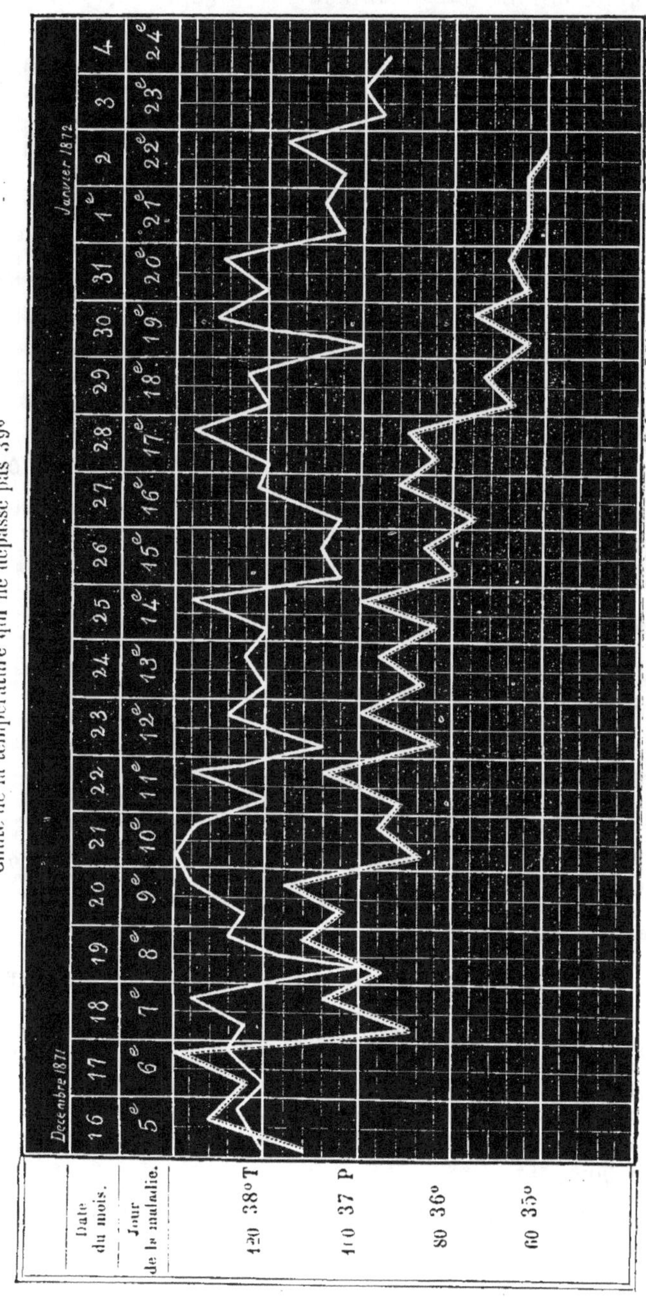

TABLEAU I.
FIÈVRE TYPHOÏDE GRAVE TRAITÉE PAR LA MÉDICATION ALCOOLIQUE
Chute de la température qui ne dépasse pas 39°
Décembre 1871
Janvier 1872
Date du mois.
Jour de la maladie.
38° T
37 P
36°
35°

Mentionnons en terminant les bons effets de l'alcool comme antipyrétique pour prévenir certains autres accidents (altérations des muscles volontaires, dégénérescence graisseuse, dégénérescence cireuse, détérioration des cellules nerveuses, syncope, rigidité du muscle cardiaque) qui se lient intimement à l'élévation excessive de la chaleur fébrile et dont l'importance a été mise en lumière dans ces derniers temps par divers observateurs (Zenker, Harless, Hayem, Vallin).

II. — Variole.

Pendant le terrible hiver de 1870-71, chargé du service des varioleux au Val-de-Grâce, nous avons été à même d'employer, chez plusieurs malades, la médication alcoolique, et nous avons pu nous convaincre de l'utilité des spiritueux dans certaines formes de varioles graves ou anormales.

Il y a d'abord un fait qui nous a frappé dans ces cas : c'est l'influence évidente de l'alcool sur la marche de la température.

On sait que le tracé thermométrique de la variole simple, sans phénomènes menaçants et sans complications, présente deux ascensions, dont la première, commençant le 1er jour de la maladie, progresse graduellement jusqu'au 3e ou 4e jour, c'est-à-dire jusqu'au moment de l'éruption, et dont la seconde, survenant au bout de deux ou trois jours, indique la période de suppuration, qui se termine lentement, graduellement et irrégulièrement vers le 19e jour (Hirtz).

Grâce à l'administration des préparations alcooliques dès le début de la maladie, on peut refréner la chaleur fébrile, qui, lorsqu'elle devient excessive et atteint 41°, peut être une cause de mort.

En même temps, si l'on a soin de continuer l'emploi des spiritueux, on peut diminuer et même supprimer presque complétement le fastigium qui correspond à la période de

TABLEAU II.

VARIOLE CONFLUENTE ET RÉGULIÉRE

Emploi de l'alcool à doses proportionnées, contre l'élévation de la température.

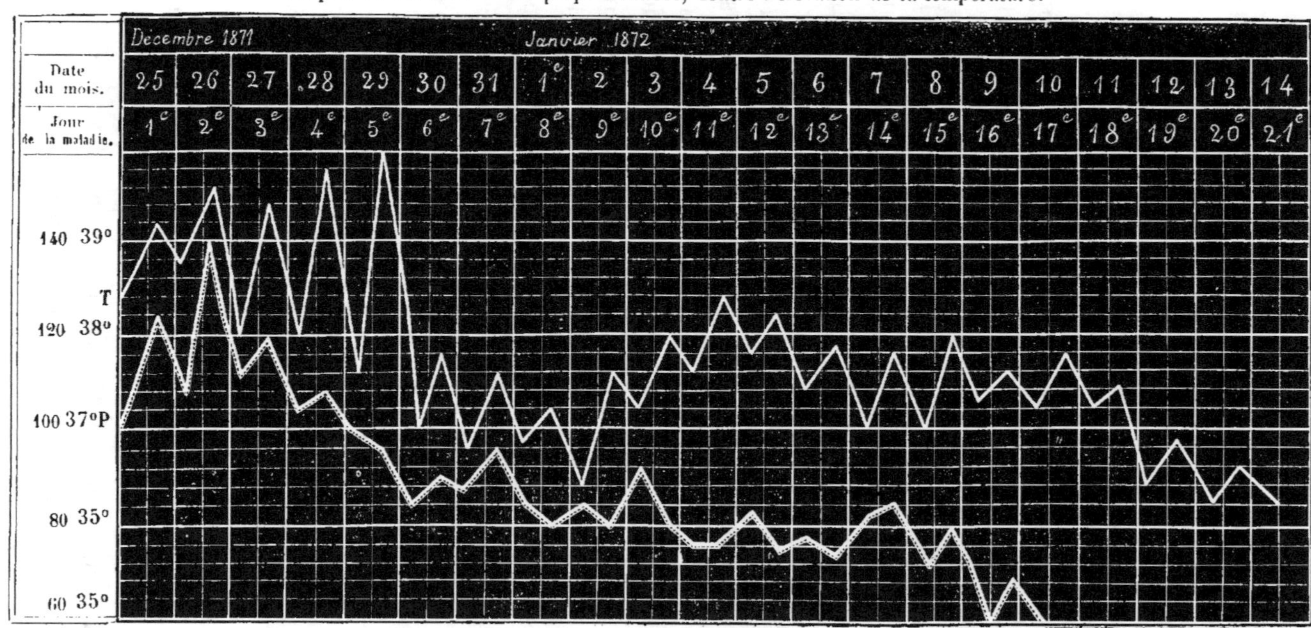

suppuration. (Voy. tableau II.) Sous l'influence de ce traitement excitant et réparateur, la durée de cette période peut être abrégée, et la convalescence arrive plus rapidement.

Nous ne pouvons nous étendre sur ces résultats importants constatés dans un grand nombre d'observations (près de 300) que nous avons recueillies dans nos salles.

Ajoutons que nous nous sommes bien trouvé de l'emploi des spiritueux à hautes doses contre le délire coïncidant, pendant l'invasion ou la période d'éruption de la maladie, avec une chaleur fébrile excessive. Nous avons eu la satisfaction de voir ces faits également constatés par S. Jaccoud, dont le traité de pathologie interne présente plusieurs tracés thermométriques qui viennent à l'appui de nos propres observations (1).

Dans les cas de *varioles hémorrhagiques primitives* accompagnées d'adynamie considérable et de dépression des forces caractérisées par les pétéchies et les effusions sanguines coïncidant presque toujours avec une éruption lente et difficile, nous avons administré avec succès les spiritueux et les excitants à hautes doses (eau-de-vie en potion, thé au rhum, vin chaud, vins généreux), ainsi que les affusions et les douches froides, et c'est en grande partie à ce traitement que nous rapportons la faible mortalité que nous avons constatée (10 décès sur 16 malades), dans des cas considérés ordinairement comme fatalement mortels.

Quant aux *varioles hémorrhagiques secondaires* accompagnées généralement de complications thoraciques (broncho-pneumonie, engouement pulmonaire) et caractérisées par le ratatinement et la teinte noirâtre des pustules, l'apparition de nombreuses taches ecchymotiques à la surface des téguments avec tendance au collapsus, et, pendant la convalescence, par l'apparition de nombreux furoncles et d'énormes abcès superficiels ou intramusculaires, la médi-

(1) *Loc. cit.*, t. II, p. 676.

cation alcoolique appliquée dans ces cas nous a semblé donner les meilleurs résultats.

Sur 56 malades atteints de varioles hémorrhagiques secondaires, nous n'avons eu à enregistrer que 18 décès.

Nous ne saurions trop insister sur ces faits, qui démontrent jusqu'à l'évidence l'opportunité des agents excitants appliqués au traitement d'affections longues et débilitantes, et d'autant plus dangereuses et meurtrières qu'elles frappent des individus souffreteux, mal nourris et affaiblis par les fatigues et les privations, ainsi que se présentait la population parisienne pendant l'investissement de la capitale.

Mentionnons ici l'heureux emploi que nous avons fait à la même époque des préparations spiritueuses, dans certains cas de scarlatine et de rougeole, soit pour lutter contre l'adynamie, soit pour modérer la chaleur fébrile.

III. — Pneumonie aiguë.

Nous n'avons pas besoin de faire ressortir ici l'utilité des spiritueux dans le traitement des pneumonies des vieillards, où la prostration et l'adynamie constituent les symptômes les plus menaçants et les plus favorables à la médication alcoolique. Les praticiens sont unanimes aujourd'hui pour adopter ce traitement préconisé par un grand nombre d'auteurs (Rœsch, Royer-Collard, Chomel, Grisolle, Gasté, Béhier, Trastour, etc.).

Mais il est un fait beaucoup moins connu et beaucoup moins accepté dans la pratique, c'est l'utilité des alcooliques dans les pneumonies franches, à caractère inflammatoire avec frisson, point de côté, élévation considérable de la température, qui dès le début atteint 40° à 41°, chez des sujets jeunes, vigoureux et d'un tempérament sanguin.

Sauf Béhier, qui, comme nous l'avons dit, d'après quelques observations de pneumonies guéries par les alcooliques, prises sur des hommes adultes, pense qu'il y aurait dans ce fait sujet à expérimentation, nous voyons tous les médecins proscrire l'emploi des spiritueux, dès que l'affection pulmonaire s'observe sur un sujet jeune et vigoureux et s'accompagne de réaction fébrile; témoin Trastour (1), qui, dans l'étude savante et approfondie qu'il consacre à la médication alcoolique dans la pneumonie, signale seulement comme indications des alcooliques, « la faiblesse des sujets, l'absence de réaction, la pâleur de la face, le refroidissement de la peau, les crachats purulents faisant craindre l'hépatisation grise, la vieillesse, la dépression excessive causée par les antimoniaux, etc. »

Pourtant, dans ces derniers temps, S. Jaccoud a préconisé les spiritueux dans la pneumonie fibrineuse des adultes où il s'est bien trouvé de leur emploi, non-seulement contre certaines complications telles que l'adynamie et le délire, mais encore contre l'élévation exagérée de la température organique.

Comparant les diverses médications employées dans la pneumonie, il donne le tableau suivant, où l'on voit que les toniques et les excitants ont produit la mortalité la plus faible :

Pneumonies.	Traitement.	Auteurs.	Mortalité.
698	Saignée seule	Reil, d'Edimbourg	34,52 %
85	Idem	Dielt	20,40
648	Tartre stibié	Rasori	22,06
106	Idem	Dielt	20,70
	Résultats groupés de	Laënnec, Grisolle : Maximum.	16,70
		Minimum.	12,05
		Moyenne.	14,23 %
	Expectation pure et simple..	Dielt	7,04
	Médication tonique exclusive (alcool, quinquina)	Bennett	3.10

(1) *Des indications des alcooliques à hautes doses dans les maladies aiguës et en particulier dans la pneumonie. (Bulletin général de thérapeutique, 1860.)*

Ainsi que le dit le savant clinicien de Lariboisière, « la pneumonie, maladie à cycle défini comme la variole ou la rougeole, ne présente aucune indication causale ou pathogénique, et l'évolution naturelle de la lésion ne peut être abrégée d'une heure. »

TABLEAU III.

PNEUMONIE DROITE

traitée par la médication alcoolique.

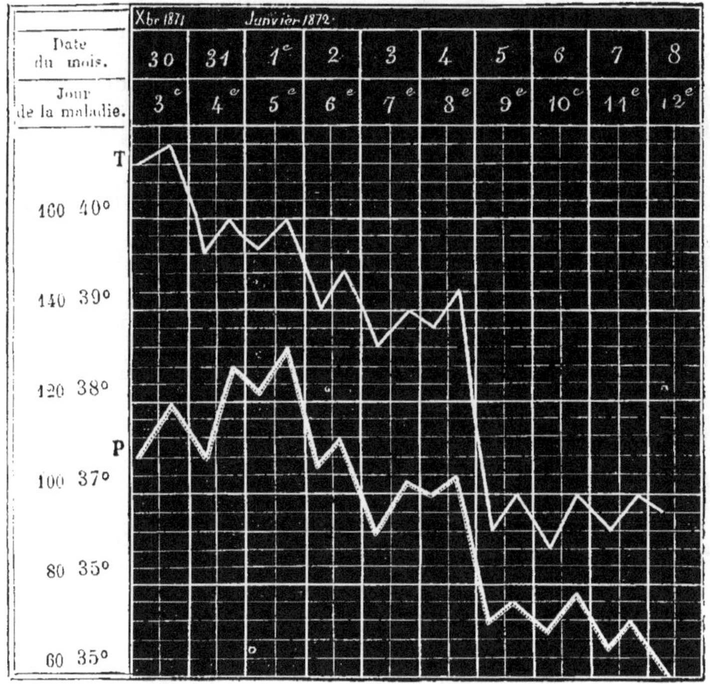

La courbe thermométrique présente trois périodes : 1° une période d'ascension comprenant 1 ou 2 jours et pendant laquelle la température atteint de 39° à 40°,5 ; 2° une période d'état qui dure 4 à 6 jours, caractérisée par des oscillations faibles et stationnaires ; 3° une période de déclin qui commence du 6e au 11e jour de la maladie et pendant laquelle la température subit des oscillations rapidement décroissantes.

Sous l'influence de la médication alcoolique, la courbe thermométrique subit des modifications évidentes, comme le démontrent les tracés de Jaccoud, de Charcot et les nôtres. (Voy. tableau III.) On voit alors la chaleur descendre dès le 3ᵉ ou le 4ᵉ jour de la maladie, si bien qu'au bout de quelques jours le thermomètre n'indique que 37° ou 36°,5. La période d'état est donc ainsi diminuée.

Nous avons employé la médication alcoolique dans 30 cas de pneumonie franche et n'avons point eu de décès à enregistrer.

Chez un de nos malades, atteint de délire alcoolique, l'administration des spiritueux à hautes doses a été rapidement suivie de la disparition des accidents cérébraux.

Bien des explications ont été données pour rendre compte des effets des alcooliques dans la pneumonie.

En France, Trastour (1) cherche à établir sur la théorie de la substitution l'utilité des alcooliques dans les phlegmasies pulmonaires.

D'après cet auteur, la substitution proviendrait de l'influence dépressive de l'alcool sur les vaso-moteurs du poumon et des effets locaux irritants (pneumonie alcoolique) déterminés par l'élimination de cette substance à travers le parenchyme pulmonaire.

Enfin Gingeot, et plus récemment Godfrin (2), font jouer à l'alcool un très-grand rôle comme antipyrétique dans la pneumonie de même que dans tout état phlegmasique aigu. Ce dernier, insistant sur la nécessité de combattre directement l'élément *fièvre* dans ces affections, attribue les bons résultats des spiritueux, dans ces cas, à l'abaissement de la température qu'ils déterminent.

Nous croyons devoir, avec Jaccoud, rapporter l'utilité de l'alcool dans la pneumonie : 1° à l'excitation du système

____

(1) *Loc. cit.*, p. 20 et suiv.
(2) *Loc. cit.*, p. 67.

nerveux; 2° à l'abaissement de la température ; 3° à la diminution des déperditions et des oxydations organiques ; faits que nous avons invoqués du reste nous-même, dès 1869, pour expliquer les bons effets des spiritueux comme stimulants généraux, antipyrétiques et antidéperditeurs (1).

IV. — Rhumatisme articulaire aigu.

Les guérisons publiées par Stokes, Béhier (2) et autres, de rhumatisme articulaire aigu traité par la médication alcoolique, nous ont engagé à expérimenter cette médication dans la même maladie.

Le nombre des rhumatisants que nous avons soumis à l'action des alcooliques s'élève à 15 ; nous avons enregistré 13 guérisons. A la suite de l'administration des spiritueux, nous avons constaté, outre la cessation des douleurs, la disparition du délire, la diminution considérable dans la fréquence du pouls (faits indiqués par Béhier), une chute assez rapide de la chaleur fébrile, du 4° au 11° jour de la maladie. (Voy. tableau IV.)

Les complications cardiaques ont été trop rares (dans 4 cas) pour faire craindre l'action irritante que l'alcool absorbé pourrait exercer sur l'endocarde.

Dans 9 cas, la disparition des douleurs a coïncidé avec une diaphorèse assez abondante.

Les préparations alcooliques nous ont semblé indiquées dans le rhumatisme articulaire aigu, soit comme excitantes, contre l'adynamie survenant chez des sujets déjà débilités, soit comme antipyrétiques, contre l'acuité des accidents liés essentiellement à la chaleur fébrile.

(1) Voy. A. Marvaud, *Action physiologique et thérapeutique de l'alcool.* (*Bulletin de la Société de médecine de Bordeaux*, 1869.)
(2) Voy. *Bulletin de thérapeutique*, 1865.

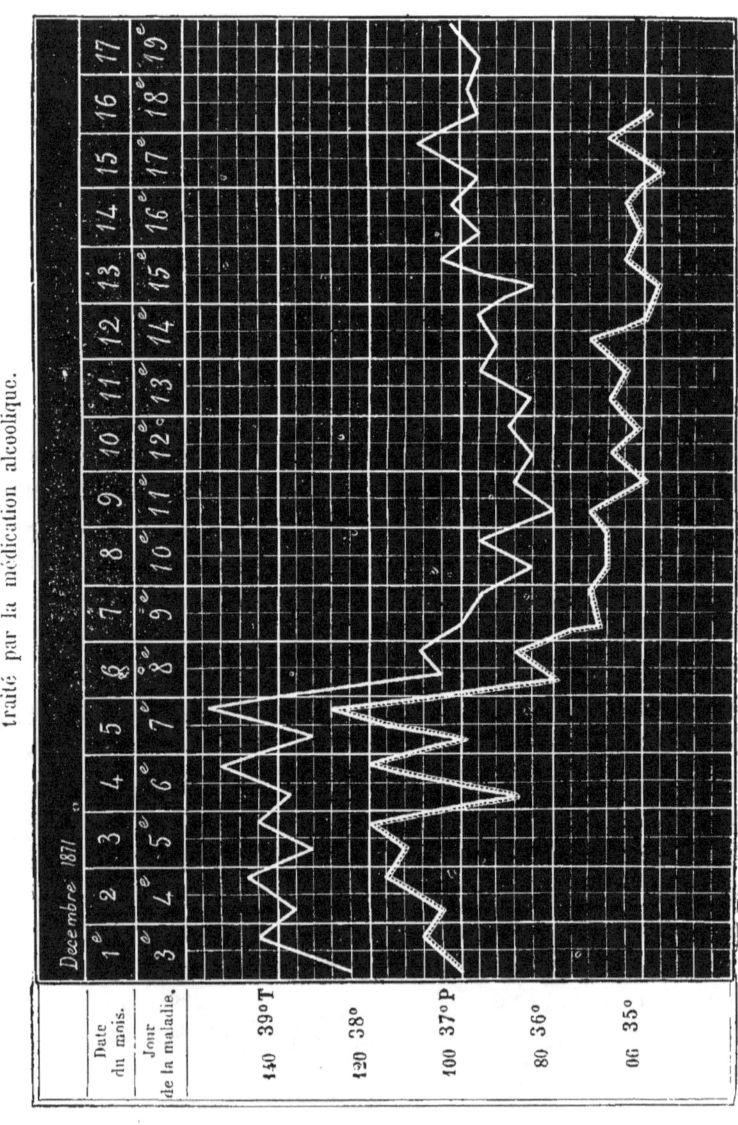

TABLEAU IV.

RHUMATISME ARTICULAIRE AIGU

traité par la médication alcoolique.

CHAPITRE V

Nous avons vu que toutes les fois que dans l'organisme la recette n'est pas proportionnelle à la dépense, les éléments vivants périclitent, se détériorent ou se détruisent ; de même, quand les pertes de l'économie sont excessives, l'insuffisance des matériaux qui restent à la disposition de la machine humaine se traduit par la faiblesse, l'impuissance et l'anéantissement de toutes les fonctions ; de là l'appauvrissement, le dépérissement de l'économie, le marasme, qui précèdent dans bien des cas l'apparition de certaines maladies chroniques, et de certaines cachexies (tuberculose, scrofule, rachitisme, cancer, etc.). Le fond de tous ces états est une *anémie* qu'expliquent généralement des déperditions abondantes et prolongées, dues à une exagération du mouvement de désassimilation, à une suractivité des transformations et des oxydations organiques. Eh bien, dans ces cas, il ne suffit pas, comme un praticien judicieux ne manque pas de le faire, de soutenir et de sustenter l'organisme par une alimentation largement *réparatrice* et suffisamment *reconstituante*, de remédier, par la valeur nutritive et l'abondance des ingesta, à la rapidité des détériorations et à l'importance des pertes que supporte alors l'économie ; il faut encore, croyons-nous, restreindre les oxydations et diminuer les déperditions organiques, en enrayant le mouvement de désassimilation et en modérant le tourbillon qui emporte trop vite les éléments vivants et leurs matériaux utiles. Tel est le résultat que l'on peut obtenir, croyons-nous, par l'emploi des moyens d'épargne ou des agents antidéperditeurs.

Avant que l'auteur de ce travail ait pu démontrer expérimentalement le rôle physiologique de ces agents, la pratique médicale avait déjà sanctionné leur utilité dans un certain nombre d'états morbides; les bons effets des alcooliques dans les diarrhées colliquatives et dans les sueurs nocturnes qu épuisent les phthisiques (Tripier), dans les catarrhes pulmonaires (médecins anglais); le succès du café dans le traitement de la gravelle (Sparchuch, Foy, Chrestien), de la goutte (Buchoz, Petit, Laudarrabilco) et de l'hydropisie (J. Guyot, Zwinger, Bouchardat, etc.); l'administration de l'alcool et du café conseillée dans le diabète et dans l'albuminurie (Bouchardat), l'efficacité du thé, du maté et de la coca contre l'anémie et l'affaiblissement résultant de pertes excessives et prolongées, avaient fait pressentir l'importance antidénutritive que devaient présenter ces divers médicaments; autant de points qui sont maintenant définitivement établis grâce à nos expériences. Mais ces faits ressortiront encore bien mieux des résultats que nous avons recueillis de l'administration de ces diverses substances dans un certain nombre d'états morbides caractérisés par l'accroissement des déperditions organiques et l'activité de la dénutrition (polyurie, tuberculose, diabète sucré).

I. — Polyurie.

On sait qu'il existe un état morbide, décrit par Willis sous le nom d'*azoturie*, par Bouchardat sous la désignation de *forme nouvelle de consomption*, et, dans ces derniers temps, par plusieurs observateurs, sous le titre de *polyurie*, qui est caractérisé par l'exagération de la désassimilation des éléments organiques et conséquemment par la production d'une grande quantité de matériaux excrémentitiels, urée, matières extractives, etc., continuellement versés dans le sang et éliminés par les urines ordinairement très-abondantes. La dénutrition étant plus active, on conçoit que la masse des déchets doive être augmentée.

Dans certaines formes de cette affection, tant que l'acquisition de l'organisme peut combler les déficits considérables produits par cette dépense exagérée de la vie organique, l'économie ne périclite pas et n'est exposée à aucun épuisement. C'est ce qui arrive chez certains polyuriques soumis à une alimentation copieuse et réconfortante, conservant l'appétit et présentant des digestions régulières et faciles. Mais quand les fonctions digestives viennent à être troublées, quand l'alimentation est insuffisante et que les recettes ne peuvent être proportionnées aux dépenses, surviennent de l'amaigrissement, de l'émaciation, de la perte des forces, et en dernier lieu une anémie plus ou moins profonde; l'organisme présente alors tous les signes constatés par Chossat chez les animaux soumis à l'abstinence (perte de poids, abaissement de la chaleur animale, disparition de la graisse et appauvrissement du sang; prostration et engourdissement, etc.).

Entre ces deux formes extrêmes existent, il est vrai, de nombreux types intermédiaires; mais ce qu'il est utile de constater dans chaque cas particulier, c'est la façon dont l'organisme supporte les dépenses exagérées et les pertes énormes qu'il subit par l'exagération de la dénutrition, et la facilité plus ou moins grande avec laquelle il fait face, par les ressources de l'alimentation, au déficit auquel l'expose la suractivité des échanges organiques. On arrive à ce résultat par la balance, qui, comme le fait remarquer avec tant de raison notre collègue Kiéner, dans son intéressant travail (1), donne alors le renseignement complémentaire de l'analyse chimique des urines ; on connaît ainsi les deux colonnes du livre de compte,

(1) Voy. Kiéner, *Essai sur la physiologie de la polyurie.* Thèse de Strasbourg, 1866.

et l'on détermine avec fruit l'activité organique et le sens
dans lequel elle prédomine. Telle était, comme on le sait,
la méthode employée par notre savant maître, le professeur
Hirtz, à la clinique de Strasbourg; avec la balance il avait
coutume de suivre l'effet des traitements reconstituants chez
certains malades, et de déterminer, au contraire, le degré de
décadence et d'amaigrissement soupçonné chez d'autres. Telle
est la pratique que nous avons suivie depuis quelques années
dans notre service du Val-de-Grâce, où nous avons l'habitude
de faire précéder et de faire suivre chacune des médications
instituées dans les affections fébriles et dans certaines maladies chroniques habituellement débilitantes, par le pesage
des sujets en traitement dans nos salles.

Nous avons ainsi recueilli un grand nombre d'observations
de polyuries caractérisées par une émaciation profonde et par
des déperditions organiques considérables, et dans lesquelles
les malades ont présenté une amélioration évidente et certaine consécutivement au traitement tonique et antidéperditeur qui leur a été appliqué. Nous nous contenterons de mentionner ici les plus intéressants dans le tableau suivant, où
nous avons relevé dans une première colonne le poids de nos
malades, et dans une seconde colonne la quantité d'urine, la
richesse de ce liquide en urée et en matières extractives indiquée par l'analyse chimique, avant et après la période
pendant laquelle chaque malade a été soumis à la médication antidénutritive :

AGE DES MALADES	CONDITIONS PATHOLOGIQUES	QUANTITÉ d'urine émise en 24 heures.		DURÉE DU TRAITEMENT	POIDS DU MALADE			ANALYSE DES URINES émises en 24 h.						MÉDICATION EMPLOYÉE
		Avant le traitem't.	Après le traitem't.					URÉE			MATIÈRES SOLIDES			
					Avant	Après	Différence	Avant	Après	Différence	Avant	Après	Différence	
		c. cube	c. cube	jours	kil.	kil.	kil.	gr.	gr.	gr.	gr.	gr.	gr.	
No 1 vingt-cinq ans	Polyurie datant de plusieurs mois.	3600	1500	52	53.000	57.500	4.500	45.0	33.0	12.0	64.8	46.0	18.8	Liqueur de Fowler (5 à 20 gouttes dans une potion); café, rhum. Amélioration.
No 2 trente-six ans	Polyurie s'accompagnant de dépérissement et d'amaigrissement; oppression; anémie profonde; bronchite. Malade depuis deux mois.	5600	2000	120	55.000	68.000	13.000	40.0	27.2	12.8	9 6.	45.6	51.0	Liqueur de Fowler. Potion avec caféine (0 gr. 10 par jour). Thé au rhum. Guérison.
No 3 vingt-deux ans	Polyurie; tuberculose commençante; toux, dyspnée, induration du sommet gauche.	4000	1200	65	42.500	50.500	8.000	35.0	30.3	4.7	75.2	49.1	26.1	Liqueur de Fowler. Café. Rhum. Infusion de coca. Grande amélioration.
No 4 vingt-huit ans	Polyurie pendant la convalescence d'un érysipèle grave, avec abcès sous-cutanés et décollements de la peau.	7500	2500	102	62.000	72.000	10.000	37.6	28.1	9.5	96.5	46.4	50.1	Potion avec caféine (0 gr. 15). Thé au rhum. Café. Guérison.

II. — Phthisie pulmonaire.

« Beaucoup d'élèves, en quittant les hôpitaux, dit Gueneau de Mussy, emportent de la phthisie l'idée d'une fatalité
inexorable. Il semble que sur le front de chaque malheureux
atteint de cette maladie on lise l'inscription tracée sur la
porte de l'enfer par le poëte italien : *Lasciate ogni speranza.*
Eh bien ! non, il ne faut pas désespérer : la phthisie peut
guérir ; elle guérit plus souvent qu'on ne le pense. Sa
marche n'est pas uniforme ; dans un grand nombre de cas
elle n'est pas continue. On peut rendre définitives ou prolonger incessamment ces trêves qui succèdent si souvent
aux premiers assauts du mal ; on peut du moins ralentir la
marche de la maladie, quelquefois même en prévenir
l'évolution... »

Nous ne pouvons que nous associer aux considérations
précédentes, et les résultats que nous obtenons chaque jour
dans nos salles, parmi les phthisiques si nombreux dans les hôpitaux militaires, par l'emploi des agents d'épargne (arsenic,
alcool, café, coca, etc.) comme moyens capables d'enrayer la
marche du processus tuberculeux, de diminuer les pertes de
l'organisme par les sueurs et les urines, et de maintenir
chez les malades une certaine apparence de santé, de
vigueur et d'embonpoint, nous affermit de plus en plus
dans cette pensée bien consolante pour le praticien, que la
phthisie, loin d'être une maladie sur laquelle l'art n'a aucune
chance de succès, doit au contraire être considérée comme
une des affections qui peut être le plus utilement combattue
par les moyens hygiéniques et thérapeutiques qui sont à la
disposition du médecin.

En effet, quand la phthisie est à sa première période,
avant que les granulations tuberculeuses soient arrivées à
la période de ramollissement, les agents antidéperditeurs

présentent une utilité incontestable sur laquelle nous n'avons pas besoin d'insister et qui, pour les préparations arsenicales en particulier, a été mise en évidence par un grand nombre de cliniciens, entre autres par Trousseau. Mais leur action est surtout profitable, suivant nous, dans cette période prodromique plus ou moins longue, plus ou moins manifeste, qui précède toute apparition de tubercules dans l'appareil pulmonaire, et qui n'est guère caractérisée que par des symptômes plus ou moins apparents : un peu d'oppression et de dyspnée, une petite toux sèche et fatigante, de l'abattement, de l'amaigrissement, de la rougeur des pommettes, des sueurs peu abondantes limitées aux pieds et aux mains, souvent de la *polyurie*.

Dès 1866, à l'époque où nous étions interne dans le service de notre savant maître le professeur Hirtz, à Strasbourg, nous avons recueilli plusieurs observations qui nous démontrèrent alors que la phthisie pulmonaire était souvent précédée de polyurie, caractérisée par des urines non-seulement copieuses et abondantes, mais encore riches en urée, en acide urique et en matières extractives, comme le démontraient les nombreuses analyses faites par Hepp, pharmacien en chef de l'hôpital de Strasbourg, dont nous déplorons la perte récente.

Un certain nombre de tuberculeux furent traités par la médication arsenicale (pilules de Dioscoride, 3 à 15 par jour, ou 5 à 20 gouttes de liqueur de Fowler), après avoir été pesés au moment de leur entrée à l'hôpital. A la suite de ces recherches multipliées, nous pûmes nous convaincre de l'heureuse influence que présente cette médication, tant au point de vue de la marche des lésions pulmonaires, qui fut singulièrement ralentie et souvent entravée, qu'au point de vue des modifications satisfaisantes survenues dans l'état général (augmentation de poids, engraissement, ralentissement de la dénutrition et diminution des résidus : urée, matières extractives, contenus dans les urines). Dans notre service du Val-de-Grâce, nous avons continué ces recherches, et depuis quatre ans que nous soumettons à la médication arsenicale les malades prédisposés à la tuberculose ou présentant déjà les signes de la phthisie au premier degré, nous nous sommes convaincu de l'utilité de cette médication. Nous avons même remarqué une relation remarquable entre l'augmentation de poids et la diminution des pertes en urée et en matières extractives, que présentaient les malades soumis au traitement antidéperditeur; et depuis que nous avons soin d'associer aux préparations arsenicales les boissons spiritueuses et les boissons alcooliques, nous n'avons eu qu'à nous féliciter de l'emploi des médicaments d'épargne, dans toutes ces formes de tuberculose lente, caractérisées au début par l'exagération du mouvement de dénutrition.

III. — Diabète sucré.

On sait que cette maladie n'est pas seulement caractérisée par la présence d'une notable quantité de sucre dans l'urine (*glycosurie*), mais encore par l'augmentation de la sécrétion urinaire (*polyurie*), et souvent par la perte d'une proportion considérable d'urée (*azoturie*), de créatinine et de chlorure de sodium. Comme le fait remarquer S. Jaccoud (1) avec tant de raison, dans ces cas ce n'est pas seulement la glycosurie, c'est encore et surtout l'azoturie qui épuise le malade. Et quand les aliments digérés ne peuvent rendre compte de l'excès d'urée éliminée de l'organisme, il faut nécessairement que cette urée provienne de la désintégration des tissus; il y a autophagie.

C'est alors que, suivant nous et comme nous l'avons constaté sur quelques malades, est applicable la médication antidéperditrice, et devient précieux pour le diabétique

____

(1) Jaccoud, *Clinique médicale de la Charité*, p. 790.

l'emploi des aliments et médicaments d'épargne, associés aux aliments toniques et réparateurs, et qui, ayant pour effet de rendre plus stables et moins caducs les éléments organiques, restreignent les déperditions azotées et diminuent le chiffre de l'urée, des principes minéraux (sulfates et chlorures) et des matières extractives éliminés par l'appareil urinaire.

Tels sont du moins les précieux résultats que nous avons constatés dans quelques cas, à la suite de l'emploi de la médication antidénutritive. L'observation suivante a été prise sur un diabétique qui est encore actuellement dans nos salles et chez lequel le traitement antidéperditeur employé par nous a été suivi d'une amélioration manifeste :

Hôpital du Val-de-Grâce. Salle 30, lit n° 35.

Observation de diabète sucré, avec azoturie, déperditions organiques considérables, amaigrissement et perte des forces.

Amélioration remarquable sous l'influence des médicaments d'épargne; diminution de l'urée, du glucose et des chlorures dans les urines; augmentation de poids du malade.

D***, 32 ans, soldat au 1er régiment de zouaves, entre à l'hôpital militaire du Val-de-Grâce le 1er septembre 1873.

Cet homme, d'une constitution vigoureuse, d'un tempérament lymphatico-sanguin, à peau brune, a fait les campagnes d'Italie, du Mexique et de France, est resté pendant plusieurs mois en Allemagne après la bataille de Sedan, et a séjourné plusieurs années en Algérie. Malgré les fatigues qu'il a supportées, il a toujours présenté un état de santé satisfaisant, jusqu'au mois d'avril 1873, époque à laquelle il ressentit quelques malaises (affaiblissement, diminution des forces), coïncidant avec une exagération notable de la sécrétion urinaire. Il est entré le 20 avril 1873 à l'hôpital de Coléah, où la présence du sucre dans ses urines fut reconnue par le médecin traitant et où il fut traité pour *diabète sucré* par les alcalins (bicarbonate de soude). Son régime alimentaire ne fut point modifié.

Envoyé le 10 juillet de la même année en congé de convalescence, il vint à Paris, où, son état de santé laissant toujours à désirer, le décida à rentrer à l'hôpital du Val-de-Grâce.

Là, il fut soumis au régime rationnellement et habituellement employé contre le diabète et tel qu'il a été indiqué par le professeur Bouchardat (abstinence des aliments féculents et sucrés, alimentation avec le pain de gluten, administration des alcalins, exercice, etc.).

Pendant tout le temps que dura ce traitement, l'analyse des urines donna successivement les résultats suivants, que nous nous bornons à enregistrer :

Du 1ᵉʳ septembre au 23 octobre 1873.

Alimentation (pour 24 heures).

Quatre portions de pain de gluten, pesant.............	105 gr.
Quatre portions de viande rôtie, pesant...............	140
Deux potages au gluten granulé............. 0 litre 74	
Deux œufs à la coque..............................	100
Quatre portions de vin, pesant.....................	250

Médication (pour 24 heures).

Une bouteille d'eau de Vichy.	
Deux vins de quinquina..........................	200 gr.
Deux cafés non édulcorés.	
Huile de foie de morue (à partir du 14 septembre).....	30

Analyse chimique des urines.

	8 SEPTEMBRE 1873	8 OCTOBRE	13 OCTOBRE	23 OCTOBRE
Quantité émise en 24 heures.........	4 litres 760	4 litres 00	2 litres 500	3 litres 500
Densité.................	1032	1039	»	1040
Glucose.................	203 gr. 20	211 gr. 45	163 gr. 25	157 gr. 50
Urée...................	94 20	117 92	50 60	164 50
Chlorures..............	»	22 00	11 60	15 05
Réaction	Acide	Acide	Acide	»

Poids du malade {	le 14 octobre 1873.....................	52 kil. 500
	le 23 octobre 1873.....................	51 000

Comme on le voit dans le tableau précédent, malgré le traitement employé, il ne survint qu'une légère amélioration dans l'état du malade ; la quantité d'urine émise dans les 24 heures et la proportion de glucose subirent, il est vrai, une diminution assez sensible ; mais l'urée augmenta considérablement, et cette augmentation coïncida avec un amaigrissement rapide, comme le démontre la perte de poids accusée par le malade (de 52kil, 500 à 51kil du 14 octobre au 23 octobre), avec une soif plus vive, un malaise plus prononcé, un amoindrissement progressif des forces et une tendance plus grande à l'immobilité et à la somnolence. En même temps, dans les derniers jours de septembre, le malade fut pris d'une petite toux, avec expectoration visqueuse et accompagnée d'oppression.

Voici les symptômes que présentait ce diabétique le 23 octobre 1873, époque à laquelle nous fûmes chargé du service de la salle où il était en traitement :

Homme débilité et amaigri ; face colorée, luisante, congestionnée ; langue blanche ; saveur sucrée permanente, soif vive et insatiable ; appétit considérablement exagéré ; peau sèche et colorée ; jamais de transpirations. Desquamation épithéliale sur les bras et les avant-bras.

Intelligence nette et conservée, mais un peu de somnolence et tendance à l'immobilité. Faiblesse générale, sentiment de courbature dans la région lombaire et engourdissement dans les articulations.

Petite toux, survenant surtout le matin, un peu d'oppression et de dyspnée. Submatité sous la clavicule droite, où l'on constate un peu d'obscurité de la respiration, avec exagération de la résonnance de la voix, mais pas de craquements.

Expectoration visqueuse assez abondante. Caractère triste et morose ; le malade parle peu et dort d'un sommeil lourd et profond.

Pas d'antécédents de tuberculose ni de goutte dans sa famille.

Pouls lent, faible et régulier ; 64 pulsations. Température au-dessous de la normale, variant entre 36°,1 et 37°.

En présence du peu de succès qu'avaient présenté les moyens hygiéniques et thérapeutiques employés antérieurement contre son affection, nous eûmes recours aux médicaments antidéperditeurs, que nous prescrivîmes dès le 24 octobre.

Afin de pouvoir déterminer d'une façon précise et exacte les effets de cette nouvelle médication sur l'état général du sujet soumis à notre observation, nous avons eu soin de prendre à plusieurs reprises et de noter exactement :

1° Le poids des aliments et des boissons absorbés quotidiennement ;

2° Le poids des matières fécales éliminées dans les 24 heures ;

3° La quantité des urines émises dans le même temps ;

4° La température dans l'aisselle matin et soir.

En outre, chaque semaine, nous avons fait faire l'analyse chimique des urines, de façon à pouvoir déterminer exactement les quantités d'urée, de glucose et de chlorures éliminées dans les 24 heures. Cette analyse était précédée de la détermination du poids du malade, faite au moyen d'une bascule placée dans nos salles et dans des conditions aussi identiques que possible.

Voici les résultats que nous avons ainsi obtenus :

Du 24 octobre au 9 novembre 1873

Poids du malade le 23 octobre.................. 51 kilogrammes.

Alimentation (pour 24 heures).

Huit portions de pain de gluten, pesant..............	210 gr.
Huit portions de viande rôtie, pesant...............	280
Quatre œufs à la coque, pesant...................	200
Deux potages au gluten.................. 0 litre 74	
Huit portions de vin, pesant.....................	500

Médication (pour 24 heures).

Thé non édulcoré, mais alcoolisé avec 20 gr. d'alcool à 55° : 2 pots. Potion gommeuse avec 20 gr. d'alcool. Deux cafés alcoolisés avec 30 gr. d'alcool chaque. Vin de quinquina. Quatre pilules d'extrait de valériane de 0 gr. 50 chaque, Potion avec huit à quinze gouttes de liqueur de Fowler

Analyse chimique des urines.

	3 NOVEMBRE 1873	8 NOVEMBRE 1873
Quantité émise dans les 24 heures..............	1600 c. cubes	2650 c. cubes
Densité...........................	1050	1040
Glucose..........................	104 gr. 00	148 gr. 40
Urée.............................	65 60	82 15
Chlorures.........................	8 32	8 20
Réaction..........................	Acide	Acide

Poids du malade le 9 novembre.............. 53 kil. 500

Il est utile d'insister sur les modifications intéressantes survenues dans la composition des urines sous l'influence des agents antidéperditeurs, comme le démontre l'examen des chiffres qui figurent dans le tableau précédent; d'abord nous constatons une réduction très-sensible dans la sécrétion urinaire, réduction qui a coïncidé du reste avec une diminution de la soif chez le malade soumis à notre observation. La proportion de glucose subit un abaissement assez sensible (de 157^{gr},50 à 104); mais les éléments qui éprouvent la diminution la plus considérable sont sans contredit l'urée, qui descend en huit jours de 164^{gr},50 à 65^{gr},60, et le chlorure de sodium, qui dans le même temps décroît de 15^{gr},05 à 8^{gr},30. Cette diminution dans les déperditions organiques (urée et chlorures), présentée par le malade, coïncide naturellement avec une augmentation de poids qui s'élève en quinze jours à 2^k,500, nous remarquons que la boulimie diminue, et que les digestions deviennent plus faciles; en même temps le malade présente une aptitude plus grande à la marche et au mouvement.

Tous ces symptômes indiquent donc une amélioration sensible sous l'influence des médicaments d'épargne.

Comme les fonctions digestives avaient repris leur activité et leur régularité, que le malade se plaignait beaucoup de l'uniformité de sa nourriture et surtout de son pain de gluten, et qu'il réclamait une ration de pain ordinaire, nous cédâmes à ses instances et le soumîmes à un régime mixte, d'où n'étaient point exclus les féculents et les substances sucrées; nous eûmes soin pourtant de continuer l'administration des aliments antidéperditeurs employés pendant la période précédente. Voici les résultats que nous avons obtenus à la suite de ce nouveau traitement :

Du 9 novembre au 8 décembre 1873.

Poids du malade le 9 novembre........................ 53 kil. 500

Alimentation (pour 24 heures).

Quatre portions de pain ordinaire, pesant............	330 gr.
Huit portions de viande rôtie, pesant................	280
Quatre œufs à la coque, pesant......................	200
Huit portions de vin, pesant........................	500

Médication.

(Comme dans la période précédente.)

Analyse chimique des urines.

	19 NOVEMBRE 1873	29 NOVEMBRE	8 DÉCEMBRE
Quantité émise dans les 24 heures	3700 c. cubes	2300 c. cubes	2900 c. cubes
Densité............................	1050	1045	1036
Glucose............................	373 gr. 70	234 gr. 60	194 gr. 30
Urée	39 96	43 70	34 80
Chlorures	9 62	6 94	1 88
Réaction...........................	Acide	Acide	Acide

Poids du malade le 8 décembre.................. 49 kil. 500

Comme le démontrent les chiffres précédents, l'amélioration constatée dans la deuxième période disparaît en partie; la sécrétion urinaire augmente et coïncide avec une soif vive qu'accuse le malade et qui nous force à augmenter la dose de ses boissons; la proportion de glucose s'élève en même temps et atteint dans les vingt-quatre heures les chiffres de 373^{gr},70 (19 novembre) — 234^{gr},60 (29 novembre) et 194^{gr},30 (8 décembre), qu'elle n'avait point présentés même pendant la première période, et que l'on doit rapporter aux modifications introduites par nous dans l'alimentation du diabétique et à l'introduction dans son régime alimentaire des aliments féculents et sucrés. En revanche, l'urée et les chlorures présentent toujours une diminution notable et qui semble progresser avec l'ingestion habituelle et prolongée des agents antidéperditeurs.

La diminution de l'appétit et l'augmentation de la glucosurie expliquent l'amaigrissement et la perte de poids que nous constatons dans cette troisième période et qui s'élève à 3 kilogrammes en moins d'un mois.

Notons cependant que pendant cette période le malade a présenté une conjonctivite aiguë, occupant surtout la partie interne de l'œil gauche, qui s'est dissipée en grande partie aujourd'hui, mais qui a été suivie d'affaiblissement notable de la vision de l'œil gauche. L'affection pulmonaire n'a point fait de progrès sensible, et les phénomènes stéthoscopiques continuent à indiquer les mêmes altérations commençantes et insignifiantes.

En présence de l'amaigrissement et de l'augmentation du glucose dans les urines, nous avons dû soumettre de nouveau notre malade à une abstinence complète des féculents et des substances sucrées, tout en continuant chez lui l'emploi des médicaments d'épargne. Voici les résultats que nous avons obtenus dans cette quatrième période :

Du 8 au 28 décembre 1873.

Poids du malade le 8 décembre.................. 49 kil. 500

Alimentation (pour 24 heures).

Quatre portions de pain de gluten, pesant............. 105 gr.

Huit portions de viande rôtie, pesant.................. 280

Quatre œufs à la coque, pesant....................... 200

Huit portions de vin................................. 500

Médication.

(Comme dans les périodes précédentes.)

Analyse chimique des urines.

	20 DÉCEMBRE 1873.	27 DÉCEMBRE.
Quantité émise dans les 24 heures	3600 c. cubes	3600 c. cubes
Densité	1037	1037
Glucose	216 gr. 00	220 gr. 00
Urée	39 96	21 79
Chlorures	9 18	14 40
Réaction	Acide	Acide

Poids du malade le 27 décembre.................. 51 kil. 500

Ainsi, sous l'influence de la privation des féculents, nous voyons diminuer la proportion de glucose éliminée par les urines; mais cette diminution est insignifiante quand on la compare à la diminution de l'urée et des sels (chlorures), consécutive à l'emploi des aliments et médicaments d'épargne. Depuis que cette médication a été reprise, le poids du malade a présenté une nouvelle augmentation de 2 kilogrammes en quinze jours, et cette augmentation a coïncidé avec une amélioration sensible dans son état général.

Tels sont les principaux résultats que nous avons constatés dans notre pratique, à la suite de l'administration des agents d'épargne, dans le diabète sucré, affection dans laquelle on tend, comme on sait, de plus en plus aujourd'hui à restreindre l'importance de la glycosurie considérée comme étant le phénomène secondaire de l'azoturie (l'oxygène étant employé à l'oxydation des éléments organiques et épargnant les substances glycogènes) (1).

(1) Voy. Lécorché, *Considérations théoriques et pratiques sur le diabète sucré.* (*Gazette hebdomadaire,* 1873, nᵒˢ 24 et 27.)

FIN.

TABLE DES MATIÈRES.

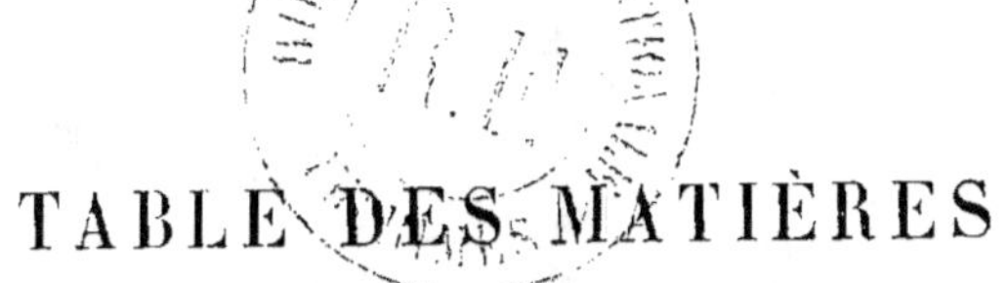

TABLE DES MATIÈRES

TROISIÈME PARTIE

APPLICATIONS A LA PHYSIOLOGIE ET A L'HYGIÈNE.

QUATRIÈME PARTIE

APPLICATIONS A LA THÉRAPEUTIQUE.

FIN DE LA TABLE DES MATIÈRES.

PARIS. — IMPRIMERIE DE E. MARTINET, RUE MIGNON, 2